医学核心课程思

组织学与胚胎学思维导图学习指导

主　　编　赵　敏　李娟娟　杨　力

副 主 编　曾洪艳　李晓文　刘　渤　白生宾　陆　欣　兰美兵

编　　者（按姓氏拼音排序）

白生宾	新疆医科大学	郭小兵	昆明医科大学
兰美兵	遵义医科大学	李　坪	昆明医科大学
李　乾	昆明医科大学海源学院	李娟娟	昆明医科大学
李晓文	昆明医科大学	刘　渤	大连医科大学
刘　锐	昆明医科大学	陆　欣	上海交通大学医学院
彭宇婕	昆明医科大学海源学院	孙　杰	大连医科大学
王　媛	山东中医药大学	夏小雨	上海交通大学医学院
徐枭喻	新疆医科大学	杨　力	昆明医科大学
杨美霞	包头医学院	袁　云	昆明医科大学
曾洪艳	昆明医科大学海源学院	张东葵	昆明医科大学
张馨怡	新疆医科大学	赵　敏	昆明医科大学

科学出版社

北　京

内 容 简 介

本书为组织学与胚胎学的配套学习教材，共25章，每章包括学习目标、思维导图、记忆窍门、英汉名词对照、复习思考题、复习思考题参考答案及解析6个模块。本书尾末共提供6套考试模拟试题，其中4套期末考试模拟卷，2套研究生入学考试模拟卷，每套试卷附上相应的参考答案和解析。

本书适合医学院校学习组织学与胚胎学的学生，作为该门课程的辅助教材使用，也可以作为执业医师资格考试备考人员的参考用书。

图书在版编目（CIP）数据

组织学与胚胎学思维导图学习指导/赵敏，李娟娟，杨力主编. —北京：科学出版社，2023.2

（医学核心课程思维导图学习指导丛书）

ISBN 978-7-03-070129-9

Ⅰ.①组… Ⅱ.①赵… ②李… ③杨… Ⅲ.①人体组织学–医学院校–教学参考资料②人体胚胎学–医学院校–教学参考资料 Ⅳ.① R32

中国版本图书馆 CIP 数据核字（2021）第 212323 号

责任编辑：李 植/责任校对：宁辉彩
责任印制：赵 博/封面设计：陈 敬

科 学 出 版 社 出版

北京东黄城根北街 16 号
邮政编码：100717
http://www.sciencep.com

北京富资园科技发展有限公司印刷
科学出版社发行 各地新华书店经销

*

2023 年 2 月第 一 版 开本：787×1092 1/16
2025 年 1 月第三次印刷 印张：17
字数：492 000

定价：65.00 元

（如有印装质量问题，我社负责调换）

前　言

　　组织学与胚胎学是医学的主干课程，也是高等医科院校医学生的必修课程。有效地学习本门课程，对医学生学好其他基础医学和临床医学课程具有重要意义。本书从初学者的需求入手，注重引导学生通过总结、对比、联想、趣想等方式，有效地记忆、储存和提取课程的知识内容，并结合日常生活、临床现象设计练习题，注重学生推演迁移能力、临床思维能力的培养，一定程度上提升了学习成就感和岗位胜任力。

　　全书共 25 章，每一章包括学习目标、思维导图、记忆窍门、英汉名词对照、复习思考题、复习思考题参考答案及解析 6 个模块。学习目标重视知识、技能、情感价值等三个层次引导；思维导图呈现每一篇章知识点之间的内在逻辑，纵横交错编织知识脉络，突出重点、难点、易混点；记忆窍门使用秘诀、口诀、顺口溜等方式有效提高记忆效能；英汉名词对照将各章重要名词列出，便于双语学习和文献检索；复习思考题包括名词解释、选择题（A1、A2、A3、B、X 型题）、判断题、论述题，有广度、有深度、有代表性，覆盖国家考试中心着力推广的题型，重视与职业医师资格国考要求接轨，着重打造以案例或病例引导出问题的习题（A2、A3 型题），减少纯粹的记忆性习题（A1 型题），培养学生分析问题、解决问题的能力；复习思考题参考答案及解析，对每一道题都给出详细解析，说明答案思路，并澄清正误的原因以及常犯的错误，让学习者好学、易懂、过目不忘。本书尾末共提供 6 套考试模拟试题，其中 4 套期末考试模拟卷，2 套研究生入学考试模拟卷，每套试卷附上相应的参考答案和解析，便于不同层次学习者在不同教学模式状态下检测自己的学习效果。

　　本书适合医学院校学习组织学与胚胎学的学生，可作为该门课程的辅助教材使用，也可以作为执业医师资格考试备考人员的参考用书。

　　参与本书的编写人员来自多个医科院校的一线教学教师，严谨专注、认真负责，投入了大量的时间、精力和智慧。本书的 A2、A3 型题有幸得到原国家考试中心王钢教授的专业指导和精心指正，一并致以衷心地感谢！

　　由于编者水平有限，疏漏在所难免，恳请专家、同行、师生及其他各方读者批评指正。

赵　敏　李娟娟　杨　力

2022 年 3 月

目　　录

第一章 组织学绪论

【学习目标】

一、知识目标

1. 能够概述组织学的概念、研究内容和意义。

2. 能够说出 HE 染色的基本原理。

3. 能够说出普通光学显微镜技术、电子显微镜技术的基本原理及意义。

4. 能够解释 PAS 反应的意义。

5. 能够理解特殊光学显微镜技术、组织化学与细胞化学技术、免疫组织化学与免疫细胞化学技术、原位杂交技术、组织或细胞培养技术、干细胞和组织工程等技术的基本原理。

二、技能目标

1. 能够绘制 HE 染色的细胞特点。

2. 能够联系组织或细胞的结构特点推导相应功能。

3. 能够构建平面与立体、局部与整体的关系。

三、情感价值目标

1. 能够感受良好的学习方法是学好医学形态学科的关键。

2. 能够认同组织学与其他医学相关课程的重要基础性，树立学好组织学的信心。

【思维导图】

思维导图见后附。

【记忆窍门】

● 细胞常见结构的 HE 染色顺口溜：核粗糖嗜碱蓝，滑线溶嗜酸红，高尔中心中性也。即细胞中的细胞核、粗面内质网及核糖体等结构可被苏木精染成紫蓝色，呈嗜碱性；滑面内质网、线粒体、溶酶体等结构则被伊红染成粉红色，呈嗜酸性；高尔基复合体、中心体等结构对酸性染料和碱性染料的亲和力比较弱，染色浅淡，为中性。

【英汉名词对照】

● Histology 组织学
● Tissue 组织
● Extracellular Matrix 细胞外基质
● Light Microscope（LM） 光学显微镜
● Paraffin Section 石蜡切片
● Hematoxylin 苏木精
● Eosin 伊红
● Acidophilia 嗜酸性
● Basophilia 嗜碱性
● Neutrophilia 中性
● Electron Microscope（EM） 电子显微镜
● Transmission Electron Microscope（TEM） 透射电子显微镜
● Scanning Electron Microscope（SEM） 扫描电子显微镜
● Histochemistry 组织化学
● Cytochemistry 细胞化学
● Immunohistochemistry 免疫组织化学
● Immunocytochemistry 免疫细胞化学
● In Situ Hybridization 原位杂交
● Stem Cell 干细胞

【复习思考题】

一、名词解释

1. HE 染色
2. 嗜酸性
3. 嗜碱性
4. Tissue
5. 嗜银性

二、选择题

（一）A1 型题（单句型最佳选择题）

1. 人体结构和功能的基本单位是（ ）
A. 大分子   B. 细胞   C. 组织
D. 器官   E. 系统

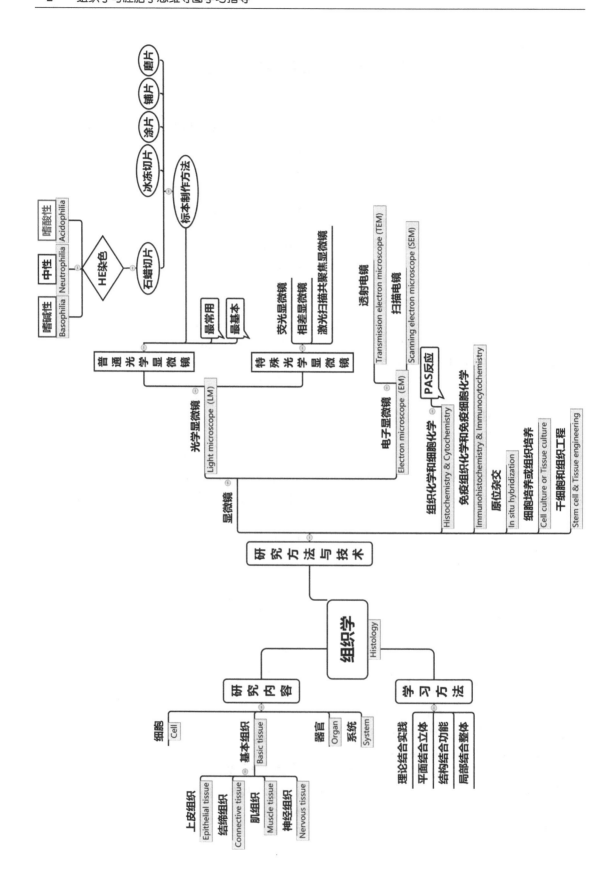

2. 组织切片最常用的染色方法是（　　　）

A. 醛复红染色法　　　　B. 硝酸银染色法

C. 苏木精 - 伊红染色法　D. 瑞氏染色法

E. 苏丹染色法

3. HE 染色时细胞核为（　　　）

A. 中性　　　　　B. 嗜碱性　　　　C. 嗜酸性

D. 嗜银性　　　　E. 异染性

4. HE 染色时通常细胞质被染成（　　　）

A. 绿色　　　　　B. 棕黑色　　　　C. 棕黄色

D. 粉红色　　　　E. 蓝色

5. 关于组织的构成，下列哪项正确？（　　　）

A. 细胞和细胞外基质　B. 纤维和基质

C. 细胞和纤维　　　　D. 细胞外基质和体液

E. 细胞和组织液

6. 扫描电镜主要用于观察（　　　）

A. 细胞膜的内部结构　B. 细胞器的内部结构

C. 细胞的表面结构　　D. 细胞核的内部结构

E. 组织的内部结构

7. 免疫组织化学技术主要用于检测（　　　）

A. 多肽与 DNA　　　　B. 蛋白质与 DNA

C. 多肽与 DNA　　　　D. 蛋白质与 RNA

E. 多肽与蛋白质

8. PAS 反应可以显示（　　　）

A. 脂类　　　　　　　B. 酶类

C. 多糖和糖蛋白　　　D. 核酸

E. 蛋白质

9. 不属于人体基本组织的是（　　　）

A. 上皮组织　　　　　B. 结缔组织

C. 淋巴组织　　　　　D. 肌组织

E. 神经组织

10. 组织学中最常用的制片技术是（　　　）

A. 石蜡切片　　　　　B. 火棉胶切片

C. 冰冻切片　　　　　D. 涂片

E. 铺片

11. 涂片一般适用于（　　　）

A. 上皮组织　　　　　B. 骨组织

C. 肌组织　　　　　　D. 神经组织

E. 血液

12. 下列关于冰冻切片描述正确的是（　　　）

A. 不易受组织含水量影响

B. 主要用于骨组织切片

C. 可应用于制备血液切片

D. 能较好地保存酶的活性

E. 更容易获得超薄切片

13. 用于光镜观察的石蜡切片厚度一般是（　　　）

A. 1～2μm　　　　　　B. 5～10μm

C. 50～80μm　　　　　D. 5～10nm

E. 50～80nm

14. 透射电镜的最大分辨率约为（　　　）

A. 0.2dm　　　　　B. 0.2cm　　　　C. 0.2mm

D. 0.2μm　　　　　E. 0.2nm

15. 对于透射电镜技术来说哪项错误？（　　　）

A. 取材要新鲜　　　　　B. 组织块切片前需要固定

C. 需制备超薄切片　　　D. 需进行 HE 染色

E. 在荧光屏上观察

16. 透射电子显微镜主要用于观察（　　　）

A. 组织和细胞内部的超微结构

B. 组织和细胞表面的立体超微结构

C. 细胞断裂面的超微结构

D. 细胞膜外的超微结构

E. 细胞膜内微小颗粒的运动

17. 为检测组织和细胞内特殊的多肽或蛋白质时应选用（　　　）

A. HE 染色

B. PAS 反应

C. 福尔根（Feulgen）反应

D. 免疫组织化学术

E. 原位杂交术

18. 以下表述中哪项错误？（　　　）

A. 细胞成分若被苏木精染成蓝紫色，称为嗜碱性

B. 细胞成分若被硝酸银直接银染成棕黑色，称为亲银性

C. 细胞成分若对苏木精和伊红亲和力均较强，称为中性

D. 细胞成分若被伊红染成淡红色，称为嗜酸性

E. 细胞成分若被碱性染料甲苯胺蓝染成红色，称为异染性

19. 以下对组织学染色的表述哪项正确？（　　　）

A. 染色的目的是便于观察和区分镜下组织和细胞的结构

B. 最常用的是酸性苏木精和碱性伊红染色法，简称 HE 染色

C. 酸性苏木精可将细胞核染为蓝色，碱性伊红可将细胞质染成粉红色

D. 碱性苏木精可将细胞质染为红色，酸性伊红可将细胞核染为蓝色

E. 碱性苏木精可将细胞质染为蓝色，酸性伊红可将细胞核染成粉红色

20. 以下关于组织学内容的表述哪项错误？（　　）

A. 组织学的研究内容包括组织、细胞、亚细胞和分子水平

B. 细胞是机体的基本结构和功能单位

C. 细胞外基质不是细胞的产物，它构成了细胞生活的微环境

D. 细胞群和细胞外基质构成组织

E. 不同组织可构成器官

21. 在还原剂存在时被硝酸银染成黑色的结构具有（　　）

A. 嗜银性　　　　B. 亲银性　　　　C. 嗜酸性

D. 嗜碱性　　　　E. 中性

22. 普通光镜所能分辨的两点之间的最小距离是（　　）

A. 0.2mm　　　B. 0.2cm　　　C. 0.2μm

D. 0.2nm　　　E. 0.2dm

（二）A2 型题（病例摘要型最佳选择题）

23. 患者因发现大脑右侧顶叶占位性病变入院，拟行手术切除，手术后需将病变组织送病理科，并使用光学显微镜进行病检明确组织性质，下列可选的病理标本制备方法为（　　）

A. 石蜡切片　　　B. 压片　　　C. 磨片

D. 涂片　　　　　E. 铺片

24. 取正常大鼠脑组织进行 HE 染色后，光镜下神经元胞质内可见散在分布蓝紫色的小颗粒或块状物质，推测该颗粒或块状物质可能是哪种细胞器？（　　）

A. 高尔基复合体、中心体

B. 粗面内质网、核糖体

C. 滑面内质网、线粒体

D. 溶酶体

E. 吞噬体、残余体

（三）A3 型题（病例组型最佳选择题）

（25～26 题共用题干）

患儿，男性 5 岁，高热、呕吐、全身抽搐 8 小时。查体：嗜睡可唤醒，颈项强直，Brudzinski 征（+），体温 39.2℃，心率加快，呼吸减弱，双肺呼吸音清晰，未闻及干湿啰音。经实验室检查后诊断为急性化脓性脑膜炎。

25. 下列可明确患儿诊断的实验室检测方法是（　　）

A. 骨髓涂片镜检　　　B. 外周血涂片镜检

C. 脑脊液涂片镜检　　　D. 咽拭子检测

E. 尿常规

26. 此病的病死率、致残率较高，主要对患儿的哪种组织造成损伤？（　　）

A. 上皮组织　　　　　B. 结缔组织

C. 肌组织　　　　　　D. 神经组织

E. 淋巴组织

（四）B 型题（标准配伍题）

（27～30 题共用备选答案）

A. Acidophilia　　　　B. Basophilia

C. Metachromasia　　　D. Argentaffin

E. Neutrophilia

27. 肥大细胞内的颗粒经甲苯胺蓝染成紫红色的现象称为（　　）

28. HE 染色中，细胞核及细胞质内的核糖体染成蓝紫色呈（　　）

29. HE 染色中，细胞质及细胞外基质染成粉红色呈（　　）

30. 组织结构与银离子结合且直接使其还原成银颗粒而被染成黑色为（　　）

（31～33 题共用备选答案）

A. 石蜡切片　　　　　B. 冰冻切片

C. 涂片　　　　　　　D. 铺片

E. 磨片

31. 检测组织中酶的活性常用（　　）

32. 观察骨和牙等坚硬组织常用（　　）

33. 检查液体材料如血液、胸腔积液（胸水）等常用（　　）

（五）X 型题（多项选择题）

34. 对伊红亲和力强的结构有（　　）

A. 核糖体　　　　　　B. 溶酶体

C. 细胞核　　　　　　D. 粗面内质网

E. 滑面内质网

35. 对苏木精亲和力强的结构有（　　）

A. 线粒体　　　　　　B. 溶酶体

C. 染色质　　　　　　D. 核糖体

E. 粗面内质网

36. 制作组织标本的方法有（　　）

A. 涂片法　　　　　　B. 铺片法

C. 磨片法　　　　　　D. 石蜡切片法

E. 压片法

37. 组织化学技术可检测（　　）

A. DNA　　　　B. 多糖　　　　C. 糖蛋白

D. 脂肪　　　　E. 酶

38. PAS 反应中使用的试剂是（　　）

A. 稀盐酸　　　　　　B. 过碘酸

C. 甲醛　　　　　　　D. 乙二醛

E. 希夫（Schiff）试剂

39. 细胞质呈嗜碱性时是因为其中含丰富的（　　）

A. 粗面内质网　　　　B. 滑面内质网

C. 游离核糖体　　　　D. 溶酶体

E. 高尔基复合体

40. 透射电镜术中通常使用的固定剂有（　　）

A. 甲醛　　　　　　　B. 多聚甲醛

C. 戊二醛　　　　　　D. 酒精

E. 锇酸

三、判断题

1. 标本固定的目的是防止组织自溶以保持标本生活状态下的形态结构。（　　）

2. 石蜡包埋的切片常用的染色方法是 HE 染色法。（　　）

3. 光学显微镜最高的分辨率可达 0.2μm。（　　）

4. 用于透射电镜观察的组织切片的厚度为 50～80mm。（　　）

5. 制作石蜡切片时组织在固定包埋后才能做组织切片。（　　）

6. 组织学是研究病理改变的机体细微结构及其相关功能的学科。（　　）

7. 细胞外基质是人体结构和功能的基本单位。（　　）

四、论述题

1. 检测肝细胞内肝糖原存在用何种方法？并说明其原理。

2. 在对组织块进行 HE 染色前，还需对取材的新鲜组织做哪些处理？

3. 组织结构和细胞对不同染料的结合特性有哪几种？

【答案及解析】

一、名词解释

1. HE 染色：即苏木精 - 伊红染色，是最常用的染色方法。苏木精为碱性染料，可使细胞核的染色质和细胞质中的嗜碱性物质染成蓝紫色，而伊红

为酸性染料，可使细胞外基质和细胞质中的嗜酸性物质染成粉红色，染色的目的便于对组织和细胞的结构进行观察和研究。

2. 组织或细胞中某些物质或结构与酸性染料如伊红有较强的亲和力，易被酸性染料着粉红色的特性，称为嗜酸性。

3. 组织或细胞中某些物质或结构与碱性染料如苏木精有较强的亲和力，易被碱性染料着蓝紫色的特性，称为嗜碱性。

4. Tissue 即组织，由形态和功能相同或相似的细胞及细胞外基质组成。细胞是组成机体的结构和功能的基本单位，细胞外基质由细胞产生，构成细胞生存的微环境。包括上皮组织、结缔组织、肌组织和神经组织，四种基本组织。

5. 嗜银性：有的组织或细胞成分经硝酸银处理后，需添加还原剂才能显色的现象称嗜银性。

二、选择题

（一）A1 型题（单句型最佳选择题）

1. B。细胞是人体结构和功能及其分化发育等的基本单位。

2. C。苏木精伊红染色是组织切片中最常用的染色方法。

3. B。细胞核内的染色质或染色体易被碱性的苏木精染成蓝紫色，故为嗜碱性。

4. D。HE 染色时，细胞质被酸性的伊红染成粉红色。

5. A。组织是由形态相似、功能相关的细胞和细胞外基质组成。

6. C。扫描电镜主要观察组织、细胞的表面立体结构。

7. E。免疫组织化学是基于抗原 - 抗体结合的免疫学原理，可用于检测组织和细胞内多肽和蛋白质等具有抗原性的物质。

8. C。PAS 反应是通过过碘酸对多糖分子羟基的氧化作用，使多糖暴露出醛基，醛基与无色碱性品红结合反应，多糖和糖蛋白存在的部位形成新的紫红色复合物。

9. C。淋巴组织是胸腺、脾、淋巴结等包膜化淋巴结的主要成分。人体四大基本组织不包含淋巴组织。

10. A。应用光学显微镜观察组织和细胞结构时，石蜡切片法是最经典和最常用的技术。

11. E。涂片是观察血液和其他体液、组织液的一种制片方法。

12. D。冰冻切片是将取下的组织通过低温液体脱水剂取代组织中的水分制成切片，用于快速诊断，冰冻切片的特点是保存组织的酶活性。

13. B。用于光镜观察的切片，一般用切片机将石蜡组织块切成 5～10μm 厚的薄片。

14. E。透射电子显微镜的分辨率为 0.2nm。

15. D。制作透射电镜的组织标本时，通常使用柠檬酸铅和醋酸铀进行电子染色。

16. A。透射电子显微镜是通过电子束穿透观察样品，经电磁场的聚合放大在荧光屏上显像，用于观察组织、细胞内部超微结构。

17. D。免疫组织化学是基于抗原-抗体结合的免疫学原理，可用于检测组织和细胞内多肽和蛋白质等具有抗原性的物质。

18. C。细胞成分若对苏木精和伊红亲和力均不强，称为中性。

19. A。染色的目的是便于观察和区分镜下组织和细胞的结构。

20. C。细胞外基质又称细胞间质，是由细胞产生，位于细胞之间的物质，故 C 选项错误。

21. A。有的结构组织无还原能力作用，需要另加入还原剂才能被硝酸银染成黑色，被称为嗜银性。

22. C。普通光学显微镜分辨两点之间的最小距离是 0.2μm。

（二）A2 型题（病例摘要型最佳选择题）

23. A。石蜡切片法是最常用的病理组织制作切片，便于在光学显微镜下观察。

24. B。神经元中的细胞核、粗面内质网、细胞核及核糖体等结构可被碱性的苏木精染成紫蓝色，呈嗜碱性。

（三）A3 型题（病例组型最佳选择题）

25～26. CD。此题结合临床考查脑脊液涂片是诊断小儿化脓性脑膜炎的重要依据。正常人体的大脑主要由神经组织构成。

（四）B 型题（标准配伍题）

27～30. CBAD。肥大细胞的颗粒经甲苯胺蓝等碱性染料染色后，呈紫红色，这种现象称为异染性 Metachromasia；细胞核及细胞质内的核糖体等被碱性苏木精染料染成紫蓝色，称为嗜碱性 Basophilia；细胞质及细胞外基质被酸性伊红染料染成粉红色，称为嗜酸性 Acidophilia；有的组织或细胞与银离子结合且直接使其还原成银颗粒而

被染成黑色，称为亲银性 Argentaffin。

31～33. BEC。冷冻切片的特点是保存组织的酶活性，有助于保持组织的结构；将骨、牙等坚硬组织打磨为薄片，称为磨片；将血液、精液、脑脊液、脱落细胞等直接涂在玻片上，称为涂片。

（五）X 型题（多项选择题）

34. BE。溶酶体、滑面内质网容易被伊红染成粉红色。

35. CDE。细胞核内的染色质及细胞质内的核糖体、粗面内质网等易被苏木精染成紫蓝色。

36. ABCDE。标本的制作通常分为切片法和非切片法，石蜡切片法是最经典和常用的技术，非切片法主要有：将骨、牙等坚硬组织打磨为薄片，称为磨片；将血液、精液、脑脊液、脱落细胞等直接涂在玻片上，称为涂片。将肠系膜、疏松结缔组织等柔软组织展开铺于玻片上，称为铺片；其中压片的目的是使细胞分散开来，有利于观察。

37. ABCDE。组织化学和细胞化学技术可对组织细胞内的糖类、脂类、酶类、核酸等物质进行定性、定位和定量研究。

38. BE。PAS 反应中使用的试剂是过碘酸和希夫（Schiff）试剂。

39. AC。细胞质内的粗面内质网、核糖体等被碱性苏木精染成紫蓝色，故细胞质为嗜碱性。

40. BCE。透射电镜技术中通常使用的固定剂有戊二醛、锇酸、多聚甲醛。

三、判断题

1. 正确。标本固定的目的是防止组织自溶以保持标本生活状态下的形态结构。

2. 正确。石蜡切片法中最常用的染色法是苏木精-伊红染色法，又名 HE 染色。

3. 正确。光学显微镜的分辨率为 0.2μm。

4. 错误。用于透射电镜观察的组织切片的厚度为 50～80nm

5. 正确。石蜡切片的制作步骤：取材与固定 → 脱水与包埋 → 切片与染色 → 脱水与封片。

6. 错误。组织学是研究正常人体细微结构及其相关功能的学科。

7. 错误。细胞是一切生物体结构和功能的基本单位。

四、论述题

1. 答题要点：因 PAS 法可检测组织中的含糖成

分，可从 PAS 反应的原理和方法进行描述。PAS 反应即过碘酸希夫反应，是显示组织或细胞内多糖和糖蛋白的一种组织化学技术。其基本原理是通过过碘酸氧化作用，使糖分子的乙二醇基变成乙二醛基，醛基与希夫试剂结合成紫红色化合物。PAS 反应阳性部位为多糖和糖蛋白存在的部位，在肝脏标本经过碘酸希夫反应后，出现紫红色的区域内存在肝糖原，说明肝糖原储存于肝脏的肝细胞内。

2. 答题要点：从组织切片的制备原理和方法进行描述。①要对取材的新鲜组织进行固定，即使用一定的固定剂使蛋白质凝固，以防止组织自溶，保存组织的原有结构。②要将组织块包埋在有一定硬度的物质内，以便将软的组织块切成薄片。组织学中常用石蜡包埋。但在石蜡包埋前，需用酒精等使组织块脱水，再用二甲苯置换组织块中的酒精（透明）。③用切片机将组织蜡块切成适当厚薄的组织切片，使光线可以透过。最后进行 HE 染色，使不同的组织、细胞结构具有不同的颜色，便于光镜观察。

3. 答题要点：根据不同染色方法的原理进行描述。①与碱性染料苏木精亲和力强、易被染色呈蓝紫色的称嗜碱性。②与酸性染料伊红亲和力强、易被染色呈粉红色的称嗜酸性。③与苏木精和伊红亲和力都不强，染色很浅的称中性。④某些结构成分如肥大细胞的胞质颗粒，当用蓝色染料甲苯胺蓝染色时呈紫红色，称为异染性。⑤当用硝酸银染色时，有些组织结构可直接使银离子还原为银颗粒而呈黑色，称为亲银性；而有些组织结构需加入银盐和还原剂才能显色，称为嗜银性。

（李 乾）

第二章　上皮组织

【学习目标】

一、知识目标

1. 能够概述上皮组织的特征。
2. 能够比较和归纳各种被覆上皮的结构特点、分布与功能。
3. 能够阐述微绒毛和纤毛的概念，区分两者的结构与功能。
4. 能够说出细胞连接的结构特点及功能。
5. 能够描述基膜的位置、结构与功能。
6. 能够说出复层扁平上皮、变移上皮的结构、分布和功能。
7. 能够描述质膜内褶、半桥粒的结构特点与功能。
8. 能够说出腺上皮和腺的概念。

二、技能目标

1. 能够绘制图表对比不同类型被覆上皮的分布、结构特点及功能，强化和有效记忆易混知识点。
2. 能够联系被覆上皮共性和各类上皮的特性，理解不同类型上皮组织功能的结构基础。

三、情感价值目标

1. 能够通过不同类型上皮的功能与分布的关联，培养各有所长、各司其职、专人专岗是团队效能最大化的意识。
2. 能够认同作为医生，只有学好基础医学知识，才能避免误操作带给病人的损害。
3. 能够树立科学辩证的思维模式，将上皮组织的基础知识与临床有机结合。

【思维导图】

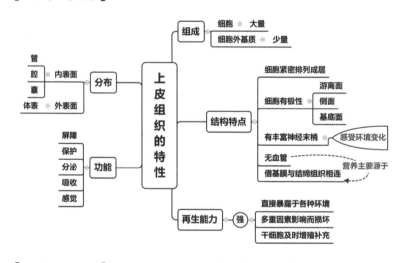

【记忆窍门】

- 上皮组织结构特点顺口溜：细胞多，间质少，衬于腔面覆体表；神经多，无血管，营养来源凭渗透；上皮细胞有极性，游离面突纤微毛，侧面连接复合体，底部基膜紧相连。
- 上皮分布顺口溜：单扁主分内和间，单立胆管肾小管，假覆纤柱呼吸管，单柱胃肠宫卵胆，复扁分布最为广，皮肤口腔与食管，变移上皮多变幻，肾盂膀胱输尿管。

【英汉名词对照】

- Epithelial Tissue　上皮组织
- Polarity　极性
- Covering Epithelium　被覆上皮
- Glandular Epithelium　腺上皮
- Simple Squamous Epithelium　单层扁平上皮

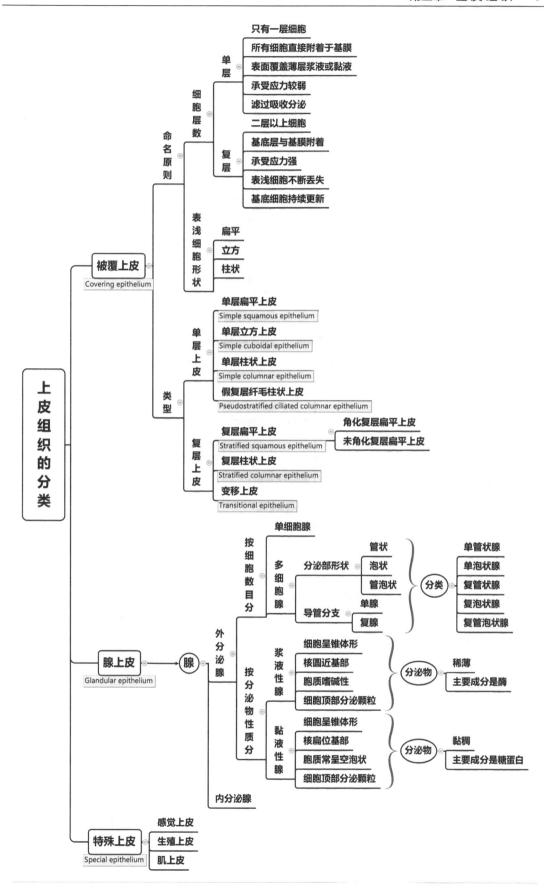

上皮组织的特化结构

游离面

	光镜结构	电镜结构	功能
微绒毛 Microvillus	纹状缘或刷状缘	细胞膜 + 细胞质→短突起 内含微丝	扩大细胞表面积
纤毛 Cilium	细丝状	细胞膜 + 细胞质→长突起 内含微管	周期性节律性定向性摆动

侧面

	位置	功能
紧密连接 Tight junction	细胞侧面顶部	屏蔽细胞间隙 缓冲各方应力
中间连接 Intermediate junction	紧密连接下方	参与细胞骨架构成 加强细胞间黏着 传递细胞内应力
桥粒 Desmosome	中间连接深部	连接牢固 抗牵张力强
缝隙连接 Gap junction	桥粒深部	加强细胞间连接与细胞通信

基底面

	构造	功能
基膜 Basement membrane	透明板、基板和网板	支持连接固定屏障保护 调控上皮的增殖分化 选择性半渗透膜
质膜内褶 Plasma membrane infolding	细胞膜折向胞质	扩大细胞基底表面
半桥粒 Hemidesmosome	半个桥粒结构	固定上皮细胞于基膜

- Simple Cuboidal Epithelium　单层立方上皮
- Simple Columnar Epithelium　单层柱状上皮
- Pseudostratified Ciliated Columnar Epithelium　假复层纤毛柱状上皮
- Stratified Squamous Epithelium　复层扁平上皮
- Microvillus　微绒毛
- Cilium　纤毛
- Junctional Complex　连接复合体
- Tight Junction　紧密连接
- Intermediate Junction　中间连接
- Desmosome　桥粒
- Gap Junction　缝隙连接
- Basement Membrane　基膜
- Exocrine Gland　外分泌腺
- Endocrine Gland　内分泌腺

【复习思考题】

一、名词解释

1. 微绒毛
2. 纤毛
3. 缝隙连接
4. 质膜内褶
5. Junctional complex

二、选择题

（一）A1 型题（单句型最佳选择题）

1. 构成组织的成分是（　　　）

A. 细胞和基质　　　　B. 细胞和纤维

C. 细胞和分子筛　　　D. 细胞和细胞间质

E. 细胞和组织液

2. 被覆上皮的分类依据是（　　　）

A. 上皮的来源　　　B. 上皮细胞的层数和形状

C. 上皮的部位　　　D. 上皮的功能

E. 细胞的形状

3. 细胞层数最多，屏障作用最强的上皮是（　　　）

A. 单层柱状上皮　　　B. 复层柱状上皮

C. 假复层纤毛柱状上皮　D. 复层扁平上皮

E. 变移上皮

4. 内衬在腹膜、胸膜、心包腹和睾丸鞘膜表面的上皮称为（　　　）

A. 内皮　　　B. 被覆上皮

C. 间皮　　　D. 腺上皮

E. 变移上皮

5. 血管破裂时出血时，受损伤的上皮是（　　　）

A. 内皮　　　B. 被覆上皮

C. 间皮　　　D. 腺上皮

E. 变移上皮

6. 下列有变移上皮分布的器官是（　　　）

A. 食管　　　B. 膀胱　　　C. 气管

D. 胃　　　E. 子宫

7. 皮肤大面积烧伤的患者，其受损伤上皮是（　　　）

A. Keratinized stratified squamous epithelium

B. Stratified columnar epithelium

C. Pseudostratified ciliated columnar epithelium

D. Simple columnar epithelium

E. Transitional epithelium

8. 不属于上皮组织的功能是（　　　）

A. 保护　　　B. 吸收　　　C. 营养

D. 分泌　　　E. 排泄

9. 衬贴于气管腔面的上皮是（　　　）

A. 单层柱状上皮　　　B. 假复层纤毛柱状上皮

C. 单层鳞状上皮　　　D. 复层鳞状上皮

E. 变移上皮

10. 下列有关 Simple epithelium 表述正确的是（　　　）

A. 可防止机械磨损　　　B. 细胞内含角蛋白

C. 有利于扩散和过滤　　　D. 由多层上皮细胞组成

E. 细胞形态随着它处于放松状态或拉伸状态而发生变化

11. 将上皮与其下方结缔组织连接起来的是（　　　）

A. 纤毛　　　B. 微绒毛

C. 质膜内褶　　　D. 紧密连接

E. 基膜

12. 不属于上皮组织特点的是（　　　）

A. 细胞少，细胞外基质多

B. 细胞有极性　　　C. 无血管

D. 神经末梢丰富　　　E. 再生能力较强

13. 关于假复层纤毛柱状上皮的描述，错误的是（　　　）

A. 细胞形状、高矮不一，细胞核位置高低不等

B. 所有细胞基底面都附着于基膜上

C. 各种细胞表面都有纤毛

D. 可见杯状细胞

E. 主要分布于呼吸道腔面

14. 关于单层扁平上皮的叙述，错误的是（　　　）

A. 表面观细胞呈多边不规则锯齿状，细胞间相互嵌合

B. 垂直切面观仅细胞核处稍厚，其他部位很薄，有利于物质交换

C. 通过基膜与深部结缔组织相连接

D. 仅分为内皮和间皮两种类型

E. 可形成光滑表面，减少摩擦

15. 关于微绒毛的描述，正确的是（　　　）

A. 所有上皮细胞游离面均可见到

B. 光镜下清晰可见

C. 不但能伸长与缩短，还能摆动

D. 轴心的胞质中含有纵行的微管

E. 表面常有细胞衣附着

16. 上皮细胞间侧面连接不包含（　　　）

A. 紧密连接　　　B. 中间连接

C. 桥粒　　　D. 缝隙连接

E. 半桥粒

17. 下列分布有单层柱状上皮的器官有（　　　）

A. 输精管和男性尿道　　　B. 子宫和尿道

C. 输卵管和子宫　　　D. 尿道和输精管

E. 输精管和子宫

18. 角化复层扁平上皮与未角化复层扁平上皮最大的区别在于（　　　）

A. 构成细胞数量的多少

B. 各层细胞的形态差异

C. 构成细胞的层数差异

D. 浅层细胞是否是有核的活细胞

E. 细胞间是否有细胞连接

19. 下列腔面的上皮不是变移上皮的是（　　　）

A. 尿道　　　B. 膀胱　　　C. 输尿管

D. 肾盂　　　E. 肾盏

20. 分布于胃肠道的上皮组织属于（　　　）

A. 单层柱状上皮　　　B. 单层立方上皮

C. 单层扁平上皮　　　D. 假复层纤毛柱状上皮

E. 变移上皮

21. 关于杯状细胞的描述，错误的是（　　）

A. 多见于气管和肠黏膜上皮细胞之间

B. 是一种单细胞黏液性腺

C. 胞核染色深，多呈三角形

D. 细胞顶部膨大，胞质中充满酶原颗粒

E. 分泌物有润滑和保护上皮的作用

22. 下列有单层立方上皮分布的是（　　）

A. 甲状旁腺　　　　　B. 肾上腺

C. 肾小管　　　　　　D. 胆囊

E. 输尿管

23. 空虚状态下膀胱黏膜上皮的特点是（　　）

A. 上皮由单层细胞构成　B. 最表层细胞为大立方形

C. 中间层细胞为柱形　　D. 深层细胞为扁平形

E. 基底面有盖细胞

24. 上皮细胞侧面连接最为牢固的结构是（　　）

A. 桥粒　　　　　　　B. 中间连接

C. 紧密连接　　　　　D. 缝隙连接

E. 半桥粒

（二）A2 型题（病例摘要型最佳选择题）

25. 男性，46 岁，发热伴咳嗽、咳痰 3 天，右侧胸痛 2 天。既往"关节炎"病史。查体：T 38.7℃，右下肺呼吸音减低，可闻及少许湿性啰音。胸片提示右侧胸膜腔积液，胸水检查示白细胞 $15\,000\times10^6/L$，单核细胞 10%，pH 6.9，LDH 986U/L，ADA 90U/L。患者胸膜腔积液产生的直接来源是（　　）

A. 肺泡上皮　　　　　B. 肺毛细血管内皮

C. 胸膜间皮　　　　　D. 心包膜间皮

E. 食管上皮

26. 男孩，8 岁，野外游玩时下肢足背被树枝划伤，伤口长约 1cm，未见出血，有轻微疼痛感。1 周后伤口愈合未见任何瘢痕。推测男孩受伤组织类型是（　　）

A. 上皮组织　　　　　B. 疏松结缔组织

C. 肌组织　　　　　　D. 神经组织

E. 上皮组织和神经组织

27. "吸烟有害健康"人尽皆知，从组织学的角度分析，吸烟可使（　　）

A. 气管假复层纤毛柱状上皮中的纤毛减少甚至消失，净化吸入空气的能力减弱

B. 气管假复层纤毛柱状上皮中的杯状细胞减少甚至消失，黏附异物颗粒能力减弱

C. 肺泡单层柱状上皮中的纤毛减少甚至消失，净化吸入空气的能力减弱

D. 肺泡单层柱状上皮中的杯状细胞增多，黏附异物颗粒能力减弱

E. 支气管单层柱状上皮中的微绒毛增多，净化吸入空气的能力减弱

（三）A3 型题（病例组型最佳选择题）

（28～29 题共用题干）

患者，男性 50 岁，在建筑工地工作 10 余年，几年前出现咳嗽、咳痰，近来加重，并感气短，到医院检查后发现通气功能障碍，X 线和 CT 显示间质性结节影。诊断为间质性肺炎。

28. 推测患者呼吸道上皮可能的变化有（　　）

A. 肺内毛细血管增多

B. 结缔组织中胶原纤维减少

C. 杯状细胞减少

D. 纤毛减少

E. 气管腺减少

29. 患者出现的一系列临床表现与下列哪项无关？（　　）

A. 分泌物增加导致咳痰增多

B. 上皮细胞增生修复时引起咳嗽增多

C. 长期吸入灰尘刺激上皮组织增生

D. 肺内换气减少导致气促

E. 上皮的空气净化能力下降，使肺内灰尘残留量增加

（四）B 型题（标准配伍题）

（30～34 题共用备选答案）

A. 单层柱状上皮　　　　B. 单层立方上皮

C. 单层扁平上皮　　　　D. 未角化的复层扁平上皮

E. 假复层纤毛柱状上皮

30. 肾小囊壁层属于（　　）

31. 小支气管上皮属于（　　）

32. 阴道上皮属于（　　）

33. 胃肠上皮属于（　　）

34. 甲状腺滤泡上皮属于（　　）

（35～39 题共用备选答案）

A. 紧密连接　　　　　B. 中间连接

C. 桥粒　　　　　　　D. 缝隙连接

E. 连接复合体

35. 位于相邻细胞的顶端侧面，为细胞膜外层间断融合的是（　　）

36. 呈连续带状环绕上皮细胞,其内充满的细丝状物质连接相邻细胞膜的是( )
37. 心肌细胞之间连接处形成的闰盘是( )
38. 细胞间可通过此连接进行某些小分子物质和离子交换,传递化学信息的是( )
39. 皮肤表皮棘层与颗粒层细胞间广泛存在的是( )
(40～44题共用备选答案)
A. 细胞衣 B. 微绒毛 C. 纤毛
D. 基膜 E. 质膜内褶
40. 肾小管近端曲部的上皮细胞基底部有发达的结构是( )
41. 上皮细胞的游离面、侧面和基底面均有的表面固有结构是( )
42. 对上皮细胞有支持、连接、固定和选择性通透作用的结构是( )
43. 肠上皮和肾近端小管上皮游离面的纹状缘和刷状缘的超微结构是( )
44. 位于上皮游离面,能定向摆动的结构是( )

(五)X型题(多项选择题)
45. 气管上皮含有的细胞是( )
A. 扁平细胞 B. 梭形细胞
C. 柱状细胞 D. 杯状细胞
E. 锥形细胞
46. 参与浆膜组成的有( )
A. 单层立方上皮 B. 内皮
C. 间皮 D. 结缔组织
E. 单层柱状上皮
47. 下列含有纤毛的上皮是( )
A. 子宫上皮 B. 输卵管上皮
C. 肺导气部上皮 D. 睾丸输出小管上皮
E. 内耳壶腹嵴、椭圆囊斑和球囊斑上皮
48. 下列上皮游离面微绒毛比较丰富的有( )
A. 肾近曲小管 B. 小肠
C. 肾集合管 D. 胃
E. 输尿管
49. 上皮组织可起源于( )
A. 间充质 B. 外胚层 C. 中胚层
D. 内胚层 E. 胚外中胚层
50. 下列可由腺上皮分泌的是( )
A. 酶 B. 黏液 C. 浆液
D. 激素 E. 电解质

三、判断题
1. 内皮和间皮都属于单层扁平上皮,主要是形态不同而名称不一样。( )
2. 所有上皮的营养来源都仅是依靠其下方的结缔组织。( )
3. 桥粒多位于易受机械性作用或摩擦较多的部位。( )
4. 变移上皮的细胞层次受到器官容积的影响而有所改变,而细胞形态保持不变。( )
5. 未角化的复层扁平上皮暴露在某些过多地接触干燥或摩擦的情况下也可以发生角化。( )
6. 假复层纤毛柱状上皮内所有细胞都与基膜相连接。( )
7. 糖蛋白分泌细胞的结构特点属于浆液性腺细胞。( )
8. 外分泌腺与内分泌腺只是在结构上有无导管,但分泌物均可流入血液。( )
9. 局浆分泌时,伴随分泌物的排出会丢失部分细胞成分。( )
10. 基膜对上皮细胞的增殖和分化有促进作用。( )

四、论述题
1. 简述上皮组织的共同特征。
2. 比较复层扁平上皮和变移上皮的异同。

【答案及解析】

一、名词解释

1. 微绒毛为位于上皮细胞游离面细胞膜和细胞质形成的细小指状突起,只有电镜可见。直径约100nm,表面为胞膜,内为胞质,含纵行微丝,微丝与终末网相延续,功能是扩大细胞的表面积,即扩大吸收面积,增强细胞的吸收功能。
2. 纤毛是上皮细胞游离面伸出的突起,光镜下呈细丝状,电镜下纤毛表面为细胞膜,内为细胞质,胞质内含有纵行排列的微管。活体内,纤毛能快速而有节律地作定向摆动,从而将上皮表面黏附的分泌物和颗粒定向推送。
3. 缝隙连接又称通信连接,是一种大的平板状连接,相邻细胞间隙仅2～3nm,有许多间隙大致相等的连接点,这些连接点是两细胞膜上排布规律的镶嵌蛋白,电镜下由6个亚单位环绕构成,又称连接小体,其中央有直径约2nm的亲水小管,是相邻细胞间交通的管道,可供细胞间交换某些小分子物质和离子，传递电化学信息。

4. 质膜内褶是上皮细胞基底部细胞膜向细胞内凹陷折向胞质形成的许多质膜褶，主要是扩大细胞基底面的表面积，以利于离子、水分等物质的交换和重吸收，此过程需耗能，因此质膜内褶附近的胞质内有许多线粒体。

5. Junctional complex 是连接复合体，即有两种或两种以上的特化的细胞间连接同时存在。在小肠单层柱状上皮比较典型。

二、选择题

（一）A1 型题（单句型最佳选择题）

1. D。组织由形态和功能相同或相似的细胞和细胞间质组成。

2. B。被覆上皮的分类方式一是按细胞的排列层次，二是按表层细胞的形态，两者进行组合。

3. D。复层扁平上皮细胞层次多，较厚，修复能力强，具有较强的机械保护作用，耐摩擦，并可阻止异物入侵。

4. C。间皮与内皮均属于单层扁平上皮，两者的胚胎发生来源与分布位置不同，间皮来源于中胚层（外胚层与内胚层之间），衬于腹侧体腔的内表面。

5. A。内皮来源于内胚层，衬于心、血管和淋巴道腔面，出血提示内皮已受损。

6. B。变移上皮主要分布于肾盏、肾盂、输尿管和膀胱腔面，有防止尿液浸蚀的作用。

7. A。本题主要考察各类上皮的英文名词。

8. C。上皮组织内不含有血管，没有营养作用，其营养依靠下方的结缔组织或游离面渗透。

9. B。假复层纤毛柱状上皮主要分布于气管及其分支腔面。

10. C。单层上皮仅由 1 层上皮细胞组成，较薄，主要起润滑、扩散、过滤、分泌和吸收作用。含角蛋白的是角化的复层扁平上皮，细胞形态随着不同功能状态发生变化的是变移上皮。

11. E。上皮细胞借基膜与其下方结缔组织紧密相接。

12. A。上皮组织的细胞多，形态较规则，排列紧密，细胞间质极少。

13. C。假复层纤毛柱状上皮只有柱状的纤毛细胞的游离面有纤毛。

14. D。单层扁平上皮的种类多，分布较广泛，内皮与间皮只是其中的两种。

15. E。微绒毛只存在于部分特殊的上皮游离面，只有电镜下才能辨认。胞质中是纵行的微丝，可使微绒毛伸长或缩短。其表面常常有较厚的细胞衣附着。

16. E。半桥粒位于某些上皮细胞与基膜相邻面上。可将上皮细胞固定在基膜上。

17. C。单层柱状上皮亦分布于部分泌尿生殖道，如肾集合管、附睾、输卵管和子宫等。

18. D。角化是角质细胞形成角质层的动态变化过程，角质层由多层无细胞核和细胞器的死细胞组成，其内充满角蛋白。而未角化复层扁平上皮的浅层细胞是有核的活细胞，角蛋白少。

19. A。变移上皮又称移行上皮，分布于肾盏、肾盂、输尿管、膀胱和少部分尿道，而大部分尿道被覆复层柱状上皮。

20. A。肛管齿状线以上的胃肠道腔面被覆的均是单层柱状上皮，肛管齿状线以下被覆的是轻度角化的复层扁平上皮。

21. D。杯状细胞是一种单细胞腺，多见于气管和肠上皮细胞之间，形如高脚酒杯，胞质顶部充满黏液性分泌颗粒，胞核呈三角形或扁平形，位于基底部或一侧，分泌黏液润滑上皮表面及保护上皮。

22. C。单层立方上皮主要分布于肾小管、甲状腺滤泡、视网膜色素上皮和外分泌腺导管等处，具有吸收和分泌功能。

23. B。膀胱内面被覆的是变移上皮，可根据膀胱的充盈状态而变化。当膀胱收缩（空虚）时，上皮变厚，细胞层数增多，表层细胞呈大立方形，胞质丰富，有的细胞含有两核，嗜酸性强，有防止尿液浸蚀的作用；中间数层细胞呈多边形或倒置梨形；深层细胞为矮柱状或立方形；基底面凹凸不平。当膀胱扩张（充盈）时，上皮变薄，细胞层数变少，细胞形态变扁。

24. A。上皮细胞间起牢固连接作用的结构是桥粒。

（二）A2 型题（病例摘要型最佳选择题）

25. C。正常情况下胸膜腔呈负压，其内有少量由胸膜表面产生的浆液，可减少脏、壁胸膜之间的摩擦和产生液体分子内聚力。正常情况下浆液的产生与吸收处于动态平衡，保持在 5 ～ 15ml 左右。疾病状态下，如充血性心衰、胸膜炎症与肿瘤、胸膜毛细血管内胶体渗透压降低可导致胸膜腔内液体产生增多或吸收减少，经间皮渗出而出现胸膜积液。

26. A。本题考点为上皮组织的特性。男孩伤口无出血、有疼痛、愈合快，推测受伤部位仅是位于皮肤表面的角化的复层扁平上皮，属于上皮组织的一种类型。上皮组织一般没有血管、神经末梢丰富，具有较强的再生能力。

27. A。本题考点为上皮的分布以及假复层纤毛柱状上皮各类细胞的功能特点。分布在肺泡的上皮为单层扁平上皮，分布在气管和支气管的都是假复层纤毛柱状上皮。吸烟可损伤呼吸道的假复层纤毛柱状上皮，纤毛减少甚至消失，净化空气能力减弱，而杯状细胞数量反而增多，以黏附空气中异物颗粒和溶解吸入的有毒气体。

（三）A3 型题（病例组型最佳选择题）

28～29. DB。患者间质性肺炎与其工作环境中长期吸入大量粉尘有关，可使呼吸道腔面的纤毛细胞游离面的纤毛受损并减少，此时吸入灰尘增加，杯状细胞和腺体分泌量代偿性增加。吸入灰尘可刺激上皮组织增生，分泌物增加导致咳痰增多；肺内换气减少导致气促；上皮的空气净化能力下降，使肺内灰尘残留量增加。上皮组织的修复不引起咳嗽。

（四）B 型题（标准配伍题）

30～34. CEDAB。此题组考点为各类被覆上皮的主要分布部位。

35～39. ABEDC。此题组考点为上皮细胞侧面各类细胞连接的特征与分布。

40～44. EADBC。此题组考点为上皮细胞游离面与基底面特殊结构的特征与分布。

（五）X 型题（多项选择题）

45. BCDE。此题首先需要知道气管上皮为假复层纤毛柱状上皮，然后对应该上皮的特征即可选出正确答案。

46. CD。浆膜（serosa）包括胸膜、腹膜、心包膜和睾丸鞘膜，是衬在腹侧体腔壁和转折包于内脏器官表面的薄膜，相应分为壁层和脏层，每层均由被称为间皮的单层扁平上皮和其下方的结缔组织组成，能分泌浆液，减少器官运动时的摩擦。

47. ABCDE。主要考察纤毛的特征与分布。

48. AB。主要考察微绒毛的特征与分布。

49. ABCD。上皮组织的胚胎来源多样化，可来自外胚层、中胚层（包括间充质）和内胚层。胚外中胚层为两胚层胚盘时期外体腔膜与细胞滋养层之间疏松的网状组织。

50. ABCDE。外分泌腺可分泌酶类、黏液、浆液、电解质和水；内分泌腺可分泌激素。

三、判断题

1. 错误。内皮与间皮的形态无差异，主要是胚胎来源、分布位置和功能不同。

2. 错误。上皮的营养主要依靠基底面下方的结缔组织，但是在不同部位，上皮也可通过游离面获得营养（如心血管腔面和角膜上皮）。

3. 正确。

4. 错误。变移上皮细胞的层次不仅受到器官容积的影响，其细胞形态也会受到影响而改变。

5. 正确。

6. 正确。

7. 错误。糖蛋白分泌细胞分泌糖蛋白，也称黏蛋白，释放后与水结合成黏液。细胞多呈锥体形或柱状，胞质大部分被黏原颗粒充满，在常规染色切片中，因颗粒被溶解而呈泡沫状，核周胞质弱嗜碱性，胞核被挤到细胞基底部，常呈扁圆形。具有以上特点的细胞称黏液性腺细胞。

8. 错误。一般情况下，内分泌腺的分泌物进入血液，外分泌腺的分泌物则排出体表或某些器官的腔内。

9. 错误。分泌物排出主要有三种方式：全浆分泌、顶浆分泌和局浆分泌。其中全浆分泌时整个细胞崩溃解体连同分泌物一起排出；顶浆分泌是分泌颗粒连包在其周围的细胞膜和少量细胞质一起排出；局浆分泌则是分泌颗粒以胞吐或者小分子物质直接透过细胞膜方式排出，细胞成分没有丢失，保持结构完整。

10. 正确。

四、论述题

1. 答题要点：请参照思维导图从上皮的组成、分布、结构特点、再生能力、功能等方面进行论述。①上皮组织覆盖于体表或者衬贴于体内腔、囊、管的内表面者称被覆上皮，以分泌为主的则称腺上皮。②上皮组织由许多密集排列、形态规则的上皮细胞和极少量细胞间质组成。③上皮组织具有极性，即朝向空间的游离面和向着深部结缔组织的基底面，各功能面分化出各种特化结构与其功能相适应。④上皮组织内没有血管，其营养主要来自于深部的结缔组织渗透。⑤上皮组织神经末梢丰富，能感受各种刺激。⑥上皮组织有保护、吸收、分泌、排泄、感觉等功能。

2. 答题要点：从两种上皮组织的分布结构特点及主要功能进行描述。①相同点：同属于复层上皮，由不同的三类细胞组成，基层细胞为矮柱状或立方形，具有较强的分裂增殖能力；中层细胞是数层多边形细胞；两者的保护作用较强，可防止异物入侵或者尿液的浸蚀。②不同点：表层的细胞形态不一，复层扁平上皮为扁平状并有多层，而变移上皮只有一层，且细胞较大，形态可随器官的功能状态而呈大立方形或者变扁；复层扁平上皮分布于皮肤的表皮、口腔、食管和阴道等处，耐摩擦，具有较强的机械性保护作用；复层扁平上皮根据其表面有无角质层可分为角化型和非角化型两种，角化复层扁平上皮浅层细胞已无胞核，胞质中充满了角蛋白，未角化复层扁平上皮浅层细胞是有核的活细胞，角蛋白少；变移上皮主要分布于肾盏、肾盂、输尿管和膀胱等处。

（兰美兵）

第三章 固有结缔组织

【思维导图】

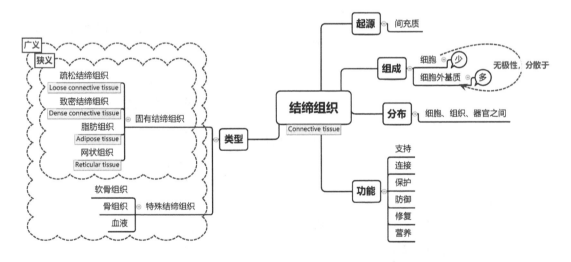

【记忆窍门】

- 结缔组织：细胞数少无极性，散在分布基质中，纤维细长呈丝状，基质形状无定形
- 成纤维细胞：成纤细胞不规则，突起较多体扁平，细胞再生能力强，基质纤维它合成
- 巨噬细胞：巨噬多形有伪足，胞核圆小质丰富，细胞前身是单核，吞噬细胞和异物
- 肥大细胞：肥大细胞成群居，胞质富含异染粒，主要作用致过敏，肝素组胺白三烯
- 脂肪细胞：脂肪球形核扁圆，脂滴挤核到一边，染色脂滴被溶解，图片胞质空泡显

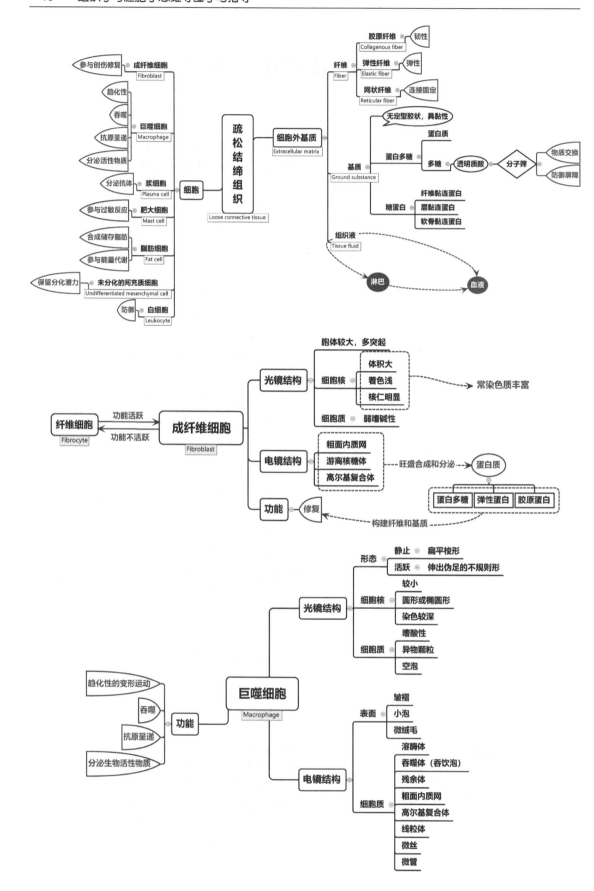

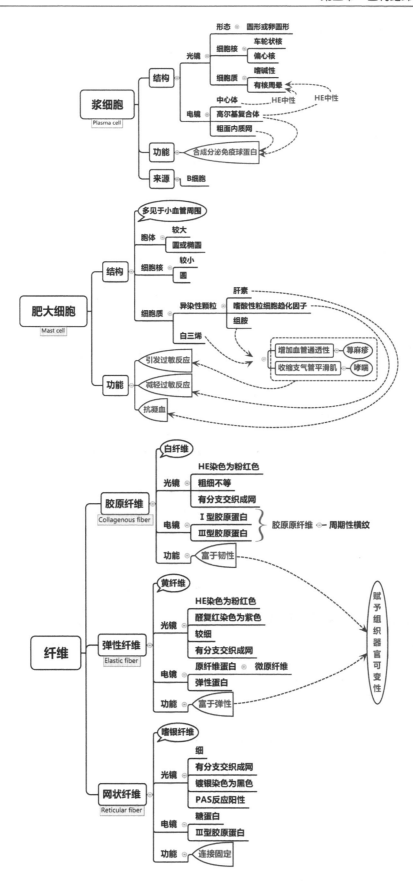

浆细胞 Plasma cell
- 结构
  - 光镜
    - 形态 — 圆形或卵圆形
    - 细胞核
      - 车轮状核
      - 偏心核
    - 细胞质
      - 嗜碱性
      - 有核周晕
  - 电镜
    - 中心体 — HE中性
    - 高尔基复合体 — HE中性
    - 粗面内质网
- 功能 — 合成分泌免疫球蛋白
- 来源 — B细胞

肥大细胞 Mast cell
- 结构
  - 多见于小血管周围
  - 胞体
    - 较大
    - 圆或椭圆
  - 细胞核
    - 较小
    - 圆
  - 细胞质
    - 异染性颗粒
      - 肝素
      - 嗜酸性粒细胞趋化因子
      - 组胺
    - 白三烯
      - 增加血管通透性 — 荨麻疹
      - 收缩支气管平滑肌 — 哮喘
- 功能
  - 引发过敏反应
  - 减轻过敏反应
  - 抗凝血

纤维
- 胶原纤维 Collagenous fiber
  - 白纤维
  - 光镜
    - HE染色为粉红色
    - 粗细不等
    - 有分支交织成网
  - 电镜
    - Ⅰ型胶原蛋白
    - Ⅲ型胶原蛋白 } 胶原原纤维 — 周期性横纹
  - 功能 — 富于韧性
- 弹性纤维 Elastic fiber
  - 黄纤维
  - 光镜
    - HE染色为粉红色
    - 醛复红染色为紫色
    - 较细
    - 有分支交织成网
  - 电镜
    - 原纤维蛋白 — 微原纤维
    - 弹性蛋白
  - 功能 — 富于弹性
- 网状纤维 Reticular fiber
  - 嗜银纤维
  - 光镜
    - 细
    - 有分支交织成网
    - 镀银染色为黑色
    - PAS反应阳性
  - 电镜
    - 糖蛋白
    - Ⅲ型胶原蛋白
  - 功能 — 连接固定

赋予组织器官可变性

【英汉名词对照】

- Connective Tissue　结缔组织
- Extracellular Matrix　细胞外基质
- Mesenchyme　间充质
- Loose Connective Tissue　疏松结缔组织
- Areolar Tissue　蜂窝组织
- Fibroblast　成纤维细胞
- Macrophage　巨噬细胞
- Plasma Cell　浆细胞
- Immunoglobulin（IG）　抗体
- Mast Cell　肥大细胞
- Fat Cell　脂肪细胞
- Collagenous Fiber　胶原纤维
- Elastic Fiber　弹性纤维
- Reticular Fiber　网状纤维
- Microfibril　微原纤维
- Collagen Fibril　胶原原纤维
- Ground Substance　基质
- Tissue Fluid　组织液

【复习思考题】

一、名词解释

1. 细胞外基质
2. 间充质
3. Fibroblast
4. 趋化运动
5. 分子筛

二、选择题

（一）A1 型题（单句型最佳选择题）

1. 关于结缔组织的描述错误的是（　　）
A. 来源于胚胎时期间充质
B. 细胞分散在细胞外基质内，无极性
C. 细胞外基质包括纤维、基质及组织液
D. 各种结缔组织的细胞外基质成分完全相同
E. 固有结缔组织和血液几乎存在于所有的器官
2. 广义的结缔组织是指（　　）
A. 疏松结缔组织，致密结缔组织，脂肪组织和骨组织
B. 固有结缔组织、血液、淋巴、软骨和骨组织
C. 疏松结缔组织，致密结缔组织，脂肪组织和网状组织

D. 疏松结缔组织，血液，骨和软骨组织
E. 疏松结缔组织，网状组织，血液和骨组织
3. 对于间充质细胞的错误描述是（　　）
A. 呈星状，细胞间以突起相互连接成细胞网
B. 细胞核大，染色浅，核仁明显
C. 分化程度很低，有很强的分裂分化能力
D. 在胚胎时期能分化成多种结缔组织细胞、内皮细胞和平滑肌细胞等
E. 成体的结缔组织内仍含大量间充质细胞
4. 对于结缔组织的细胞外基质的描述错误的是（　　）
A. 又称细胞外基质
B. 分散在细胞外基质中的细胞具有极性
C. 含细丝状的纤维
D. 含不断循环更新的组织液
E. 包括无定形基质
5. 关于成纤维细胞的描述错误的是（　　）
A. 是疏松结缔组织中数量最多的细胞
B. 细胞扁平有突起
C. 核染色浅，核仁明显
D. 胞质一般嗜碱性
E. 胞质内含丰富的滑面内质网
6. 巨噬细胞的前身细胞是（　　）
A. 淋巴细胞　　　　　　B. 嗜酸性粒细胞
C. 单核细胞　　　　　　D. 嗜碱性粒细胞
E. 中性粒细胞
7. 下列哪种细胞分化程度低,分化潜力高？（　　）
A. 成纤维细胞　　　　　B. 巨噬细胞
C. 脂肪细胞　　　　　　D. 浆细胞
E. 间充质细胞
8. 与浆细胞合成免疫球蛋白有关的结构是（　　）
A. 大量溶酶体和吞噬体
B. 大量粗面内质网和发达的高尔基复合体
C. 大量滑面内质网和溶酶体
D. 大量滑面内质网
E. 大量嗜酸性颗粒
9. 能产生基质和纤维的细胞是（　　）
A. 巨噬细胞　　　　　　B. 肥大细胞
C. 浆细胞　　　　　　　D. 成纤维细胞
E. 脂肪细胞
10. 关于浆细胞的描述错误的是（　　）
A. 呈圆形或卵圆形
B. 细胞核染色质呈粗块状，沿核膜内面呈辐射状排列

C. 细胞质丰富，呈嗜碱性，核旁有一浅染区

D. 电镜下，胞质内含有少量粗面内质网和游离核糖体

E. 发达的高尔基复合体和中心体位于核旁浅染区内

11. 胞质内含有异染性颗粒的是（　　）

A. Fibroblast　　　　　B. Mast cell

C. Macrophage　　　　 D. Plasma cell

E. Fat cell

12. 过敏反应的发生与肥大细胞释放哪种物质有关？（　　）

A. 白三烯　　　　　　　B. 组胺

C. 肝素　　　　　　　　D. 嗜酸粒细胞趋化因子

E. 白三烯和组胺

13. 对于巨噬细胞的描述错误的是（　　）

A. 是吞噬功能较强的细胞

B. 在疏松结缔组织中处于功能静止状态时又称组织细胞

C. 细胞形态多样，随功能状态而改变

D. 功能静止时，常伸出较长的伪足而形态不规则

E. 由血液内单核细胞穿出血管后分化而成

14. 对于肥大细胞的描述错误的是（　　）

A. 细胞质内充满异染性的嗜碱性颗粒

B. 颗粒内含组胺、嗜酸性粒细胞趋化因子和肝素

C. 颗粒内含组胺、嗜酸性粒细胞趋化因子、肝素和白三烯

D. 细胞体较大，呈圆形或卵圆形

E. 多见于小血管和小淋巴管周围，主要参与机体的过敏反应

15. 对于脂肪细胞特点的描述错误的是（　　）

A. 细胞体积大，常呈圆球形或相互挤压成多边形

B. 细胞核被挤压成扁圆形，位于细胞一侧

C. 细胞质被许多小脂滴挤到细胞周缘，成为薄层包绕脂滴

D. 常沿血管分布，单个或成群存在

E. HE 染色标本中，脂滴被溶解，细胞呈空泡状

16. 又称嗜银纤维的是（　　）

A. 网状纤维　　　　　　B. 弹性纤维

C. 胶原纤维　　　　　　D. 微原纤维

E. 肌原纤维

17. 关于胶原纤维的描述错误的是（　　）

A. 纤维粗细不等，韧性大，抗拉力强

B. HE 染色标本上呈嗜酸性，染成粉红色

C. 新鲜时呈白色，又名白纤维

D. 化学成分为Ⅰ型和Ⅲ型胶原蛋白

E. 电镜下，由微原纤维聚合而成

18. 疏松结缔组织中分子筛的主干是（　　）

A. 透明质酸　　　　　　B. 硫酸软骨素

C. 硫酸角质素　　　　　D. 硫酸肝素

E. 蛋白质

19. 下列关于蛋白多糖描述不正确的是（　　）

A. 构成结缔组织基质的主要成分

B. 由肥大细胞产生

C. 由成纤维细胞产生

D. 参与构成基质的分子筛

E. 其中的多糖主要是透明质酸

20. 对于组织液的描述，错误的是（　　）

A. 是从毛细血管动脉端渗入基质中的液体

B. 是经毛细血管静脉端回流后剩余的液体

C. 在基质中处于动态平衡

D. 对组织和细胞的代谢起重要作用

E. 组织液最终回流入血管或淋巴管中

21. 对于规则致密结缔组织的描述错误的是（　　）

A. 主要构成肌腱和腱膜，使骨骼肌附于骨上

B. 大量胶原纤维顺受力方向排列成束

C. 腱细胞很多，位于纤维束之间

D. 腱细胞是一种特殊的成纤维细胞

E. 胶原纤维束粗大、排列不规律

22. 对于黄色脂肪组织的描述错误的是（　　）

A. 为通常所说的脂肪组织

B. 在人呈黄色，在某些哺乳动物呈白色

C. 由大量多泡脂肪细胞聚集而成

D. 见于皮下组织、网膜和肠系膜等处

E. 具有储存脂肪和维持体温等作用

23. 对于棕色脂肪组织的描述，正确的是（　　）

A. 棕色脂肪组织中的毛细血管较少

B. 由单泡脂肪细胞组成

C. 脂肪细胞内线粒体甚少

D. 在成人极少，新生儿及冬眠动物较多

E. 主要功能是储存脂肪，参与脂肪的代谢

（二）A2 型题（病例摘要型最佳选择题）

24. 患者男性，15 岁，急性化脓性阑尾炎行阑尾切除术治疗，术后 7 天手术伤口拆线，伤口愈合情况良好。下列哪种细胞在患者术后伤口的愈合中发挥了重要作用？（　　）

A. 成纤维细胞　　　　　B. 纤维细胞

C. 巨噬细胞　　　　　　D. 浆细胞

E. 肥大细胞

25. 患者男性，35 岁，科研人员，工作中长期接触实验动物小鼠。近期，他在小鼠实验操作时出现呼吸困难，后确诊为过敏引起的支气管哮喘发作。以下有关这一病例的分析不当的是（　　）

A. 患者长期暴露在过敏原中，可诱发过敏症状

B. 患者的过敏反应主要与肥大细胞的功能有关

C. 肥大细胞通过脱颗粒反应释放白三烯，引起患者支气管平滑肌的收缩

D. 肥大细胞通过脱颗粒反应释放组胺，引起患者支气管平滑肌的收缩

E. 患者应尽量避免接触小鼠

26. 患者女性，40 岁，农民，在山间干农活时被"五步蛇"咬伤左足背部，伤口出血不止，继而局部红肿，6 个小时后红肿蔓延至股部。查体：患者体温正常、神志清楚。左下肢红肿、疼痛剧烈，皮肤出现瘀斑。伤口出血不止，并出现吐血、便血、尿血。推测患者病变在短时间内由足背迅速扩散至股部的主要原因是（　　）

A. 机体的严重应激反应

B. 蛇毒中的透明质酸酶破坏结缔组织基质中分子筛的完整性

C. 蛇毒中的蛋白质水解酶损害了血管内皮细胞导致血管壁通透性增加

D. 蛇毒中的三磷酸腺苷酶破坏了体内神经递质和蛋白质的合成

E. 蛇毒中的磷脂酶 A 促成产生溶血卵磷脂

（三）A3 型题（病例组型最佳选择题）

（27 ～ 29 题共用题干）

患者男性，30 岁，在食用海鲜后躯体四肢出现大量风团皮疹，周围有明显红晕，并伴有痒感。经询问病史，该患者已反复多次出现类似情况。查体：体温 36.6℃，心率、呼吸正常。经实验室检查后诊断为急性荨麻疹。

27. 患者出现的皮疹与下列哪种细胞关系密切？（　　）

A. 成纤维细胞　　　　　B. 肥大细胞

C. 巨噬细胞　　　　　　D. 浆细胞

E. 淋巴细胞

28. 该患者发病时，机体最可能分泌下列哪种抗体？（　　）

A. IgE　　　　B. IgA　　　　C. IgM

D. IgD　　　　E. IgG

29. 致使患者出现皮肤病变的生物活性介质主要是（　　）

A. 嗜酸性粒细胞趋化因子

B. 水解酶　　　　　　　C. 肝素

D. 组胺和白三烯　　　　E. 溶菌酶和干扰素

（四）B 型题（标准配伍题）

（30 ～ 33 题共用备选答案）

A. 致密结缔组织　　　　B. 疏松结缔组织

C. 网状组织　　　　　　D. 弹性组织

E. 脂肪组织

30. 细胞外基质主要由基质和少量 3 种不同的纤维构成的是（　　）

31. 细胞外基质主要由粗大密集的胶原纤维束构成的是（　　）

32. 细胞外基质主要由粗大的弹性纤维束构成的是（　　）

33. 细胞外基质由基质和嗜银纤维构成的是（　　）

（34 ～ 38 题共用备选答案）

A. 成纤维细胞　　　　　B. 纤维细胞

C. 肥大细胞　　　　　　D. 浆细胞

E. 巨噬细胞

34. 处于功能静止状态的细胞是（　　）

35. 参与机体过敏反应的细胞是（　　）

36. 分泌免疫球蛋白的细胞是（　　）

37. 可产生纤维和基质的细胞是（　　）

38. 称为抗原呈递细胞的是（　　）

（39 ～ 43 题共用备选答案）

A. Collagenous fiber　　　B. Elastic fiber

C. Reticular fiber　　　　D. Microfibril

E. Collagen fibril

39. 新鲜时呈黄色，被称为黄纤维的是（　　）

40. 黏合形成胶原纤维的是（　　）

41. 被醛复红染成紫色的是（　　）

42. 又称为嗜银纤维的是（　　）

43. 与弹性蛋白构成弹性纤维的是（　　）

（44 ～ 46 题共用备选答案）

A. 真皮　　　　　　　　B. 黄韧带

C. 皮下组织　　　　　　D. 肌腱

E. 淋巴结

44. 弹性组织见于（　　）

45. 黄色脂肪组织见于（　　）

46. 网状组织多见于（　　）

（五）X 型题（多项选择题）

47. 结缔组织的结构和功能特点是（ ）
A. 由少量细胞和大量细胞外基质构成
B. 细胞具有极性
C. 细胞外基质包括无定形基质、纤维和组织液
D. 组织液是从毛细血管动脉端渗入基质内的液体
E. 具有连接、支持、营养、运输、保护等多种功能

48. 固有结缔组织（ ）
A. 指广义上的结缔组织
B. 细胞数量和分布随部位、功能而不同
C. 包括疏松结缔组织、致密结缔组织、脂肪组织和网状组织
D. 在体内广泛分布
E. 由胚胎时期的间充质发生而来

49. 成体内未分化的间充质细胞（ ）
A. 是结缔组织内的较原始的细胞
B. 数量较多，保持着多向分化的潜能
C. 在炎症及创伤修复时可增殖分化为成纤维细胞、脂肪细胞等
D. 常分布在小血管尤其是毛细血管周围
E. 能分化为新生血管壁的平滑肌和内皮细胞

50. 关于成纤维细胞的描述哪些正确？（ ）
A. 是结缔组织中数量最多的一种细胞
B. 在静止状态下称为纤维细胞
C. 能分裂增殖
D. 分泌活性物质，参与免疫反应
E. 有修复的作用

51. 巨噬细胞在免疫应答中的作用是（ ）
A. 合成分泌免疫球蛋白
B. 抗原呈递作用
C. 吞噬抗原
D. 分泌免疫活性物质，调节免疫应答
E. 可参与杀伤肿瘤细胞

52. 参与机体免疫应答的细胞有（ ）
A. 淋巴细胞　　　　　B. 巨噬细胞
C. 肥大细胞　　　　　D. 浆细胞
E. 单核细胞

53. 下列哪些细胞合成蛋白质的功能较强？（ ）
A. 成纤维细胞　　　　B. 巨噬细胞
C. 浆细胞　　　　　　D. 肥大细胞
E. 纤维细胞

54. 未分化的间充质细胞可分化为（ ）
A. 成纤维细胞　　　　B. 脂肪细胞

C. 血细胞　　　　　　D. 平滑肌细胞
E. 血管内皮细胞

55. 对于弹性纤维描述正确的是（ ）
A. 新鲜时呈黄色，又名黄纤维
B. 化学成分为Ⅰ型和Ⅲ型胶原蛋白
C. 由胶原原纤维黏合而成
D. 弹性大，能在除去外力后迅速复原
E. HE 染色呈嗜酸性，醛复红染色呈棕褐色

56. 网状纤维不同于胶原纤维的特点是（ ）
A. 由胶原蛋白构成　　B. 由成纤维细胞生成
C. PAS 反应阳性　　　D. 具有嗜银性
E. 电镜下可见周期性横纹

57. 关于基质的描述正确的是（ ）
A. 为无定形的胶状物
B. 有一定黏性
C. 构成基质的大分子物质有蛋白多糖和糖蛋白
D. 其内可形成分子筛
E. 组织液可在基质内流动

58. 对于弹性组织的描述中，正确的是（ ）
A. 是以弹性纤维为主的致密结缔组织
B. 粗大的弹性纤维或平行排列成束，或编织成膜状
C. 存在于大动脉的弹性膜，可缓冲血流压力
D. 存在于项韧带和黄韧带，以适应脊柱运动
E. 存在于皮肤真皮层，使皮肤具有一定的可变性

59. 关于网状组织下列哪些说法正确？（ ）
A. 是造血器官和淋巴器官的组成成分
B. 由网状细胞、网状纤维和基质构成
C. 网状细胞是有突起的星状细胞，相邻细胞的突起相互连接成网
D. 网状细胞有产生网状纤维的功能
E. 为淋巴细胞发育和血细胞发生提供适宜的微环境

三、判断题

1. 胶原纤维和弹性纤维交织成网，使疏松结缔组织既有韧性又有弹性。（ ）

2. 成纤维细胞和纤维细胞是处于不同功能状态下的同一种细胞，二者具有相同的形态学特点。（ ）

3. 结缔组织中的成纤维细胞和网状细胞均可产生纤维。（ ）

4. 疏松结缔组织基质中形成的分子筛，其主干是蛋白质。（ ）

5. 浆细胞因含有大量的粗面内质网和发达的高尔基复合体，所以胞质呈嗜酸性。（ ）

6. 巨噬细胞胞质中含有大量微丝、微管和溶酶体，

该结构与细胞的运动和吞噬功能有密切联系。（　　）

7. 分布于全身各处的巨噬细胞都是由血液中的单核细胞穿出血管后分化而成的。（　　）

8. 淋巴细胞在抗原的反复刺激下增殖、分化，进而转变为浆细胞和肥大细胞。（　　）

9. 疏松结缔组织中的胶原纤维和弹性纤维 HE 染色均呈粉红色，所以不易分辨。（　　）

10. 某些细菌和癌细胞等可产生透明质酸酶，破坏分子筛的结构，致使感染和肿瘤浸润扩散。（　　）

四、论述题

1. 简述疏松结缔组织的特性。

2. 试述成纤维细胞的结构与功能的关系。

3. 试述浆细胞的来源、光镜及电镜结构特点、分布和功能。

【答案及解析】

一、名词解释

1. 细胞外基质包括无定形的基质、细丝状的纤维和不断循环更新的组织液。细胞外基质由细胞产生，构成细胞生存的微环境，有支持、联系、保护和营养细胞的作用，对细胞增殖、分化、迁移及信息传导也有重要影响。

2. 间充质在胚胎时期由中胚层细胞分化而来，由间充质细胞和大量无定形基质组成。间充质细胞呈星状，细胞核大，核仁明显，细胞质弱嗜碱性，细胞间以突起相互连接成网。间充质细胞分化程度低，有很强的增殖分化能力。在胚胎时期分化成多种结缔组织细胞、内皮细胞、平滑肌细胞等。故结缔组织的发生与间充质密切相关。

3. 成纤维细胞（Fibroblast）是疏松结缔组织的主要细胞。细胞体积较大，呈扁平星状多突起，胞质丰富、弱嗜碱性；细胞核大、椭圆形、着色浅，核仁明显。电镜下可见胞质内含有大量粗面内质网、游离核糖体和发达的高尔基复合体，成纤维细胞具有合成纤维和基质的能力。

4. 巨噬细胞可伸出伪足，朝某些化学物质浓度高的部位定向移动，聚集到产生和释放这些化学物质的部位的特性称为趋化运动，这类化学物质称为趋化因子。

5. 蛋白多糖聚合体的立体构型为有许多微孔隙的结构，称为分子筛。小于孔隙的水和营养物、代谢产物、激素、气体分子等可以通过，而大于孔隙的大分子物质、细菌和肿瘤细胞等不能通过，

使基质成为限制细菌等有害物质扩散的防御屏障。

二、选择题

（一）A1 型题（单句型最佳选择题）

1. D。每一种结缔组织的细胞外基质成分都不相同。

2. B。广义结缔组织包括固有结缔组织、血液、软骨和骨组织；狭义结缔组织指固有结缔组织。

3. E。成体的结缔组织内仅保留少量的未分化间充质细胞。

4. B。结缔组织细胞无极性。

5. E。成纤维细胞内含有丰富的粗面内质网、游离核糖体和发达高尔基复合体，粗面内质网和游离核糖体均为嗜碱性，故胞质呈嗜碱性。

6. C。机体各处的巨噬细胞都来源于血液中的单核细胞，构成单核 - 吞噬细胞系统。

7. E。间充质细胞是一种低分化的细胞，在胚胎发育过程中可分化为多种结缔组织细胞、血管内皮细胞和肌细胞等。

8. B。大量粗面内质网和发达的高尔基复合体代表旺盛的蛋白质合成和分泌功能。

9. D。成纤维细胞的功能是合成和分泌胶原蛋白、弹性蛋白和蛋白多糖等，形成结缔组织中的胶原纤维、弹性纤维、网状纤维和基质成分。

10. D。浆细胞电镜下含有丰富的粗面内质网和游离核糖体、发达的高尔基复合体。

11. B。胞质内含有异染性颗粒的是 Mast cell（肥大细胞）。Fibroblast 为成纤维细胞，Macrophage 为巨噬细胞，Plasma cell 为浆细胞，Fat cell 为脂肪细胞。

12. E。肥大细胞释放的白三烯和组胺可引起毛细血管扩张及通透性增加，造成血液中液体成分渗出，致使局部皮肤水肿，称为荨麻疹；在呼吸道致使气管黏膜水肿和平滑肌痉挛，引起支气管哮喘，以上病症称为过敏反应。嗜酸性粒细胞趋化因子可引导嗜酸性粒细胞定向聚集到过敏反应的部位，从而减轻过敏反应。肝素有抗凝血作用。

13. D。巨噬细胞功能静止时，呈圆形或卵圆形；功能活跃时，常伸出较长的伪足而形态不规则。

14. C。肥大细胞在胞质内合成和释放白三烯，颗粒内含组胺、嗜酸性粒细胞趋化因子、肝素。

15. D。脂肪细胞单个或成群存在，分散在全身各处，并没有常沿血管分布的特点。

16. A。网状纤维 HE 染色不易显示，但硝酸银色可将其染成黑色，故又称嗜银纤维。

17. E。胶原纤维电镜下由胶原原纤维聚合而成。

18. A。透明质酸是一种曲折盘绕的长链大分子，构成蛋白多糖复合物的主干，其他糖胺多糖以蛋白质为核心构成蛋白多糖亚单位，后者再通过连接蛋白结合在透明质酸长链分子上。大量蛋白多糖的聚合体形成有许多微孔隙的分子筛。

19. B。蛋白多糖由成纤维细胞分泌。

20. B。组织液是从毛细血管动脉端渗入基质中的液体，经毛细血管静脉端或毛细淋巴管回流入血液或淋巴。

21. E。规则致密结缔组织的细胞外基质中含大量粗大、平行排列的胶原纤维束，纤维间借少量基质相连。纤维束间有成纤维细胞，又称腱细胞，沿纤维的长轴排列。

22. C。黄色脂肪组织中的脂肪细胞为单泡脂肪细胞。多泡脂肪细胞主要存在于棕色脂肪组织中。

23. D。棕色脂肪组织含有丰富的血管和无髓神经纤维，组织中的脂肪细胞为多泡脂肪细胞，细胞内含有许多较小的脂滴和线粒体，细胞内大量的线粒体与这种组织呈棕色有关。棕色脂肪组织细胞内脂肪分解、氧化，能产生大量热能，帮助维持体温，在新生儿及冬眠动物如熊较多。

（二）A2 型题（病例摘要型最佳选择题）

24. A。伤口愈合过程中，成纤维细胞通过有丝分裂大量增殖，合成和分泌大量的胶原纤维、弹性纤维和基质成分，与新生毛细血管等共同形成肉芽组织，填补伤口组织缺损，为表皮细胞的覆盖创造条件，最终完成创伤修复。

25. C。长期暴露于过敏原可诱发过敏，过敏患者应避免再次接触过敏原。肥大细胞是过敏反应中主要效应细胞，组胺、白三烯是引发支气管平滑肌收缩，进而出现哮喘发作的主要原因，但组胺存在于肥大细胞的异染性颗粒内，通过脱颗粒反应释放，而白三烯则是存在其胞质中。

26. B。透明质酸酶是许多蛇毒中的一种扩散因子，它能水解人体内广泛分布的结缔组织基质中的透明质酸，破坏分子筛的屏障结构，促使蛇毒从咬伤局部向其周围迅速扩散和吸收。C 选项蛇毒中的蛋白质水解酶损害了血管内皮细胞导致血管壁通透性增加，主要导致血浆外渗、组织水肿、局部肌肉坏死甚至深部组织溃烂；D 选项蛇毒中的三磷酸腺苷酶破坏了体内神经递质和蛋白质的合成主要导致机体各系统的生理功能障碍；E 选项蛇

毒中的磷脂酶 A 促成产生溶血卵磷脂主要导致严重的溶血作用；A 选项中蛇毒后应激反应主要是由于交感神经兴奋、垂体和肾上腺皮质激素分泌增多导致血糖和血压升高、心率加快、呼吸加促等现象。故 ACDE 都是蛇毒可能发挥的毒性作用，但并不是导致蛇毒迅速扩散的主要原因。

（三）A3 型题（病例组型最佳选择题）

27 ～ 29. BAD。过敏原（本病例中为海鲜）进入机体后，B 淋巴细胞分化形成浆细胞，产生免疫应答分泌抗体 IgE，IgE 与肥大细胞膜上的 IgE 受体结合，附着于肥大细胞膜的表面，使机体处于对该过敏原的致敏状态。当抗体再次接触同样抗原时，少量的抗原便可与肥大细胞膜上的 IgE 结合，引起肥大细胞脱颗粒，同时在胞质内合成和释放白三烯。白三烯和组胺可引起毛细血管扩张及通透性增加，造成血液中液体成分渗出，致使局部皮肤水肿，称为荨麻疹，即 I 型过敏反应。肥大细胞的颗粒内还含有嗜酸性粒细胞趋化因子，嗜酸性粒细胞趋化因子可引导嗜酸性粒细胞定向聚集到过敏反应的部位，从而减轻过敏反应，故一般过敏反应患者的血常规检测嗜酸性粒细胞的数量会升高。

（四）B 型题（标准配伍题）

30 ～ 33. BADC。此题考点为区别各类固有结缔组织的结构特点。

34 ～ 38. BCDAE。此题考点为结缔组织中的各类细胞的功能。

39 ～ 43. BEBCD。此题考点为结缔组织中纤维的英汉名词的掌握，以及对于纤维的类型和各类特点的区别。Collagenous fiber 为胶原纤维，Elastic fiber 为弹性纤维，Reticular fiber 为网状纤维，Microfibril 为微原纤维，Collagen fibril 为胶原原纤维。

44 ～ 46. BCE。此题考点为各类固有结缔组织的分布范围。

（五）X 型题（多项选择题）

47. ACDE。结缔组织中的细胞散在分布于细胞外基质中，是没有极性的，注意与上皮组织细胞具有极性相区别。

48. BCDE。广义上的结缔组织包括固有结缔组织、血液、软骨和骨组织。狭义的结缔组织一般指固有结缔组织，包括疏松结缔组织、致密结缔组织、脂肪组织和网状组织。

49. ACDE。成体内未分化的间充质细胞数量较少。

50. ABCE。成纤维细胞能合成和分泌蛋白质，构建纤维和基质。结缔组织中分泌活性物质，参与免疫反应的细胞是巨噬细胞。

51. BCDE。合成分泌免疫球蛋白的是浆细胞。

52. ABCDE。此五种细胞均能参与机体的免疫应答。

53. AC。成纤维细胞分泌胶原蛋白、弹性蛋白、蛋白多糖，浆细胞分泌免疫球蛋白。

54. ABDE。未分化的间充质细胞保持着分化潜能，在炎症与创伤修复等情况下，可以分化为成纤维细胞、脂肪细胞、新生血管壁的内皮细胞和平滑肌细胞等。

55. ADE。弹性纤维由微原纤维＋弹性蛋白构成。

56. CD。网状纤维和胶原纤维都是由胶原蛋白构成，而胶原蛋白即由成纤维细胞合成，所以二者均由成纤维细胞生成，且电镜下都具有周期性横纹。不同的是网状纤维表面有较多的酸性蛋白多糖而呈嗜银性，硝酸银染色为棕黑色，且 PAS 反应为阳性。

57. ABCDE。全部正确。

58. ABCDE。全部正确。

59. ABCDE。全部正确。

三、判断题

1. 正确。

2. 错误。成纤维细胞和纤维细胞具有不同的形态学特点，成纤维细胞功能活跃，胞体较大、扁平多突起，胞质弱嗜碱性，胞核卵圆形、较大、着色浅，核仁明显。纤维细胞功能不活跃，体积较小，呈长梭形，胞质弱嗜酸性，胞核小而着色深，核仁不明显。二者可以相互转化。

3. 正确。

4. 错误。分子筛的主干是透明质酸。

5. 错误。浆细胞因含有大量的粗面内质网，胞质呈嗜碱性。

6. 正确。

7. 正确。

8. 错误。B 淋巴细胞可在抗原刺激下增殖分化转化为浆细胞，但不能转化为肥大细胞。

9. 正确。胶原纤维和弹性纤维 HE 染色均为粉红色，不易区分，故一般用醛复红或地衣红复染，能将弹性纤维染成紫色或棕褐色，便于区别。

10. 正确。

四、论述题

1. 答题要点：从疏松结缔组织的基本特点进行描述。来源：胚胎时期的间充质。组成：大量细胞外基质和少量细胞。结构特点：细胞数量少、种类多，散在分布，无极性；纤维较少排列稀疏呈蜂窝状，有丰富的血管和神经末梢。分布：广泛，位于细胞之间、组织之间、器官之间。功能：支持、连接、营养、修复、保护、防御等。再生能力：最强。

2. 答题要点：描述成纤维细胞的结构特点并联系其功能。光镜下，成纤维细胞扁平、多突起；细胞核较大，呈卵圆形、着色浅、核仁明显，细胞质较丰富，呈弱嗜碱性；电镜下，细胞质内有丰富的粗面内质网、游离核糖体和发达的高尔基复合体。上述结构特点表明，成纤维细胞合成和分泌蛋白质的功能旺盛，既合成和分泌胶原蛋白和弹性蛋白，生成胶原纤维、网状纤维和弹性纤维，也合成和分泌基质的蛋白多糖和糖蛋白。成纤维细胞处于不活跃状态时，称为纤维细胞。光镜下，细胞变小、呈长梭形，细胞核小、呈长扁椭圆形、着色深，细胞质少，常呈弱嗜酸性；电镜下，细胞质内粗面内质网少，高尔基复合体不发达。在创伤修复、结缔组织再生时，纤维细胞可转变为功能活跃的成纤维细胞，产生纤维和基质，修复创伤。

3. 答题要点：从浆细胞的来源、分布位置和结构特点进行描述，并联系其功能特点。浆细胞来源于 B 细胞。在抗原的刺激下，B 细胞增殖分化，转变为浆细胞。成熟浆细胞为终末细胞，寿命较短，仅存活数天至数周，退化后被巨噬细胞吞噬清除。光镜下，浆细胞呈卵圆形或圆形；细胞核圆形，多偏居细胞一侧，染色质呈粗块状沿核膜内面呈辐射状排列；细胞质丰富，呈嗜碱性，核旁有一浅染区。电镜下，浆细胞表面平滑，仅见很少的微绒毛状突起；细胞质内含有大量平行排列的粗面内质网和游离核糖体，有发达的高尔基复合体，中心体位于核旁浅染区内。浆细胞通常在疏松结缔组织内较少，而在病原菌或异性蛋白质易于入侵的部位，如消化道、呼吸道固有层结缔组织内及慢性炎症部位较多。浆细胞具有合成与分泌抗体即免疫球蛋白和多种细胞因子的功能，参与体液免疫应答和调节炎症反应。

（曾洪艳）

第四章 软骨和骨

【学习目标】

一、知识目标

1. 能够归纳软骨组织的组成和结构。
2. 能够概述软骨膜的结构与功能。
3. 能够比较软骨的类型、分布及生长方式。
4. 能够归纳骨组织的组成和结构。
5. 能够阐述骨组织的细胞类型、结构特点、功能及相互关系。
6. 能够总结长骨骨干骨密质的结构。
7. 能够描述骨松质的结构特点。
8. 能够说出骨发生的基本过程及方式。
9. 能够说出长骨的生长特点。

二、技能目标

1. 能够联系结缔组织的特性，总结对比软骨组织和骨组织的共性与特性。
2. 能够联系软骨细胞、成骨细胞、骨细胞、破骨细胞的结构充分理解其相关功能，为学习临床骨相关病变奠定基础。

三、情感价值目标

1. 能够感受结缔组织种类及功能的多样性对人体的重要性。
2. 能够了解骨组织在不同年龄阶段的结构变化，学会辩证地思考和分析临床问题。
3. 能够认识骨折恢复的长期性，关心骨折患者的身心健康。

【思维导图】

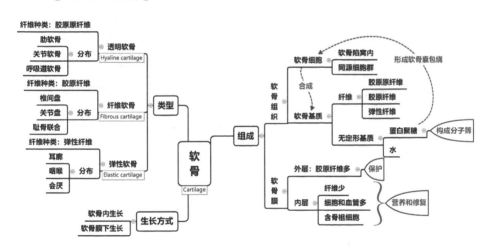

【记忆窍门】

● 骨组织顺口溜：骨组织，很坚硬，含有细胞四大类，骨祖、成骨、破骨、骨。胶原纤维和基质，无机成分称骨盐，类骨质钙化成骨质。

【英汉名词对照】

● Cartilage　软骨
● Cartilage Tissue　软骨组织
● Cartilage Lacunae　软骨陷窝
● Cartilage Capsule　软骨囊
● Chondrocyte　软骨细胞
● Cartilage Matrix　软骨基质
● Isogenous Group　同源细胞群
● Hyaline Cartilage　透明软骨
● Elastic Cartilage　弹性软骨
● Fibrous Cartilage　纤维软骨
● Osseous Tissue　骨组织
● Osteoprogenitor Cell　骨祖细胞
● Osteoblast　成骨细胞

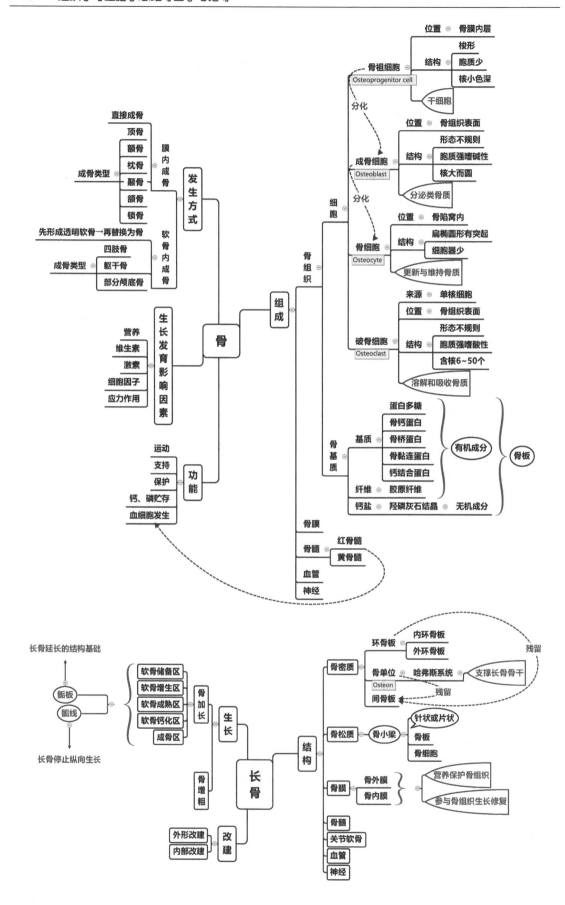

- Osteocyte 骨细胞
- Osteoclast 破骨细胞
- Osteon 骨单位

【复习思考题】

一、名词解释

1. 同源细胞群
2. Osteon
3. Bone lamella
4. 软骨基质
5. 骨细胞

二、选择题

（一）A1 型题（单句型最佳选择题）

1. 关于软骨组织的描述哪项错误？（　　）
A. 属于结缔组织
B. 所含细胞为软骨细胞
C. 不同的软骨所含的纤维均为胶原纤维
D. 基质为固态，主要成分为蛋白多糖和水
E. 外有软骨膜覆盖，起保护、营养作用

2. 下列哪项属于软骨基质的成分？（　　）
A. 骨钙蛋白、骨桥蛋白
B. 骨粘连蛋白、钙结合蛋白
C. 蛋白多糖、水
D. Ⅰ型和Ⅲ型胶原蛋白
E. 弹性蛋白、胶原蛋白

3. 下列有关软骨的描述哪项错误？（　　）
A. 肋软骨是弹性软骨
B. 椎间盘处分布的是纤维软骨
C. 耳廓处是弹性软骨
D. 气管中含有透明软骨
E. 肌腱附着于骨的部位是纤维软骨

4. 有关透明软骨的描述哪项错误？（　　）
A. 软骨组织表面覆有结缔组织
B. 含大量弹性纤维
C. 软骨细胞位于软骨陷窝内
D. 可见同源细胞群
E. 关节软骨是透明软骨

5. 关于软骨细胞的描述哪项错误？（　　）
A. 扁圆、球形或椭圆形
B. 位于软骨陷窝内
C. 胞质弱嗜碱性
D. 含大量粗面内质网和高尔基复合体

E. 主要起保护功能

6. 有关软骨描述下列哪项错误？（　　）
A. 软骨细胞来自骨祖细胞
B. 软骨组织含血管与神经
C. 软骨囊呈强嗜碱性
D. 软骨内含同源细胞群
E. 软骨基质中富含水分

7. 对纤维软骨中纤维的描述哪项正确？（　　）
A. 胶原纤维交织排列
B. 胶原纤维束平行或交叉排列
C. 弹性纤维交织排列
D. 网状纤维交织排列
E. 微原纤维交织排列

8. 弹性软骨中的纤维是（　　）
A. 弹性纤维　　　　　　B. 胶原纤维
C. 网状纤维　　　　　　D. 胶原原纤维
E. 张力原纤维

9. 骨细胞突起间的连接处有（　　）
A. 紧密连接　　　　　　B. 缝隙连接
C. 中间连接　　　　　　D. 桥粒
E. 半桥粒

10. 骨单位的描述哪项错误？（　　）
A. 位于内、外环骨板之间
B. 顺骨干长轴排列
C. 骨板呈同心圆排列
D. 中央管内无血管神经
E. 是长骨中起支持作用的主要结构

11. 骨组织中未钙化的细胞外基质称（　　）
A. 骨质　　　　B. 类骨质　　　　C. 骨板
D. 骨单位　　　E. 间骨板

12. 骨组织之所以坚硬是因为（　　）
A. 有大量平行排列的胶原纤维
B. 有骨板形成
C. 基质内含大量骨盐
D. 基质内有大量骨钙蛋白
E. 基质内含水量较少

13. 骨质的结构呈（　　）
A. 板层状　　　　B. 网状　　　　C. 蜂窝状
D. 同心圆状　　　E. 不规则形

14. 长骨骨干中主要起支持作用的结构是（　　）
A. 骨板　　　　B. 内环骨板　　　C. 外环骨板
D. 骨单位　　　E. 间骨板

15. 关于骨组织的发生哪项错误？（　　）
A. 来源于间充质

B. 只有骨组织的形成而无骨组织的吸收

C. 骨祖细胞增殖分化为成骨细胞

D. 成骨细胞能产生有机成分

E. 类骨质钙化为骨质

16. 下列哪种激素可增强成骨细胞功能，促进成骨？（　　）

A. 降钙素　　　　　　B. 甲状旁腺激素

C. 胰岛素　　　　　　D. 肾上腺激素

E. 雄激素

（二）A2 型题（病例摘要型最佳选择题）

17. 患者男性，36 岁，不慎从高空坠落，主诉右大腿疼痛难忍，不能自行站立及行走，急诊入院 X 线检查提示：股骨中段骨皮质连续性中断。诊断为右股骨骨干骨折，行股骨干骨折内固定术治疗。下列有关患者股骨康复过程分析有误的是（　　）

A. 股骨骨干的骨被覆细胞将恢复为活跃状态的成骨细胞

B. 激活后的成骨细胞将产生胶原纤维和基质

C. 激活后的成骨细胞将释放基质小泡

D. 股骨骨干内的骨祖细胞分化为骨细胞

E. 股骨骨干内的成骨细胞形成类骨质后转变成为骨细胞

18. 患者男性，50 岁，右髋部反复疼痛伴活动障碍 2 年，加重 5 个月。查体：右侧髋关节活动受限，右下肢外展、内收活动受限，"4" 字试验阳性，右下肢轴向叩击痛，肌肉萎缩、缩短。双足背动脉搏动可，感觉正常。左下肢未见异常。骨盆平片示：右股骨头无菌性坏死并髋关节退行性骨关节病，右髋关节半脱位。诊断为：右股骨头缺血性骨坏死。关于本案例分析错误的是（　　）

A. 疼痛的产生是由于骨组织的穿通管和中央管中含有神经

B. 髋关节活动受限主要是关节功能受损和疼痛导致

C. 肌肉萎缩主要是血供和运动不足导致

D. 骨细胞位于骨陷窝内，无血管分布，故不会缺血死亡

E. 该病需早诊断、早治疗

19. 患者女性，60 岁，间断腰背痛 5 年。近 5 年来有 2 次摔倒致手骨骨折。月经史：绝经年龄 50 岁，已绝经 10 年。家族史：其母曾有髋部骨折史。查体：腰椎 CT 示 L3、L4 轻度退行性改变。诊断为：绝经后骨质疏松症。下列哪项分析符合该患者的发病原因？（　　）

A. 绝经，雌激素减少，成骨细胞功能减弱，骨生成减少

B. 绝经，雌激素减少，破骨细胞功能增强，骨丢失加速

C. 绝经，雌激素减少，骨祖细胞转化为成骨细胞数量减少

D. 绝经，雌激素减少，骨细胞功能减弱

E. 绝经，雌激素减少，致患者活动减少引起骨丢失过多

20. 患者女性，60 岁，反复左膝关节疼痛伴活动受限 5 年，加重 7 天。查体：左膝关节压痛，研磨试验（+），X 线检查提示关节间隙变窄，关节边缘有骨赘形成，关节面不平。诊断为左膝关节骨性关节炎。根据患者 X 线的影像学改变，推测该病受累的组织结构是（　　）

A. 透明软骨　　　　　B. 弹性软骨

C. 纤维软骨　　　　　D. 肌腱

E. 韧带

21. 患者女性，6 岁，跌伤导致左肘部肿胀、疼痛、活动受限，至医院就诊被诊断为孟氏骨折 I 型（尺骨青枝骨折）。"青枝" 的提法源于植物的青嫩枝条，这类枝条常常 "折而不断"，青枝骨折多见于儿童，结合骨的组织结构，分析患儿骨折 "折而不断" 的原因是（　　）

A. 骨中有机成分较多，骨骼韧性好

B. 骨中无机成分较多，骨骼弹性好

C. 骨单位较多，骨骼硬度高

D. 骨板较多，骨骼硬度高

E. 骨外膜较薄，骨骼韧性好

（三）A3 型题（病例组型最佳选择题）

（22 ～ 23 题共用题干）

患者，男性，90 岁，在家中因下肢无力不慎跌倒，臀部着地，感左侧髋关节剧烈疼痛，不能自行站立行走，至医院就诊被诊断为左侧股骨转子间粉碎性骨折。

22. 该患者骨组织成分较年轻人发生的主要变化是（　　）

A. 骨中有机成分的含量减少

B. 骨中无机成分的含量减少

C. 骨板的数量减少

D. 成骨细胞减少

E. 破骨细胞减少

23. 该患者发生粉碎性骨折的主要原因是（　　）

A. 骨的造血功能退化

B. 骨的营养供应不足

C. 骨质疏松

D. 骨组织老化，骨单位减少

E. 活动受限，易跌倒

（24～25题共用题干）

患者男性，13岁，因身高增长过快就医。检查后发现生长激素水平异常增高，骺软骨生长，骨过度增长。诊断为巨人症。

24. 推测该患者身高过快的病因是（　　）

A. 异常增高的生长激素使成骨细胞大量分裂增生

B. 异常增高的生长激素使骨细胞功能活动增强

C. 异常增高的生长激素使软骨细胞功能活动增强，骺板增宽

D. 异常增高的生长激素使软骨细胞功能活动增强，同时骨祖细胞分化为成骨细胞增多

E. 异常增高的生长激素使软骨细胞功能活动增强，同时软骨细胞大量转化为骨细胞

25. 该患者骨组织的主要变化是（　　）

A. 骺板的厚度增加　　　B. 骨加长

C. 骨增粗　　　　　　　D. 骨改建

E. 骨的再生

（四）B型题（标准配伍题）

（26～33题共用备选答案）

A. 骨祖细胞　　　　　　B. 成骨细胞

C. 骨细胞　　　　　　　D. 破骨细胞

E. 骨髓

26. 嗜碱性最强的是（　　）

27. 体积最大的是（　　）

28. 骨组织的干细胞是（　　）

29. 位于骨陷窝内的细胞是（　　）

30. 主要合成与分泌胶原纤维和基质的是（　　）

31. 溶解和吸收骨质，参与骨组织的重建和维持血钙平衡的主要细胞是（　　）

32. 骨髓腔中含有的主要成分是（　　）

33. 相邻细胞间形成缝隙连接的是（　　）

（34～41题共用备选答案）

A. 软骨膜下生长　　　　B. 软骨内生长

C. 膜内成骨　　　　　　D. 软骨内成骨

E. 骨的再生

34. 软骨内层的骨祖细胞分裂、分化，向软骨组织表面添加软骨细胞的是（　　）

35. 软骨组织内的软骨细胞分裂增殖，使软骨从内部向周围扩大的是（　　）

36. 在原始的结缔组织内直接成骨的是（　　）

37. 先形成未来骨的透明软骨雏形，然后软骨组织逐渐由骨组织替代的是（　　）

38. 人出生后骨的继续生长方式主要是（　　）

39. 骨折后骨组织的修复属于（　　）

40. 人体的四肢骨、躯干骨和部分颅底骨等大多数骨的发生方式是（　　）

41. 顶骨、额骨、枕骨和锁骨等少数骨的发生方式是（　　）

（五）X型题（多项选择题）

42. 对软骨细胞的描述哪些正确？（　　）

A. 近软骨膜为幼稚的细胞

B. 近软骨组织中央为成熟细胞

C. 位于软骨陷窝内

D. 粗面内质网、高尔基复合体丰富

E. 能产生基质和纤维

43. 软骨基质的主要化学成分是（　　）

A. 纤维　　　　　B. 水　　　　　C. 血管

D. 钙盐　　　　　E. 蛋白多糖

44. 关于软骨膜的描述哪些正确？（　　）

A. 为薄层致密结缔组织　　B. 内层细胞、血管多

C. 外层胶原纤维多　　　　D. 为软骨提供营养

E. 有保护作用

45. 三种软骨组织的共性是（　　）

A. 均被覆软骨膜　　　　B. 均含有纤维

C. 均含有基质　　　　　D. 均见血管分布

E. 均含有软骨细胞

46. 能产生基质和纤维的细胞有（　　）

A. 成纤维细胞　　　　　B. 软骨细胞

C. 成骨细胞　　　　　　D. 网状细胞

E. 破骨细胞

47. 长骨骨干的密质骨中可见哪些结构？（　　）

A. 骨小梁　　　　　　　B. 内环骨板

C. 外环骨板　　　　　　D. 骨单位

E. 间骨板

48. 关于骨组织的描述哪些正确？（　　）

A. 由细胞和钙化的细胞外基质构成

B. 骨板多层排列如木质胶合板

C. 无机盐沉积于类骨质

D. 同层骨板内的纤维相互平行

E. 相邻骨板的纤维互相垂直

49. 关于骨细胞哪些正确？（　　）

A. 胞体位于骨陷窝内

B. 突起在骨小管中

C. 位于骨板内或骨板间

D. 具有一定的溶骨和成骨作用

E. 释放基质小泡

50. 破骨细胞溶骨时可释放（　　）

A. 多种水解酶　　　　B. 有机酸

C. 基质小泡　　　　D. 羟基磷灰石结晶

E. 碱性磷酸酶

51. 下列对骨单位的描述哪些错误？（　　）

A. 位于内外环骨板之间

B. 长筒状，其方向与骨干长轴一致

C. 由多层骨板呈同心圆排列而成

D. 一旦形成后就不再改变

E. 中央管为细长的管道，无血管及神经分布

52. 软骨组织与骨组织共有的特点是（　　）

A. 软骨细胞和骨细胞都位于陷窝内

B. 细胞外基质均有钙盐沉积

C. 都来源于间充质

D. 均无血管分布

E. 表面均覆有结缔组织膜

53. 下列哪些与骨组织的营养供应有关？（　　）

A. 中央管　　　B. 骨小管　　　C. 穿通管

D. 骨内膜　　　E. 骨外膜

三、判断题

1. 成熟软骨细胞较小，呈扁圆形，胞质弱嗜酸性，含丰富的粗面内质网和高尔基复合体，能产生软骨基质。（　　）

2. 软骨基质由纤维与无定形基质构成。无定形基质主要成分为蛋白多糖和水。（　　）

3. 软骨表面被覆软骨膜，由结缔组织构成，对软骨组织仅起保护和营养作用。（　　）

4. 软骨同源细胞群是在软骨发育过程中由分散的软骨细胞聚集而成的。（　　）

5. 透明软骨含胶原原纤维，其折光率和基质相近，在 HE 染色切片上不能分辨。（　　）

6. 软骨有软骨膜下生长和软骨内生长两种生长方式，前者从表面使软骨增厚，后者使软骨从内部向周围扩大。（　　）

7. 骨组织的细胞外基质中有大量类骨质沉积，故是人体最坚硬的组织之一。（　　）

8. 骨板呈板层状，同层骨板内纤维相互垂直，相邻骨板的纤维则互相平行，这种结构有效增加了

骨的硬度。（　　）

9. 成骨细胞分泌骨基质，钙化后称类骨质。（　　）

10. 骨组织很坚硬，所以其内的骨细胞很难获取营养。（　　）

11. 骨单位是骨干起支持作用的主要结构，一旦形成，其结构就不再改变。（　　）

12. 间骨板是骨生长和改建中哈弗斯骨板或环骨板未被吸收的残留部分。（　　）

13. 骨干中的穿通管、中央管和骨小管相互通连，故骨膜中的血管可进入坚硬的骨组织内。（　　）

14. 20 岁以后骺软骨被骨组织取代，骨不能纵向生长，但骨组织的更新改建仍在进行。（　　）

四、论述题

1. 论述软骨组织的组成和结构。

2. 论述长骨骨干的结构。

3. 比较成骨细胞和破骨细胞的来源、结构及功能。

【答案及解析】

一、名词解释

1. 在软骨内部，软骨细胞常成群分布，2 ～ 8 个细胞聚集在同一个软骨陷窝内，它们由一个软骨细胞分裂而来，称同源细胞群。

2. Osteon 即骨单位，是长骨起支持作用的主要结构，位于内、外环骨板间，呈长筒状，由中央管与 4 ～ 20 层同心圆排列的哈弗斯骨板构成，中央管内含血管、神经和骨内膜。

3. Bone lamella 即骨板，是骨基质的结构形式，由胶原纤维平行排列成层，并与骨盐及无定形基质黏合而成。同一骨板内的纤维相互平行，相邻骨板的纤维则互相垂直，这种结构形式有效地增强了骨的支持能力。

4. 软骨基质由纤维与基质组成，纤维埋在基质内。基质主要成分为蛋白多糖和水，蛋白多糖在基质中的分布不均匀，紧靠软骨陷窝部位硫酸软骨素多，呈强嗜碱性，称软骨囊。

5. 骨细胞是一种多突起细胞，单个分散在骨板内或骨板间。胞体小，扁椭圆形，位于骨陷窝内，突起位于骨小管中。骨陷窝和骨小管内含组织液，可营养骨细胞并输送代谢产物。相邻骨细胞突起以缝隙连接相连。骨细胞有一定的溶骨和成骨作用，参与调节钙、磷平衡。

二、选择题

（一）A1 型题（单句型最佳选择题）

1. C。根据所含纤维的不同,软骨分为不同的类型。主要含有胶原原纤维的称为透明软骨,如肋软骨、关节软骨、呼吸道软骨等。主要含有胶原纤维的称纤维软骨,如椎间盘、关节盘和耻骨联合等。主要含有弹性纤维的称弹性软骨,如耳廓、咽喉和会厌等。

2. C。软骨基质由无定形基质和包埋其中的纤维构成。无定形基质的主要成分为蛋白多糖和水。

3. A。肋软骨是透明软骨。

4. B。透明软骨含大量胶原原纤维。含大量弹性纤维的是弹性软骨。

5. E。软骨细胞具有产生软骨基质的能力。无保护功能。

6. B。软骨组织内无血管和淋巴管,处于软骨组织深部的软骨细胞借助渗透方式与周围组织进行物质交换。

7. B。纤维软骨中大量粗大的胶原纤维平行或交叉排列,故有很强的韧性。

8. A。弹性软骨含有大量交织排列的弹性纤维,故有很好的弹性。

9. B。相邻骨细胞的突起以缝隙连接相连,借此可传递信息。

10. D。骨单位中央管为细长的管道,少量结缔组织穿行其中,内有小血管和神经纤维。

11. B。新生骨组织的细胞外基质无骨盐沉积,此时称类骨质。

12. C。大量骨盐规律性沉积后,类骨质转变为坚硬的骨质,该过程称钙化或矿化。

13. A。骨质的结构经历了由编织骨转变为板层骨的过程。板层骨是以骨板形式存在的骨质结构。

14. D。骨单位位于内、外环骨板之间,是长骨中起支持作用的主要结构。

15. B。骨改建是指骨在生长发育过程中所做的适应性结构变化,是骨形成与骨吸收的动态平衡。

16. A。降钙素能促进成骨细胞的活动,使骨盐沉积、血钙降低。

（二）A2 型题（病例摘要型最佳选择题）

17. D。骨组织修复时,骨被覆细胞恢复为活跃状态的成骨细胞,产生胶原纤维和基质,释放基质小泡,形成骨质,成骨细胞转变为骨细胞。

18. D。骨细胞位于骨陷窝内,骨陷窝和骨小管内的组织液可营养骨细胞。最内层的骨小管开口于中央管,形成血管系统与骨细胞间的物质交换的通路。所以骨细胞需要间接从血管吸收营养,缺血将导致死亡。骨具有再生和修复功能。股骨头缺血性骨坏死早期发现,解决缺血病因,可治愈。如本案例所示,右股骨头无菌性坏死并髋关节退行性骨关节病,右髋关节半脱位,已进展到股骨头缺血性骨坏死后期,难以治愈,需人工关节置换术等手术治疗。

19. B。妇女绝经后雌激素减少,破骨细胞功能增强,钙丢失加速,造成骨密度和骨质量的下降,引起骨微结构的改变,从而造成骨质疏松症。

20. A。X 线检查提示病变集中在关节软骨的位置,而关节软骨为透明软骨。

21. A。儿童易发生青枝骨折。因为儿童的骨骼中含有较多的有机物,有机物由大量胶原纤维和少量无定形的糖胺多糖和糖蛋白构成,再加上骨骼外面包裹的骨外膜较厚,因此在力学上就具有较好的弹性和韧性,不容易骨折。

（三）A3 型题（病例组型最佳选择题）

22 ～ 23. BC。此题组结合临床考查骨基质的构成及比例改变对骨的影响。骨基质即骨组织中钙化的细胞外基质,包括有机成分和无机成分。老年人由于骨质疏松症的影响,骨的无机成分钙盐的流失和骨量的减少,容易发生粉碎性骨折。

24 ～ 25. DB。此题组结合病例考查软骨细胞、骨组织细胞的功能和长骨的生长和改建。生长激素可刺激骺软骨生长,使骨增长。软骨细胞具有产生软骨基质,形成软骨的功能。骨组织含有四种细胞,分别是骨祖细胞、成骨细胞、骨细胞和破骨细胞。骨祖细胞可分化为成骨细胞。成骨细胞可分泌类骨质和基质小泡将自身包埋并转变为骨细胞。骨细胞有一定的溶骨作用,无分裂增生的能力。破骨细胞有强大的溶骨能力。以上几种细胞相互作用影响长骨的生长和改建。其中身高的增长主要是骨加长的作用。

（四）B 型题（标准配伍题）

26 ～ 33. BDACBDEC。此题组考点为各类骨组织细胞的分布、结构和功能特点。

34 ～ 41. ABCDDEDC。此题组考点为软骨和骨的发生和生长。

（五）X 型题（多项选择题）

42. ABCDE。软骨膜下生长时，由软骨膜深部的骨祖细胞增殖分化为成软骨细胞，后者再分化为软骨细胞添加在软骨组织表面，使软骨逐渐增厚。所以软骨细胞近软骨膜的幼稚，越靠近中部越成熟。软骨细胞能产生基质和纤维，并将自己包埋于软骨陷窝内。

43. ABE。软骨基质由无定形基质和包埋其中的纤维构成。无定形基质的主要成分为蛋白多糖和水。

44. ABCDE。该题考查软骨膜的结构和功能。

45. ABCE。软骨组织内无血管和淋巴管，可借助渗透方式与周围组织进行物质交换。

46. ABCD。破骨细胞的主要功能是溶解和吸收骨质。

47. BCDE。骨干的内侧面和骨骺中部的松质骨中可见大量骨小梁。

48. ABCDE。该题考查骨组织的结构。

49. ABCD。成骨细胞可分泌类骨质和基质小泡。

50. AB。破骨细胞可释放多种水解酶和有机酸，溶解骨盐，分解有机成分。

51. DE。骨单位在骨改建过程中可形成间骨板。中央管内有小血管和神经纤维分布。

52. ACE。软骨组织中无血管和钙盐沉积。

53. ABCDE。除骨小管外，其他结构均有血管分布。而骨组织内的骨陷窝 - 骨小管互相连通，构成了骨组织内部的物质输送通道。

三、判断题

1. 错误。成熟软骨细胞较大，呈圆形或椭圆形，胞质弱嗜碱性。

2. 正确。

3. 错误。软骨膜对软骨组织除保护和营养作用外，还有生长和修复作用。

4. 错误。软骨的同源细胞群是由一个软骨细胞分裂而来。

5. 正确。

6. 正确。

7. 错误。骨组织坚硬是因为细胞外基质中有大量骨盐沉积。

8. 错误。在同层骨板内的纤维相互平行，而相邻骨板的纤维则互相垂直。

9. 错误。成骨细胞分泌类骨质，钙化后称骨基质或骨质。

10. 错误。骨膜中的血管可经一些管道如穿通管、中央管进入骨组织内的骨小管，骨小管相互通连，营养物质可经骨小管输送。

11. 错误。骨单位形成后，其结构随生长发育不断地进行改建。

12. 正确。

13. 正确。

14. 正确。

四、论述题

1. 答题要点：从软骨组织的结构和功能特点进行描述。软骨组织由软骨细胞、基质和纤维组成。①软骨细胞：位于软骨陷窝内。形态不一，在软骨组织周边部的软骨细胞幼稚，体积较小，呈扁椭圆形，单个分布。越靠近软骨中央，细胞越成熟，体积逐渐增大，变成圆形或椭圆形，且多为 2～8 个细胞聚集在同一个软骨陷窝内，它们是由一个软骨细胞分裂增生形成的，称同源细胞群。成熟软骨细胞在电镜下可见丰富的粗面内质网和发达的高尔基复合体，线粒体较少，糖原和脂滴较多。具有合成、分泌纤维和基质的功能。②基质：呈凝胶态，主要成分为蛋白多糖与水，参与形成分子筛。在软骨陷窝周围的基质含较多硫酸软骨素，HE 染色呈强嗜碱性，形似囊状包绕软骨细胞，称软骨囊。软骨组织内无血管，营养物质通过渗透进入软骨组织深部。③纤维：大量纤维在基质内交织排列。其种类和含量因软骨类型而异，透明软骨含细小的胶原原纤维，纤维软骨含粗大的胶原纤维束，而弹性软骨则含大量弹性纤维。

2. 答题要点：从长骨的组织结构特点进行描述。长骨骨干内、外表面均被覆骨膜，有保护和营养骨组织的作用，并为骨的生长与修复提供成骨细胞。骨干主要由密质骨组成，内侧有少量骨小梁。密质骨在骨干的内外表面形成环骨板，在中层形成骨单位和间骨板。①环骨板：是环绕骨干内、外表面排列的骨板，分别称内环骨板和外环骨板。②骨单位：又称哈弗斯系统，是长骨起支持作用的主要结构，位于内、外环骨板间，数量多，长筒状，由中央管与 4～20 层同心圆排列的哈弗斯骨板构成，中央管内含血管、神经和骨内膜。③间骨板：是骨单位间或骨单位与环骨板之间，一些形状不规则的骨板，为骨生长和改建中哈弗斯骨板或环骨板未被吸收的残留部分。

3. 答题要点：从两种细胞的来源、结构和功能特点进行描述。成骨细胞来源于骨祖细胞的分化，其胞体呈立方形或矮柱状，核圆，胞质嗜碱性。电镜下，可见大量粗面内质网、核糖体和高尔基复合体，能合成和分泌骨基质的有机成分，形成类骨质，钙化后形成骨质。此外，成骨细胞还释放基质小泡，小泡膜上有碱性磷酸酶和钙结合蛋白，在骨组织钙化过程中起重要作用。破骨细胞来源于血液中的单核细胞，胞体大，核多个，胞质嗜酸性。电镜下，细胞器丰富，以溶酶体、线粒体较多，细胞紧贴近骨质一侧有许多突起，形成光镜下的皱褶缘。破骨细胞释放多种水解酶和有机酸，溶解骨组织，分解有机成分，与成骨细胞相互协调，共同参与骨的生长和改建。

（郭小兵）

第五章　血液和血细胞的发生

【学习目标】

一、知识目标

1. 能够阐述血液的组成和功能。

2. 能够描述红细胞的形态和结构特点并解释其功能。

3. 能够区别五类白细胞的结构特点并解释其对应的功能。

4. 能够辨认血小板的形态结构特点并说出其功能。

5. 能够说出人胚发育不同造血时期的造血器官。

6. 能够简述血细胞发生的演变规律。

二、技能目标

1. 能够辨识各类血细胞的光镜结构。

2. 能够绘制光镜下的各类血细胞。

3. 能够联系血液的基础医学知识，思考并解释日常生活现象或疾病的临床表现。

三、情感价值目标

1. 能够通过中性粒细胞吞噬杀菌的功能，关注合理使用抗生素的科学依据，树立切勿滥用抗生素的意识。

2. 能够辩证思考白细胞的功能，树立事物都有两面性的观点，认同真正的自由必须建立在一定的规则之下。

【思维导图】

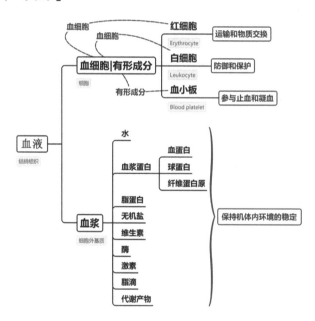

【记忆窍门】

- 趣味英语记忆各类白细胞在外周血中从多到少的占比：Never let monkey eat banana！五个英文单词的首字母分别代表五种白细胞的英文首字母，即 N/Neutrophil，L/Lymphocyte，M/Monocyte，E/Eosinophil，B/Basophil。NLMEB，五种白细胞外周血中所占比例由多到少。

【英汉名词对照】

- Blood　血液
- Plasma　血浆
- Serum　血清
- Erythrocyte　红细胞
- Hemoglobin　血红蛋白
- Leukocytes　白细胞

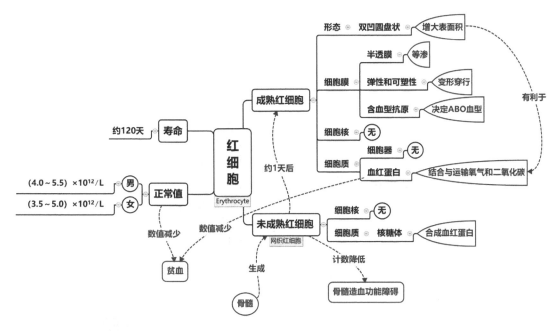

- Neutrophil　中性粒细胞
- Eosinophil　嗜酸性粒细胞
- Basophil　嗜碱性粒细胞
- Monocyte　单核细胞
- Lymphocyte　淋巴细胞
- Blood Platelet　血小板

【复习思考题】

一、名词解释

1. 网织红细胞
2. Neutrophil
3. Eosinophil
4. Basophil
5. Monocyte
6. Lymphocyte

二、选择题

（一）A1 型题（单句型最佳选择题）

1. 血液属于下列哪种组织？（　　）
A. Epithelial tissue　　B. Connective tissue
C. Nervous tissue　　D. Muscle tissue
E. Lymphoid tissue

2. 成熟红细胞（　　）
A. 形态呈双凸扁盘状　　B. 有细胞核
C. 胞质内有核糖体　　D. 胞质内含血红蛋白
E. 胞膜上无血型抗原

3. 决定 ABO 血型抗原的蛋白位于（　　）
A. 红细胞的细胞膜　　B. 红细胞的细胞质
C. 白细胞的细胞膜　　D. 白细胞的细胞质
E. 血小板

4. 下列关于 Erythrocytes 的描述有误的是（　　）
A. 寿命约 120 天
B. 在红骨髓内生成
C. 能通过比其直径小的毛细血管
D. 仅能携带 O_2 和 CO_2
E. 衰老的红细胞在脾和肝内被清除

5. 红细胞能通过直径比其小的毛细血管是因为（　　）
A. 形态有可变性
B. 双凹圆盘状形态比圆球形容易通过
C. 细胞膜上有 ABO 血型抗原
D. 无细胞核和细胞器，体积小
E. 含有血红蛋白，具有运动能力

6. 煌焦油蓝染色可显示网织红细胞中的（　　）
A. 线粒体　　　　　　B. 溶酶体
C. 高尔基复合体　　　D. 粗面内质网
E. 核糖体

7. 血液中的白细胞包括（　　）
A. 中性粒细胞、嗜酸性粒细胞、嗜碱性粒细胞、淋巴细胞、巨噬细胞
B. 中性粒细胞、嗜酸性粒细胞、嗜碱性粒细胞、巨噬细胞、单核细胞
C. 中性粒细胞、嗜酸性细胞、嗜碱性细胞、淋巴

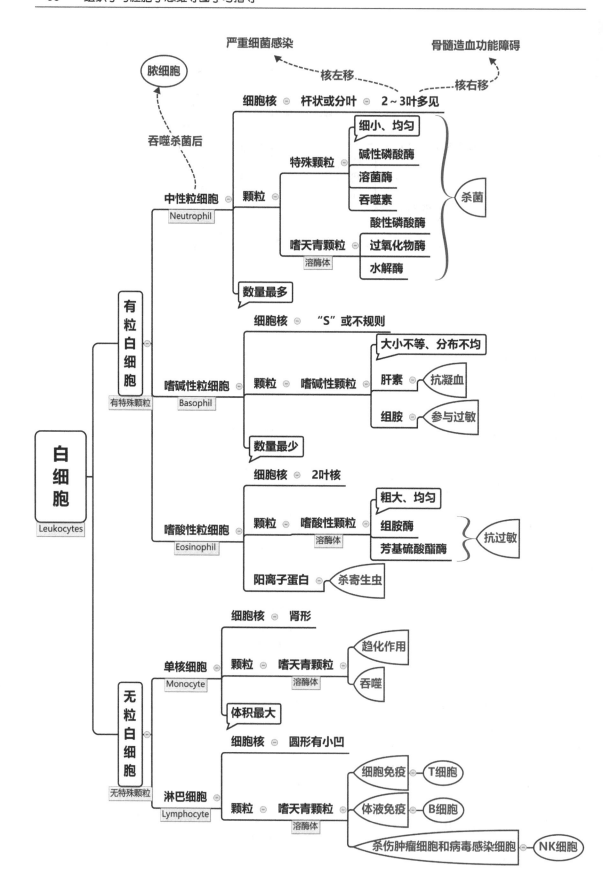

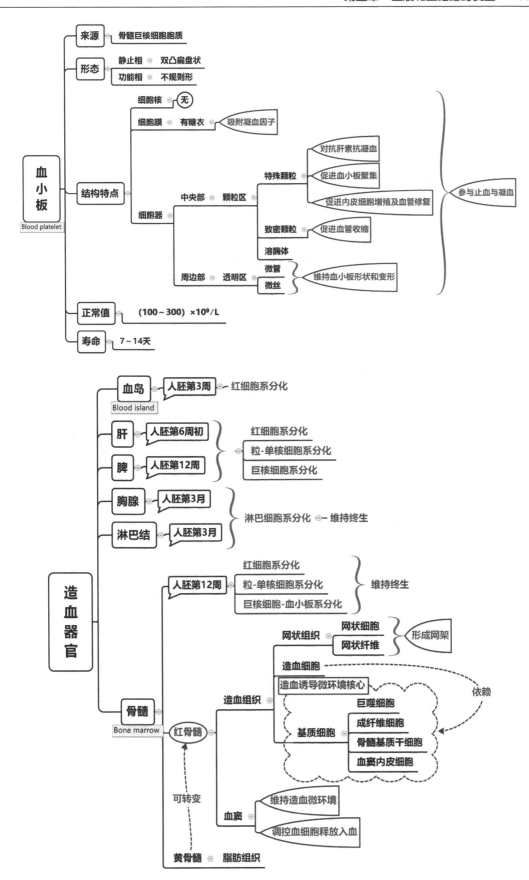

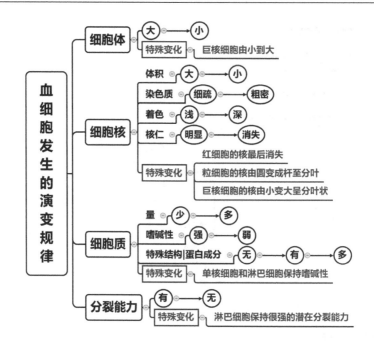

细胞、巨噬细胞

D. 中性粒细胞、嗜酸性细胞、嗜碱性细胞、淋巴细胞、单核细胞

E. 有粒白细胞、无粒白细胞

8. 有粒白细胞与无粒白细胞的分类原则是（　　）

A. 有无细胞核　　　　　　B. 有无特殊颗粒

C. 有无嗜天青颗粒　　　　D. 有无趋化性

E. 有无吞噬功能

9. 关于 Neutrophil 描述错误的是（　　）

A. 是数量最多的白细胞

B. 细胞核呈杆状或分叶状

C. 细胞质内含特殊颗粒

D. 具有趋化性，能穿出血管壁进入周围组织

E. 能吞噬细菌并继续存活

10. 关于 Eosinophil 描述正确的是（　　）

A. 细胞核多为肾形或马蹄形

B. 细胞质内充满粗大的嗜碱性颗粒

C. 特殊颗粒内含组胺酶、芳基硫酸酯酶等

D. 寄生虫感染时，细胞数量减少

E. 过敏反应时，细胞数量减少

11. 下列哪种细胞增多时，提示机体可能患寄生虫病（　　）

A. Neutrophil　　　　　　B. Eosinophil

C. Basophil　　　　　　　D. Lymphocyte

E. Monocyte

12. 关于 Basophil 描述正确的是（　　）

A. 细胞质内含嗜酸性颗粒

B. 颗粒内含物与中性粒细胞相似

C. 能释放组胺、白三烯

D. 能直接杀灭寄生虫

E. 能吞噬杀灭细菌

13. 与肥大细胞功能相似的血细胞是（　　）

A. 中性粒细胞　　　　　　B. 嗜酸性粒细胞

C. 嗜碱性粒细胞　　　　　D. 单核细胞

E. 淋巴细胞

14. 关于 Monocyte 描述错误的是（　　）

A. 是体积最大的白细胞

B. 核呈肾形、马蹄形或不规则形

C. 胞质中有特殊颗粒

D. 是体内巨噬细胞的前身

E. 占白细胞总数的 5%～8%

15. 关于 Lymphocyte 描述错误的是（　　）

A. 胞核圆，色深，有浅凹

B. 有 B 细胞、T 细胞和 NK 细胞三种类型

C. 胞质内含嗜天青颗粒

D. 是机体的免疫细胞

E. 穿出血管进入组织后可分化为巨噬细胞

16. 关于 Blood platelet 描述错误的是（　　）

A. 是巨核细胞胞质脱落下来的碎块

B. 既有细胞核又有细胞器

C. 结构中有颗粒区和透明区

D. 参与止血和凝血

E. 正常值为（100～300）×10^9/L

17. 人类最早形成血管和血细胞的场所是（　　）

A. 卵黄囊的胚外中胚层（血岛）

B. 胸腺　　　　　C. 脾

D. 肝　　　　　　E. 骨髓

18. 人体最大的造血器官是（　　　）

A. 卵黄囊　　　B. 胸腺　　　C. 脾

D. 肝　　　　　E. 骨髓

19. 红细胞系的发生过程中不会出现的变化是（　　　）

A. 细胞体积由大逐渐变小

B. 细胞核由大逐渐变小，最终失去细胞核

C. 染色质由细疏逐渐变得粗密

D. 血红蛋白由多逐渐减少，最后消失

E. 细胞分裂能力从有到无

20. 血小板发生的过程是（　　　）

A. 原粒细胞→幼稚粒细胞→成熟粒细胞→粒细胞胞质块脱落为血小板

B. 原红细胞→幼稚红细胞→成熟红细胞→红细胞胞质块脱落为血小板

C. 原单核细胞→幼单核细胞→成熟单核细胞→单核细胞胞质块脱落为血小板

D. 淋巴造血干细胞→原淋巴细胞→幼淋巴细胞→淋巴细胞→淋巴细胞胞质块脱落为血小板

E. 原巨核细胞→幼巨核细胞→巨核细胞→巨核细胞胞质块脱落为血小板

（二）A2 型题（病例摘要型最佳选择题）

21. 患者男性，67 岁，近半年出现活动后心慌气短，头晕、耳鸣。查体：面色苍白，双肺呼吸音清晰，心界不大，心率 88 次 / 分，未闻及杂音，肝脾肋下未触及，双下肢无水肿。血常规检查示 WBC、Neutrophil、Eosinophil、Basophil、Lymphocyte、Monocyte、Plt 的绝对值和比例均在正常参考值范围，但 RBC 的绝对值和 Hb 含量显著降低。该患者最可能的初步诊断为（　　　）

A. 败血症　　　　　B. 细菌感染

C. 病毒感染　　　　D. 贫血

E. 红细胞增多症

22. 患者女性，37 岁，咳嗽、发热 3 天。查体：体温 39.2℃，咽充血，双肺呼吸音清晰，未闻及干湿啰音。血常规示 WBC 绝对值升高，Neutrophil 比例显著增高。该患者最可能的初步诊断为（　　　）

A. 病毒感染　　　　B. 细菌感染

C. 寄生虫感染　　　D. 贫血

E. 过敏性疾病

23. 患者男性，48 岁，乏力、全身皮肤出现散在出血点 1 月余。经血常规、骨髓穿刺、骨髓活检、染色体分析等检查，确诊为再生障碍性贫血，经过一个疗程治疗，复查血常规，下列哪项指标可以说明治疗效果不明显？（　　　）

A. 血红蛋白较前增多　　B. 红细胞较前增多

C. 网织红细胞较前减少　D. 白细胞较前增多

E. 血小板较前增多

24. 患者女性，43 岁，间歇性咳嗽 2 月余，伴左侧胸痛 5 天，加重 2 天。既往从事血吸虫病、肺血吸虫病流行病学调查及病原体分离工作 17 年，有食腌蟹、腌虾等习惯。入院后经实验室相关检查诊断为肺血吸虫病。下列有助于确诊该病的血象是（　　　）

A. 中性粒细胞绝对值及比例增高

B. 嗜酸性粒细胞绝对值及比例增高

C. 嗜碱性粒细胞绝对值及比例增高

D. 淋巴细胞绝对值及比例增高

E. 单核细胞绝对值及比例增高

25. 抽取血液放入加有肝素的试管中，将试管置于离心机中，转速调至 3500～4000 转 / 分钟，离心 5 分钟后，试管中的血液分为三层，下列判断正确的是（　　　）

A. 最上层红色的为红细胞

B. 中间层灰白色的有白细胞

C. 中间层灰白色的不含血小板

D. 最下层淡黄色的为血清

E. 最下层淡黄色的为血浆

26. 抽取血液放入未添加抗凝剂的试管中静置一段时间后，试管中的血凝块聚缩后释出清亮的淡黄色液体，该淡黄色液体的成分（　　　）

A. 为血浆　　　　　B. 为血清

C. 含有纤维蛋白原　D. 含有白细胞

E. 含有血小板

27. 患者男性，19 岁，居住在高原地区，起床后滴水未沾快速奔跑到距离家 5 公里的学校，虽然汗雨如下，但总算是如愿以偿地第一个抽血做了体检，然而血常规检查结果显示：红细胞和血红蛋白均高于正常值，医生判断该结果属于生理性增高，下列原因中不支持医生判断的是（　　　）

A. 出汗过多可导致暂时性的血液浓缩，造成红细胞和血红蛋白轻度升高

B. 水分摄入不足可导致暂时性的血液浓缩，造成红细胞和血红蛋白轻度升高

C. 成年男性的红细胞和血红蛋白一般较婴幼儿的高

D. 高原地区居民的红细胞和血红蛋白往往高于平原地区的居民

E. 该男生没有严重呕吐、腹泻、尿崩症、肺源性心脏病等引发红细胞和血红蛋白增高的疾病

（三）A3 型题（病例组型最佳选择题）

（28～29 题共用题干）

患儿女性，6 岁，发热、咳嗽 3 天。查体：体温 39.5℃，心率加快，呼吸正常，咽充血，双侧扁桃体Ⅱ度红肿，表面有脓点附着，双肺呼吸音清晰，未闻及干湿啰音。经实验室检查后诊断为急性化脓性扁桃体炎。

28. 与患儿扁桃体表面附着的脓点关系最为密切的是（　　）

A. 中性粒细胞吞噬细菌后形成

B. 嗜酸性粒细胞杀灭寄生虫后形成

C. 嗜碱性粒细胞引起的过敏反应

D. 淋巴细胞消灭病毒后形成

E. 单核细胞吞噬病原体后形成

29. 最符合该患儿的血象是（　　）

A. WBC 总数升高，中性粒细胞绝对值及比例增高

B. WBC 总数升高，嗜酸性粒细胞绝对值及比例增高

C. WBC 总数升高，嗜碱性粒细胞绝对值及比例增高

D. WBC 总数升高，淋巴细胞绝对值及比例增高

E. WBC 总数升高，单核细胞绝对值及比例增高

（四）B 型题（标准配伍题）

（30～38 题共用备选答案）

A. Neutrophil　　　　　B. Eosinophil

C. Basophil　　　　　　D. Lymphocyte

E. Monocyte

30. 外周血中数量最多的白细胞是（　　）

31. 外周血中体积最大的白细胞是（　　）

32. 外周血中体积最小的白细胞是（　　）

33. 能吞噬杀灭细菌的是（　　）

34. 能杀灭寄生虫的是（　　）

35. 发生过敏反应的是（　　）

36. 减轻过敏反应的是（　　）

37. 可分化为巨噬细胞的是（　　）

38. 参与免疫应答且能分为 T 细胞、B 细胞、NK 细胞的是（　　）

（39～43 题共用备选答案）

A. 成熟红细胞　　　　　B. 网织红细胞

C. 白细胞　　　　　　　D. 血小板

E. 巨核细胞

39. 数量最多的血细胞是（　　）

40. 既无细胞核又无细胞器的血细胞是（　　）

41. 既有细胞核又有细胞器的血细胞是（　　）

42. 没有细胞核但有核糖体的血细胞是（　　）

43. 没有细胞核但有溶酶体、微管、微丝的血细胞是（　　）

（五）X 型题（多项选择题）

44. 血液里含有（　　）

A. 红细胞　　　　B. 白细胞　　　　C. 血小板

D. 血浆蛋白　　　E. 水

45. 既无细胞器又无细胞核的细胞是（　　）

A. 网织红细胞　　　　　B. 成熟红细胞

C. 无粒白细胞　　　　　D. 破骨细胞

E. 角质细胞

46. 网织红细胞（　　）

A. 占红细胞总数的 0.5%～1.5%

B. 无细胞核，但有细胞器

C. 是衰老的红细胞

D. 用煌焦油蓝染色可与成熟红细胞区分

E. 若贫血患者计数增加，说明治疗有效

47. 下列属于有粒白细胞的是（　　）

A. Neutrophil　　　　　B. Eosinophil

C. Basophil　　　　　　D. Lymphocyte

E. Monocyte

48. 与过敏反应有关的白细胞有（　　）

A. 中性粒细胞　　　　　B. 嗜酸性粒细胞

C. 嗜碱性粒细胞　　　　D. 单核细胞

E. 淋巴细胞

49. 单核细胞与淋巴细胞的共有特征是（　　）

A. 胞质内均含特殊颗粒

B. 胞质内均含嗜天青颗粒

C. 细胞核均不分叶

D. 均可穿出血管并分化为巨噬细胞

E. 均可参与免疫应答

50. 白细胞的共性特点是（　　）

A. 都呈球形　　　　　　B. 都有细胞核

C. 都有细胞器　　　　　D. 都不能变形

E. 都能穿出血管壁进入周围组织

51. 血小板（　　）

A. 是巨核细胞胞质脱落下来的碎块

B. 静止状态下呈双凹圆盘状

C. 激活状态下呈不规则形

D. 无细胞核但有细胞器

E. 参与止血和凝血

52. 红骨髓主要含有（　　）

A. 脂肪组织　　　　　　B. 造血细胞

C. 血窦　　　　　　　　D. 网状细胞

E. 网状纤维

53. 造血干细胞（　　）

A. 是形成血细胞的原始细胞

B. 由造血祖细胞分化而来

C. 有多向分化能力

D. 有自我复制能力

E. 有很强的增殖潜能

54. 下列不符合血细胞发生演变规律的是（　　）

A. 细胞体积均由大逐渐变小

B. 细胞核由大逐渐变小，最终均消失

C. 细胞质由少逐渐增多

D. 嗜碱性由强逐渐变弱，最后均变为嗜酸性

E. 细胞分裂能力由有逐渐到无

三、判断题

1. 血清和血浆是同一种物质的不同名称。（　　）

2. 成熟红细胞在扫描电镜下呈棘球状，中央较薄，周缘较厚。（　　）

3. 网织红细胞仍具有合成血红蛋白的作用，而成熟红细胞则不能。（　　）

4. 根据白细胞的细胞质内有无嗜天青颗粒，可分为有粒白细胞和无粒白细胞。（　　）

5. 若 4～5 叶核的中性粒细胞增多，称核右移，表明骨髓的造血功能旺盛。（　　）

6. 当机体受细菌严重感染时，大量中性粒细胞从骨髓进入血液，杆状核与 2 叶核的细胞增多，称核左移。（　　）

7. 嗜碱性粒细胞与肥大细胞均能参与过敏反应。（　　）

8. 在患过敏性疾病或寄生虫病时，嗜酸性粒细胞数量减少。（　　）

9. 血液中仅有中性粒细胞与单核细胞可做变形运动。（　　）

10. 胸腺依赖淋巴细胞，简称 T 细胞，可参与机体的体液免疫。（　　）

11. 红骨髓是人体唯一的造血器官，能生成各种血细胞进入外周血液。（　　）

四、论述题

1. 结合红细胞的结构特点阐述其功能。

2. 比较各类白细胞的结构特点与功能。

【答案及解析】

一、名词解释

1. 网织红细胞是未完全成熟的红细胞，占红细胞总数的 0.5%～1.5%，用煌焦油蓝染色见网织红细胞内有细网状的核糖体，表明它仍能继续合成血红蛋白。网织红细胞的计数是反映骨髓造血功能的重要指标。

2. Neutrophil 为中性粒细胞，是数量最多的一种白细胞。细胞呈球形；杆状核或分叶核；胞质呈浅红色，内含细小均匀的特殊颗粒及嗜天青颗粒；具有较强的趋化作用和吞噬杀菌作用。

3. Eosinophil 为嗜酸性粒细胞，是数量较少的一种白细胞。细胞呈球形；分叶核，常呈八字形；胞质呈橘红色，内含嗜酸性、粗大均匀的颗粒；具有抗过敏和抗寄生虫作用。

4. Basophil 为嗜碱性粒细胞，是数量最少的一种白细胞。细胞呈球形；胞核"S"或不规则形，常被颗粒掩盖；胞质呈蓝紫色，内含嗜碱性颗粒，大小不等、分布不均；参与过敏反应和抗凝血作用。

5. Monocyte 为单核细胞，是外周血中体积最大的白细胞。细胞呈球形；胞核呈肾形、马蹄形、卵圆形或不规则形；胞质呈灰蓝色，内含大量嗜天青颗粒；是巨噬细胞的前身，具有吞噬、杀菌的功能，并参与免疫作用。

6. Lymphocyte 为淋巴细胞，外周血中大部分是小淋巴细胞。细胞呈球形；核圆形或有小凹；胞质极少，呈蔚蓝色，在核周呈一窄带，内含少量嗜天青颗粒；淋巴细胞可分为参与细胞免疫的 T 细胞、参与体液免疫的 B 细胞以及参与特异杀伤肿瘤细胞和病毒感染细胞的 NK 细胞。

二、选择题

（一）A1 型题（单句型最佳选择题）

1. B。血液由胚胎发育时期的间充质分化而来，是呈液态的特殊结缔组织。

2. D。成熟红细胞为双凹圆盘状、无核无细胞器的血细胞，胞质内充满血红蛋白，胞膜上有 ABO 血型抗原。

3. A。决定 ABO 血型抗原的蛋白位于红细胞的细胞膜。

4. D。红细胞 Erythrocyte 除了能结合 O_2 和 CO_2 外，还能结合其他气体，如煤气中毒时，就是结合了 CO，且亲和力是与 O_2 结合的 210 倍。

5. A。红细胞可以改变形态通过小于自身直径的毛细血管，是因为其细胞膜固定在一个能变形的圆盘状网架结构上，称为红细胞膜骨架，其主要成分为血影蛋白和肌动蛋白等。

6. E。网织红细胞胞质内残留少量的核糖体，煌焦油蓝染色可呈现细网状。

7. E。白细胞包括有粒白细胞和无粒白细胞两大类，前者包括中性粒细胞、嗜酸性粒细胞、嗜碱性粒细胞三种，后者包括淋巴细胞、单核细胞两种。

8. B。特殊颗粒的有无是白细胞分类原则。

9. E。中性粒细胞（Neutrophil）吞噬细菌后将变为脓细胞，不再存活。

10. C。嗜酸性粒细胞（Eosinophil）细胞核多为二叶核，很饱满，胞质内充满嗜酸性特殊颗粒，机体发生寄生虫感染或过敏性疾病时，细胞数量增加。

11. B。嗜酸性粒细胞增多时，提示机体可能有寄生虫感染。

12. C。嗜碱性粒细胞（Basophil）胞质内含嗜碱性特殊颗粒，其内容物与肥大细胞相似，可释放组胺、白三烯等化学物质，导致过敏反应。

13. C。肥大细胞胞质内含嗜碱性特殊颗粒，颗粒内含物与嗜碱性粒细胞相似，因此功能相似。

14. C。单核细胞（Monocyte）胞质内无特殊颗粒，为无粒白细胞。

15. E。穿出血管进入组织后可分化为巨噬细胞的是单核细胞，不是淋巴细胞（Lymphocyte）。

16. B。血小板（Blood platelet）没有细胞核但有细胞器。

17. A。人类最早形成血管和血细胞是在胚胎卵黄囊壁的血岛。胚胎第 6 周，从卵黄囊迁入肝的造血干细胞开始造血，并持续至第 5 个月；继肝造血之后，脾也出现短暂造血功能。从胚胎第 4 个月至终生，骨髓成为主要的造血器官。

18. E。骨髓是人体最大的造血器官。

19. D。血红蛋白由无到有，逐渐增多。

20. E。血小板由骨髓巨核细胞胞质块脱落形成，并非其他成熟血细胞脱落形成。

（二）A2 型题（病例摘要型最佳选择题）

21. D。此题考点为各类血细胞的中英对照，以及各种血细胞的功能特点，题干中红细胞（RBC）及血红蛋白（Hb）数值降低与贫血的关系。

22. B。此题考点为中性粒细胞的功能。中性粒细胞在严重的急性细菌感染时，会出现比例显著升高。

23. C。网织红细胞是从骨髓释放入外周血的未成熟红细胞，它的计数可以反映骨髓造血功能的状态。存在骨髓造血功能障碍的患者如果治疗方案有效，外周血中新生的网织红细胞比例会增高。

24. B。血吸虫病属于寄生虫病，嗜酸性粒细胞的功能之一为杀灭寄生虫，其绝对值升高，有助于说明机体有寄生虫感染。

25. B。血液的组成包括血细胞和血浆，试管浸润肝素后内置的血液不凝固，不会析出血清，排除 D 项。离心沉淀的血液最上层为淡黄色的为血浆，最下层红色的为红细胞，中间层灰白色的为白细胞和血小板，故选 B。

26. B。没有肝素处理的血液出现凝固后，会析出淡黄色清亮的血清。

27. C。成年男性的红细胞和血红蛋白一般较婴幼儿的低。

（三）A3 型题（病例组型最佳选择题）

28 ～ 29. AA。此题组结合临床考查各类白细胞的功能。中性粒细胞的核心功能是杀菌，当急性细菌感染时，外周血绝对值会升高，而在它大量吞噬细菌后也就裂解为脓细胞，这和扁桃体化脓关系密切。

（四）B 型题（标准配伍题）

30 ～ 38. AEDABCBED。此题组考点为各类白细胞的体积和功能特点。

39 ～ 43. AACBD。此题组考点为各类血细胞微结构容易混淆的知识点，需要对比区分题干中各类血细胞的细胞核与细胞器的差异。

（五）X 型题（多项选择题）

44. ABCDE。血液包括红细胞、白细胞、血小板以及血浆蛋白、水等血浆成分。

45. BE。网织红细胞没有细胞核但有细胞器（核糖体），无粒白细胞包括单核细胞和淋巴细胞，它们既有细胞核也有细胞器，破骨细胞是一个多核且细胞器非常丰富的细胞。

46. ABDE。网织红细胞是刚从骨髓释放入外周血的未成熟红细胞，很"年轻"。

47. ABC。此题考点为中英文对照及白细胞分类，有无特殊颗粒是有粒白细胞和无粒白细胞的分类原则。

48. BC。嗜酸性粒细胞可以减轻过敏反应，嗜碱性粒细胞可发生过敏反应，两者都和过敏反应有关。

49. BCE。两者胞质均不含特殊颗粒，单核细胞可分化为巨噬细胞，淋巴细胞不分化为巨噬细胞。

50. ABCE。白细胞都能通过变形运动穿出血管进入周围组织。

51. ACDE。血小板静止状态呈双凸扁盘状，激活状态下伸出小突起，呈不规则形。

52. BCDE。主要含有脂肪组织的是黄骨髓。

53. ACDE。造血干细胞是骨髓中从卵黄囊血岛细胞增殖、分化并迁移而来的最原始的具有造血功能的细胞，它可以分化为造血祖细胞。

54. ABDE。巨核细胞的体积由小变大；粒细胞的核不消失，巨核细胞的核由小变大；单核细胞和淋巴细胞一直保持嗜碱性；淋巴细胞一直保持潜在的分裂能力。

三、判断题

1. 错误。血浆相当于结缔组织中的细胞外基质，细胞外基质包括纤维和基质，纤维蛋白原相当于细胞外基质中的纤维，纤维蛋白原激活后将血细胞和血浆蛋白包裹起来形成血凝块，血液中剩下的就是基质，所以血清相当于结缔组织中的基质。

2. 错误。扫描电镜下的成熟红细胞呈双凹圆盘状，中央较薄，周缘较厚。

3. 正确。网织红细胞内还残留部分核糖体，故可以合成血红蛋白。

4. 错误。根据有无特殊颗粒来分。

5. 错误。一般认为核分叶越多，细胞越近衰老。核分 4～5 叶的细胞增多，称为核右移，表明骨髓造血功能不强。

6. 正确。该情况表明骨髓造血功能旺盛，以分化出大量中性粒细胞投入与细菌的对抗。

7. 正确。嗜碱性粒细胞与肥大细胞均能释放肝素、组胺和白三烯，发生过敏反应。

8. 错误。患过敏性疾病或寄生虫病时，嗜酸性粒细胞数量增加，以发挥抗过敏和抗寄生虫作用。

9. 错误。所有白细胞都可做变形运动。

10. 错误。T 细胞参与细胞免疫，而在骨髓内分化发育的 B 细胞参与体液免疫。

11. 错误。红骨髓是人类出生后的主要造血器官，在胚胎时期，卵黄囊、肝、脾、胸腺和骨髓均能造血。

四、论述题

1. 答题要点：从红细胞的形态、细胞膜和细胞质的特点等方面，一一对应功能论述。形态呈双凹圆盘状，比同体积的球形细胞表面积增大约 25%，有利于细胞内外气体的迅速交换；细胞膜具有弹性和可塑性，利于变形通过比其自身直径小的毛细血管；细胞膜为半透膜，保持细胞内外渗透压相等；细胞膜上含有血型抗原，构成人类的 ABO 血型抗原系统；细胞质内充满血红蛋白，可结合与运输 O_2 和 CO_2。

2. 答题要点：从 5 类白细胞的数量、体积、细胞核形态、胞质内颗粒等结构特点，联系功能对比描述。中性粒细胞，数量最多，杆状核或分叶核，内含细小均匀的特殊颗粒及嗜天青颗粒，吞噬杀菌；嗜酸性粒细胞，数量较少，分叶核，内含粗大均匀的嗜酸性颗粒，抗过敏和杀灭寄生虫；嗜碱性粒细胞，数量最少，"S"或不规则形核，内含大小不等、分布不均的嗜碱性颗粒，参与过敏反应和抗凝血作用；单核细胞，体积最大，肾形核，胞质内含大量嗜天青颗粒，巨噬细胞的前身，具有吞噬功能；淋巴细胞，外周血中体积最小，圆形核，胞质极少，内含少量嗜天青颗粒，可分为参与细胞免疫的 T 细胞、参与体液免疫的 B 细胞以及特异杀伤肿瘤细胞和病毒感染细胞的 NK 细胞。

（赵　敏）

第六章 肌 组 织

【学习目标】

一、知识目标

1. 能够说出肌组织的组成、分类、分布及功能。
2. 能够比较骨骼肌纤维与心肌纤维的光镜和电镜结构。
3. 能够说出骨骼肌纤维的收缩原理。
4. 能够归纳平滑肌纤维的光镜结构及其电镜结构特点。

二、技能目标

1. 能够列表对比三种肌组织结构和功能的异同点，有效记忆易混点。
2. 能够绘图解释肌节、闰盘和三联体的概念。

三、情感价值目标

1. 能够从肌组织再生能力较弱的特性认同外科术式改良的重要性。
2. 能够树立科学合理运动的健美观念。
3. 能够认同规律进食在生命健康维护中的重要性。

【思维导图】

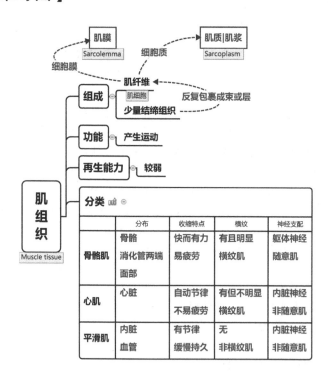

		分布	收缩特点	横纹	神经支配
骨骼肌		骨骼 消化管两端 面部	快而有力 易疲劳	有且明显 横纹肌	躯体神经 随意肌
心肌		心脏	自动节律 不易疲劳	有但不明显 横纹肌	内脏神经 非随意肌
平滑肌		内脏 血管	有节律 缓慢持久	无 非横纹肌	内脏神经 非随意肌

【记忆窍门】

- 肌原纤维与横纹的关系：若肌纤维中有肌原纤维，则肌纤维纵切面可见横纹，而肌原纤维粗细越均匀、排布越规则，则横纹越明显。故，骨骼肌纤维有横纹且明显；心肌纤维有横纹但不明显；平滑肌纤维没有横纹。

【英汉名词对照】

- Muscle Tissue 肌组织
- Muscle Fiber 肌纤维
- Sarcolemma 肌膜
- Sarcoplasm 肌质（肌浆）
- Sarcoplasmic Reticulum 肌质网（肌浆网）

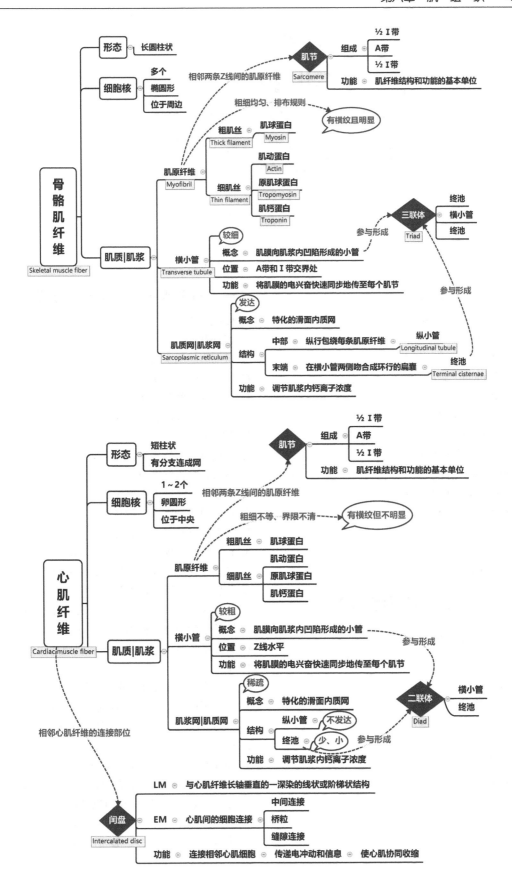

骨骼肌纤维 (Skeletal muscle fiber)
- **形态** — 长圆柱状
- **细胞核**
  - 多个
  - 椭圆形
  - 位于周边
- **肌原纤维** (Myofibril)
  - 粗肌丝 (Thick filament) — 肌球蛋白 (Myosin)
  - 细肌丝 (Thin filament)
    - 肌动蛋白 (Actin)
    - 原肌球蛋白 (Tropomyosin)
    - 肌钙蛋白 (Troponin)
- 相邻两条Z线间的肌原纤维 → **肌节** (Sarcomere)
  - 组成
    - ½ Ⅰ带
    - A带
    - ½ Ⅰ带
  - 功能 — 肌纤维结构和功能的基本单位
- 粗细均匀、排布规则 → 有横纹且明显
- **肌质|肌浆**
  - **横小管** (Transverse tubule) — 较细
    - 概念 — 肌膜向肌浆内凹陷形成的小管
    - 位置 — A带和Ⅰ带交界处
    - 功能 — 将肌膜的电兴奋快速同步地传至每个肌节
  - **肌质网|肌浆网** (Sarcoplasmic reticulum) — 发达
    - 概念 — 特化的滑面内质网
    - 结构
      - 中部 — 纵行包绕每条肌原纤维 — 纵小管 (Longitudinal tubule)
      - 末端 — 在横小管两侧吻合成环行的扁囊 — 终池 (Terminal cisternae)
    - 功能 — 调节肌浆内钙离子浓度
- **三联体** (Triad)
  - 终池
  - 横小管
  - 终池
  - 参与形成

心肌纤维 (Cardiac muscle fiber)
- **形态**
  - 短柱状
  - 有分支连成网
- **细胞核**
  - 1~2个
  - 卵圆形
  - 位于中央
- **肌原纤维**
  - 粗肌丝 — 肌球蛋白
  - 细肌丝
    - 肌动蛋白
    - 原肌球蛋白
    - 肌钙蛋白
- 相邻两条Z线间的肌原纤维 → **肌节**
  - 组成
    - ½ Ⅰ带
    - A带
    - ½ Ⅰ带
  - 功能 — 肌纤维结构和功能的基本单位
- 粗细不等、界限不清 → 有横纹但不明显
- **肌质|肌浆**
  - **横小管** — 较粗
    - 概念 — 肌膜向肌浆内凹陷形成的小管
    - 位置 — Z线水平
    - 功能 — 将肌膜的电兴奋快速同步地传至每个肌节
  - **肌浆网|肌质网** — 稀疏
    - 概念 — 特化的滑面内质网
    - 结构
      - 纵小管 — 不发达
      - 终池 — 少、小
    - 功能 — 调节肌浆内钙离子浓度
- **二联体** (Diad)
  - 横小管
  - 终池
  - 参与形成
- 相邻心肌纤维的连接部位 → **闰盘** (Intercalated disc)
  - LM — 与心肌纤维长轴垂直的一深染的线状或阶梯状结构
  - EM — 心肌间的细胞连接
    - 中间连接
    - 桥粒
    - 缝隙连接
  - 功能 — 连接相邻心肌细胞 — 传送电冲动和信息 — 使心肌协同收缩

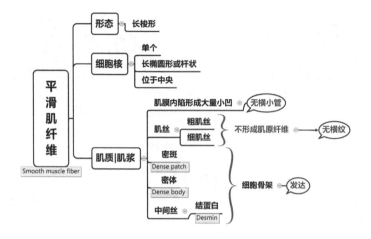

- Epimysium　肌外膜
- Perimysium　肌束膜
- Endomysium　肌内膜
- Myofibril　肌原纤维
- Cross Striation　横纹
- Sarcomere　肌节
- Myofilament　肌丝
- Myosin　肌球蛋白
- Actin　肌动蛋白
- Tropomyosin　原肌球蛋白
- Troponin　肌钙蛋白
- Transverse Tubule　横小管
- Longitudinal Tubule　纵小管
- Terminal Cisternae　终池
- Triad　三联体
- Diad　二联体
- Intercalated Disc　闰盘

【复习思考题】

一、名词解释

1. 肌原纤维
2. Sarcomere
3. 横小管
4. 肌浆网
5. 终池
6. 三联体
7. Intercalated disc

二、选择题

（一）A1型题（单句型最佳选择题）

1. 肌浆网是（　　）
A. 肌细胞的细胞膜
B. 肌细胞的细胞质
C. 肌细胞间的基质
D. 肌细胞内特化的粗面内质网
E. 肌细胞内特化的滑面内质网

2. 肌原纤维（　　）
A. 沿肌纤维长轴垂直排列
B. 由粗、细肌丝构成
C. 在骨骼肌纤维中不存在
D. 在平滑肌纤维中含量较少
E. 在心肌纤维中排布最规则

3. 下列关于骨骼肌的构造描述错误的是（　　）
A. 包在整块肌外面的组织称为肌外膜
B. 包裹肌束的组织称为肌束膜
C. 分布在每条肌纤维周围的组织称为肌内膜
D. 肌纤维的细胞膜称为肌膜
E. 肌外膜、肌束膜、肌内膜和肌膜均由结缔组织构成

4. 下列不参与构成肌丝的蛋白质是（　　）
A. 肌球蛋白　　　　　　B. 原肌球蛋白
C. 肌钙蛋白　　　　　　D. 肌动蛋白
E. 肌红蛋白

5. Sarcomere中仅有粗肌丝的是（　　）
A. I带　B. A带　C. H带　D. Z线　E. M线

6. 构成骨骼肌纤维粗肌丝的蛋白质是（　　）
A. 肌钙蛋白　　　　　　B. 原肌球蛋白
C. 肌球蛋白　　　　　　D. 肌动蛋白
E. 胶原蛋白

7. 骨骼肌纤维的细肌丝（　　）

A. 由肌动蛋白、肌球蛋白和肌钙蛋白三种蛋白质分子组成

B. 含肌球蛋白，并嵌于肌动蛋白双股螺旋链浅沟内

C. 含形如豆芽状的肌动蛋白

D. 含能与 Ca^{2+} 相结合的肌钙蛋白

E. 含附着于肌动蛋白上的肌钙蛋白

8. 横桥位于（　　）

A. 粗肌丝　　　　B. 细肌丝　　　　C. 横小管

D. 肌浆网　　　　E. 三联体

9. 下列具有 ATP 酶可分解 ATP 的蛋白质是（　　）

A. 肌动蛋白　　　B. 肌钙蛋白　　　C. 肌球蛋白

D. 原肌球蛋白　　E. 肌红蛋白

10. 骨骼肌纤维的肌膜向肌浆内凹陷形成（　　）

A. 三联体　　　　B. 纵小管　　　　C. 肌浆网

D. 横小管　　　　E. 终池

11. 下列有关骨骼肌纤维收缩描述错误的是（　　）

A. 肌膜的兴奋经横小管迅速传向肌浆网

B. 大量的钙离子从肌浆转入肌浆网内

C. 肌丝长度不变，肌节缩短

D. 细肌丝滑入 A 带

E. A 带长度不变

12. 肌节在骨骼肌纤维收缩时（　　）

A. A 带长度不变　　　　B. 粗肌丝缩短

C. 细肌丝缩短　　　　　D. H 带变长

E. I 带变长

13. 构成三联体的结构包括（　　）

A. 纵小管和两侧的终池

B. 纵小管和两侧的横小管

C. 横小管、终池和纵小管

D. 终池和两侧的横小管

E. 横小管和两侧的终池

14. 横纹肌内的 Ca^{2+} 储存在（　　）

A. 横小管内　　　B. 肌钙蛋白上　　C. 肌浆内

D. 肌浆网内　　　E. 肌膜上

15. 骨骼肌纤维的基本结构功能单位是（　　）

A. 肌原纤维　　　B. 肌节　　　　　C. 横小管

D. 纵小管　　　　E. 肌丝

16. 骨骼肌纤维的肌浆网（　　）

A. 是肌纤维内特化的粗面内质网

B. 末端纵行包绕在肌原纤维周围

C. 中部在横小管两侧吻合形成终池

D. 形成的终池可与横小管构成三联体

E. 肌浆网膜上有少量的钙泵

17. 骨骼肌纤维收缩时，与横桥结合的蛋白质是（　　）

A. ATP 酶　　　　B. 肌钙蛋白　　　C. 原肌球蛋白

D. 肌动蛋白　　　E. 肌红蛋白

18. 心肌纤维（　　）

A. 呈长柱状

B. 细胞核多个，位于中央

C. 肌浆内肌原纤维排布规则

D. 可见横纹

E. 横纹比骨骼肌明显

19. Intercalated disc（　　）

A. 是横纹肌特有的结构

B. 位于 M 线水平

C. 光镜下 HE 染色呈明暗相间的条纹

D. 电镜下为桥粒、缝隙连接、紧密连接

E. 有利于细胞间化学信息的交流

20. 将心肌纤维彼此相连形成功能性整体的结构是（　　）

A. 横小管　　　　B. 肌浆网　　　　C. 闰盘

D. 二联体　　　　E. 终池

21. 关于心肌纤维横小管描述错误的是（　　）

A. 由肌膜向肌浆内凹陷形成

B. 位于明、暗带交界处

C. 多与一侧终池贴近形成二联体

D. 走向与肌纤维长轴垂直

E. 可传导肌膜的兴奋

22. 平滑肌纤维（　　）

A. 呈短柱状

B. 细胞核一个，位于细胞中央

C. 肌浆内肌原纤维丰富

D. 横纹明显

E. 分布于心脏、血管、消化管等中空性的器官管壁

（二）A2 型题（病例摘要型最佳选择题）

23. 积极响应"二胎"或"三胎"政策的家庭，需要科普剖宫产术后短期内不宜再次妊娠，可有子宫破裂的风险的相关知识，其中最主要的原因是（　　）

A. 子宫的肌组织为平滑肌，再生能力较强，术后伤口由肌组织增生修复

B. 子宫的肌组织为平滑肌，再生能力较弱，术后伤口由结缔组织增生修复

C. 子宫的肌组织为骨骼肌，再生能力较强，术后伤口由肌组织增生修复

D. 子宫的肌组织为骨骼肌，再生能力较弱，术后伤口由结缔组织增生修复

E. 子宫的肌组织为心肌，再生能力较弱，术后伤口由结缔组织增生修复

24. 线条分明的肌肉是健康身材的象征，经过一定强度的力量训练，让肌组织发生一定程度的损伤，再通过修复和再生的过程来增加肌纤维的数量和体积，可达到"增肌"的目的，所谓"增肌"，增加的是（　　）

A. 骨骼肌　　　　B. 心肌　　　　C. 平滑肌

D. 横纹肌　　　　E. 非横纹肌

25. 肌钙蛋白是临床上心肌损伤的标志物，在急性心肌梗死、不稳定性心绞痛，以及胰腺炎、严重糖尿病酮症酸中毒、结缔组织疾病等导致心肌损伤时，可出现肌钙蛋白的升高，这是因为（　　）

A. 分布在心肌纤维肌膜上的肌钙蛋白释放入血

B. 分布在心肌纤维横小管上的肌钙蛋白释放入血

C. 分布在心肌纤维肌浆网上的肌钙蛋白释放入血

D. 分布在心肌纤维肌原纤维上的肌钙蛋白释放入血

E. 分布在心肌纤维粗肌丝上的肌钙蛋白释放入血

26. 重症肌无力是由于神经肌肉接头处突触后膜受损，乙酰胆碱受体数目减少引起的免疫性神经肌肉传导阻滞性疾病，其典型临床特征为受累骨骼肌运动后易疲劳，经休息或用抗胆碱类药物后症状减轻或消失。可见，重症肌无力一般不会受累的肌肉是（　　）

A. 眼外肌　　　　B. 咀嚼肌　　　　C. 咽喉肌

D. 股四头肌　　　　E. 平滑肌

27. "切法"是影响烹饪肉质口感的重要因素，一块附着于骨骼的牛肉，顺着纹理切即是"纵切"，切出的断面呈现白色的"川"字状，这种切法因为保留了完整的肌纤维，烹调过后的肉质口感较有嚼劲、不易咬断。相反，"横切"则是把肌纤维切断，切出的断面呈现白色的"井"字状，让肉质变得易嚼，所述牛肉（　　）

A. 为平滑肌

B. 为非横纹肌

C. 的肌纤维呈长梭形状

D. 的肌纤维有多个细胞核，且位于细胞边缘

E. 的肌纤维内没有肌原纤维

28. 脊髓性肌萎缩症（SMA）系指一类由于脊髓前角细胞变性导致肌无力和肌萎缩的疾病。取患者萎缩侧的腓肠肌活检，光镜下肌纤维纵切面狭长可见横纹，横切面呈扁平形或带尖角，肌核多个聚集在肌纤维中央，肌纤维之间的结缔组织轻度增生；电镜下肌原纤维间隙较宽，肌丝排列紊乱或断裂。患者肌组织仍保持正常肌组织特点的描述是（　　）

A. 肌纤维纵切面仍可见横纹

B. 肌纤维横切面仍呈扁平形

C. 肌核仍有多个且聚集于肌纤维中央

D. 肌原纤维之间的间隙仍较宽

E. 构成肌原纤维的肌丝排列仍不规则

（三）A3 型题（病例组型最佳选择题）

（29～30 题共用题干）

女性，26 岁，发热、乏力、全身肌肉疼痛 6 天。追问病史曾生食猪肉。查体：体温 39.1℃，全身肌肉触痛，以双下肢及双上肢内侧肌群为甚，且活动受限。实验室检查：WBC 12.6×10^9/L，其中嗜酸性粒细胞比值明显增高。腓肠肌镜检示肌纤维间可见梭形包囊，囊内见幼虫卷曲，长轴与肌纤维长轴平行，周围可见慢性炎细胞浸润，诊断为旋毛虫病，旋毛虫幼虫主要寄生于人体的横纹肌。

29. 患者乏力、全身肌肉触痛、双下肢及双上肢活动受限，主要是因为（　　）

A. 心脏的心肌纤维被旋毛虫感染

B. 心血管系统的平滑肌纤维被旋毛虫感染

C. 内脏的平滑肌纤维被旋毛虫感染

D. 四肢的骨骼肌纤维被旋毛虫感染

E. 四肢的血管平滑肌纤维被旋毛虫感染

30. 患者体内哪个部位还可能检出旋毛虫幼虫？（　　）

A. 胃壁　　　　B. 小肠壁　　　　C. 主动脉

D. 下腔静脉　　　　E. 股四头肌

（四）B 型题（标准配伍题）

（31～38 题共用备选答案）

A. 骨骼肌纤维　　　B. 心肌纤维　　　C. 平滑肌纤维

D. 肌原纤维　　　　E. 肌节

31. 一个细胞有多个细胞核且位于细胞周边的是（　　）

32. 光镜下横纹最为明显的肌纤维是（　　）

33. 由粗肌丝和细肌丝按特定的空间排布规律排列形成的结构是（　　）

34. 肌浆内的肌丝不形成肌原纤维的是（　　）

35. 相邻两条 Z 线之间的一段肌原纤维是（　　）

36. 位于心脏的肌纤维属于（　　）

37. 位于小肠的肌纤维属于（   ）

38. 位于面部表情肌的肌纤维属于（   ）

（39～44题共用备选答案）

A. 肌节　　　　B. 闰盘　　　　C. 三联体

D. 横小管　　　E. 肌浆网

39. 位于相邻两心肌纤维之间，常呈阶梯状的是（   ）

40. 肌纤维内特化的滑面内质网是（   ）

41. 由一条横小管及其两侧相邻的终池组成的结构是（   ）

42. 肌膜向肌浆内凹陷形成的环绕在每条肌原纤维表面的管状结构是（   ）

43. 肌纤维收缩的基本结构与功能单位是（   ）

44. 可将肌膜的兴奋迅速传到每个肌节是（   ）

（五）X型题（多项选择题）

45. 骨骼肌纤维（   ）

A. 形态呈长圆柱状　　B. 细胞核有多个

C. 细胞核呈扁椭圆形，位于细胞周缘

D. 肌浆内含大量规则排布的肌原纤维

E. 横纹明显

46. 组成骨骼肌纤维细肌丝的蛋白质是（   ）

A. 肌球蛋白　　　　B. 原肌球蛋白

C. 肌动蛋白　　　　D. 肌钙蛋白

E. 肌红蛋白

47. 与骨骼肌纤维相比，心肌纤维可见（   ）

A. 横小管较粗，位于Z线水平

B. 横纹更明显　　　C. 肌浆网更发达

D. 二联体多，三联体少　E. 闰盘

48. Intercalated disc处的细胞连接包括（   ）

A. 紧密连接　　　　B. 中间连接

C. 桥粒　　　　　　D. 缝隙连接

E. 基膜

49. 骨骼肌纤维与心肌纤维（   ）

A. 都有粗、细肌丝　B. 都有肌原纤维

C. 都有横小管　　　D. 都有二联体

E. 都有纵小管

50. 平滑肌纤维（   ）

A. 分布于内脏器官、血管壁上

B. 纵切面呈长梭形　　C. 纵切面有横纹

D. 胞质内有粗、细肌丝

E. 胞质内有丰富肌原纤维

51. 平滑肌纤维肌浆内含有（   ）

A. 肌丝　　　　B. 横小管　　　C. 密体

D. 密斑　　　　E. 肌原纤维

52. 下列属于细胞的结构是（   ）

A. 肌纤维　　　B. 肌原纤维　　C. 蒲肯野纤维

D. 神经纤维　　E. 网状纤维

53. 下列存在于细胞内的结构有（   ）

A. 胶原纤维　　　　B. 弹性纤维

C. 肌原纤维　　　　D. 神经原纤维

E. 胶原原纤维

54. 下列肌组织中由结缔组织构成的结构是（   ）

A. 肌膜　　　B. 肌内膜　　C. 肌外膜

D. 肌束膜　　E. 基膜

三、判断题

1. 肌组织具有收缩和舒张的功能，它是器官或骨骼运动的结构基础。（   ）

2. 肌细胞呈条索状，形似纤维，所以又称为肌纤维。（   ）

3. 肌纤维的收缩结构基础是肌丝。（   ）

4. 三种肌纤维内均含有大量肌丝，肌丝均组成肌原纤维。（   ）

5. 三联体和二联体都是由横小管和终池两种要素组成。（   ）

6. 相邻两Z线间的一段肌纤维称为肌节。（   ）

7. 心房肌纤维除有收缩功能外，还有内分泌功能。（   ）

8. 纵小管由肌膜形成，可传导神经冲动。（   ）

9. Intercalated disc是相邻心肌纤维间呈水平状连接的结构，此处仅有缝隙连接。（   ）

10. 光镜下心肌横切面可见闰盘，呈一条深染的粗线。（   ）

11. 心肌纤维的肌浆网不发达，故贮钙能力差。（   ）

12. 骨骼肌仅附着在骨骼上。（   ）

13. 骨骼肌和心肌都有横纹，都有多个细胞核，位于细胞周边。（   ）

四、论述题

1. 比较三种肌纤维的光镜结构特点。

2. 比较两种横纹肌的电镜结构特点。

3. 结合三联体的结构阐述其在骨骼肌纤维收缩过程中发挥的作用。

【答案及解析】

一、名词解释

1. 肌原纤维是骨骼肌纤维内纵行排列的细丝状结

构，由粗肌丝和细肌丝按特定的空间排布规律平行排列组成，同时使肌原纤维呈明暗相间的横纹，分别称明带（Ⅰ带）和暗带（A带）。

2. Sarcomere 即肌节，是指相邻两条 Z 线之间的一段肌原纤维，每一完整的肌节都由 ½Ⅰ带 +A 带 + ½Ⅰ带所组成，是骨骼肌纤维收缩的基本结构与功能单位。

3. 横小管是肌膜向肌浆内凹陷形成的管状结构，环绕在每条肌原纤维表面，由于它的走行方向与肌纤维长轴垂直，故称横小管，简称 T 小管。在骨骼肌纤维，横小管位于明、暗带交界处；在心肌纤维则位于 Z 线水平。横小管可将肌膜的兴奋迅速传到每个肌节。

4. 肌浆网是肌纤维内特化的滑面内质网，其中部纵行排列在相邻两个横小管之间形成相互通联的小管网，又称纵小管，简称 L 小管；其两端膨大形成终池。肌浆网的膜上有钙泵，一般为 ATP 酶，有贮存钙离子和调节肌浆内钙离子浓度的作用。

5. 终池是肌纤维中位于横小管两侧呈环形扁囊的肌浆网。在骨骼肌纤维中，每条横小管与其两侧的终池共同组成三联体，而在心肌纤维中常常只在横小管一侧存在终池，故形成二联体。

6. 三联体主要见于骨骼肌纤维内，由一条横小管及其两侧相邻的终池组成。其功能主要是将肌膜兴奋经三联体传至肌浆网膜，引起钙泵活动，使肌浆网贮存的钙离子迅速释放到肌浆内，引起肌纤维收缩。

7. Intercalated disc 即闰盘，是心肌纤维之间特有的连接结构。光镜下，闰盘呈线状或阶梯状，与肌纤维长轴垂直。电镜下，闰盘实为心肌细胞连接，在心肌的横向连接部位为中间连接和桥粒，在纵向连接部位有缝隙连接。闰盘不仅增强心肌纤维间的连接，而且有利于化学信息和电冲动传递，使心肌纤维同步收缩形成一个功能上的整体。

二、选择题

（一）A1 型题（单句型最佳选择题）

1. E。肌细胞因形态像纤维又称肌纤维。肌细胞的细胞膜称肌膜；肌细胞的细胞质称肌浆或肌质；肌浆中的滑面内质网则称为肌浆网或肌质网。

2. B。粗肌丝和细肌丝按一定规则平行排列形成了肌原纤维，肌原纤维沿着肌纤维长轴按一定规则平行排列。肌纤维内没有肌原纤维，就不形成横纹，

肌原纤维粗细越均匀、排布越规则，则横纹越明显，故骨骼肌横纹最明显，心肌次之，平滑肌没有。

3. E。肌膜为肌纤维的细胞膜，并非结缔组织。

4. E。粗肌丝由肌球蛋白分子有序排列而成。细肌丝由肌动蛋白、原肌球蛋白和肌钙蛋白构成。肌红蛋白存在于骨骼肌肌浆中，其分子结构类似于血红蛋白，能与氧结合，起到储存氧的作用，与线粒体、糖原及脂滴等共同构成肌纤维收缩的供能系统。

5. C。粗肌丝位于肌节（Sarcomere）的暗带（A带），中央借 M 线固定，两端游离。细肌丝的一端固定在 Z 线上，另一端插入粗肌丝之间，止于 H 带一侧。因此，明带（Ⅰ带）内只有细肌丝，暗带中央的 H 带内只有粗肌丝。H 带两侧的暗带内既有粗肌丝又有细肌丝。

6. C。肌动蛋白、原肌球蛋白和肌钙蛋白构成细肌丝，胶原蛋白构成胶原纤维。

7. D。骨骼肌的细肌丝由肌动蛋白、原肌球蛋白和肌钙蛋白构成，肌球蛋白构成的是粗肌丝。肌动蛋白由球形的肌动蛋白单体连成串珠状，并形成双股螺旋链。原肌球蛋白是由两条双股螺旋多肽链组成，首尾相连，嵌于肌动蛋白双股螺旋链的浅沟内。肌钙蛋白由 TnT、TnI、Tnc 3 个亚单位组成，借 TnT 附于原肌球蛋白分子上，Tnc 是能与 Ca^{2+} 相结合的亚单位。形如豆芽的是形成粗肌丝的肌球蛋白。

8. A。粗肌丝由肌球蛋白分子组成。肌球蛋白形如豆芽，分头和杆两部分，在头和杆的连接点及杆上有两处类似关节的结构，可以屈动。M 线两侧的肌球蛋白对称排列，杆部均朝向粗肌丝的中段，头部则朝向粗肌丝的两端并露出表面，称为横桥。

9. C。肌球蛋白头部含有 ATP 酶，当与细肌丝肌动蛋白接触时被激活，分解 ATP 并释放能量，使横桥向 M 线方向屈动。

10. D。横小管是肌膜向肌浆内凹陷形成的小管，环绕在每条肌原纤维的表面。由于它的走行方向与肌纤维长轴垂直，所以称为横小管。

11. B。肌浆网的膜上有丰富的钙泵和钙通道，当肌浆网膜接受兴奋后，钙通道开放，大量 Ca^{2+} 从肌浆网涌入肌浆，骨骼肌纤维收缩。

12. A。肌纤维收缩时，细肌丝在粗肌丝之间向 M 线滑动，Ⅰ带变窄，A 带长度不变，但 H 带因细肌丝的插入而变窄甚至消失，肌节缩短。

13. E。三联体由一条横小管和两侧的终池构成，骨骼肌纤维中常见。

14. D。肌浆网的膜上有丰富的钙泵和钙通道，钙泵可将肌浆内的 Ca^{2+} 逆浓度泵入肌浆网内储存，从而使肌浆网内的 Ca^{2+} 浓度为肌浆中的上千倍。当肌浆网膜接受兴奋后，钙通道开放，大量 Ca^{2+} 涌入肌质，这在肌纤维的收缩过程中起重要作用。

15. B。肌节是骨骼肌纤维的基本结构功能单位。

16. D。骨骼肌纤维肌浆网是肌纤维内特化的滑面内质网，中部纵行包绕在肌原纤维周围，末端在横小管两侧吻合形成终池，横小管与其两侧的终池组成三联体，肌浆网膜上有丰富的钙泵。

17. D。每一个球形的肌动蛋白单体上都有一个可以与横桥相结合的位点。

18. D。心肌纤维呈短圆柱状，有分支，一般为单核，有时可见双核，核呈卵圆形，位居细胞中央，肌浆内肌原纤维粗细不均、排布不规则，故有横纹但不如骨骼肌明显。

19. E。闰盘（Intercalated disc）是心肌特有的结构，位于 Z 线水平，光镜下为深染的与心肌纤维长轴垂直的阶梯状线，电镜下为桥粒、缝隙连接、中间连接。同属横纹肌的骨骼肌没有闰盘。

20. C。闰盘是心肌纤维间的连接部位。

21. B。心肌纤维的横小管位于 Z 线水平，而骨骼肌的位于明、暗带交界处。

22. B。平滑肌纤维呈长梭形，没有肌原纤维，所以看不到横纹。分布于心脏的是心肌纤维。

（二）A2 型题（病例摘要型最佳选择题）

23. B。三种肌组织的再生能力均较弱。所以，临床上做手术的时候，必须尽量避免切断肌肉，否则很难恢复以往的功能。但临床剖宫产术须把子宫切开，这将会破坏子宫的平滑肌组织，术后伤口由结缔组织增生修复形成瘢痕子宫，若短期内再次妊娠容易导致子宫破裂。

24. A。健美运动员增肌的部位为附着在骨骼上的骨骼肌。

25. D。该题考点为粗肌丝和细肌丝的蛋白组成，肌钙蛋白参与构成肌原纤维中的细肌丝，细肌丝和粗肌丝构成肌原纤维。

26. E。骨骼肌是重症肌无力的受累肌组织，平滑肌一般不受累，A、B、C、D 均为骨骼肌。

27. D。该题考点为骨骼肌的分布和肌纤维的形态特点。骨骼肌主要附着于骨骼，其肌纤维的纵切面呈长柱状，肉眼观断面似"川"字，而横切面近似圆形，肉眼观断面似"井"字。

28. A。该题考点为骨骼肌纤维的结构特点。正常的肌纤维纵切面呈长柱状，横切面近似圆形，细胞核多个分布在细胞周缘，胞质内含排列紧密且规则的肌原纤维，因而纵切面可见横纹。

（三）A3 型题（病例组型最佳选择题）

29～30. DE。此题组考点为三种肌纤维的分布以及横纹肌的界定。骨骼肌附着于骨骼，消化管两端和面部也有分布；心肌纤维分布于心脏；平滑肌纤维分布于内脏、血管的管壁。患者乏力、全身肌肉触痛、双下肢及双上肢活动受限，主要是骨骼肌纤维受累，故排除其他非骨骼肌的选项。横纹肌包括骨骼肌和心肌，胃壁、小肠壁、主动脉、下腔静脉处所含肌组织均为平滑肌，即非横纹肌，寄生在横纹肌的旋毛虫在这些部位一般不会被检出。

（四）B 型题（标准配伍题）

31～38. AADCEBCA。此题组考点为三种肌纤维的结构特点、分布，以及肌原纤维和肌节的概念。骨骼肌纤维肌浆内肌原纤维粗细均匀、排布规则，故横纹最明显。

39～44. BECDAD。此题组考点为肌节、闰盘、三联体、横小管、肌浆网的概念及功能特点。

（五）X 型题（多项选择题）

45. ABCDE。此题考点为骨骼肌纤维的光镜结构特点。

46. BCD。肌球蛋白组成粗肌丝。肌红蛋白存在于骨骼肌肌浆中，与线粒体、糖原及脂滴等共同构成肌纤维收缩的供能系统。

47. ADE。心肌纤维的肌原纤维不如骨骼肌纤维的粗细均匀、排布规则，故横纹不如骨骼肌明显，而肌浆网也较骨骼肌纤维的稀疏。

48. BCD。在与心肌纤维长轴相垂直的横位部分，可见中间连接和桥粒，起牢固的连接作用；在与心肌纤维长轴相平行的纵位部分，有缝隙连接，起着传递细胞间化学信息及电冲动的作用，对于心肌整体活动的同步化具有重要意义。

49. ABCE。骨骼肌的每条横小管与其两侧的终池共同组成骨骼肌三联体。

50. ABD。平滑肌纤维无肌原纤维，故不形成横纹。

51. ACD。平滑肌纤维的肌膜不形成横小管，肌浆内的肌丝不形成肌原纤维。

52. AC。肌纤维就是肌细胞；肌原纤维是肌细胞内的结构；浦肯野纤维也称为束细胞，是一种特殊的心肌细胞；神经纤维是由神经元的长轴突和包绕在它外面的神经胶质细胞构成；网状纤维是结缔组织中的一种纤维。

53. CD。胶原纤维、弹性纤维属于细胞外基质的纤维，分布在细胞外；肌原纤维位于肌细胞内；神经原纤维位于神经细胞内；胶原原纤维是组成胶原纤维的结构。

54. BCD。肌膜是肌细胞的细胞膜，基膜是上皮组织基底面特化的结构，位于上皮细胞与其深部的结缔组织之间，为一层连续而均质状的薄膜。

三、判断题

1. 正确。

2. 正确。

3. 正确。

4. 错误。平滑肌纤维内的肌丝不形成肌原纤维。

5. 正确。

6. 错误。相邻的两条 Z 线之间的一段肌原纤维称肌节。

7. 正确。

8. 错误。纵小管的实质是肌浆网，肌浆网是肌纤维内特化的滑面内质网，因为是纵行在相邻两个横小管之间形成相互通联的小管网，又称纵小管。

9. 错误。闰盘位于相邻心肌纤维之间，常呈阶梯状。除有缝隙连接外，还有中间连接和桥粒。

10. 错误。光镜下，闰盘在心肌纤维的纵切面才能观察到，呈一条深染的粗线。

11. 正确。

12. 错误。消化管两端的肌组织以及面部的表情肌也是骨骼肌。

13. 错误。骨骼肌和心肌两种肌纤维均有横纹，一条骨骼肌纤维有多个核，位于细胞周边；而心肌纤维一般为单核，有时可见双核，核呈卵圆形，位居细胞中央。

四、论述题

1. 答题要点：从三种肌纤维的形态、细胞核的特点、肌浆内肌原纤维排布规则程度、横纹的特点以及特有的结构等方面，如下列表比较骨骼肌、心肌、平滑肌的肌纤维光镜结构：

	骨骼肌纤维	心肌纤维	平滑肌纤维
形态	长圆柱状	短柱状，有分支连成网	长梭形
胞核	多个，椭圆形，位于周边	1~2个，卵圆形，位于中央	单个，长椭圆形或杆状，位于中央
肌浆	有肌原纤维且排布规则	有肌原纤维但排布不规则	无肌原纤维
横纹	有，明显	有，不明显	无
特有结构	无	闰盘	无

2. 答题要点：从两种肌纤维的肌原纤维、横小管、肌浆网、细胞连接等结构的特点，如下列表比较两种横纹肌：

	骨骼肌纤维	心肌纤维
肌原纤维	明显，可分明、暗带	不明显
横小管	较细，位于明、暗带交界处	较粗，位于 Z 线水平
肌浆网	发达，形成三联体	稀疏，多见二联体
细胞连接	无	中间连接、桥粒、缝隙连接

3. 答题要点：先说明三联体的分布和组成，再描述组成三联体各个结构的特点，最后从兴奋传导引发肌纤维舒张的整个过程的描述，阐明三联体结构与功能的关联。三联体主要见于骨骼肌纤维内，由一条横小管及其两侧相邻的终池组成。横小管是肌膜向肌浆内凹陷形成的管状结构，环绕在每条肌原纤维表面，由于它的走行方向与肌纤维长轴垂直，故称横小管，简称 T 小管。在骨骼肌纤维，横小管位于明、暗带交界处。在相邻两个横小管之间是肌纤维内特化的滑面内质网称为肌浆网，由纵行形成相互通联的小管网，所以又称纵小管，简称 L 小管。位于横小管两侧的肌

浆网膨大形成终池。三联体可将兴奋沿横小管的肌膜传递到肌浆网的膜上，肌浆网膜上的钙泵活动，将大量 Ca^{2+} 转运至肌纤维的细胞质内，这将促使粗、细肌丝中的蛋白发生系列联动反应，引起肌丝滑动，肌纤维收缩，随后，肌质内 Ca^{2+} 被泵入肌浆网内，肌质内 Ca^{2+} 浓度降低，又引起肌纤维的舒张。

（赵　敏）

第七章　神经组织

【学习目标】

一、知识目标

1. 能够概述神经组织的组成和神经元的分类。
2. 能够联系神经元的形态结构理解相应的功能。
3. 能够概述突触的概念和类型。
4. 能够区别电突触和化学突触的电镜结构和功能。
5. 能够列举神经胶质细胞的类型、结构特点与功能。
6. 能够概述神经纤维的概念、分类及功能。
7. 能够区别有髓神经纤维和无髓神经纤维的结构和功能特点。
8. 能够概述神经末梢的概念、分类及功能。
9. 能够说出神经纤维与神经的关系。

二、技能目标

1. 能够绘制神经组织的组成和结构思维导图。
2. 能够联系神经元的结构分析功能特点。
3. 能够灵活运用神经组织的组织学知识，思考并解释部分日常生活现象或神经疾病临床表现特点。

三、情感价值目标

1. 通过学习神经元的结构与功能，认识神经功能用进废退的科学原理，养成努力学习和终身学习的良好习惯。
2. 通过对神经组织的学习，能够关爱中老年人，改进生活方式，预防和减少中老年人常见神经疾病的发生。
3. 通过学习了解神经再生的前沿知识，提高学习兴趣，树立开拓创新的大学精神。

【思维导图】

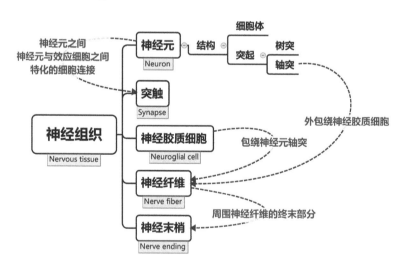

【记忆窍门】

● 神经元形态结构特点顺口溜：基本单位神经元，多条树突管传入，一条轴突管传出，相互联系靠突触。

【英汉名词对照】

● Nervous Tissue　神经组织
● Neuron　神经元
● Neuroglial Cell　神经胶质细胞
● Nissl body　尼氏体

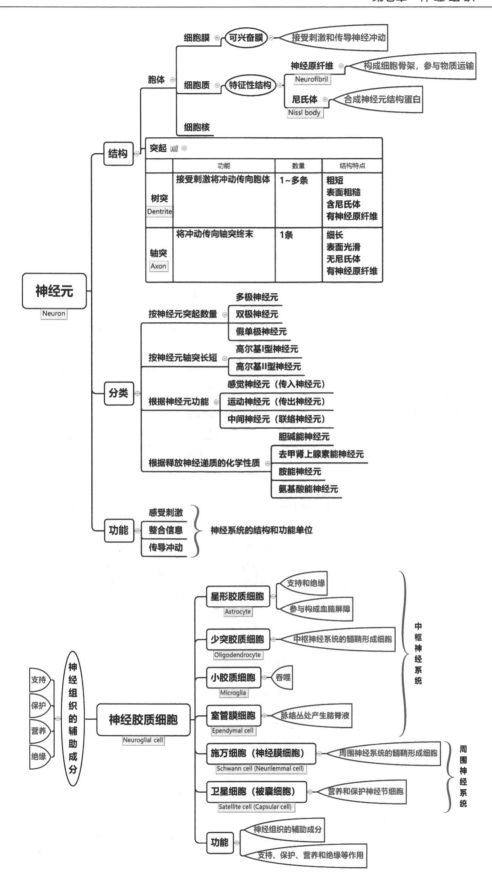

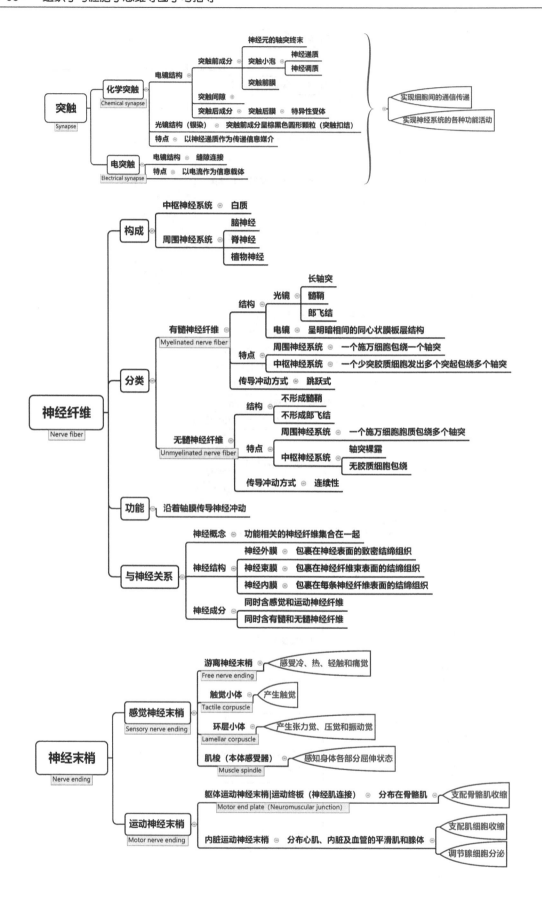

- Neurofibril　神经原纤维
- Dendrite　树突
- Axon　轴突
- Synapse　突触
- Chemical Synapse　化学突触
- Electrical Synapse　电突触
- Nerve Fiber　神经纤维
- Myelinated Nerve Fiber　有髓神经纤维
- Unmyelinated Nerve Fiber　无髓神经纤维
- Nerve Ending　神经末梢

【复习思考题】

一、名词解释

1. Nissl body
2. Neurofibril
3. 轴丘
4. 郎飞结
5. 神经纤维
6. Synapse

二、选择题

（一）A1 型题（单句型最佳选择题）

1. 下列不符合神经元结构的是（　　）
A. 由胞体、树突和轴突组成
B. 细胞核大而圆，染色浅
C. 核仁大而明显
D. 细胞膜是可兴奋膜
E. HE 染色观察到神经原纤维

2. 下列观察不到神经元胞体的结构是（　　）
A. 脊髓灰质　　　　B. 脊髓白质
C. 神经核团　　　　D. 肾上腺髓质
E. 神经节

3. Nissl body 在电镜下是指（　　）
A. 高尔基复合体
B. 溶酶体
C. 粗面内质网和游离核糖体
D. 线粒体
E. 滑面内质网

4. 光镜下神经元的轴丘内观察不到（　　）
A. 神经丝　　　　　B. 微丝
C. 微管　　　　　　D. 尼氏体
E. 线粒体

5. 下列关于轴突的描述，正确的是（　　）
A. 每个神经元仅有一条轴突
B. 表面有轴突嵴
C. 轴突具有很多分支
D. 主要功能是接受刺激并传向胞体
E. 能合成蛋白质

6. 传导神经冲动的部位是（　　）
A. 髓鞘　　　　B. 轴膜　　　　C. 神经内膜
D. 神经膜　　　E. 轴突系膜

7. 下列关于神经纤维的描述，错误的是（　　）
A. 由神经元的长轴突和神经胶质细胞构成
B. 分为有髓神经纤维和无髓神经纤维
C. 中枢和周围神经系统的神经纤维结构相同
D. 中枢和周围神经系统的髓鞘形成细胞不同
E. 参与构成神经

8. 坐骨神经有髓神经纤维的髓鞘形成细胞是（　　）
A. 星形胶质细胞　　　　B. 施万细胞
C. 小胶质细胞　　　　　D. 少突胶质细胞
E. 卫星细胞

9. 中枢神经系统有髓神经纤维的髓鞘形成细胞是（　　）
A. 原浆性星形胶质细胞　B. 纤维性星形胶质细胞
C. 少突胶质细胞　　　　D. 施万细胞
E. 小胶质细胞

10. 关于郎飞结的描述，错误的是（　　）
A. 此处没有神经胶质细胞包绕
B. 光镜下可观察到郎飞结
C. 此处轴膜是裸露的
D. 神经冲动或轴膜兴奋在此处传导
E. 无髓神经纤维上也有郎飞结，但是数量少

11. 有髓神经纤维神经冲动的传导方式是（　　）
A. 在轴膜上连续性传导
B. 由一个施 - 兰切迹跳到下一个施 - 兰切迹
C. 在施万细胞上传导
D. 由一个郎飞结跳到下一个郎飞结
E. 由一个结间体跳到下一个结间体

12. 关于周围神经系统无髓神经纤维的描述，错误的是（　　）
A. 一个施万细胞只包绕一条轴突
B. 由神经元的长轴突和包在外面的施万细胞组成
C. 不形成髓鞘和郎飞结
D. 神经冲动沿轴膜呈连续性传导
E. 传导速度比有髓神经纤维慢

13. 关于周围神经系统有髓神经纤维的描述，错误的是（　　）

A. 由神经元的长轴突和包在外面的施万细胞组成

B. 髓鞘由施万细胞呈同心圆状包卷而成

C. 有髓神经纤维的结间体越短，传导速度越快

D. 髓鞘具有绝缘作用

E. 在郎飞结处传导神经冲动

14. 神经的组成是（　　）

A. 神经纤维和结缔组织　B. 神经元和结缔组织

C. 神经元和长轴突　　　D. 神经原纤维和结缔组织

E. 神经元和神经胶质细胞

15. 下列哪些细胞间不形成突触？（　　）

A. 神经元之间

B. 神经胶质细胞之间

C. 神经元与骨骼肌细胞之间

D. 神经元与平滑肌细胞之间

E. 神经元与腺细胞之间

16. 下列关于突触的描述，错误的是（　　）

A. 是神经元之间或神经元与非神经元之间特化的细胞连接

B. 可分为电突触和化学突触

C. 电突触相当于紧密连接

D. 突触前成分包括突触前膜和突触小泡

E. 突触后膜上有特异性受体

17. 突触前膜是指（　　）

A. 轴突末端的细胞膜

B. 树突末端的细胞膜

C. 含有受体一侧的细胞膜

D. 释放神经递质一侧的细胞膜

E. 神经元胞体的细胞膜

18. 关于突触小泡的描述，错误的是（　　）

A. 内含神经递质

B. 位于突触前成分中

C. 小泡可进入到突触间隙

D. 小泡膜与突触前膜融合后释放神经递质

E. 电镜下可观察到突触小泡

19. 关于运动终板的描述，正确的是（　　）

A. 分布于三种肌组织内

B. 电镜下为化学突触

C. 又称肌梭

D. 由无髓神经纤维末梢形成

E. 一个轴突支配一条肌纤维

20. 关于肌梭的描述，错误的是（　　）

A. 位于骨骼肌内，外有被囊

B. 是本体感受器

C. 结构中不含运动神经末梢

D. 感觉神经纤维包绕梭内肌中段

E. 感受肌纤维的伸缩变化

21. 关于环层小体的描述，错误的是（　　）

A. 分布在皮肤真皮乳头内

B. 圆形或卵圆形，体积较大

C. 裸露的轴突进入小体中央的圆柱体

D. 小体内有多层同心圆排列的扁平细胞

E. 感受压觉和振动觉

22. 神经胶质细胞的功能不包括（　　）

A. 支持作用

B. 保护作用

C. 接受和传导神经冲动

D. 营养作用

E. 绝缘作用

23. 下列不符合神经胶质细胞描述的是（　　）

A. 与神经元构成神经组织

B. 数量较神经元多

C. 胞体的突起无树突和轴突之分

D. 中枢和周围神经系统均有

E. HE 染色可以显示该细胞完整形态

24. 中枢神经系统的胶质细胞不包括（　　）

A. 卫星细胞　　　　　　B. 星形胶质细胞

C. 少突胶质细胞　　　　D. 小胶质细胞

E. 室管膜细胞

25. 关于星形胶质细胞描述，错误的是（　　）

A. 是体积最大的胶质细胞

B. 位于中枢神经系统的灰质和白质内

C. 胞质内有大量胶质丝

D. 中枢神经系统损伤时不能增生参与修复

E. 其突起参与形成血脑屏障

26. 具有吞噬功能的神经胶质细胞是（　　）

A. 少突胶质细胞　　　　B. 小胶质细胞

C. 星形胶质细胞　　　　D. 施万细胞

E. 卫星细胞

（二）A2 型题（病例摘要型最佳选择题）

27. 神经元受损时，其胞体内的一类特殊结构会反应性减少、解体甚至消失，当损伤修复时它们又重新出现或恢复正常，该特殊结构可以合成更新细胞器所需的结构蛋白，合成神经递质所需的酶类，被认为是衡量神经元功能状态的结构，此特殊结构是（　　）

A. 轴丘   B. 神经原纤维
C. 尼氏体   D. 髓鞘
E. 郎飞结

28. 进行性肌萎缩症、进行性延髓麻痹、原发性侧索硬化症和肌萎缩侧索硬化症等中枢神经性疾病，均可侵犯神经组织中一类支配效应器官活动的细胞，从而损伤或影响脊髓、大脑到肌肉和内分泌腺之间的正常信息传递，这类被侵犯的细胞是（   ）

A. 运动神经元   B. 感觉神经元
C. 少突胶质细胞   D. 小胶质细胞
E. 室管膜细胞

29. 男性患者，52 岁，因车祸导致脑外伤入院治疗，出院随访中经磁共振检查发现受伤部位脑组织有胶质瘢痕增生后形成的修复区，该修复区域的形成主要由下列哪类细胞参与？（   ）

A. 运动神经元   B. 感觉神经元
C. 星形胶质细胞   D. 小胶质细胞
E. 室管膜细胞

30. 患者，女，48 岁，2 年前出现双侧手足和四肢麻木，肢体远端皮肤有"蚂蚁爬一样"或"针刺样"异感，伴有疼痛、无力感，入院检查后诊断为多发性末梢神经炎。患者临床表现与下列哪种结构功能受损有关？（   ）

A. 神经胶质细胞   B. 神经元之间的突触
C. 有髓神经纤维   D. 无髓神经纤维
E. 神经末梢

（三）A3 型题（病例组型最佳选择题）

（31～32 题共用题干）

阿尔茨海默病（AD）是一种起病隐匿的进行性发展的神经系统退行性疾病。临床上以记忆障碍、失语、失用、失认、视空间技能损害、执行功能障碍以及人格和行为改变等全面性痴呆表现为特征。神经原纤维缠结是该病的主要病理改变之一，它位于神经元胞浆内，其主要成分是过度磷酸化的 tau 蛋白。正常情况下，tau 蛋白与微管结合，可维持细胞骨架的稳定，但 AD 患者神经元内的 tau 蛋白过度磷酸化，后者与微管结合点减少，而自身结合形成双股螺旋细丝，最终形成这种特征性缠结，破坏了神经元内的物质转运。

31. AD 患者的临床表现与下列哪种细胞数量的减少息息相关？（   ）

A. 星形胶质细胞   B. 神经元

C. 施万细胞   D. 少突胶质细胞
E. 小胶质细胞

32. 所述特征性缠结破坏了 AD 患者神经元中哪种结构的功能？（   ）

A. 尼氏体   B. 细胞核
C. 神经原纤维   D. 粗面内质网
E. 核糖体

（四）B 型题（标准配伍题）

（33～37 题共用备选答案）

A. 星形胶质细胞   B. 少突胶质细胞
C. 小胶质细胞   D. 室管膜细胞
E. 施万细胞

33. 形成中枢神经纤维髓鞘的细胞是（   ）
34. 形成周围神经纤维髓鞘的细胞是（   ）
35. 参与形成血脑屏障的细胞是（   ）
36. 形成脑室和脊髓中央管内衬的细胞是（   ）
37. 神经损伤时有吞噬功能的细胞是（   ）

（38～42 题共用备选答案）

A. 轴丘   B. 缝隙连接
C. 郎飞结   D. 尼氏体
E. 运动终板

38. 神经元胞体发出轴突起始的膨大部位为（   ）
39. 位于神经元胞体和树突内的结构是（   ）
40. 有髓神经纤维传导冲动的部位是（   ）
41. 运动神经纤维终末分支与骨骼肌纤维共同形成的结构是（   ）
42. 电突触的结构基础是（   ）

（43～47 题共用备选答案）

A. 肌梭   B. 树突棘
C. 尼氏体   D. 结间体
E. 神经原纤维

43. 两个相邻郎飞结之间的一段神经纤维为（   ）
44. 本体感受器是（   ）
45. 电镜下的粗面内质网和游离核糖体是（   ）
46. 电镜下的神经丝和微管是（   ）
47. 树突表面的棘状突起是（   ）

（五）X 型题（多项选择题）

48. 神经元结构包括（   ）

A. 树突   B. 轴突
C. 神经内膜   D. 细胞体
E. 神经外膜

49. 光镜下，在 HE 染色的神经元中可观察到下列

哪些结构特点？（　　　）

A. 胞体较大　　　　　B. 轴丘内不含尼氏体

C. 细胞质内有尼氏体　D. 细胞质内有神经原纤维

E. 细胞核大而圆，染色浅，核仁明显

50. 下列哪些是神经元的功能？（　　　）

A. 接受刺激，传导冲动　B. 绝缘作用

C. 整合信息　　　　　　D. 内分泌功能

E. 参与构成血 - 脑屏障

51. 神经元胞体内含有的特征性结构是（　　　）

A. 尼氏体　　　　　　B. 线粒体

C. 微丝　　　　　　　D. 神经原纤维

E. 溶酶体

52. 有髓神经纤维髓鞘的主要作用是（　　　）

A. 绝缘

B. 加快神经冲动的传导速度

C. 营养轴突

D. 保护轴突

E. 参与损伤后的修复

53. 关于周围神经系统的有髓神经纤维的描述哪些正确？（　　　）

A. 每个结间体由两个施万细胞包卷

B. 郎飞结处有薄层髓鞘包绕

C. 神经冲动传导速度慢

D. 髓鞘由施万细胞包卷轴突而形成

E. 轴突越粗，髓鞘越厚，结间体就越长，传导速度就越快

54. 化学突触的电镜结构包括（　　　）

A. 突触前成分　　　　B. 紧密连接

C. 突触间隙　　　　　D. 缝隙连接

E. 突触后成分

55. 关于化学突触的描述，哪些正确？（　　　）

A. 突触后膜上含特异性受体

B. 突触后成分是神经元或效应细胞的细胞膜部分

C. 突触后成分内含有突触小泡

D. 突触前膜和后膜的胞质面均可见致密物

E. 突触前成分一般为神经元轴突终末端膨大

56. 下列哪些结构属感觉神经末梢？（　　　）

A. 游离神经末梢　　　B. 触觉小体

C. 环层小体　　　　　D. 运动终板

E. 肌梭

57. 下列关于触觉小体的描述，正确的是（　　　）

A. 分布在皮肤真皮乳头内

B. 呈卵圆形，外包有结缔组织被囊

C. 感受触觉

D. 小体内有许多扁平细胞

E. 小体内含有髓神经纤维

58. 关于肌梭的描述，正确的是（　　　）

A. 分布于骨骼肌和心肌

B. 结缔组织被囊包裹几条细小肌纤维

C. 感觉神经纤维的轴突进入其内包绕肌纤维

D. 其内无运动神经纤维轴突终末

E. 感受肌纤维痛觉刺激

59. 关于运动终板的描述，正确的有（　　　）

A. 为长轴突多极运动神经元的末梢

B. 由无髓神经纤维的轴突终末形成

C. 仅分布于骨骼肌

D. 一个肌纤维通常只受一个神经元的轴突支配

E. 轴突终末释放乙酰胆碱

60. 中枢神经系统的神经胶质细胞有（　　　）

A. 施万细胞　　　　　　B. 少突胶质细胞

C. 小胶质细胞　　　　　D. 室管膜细胞

E. 星形胶质细胞

61. 对神经胶质细胞的描述，正确的是（　　　）

A. 施万细胞可形成髓鞘

B. 小胶质细胞属于单核吞噬细胞系统

C. 星形胶质细胞参与构成血-脑屏障

D. 少突胶质细胞可形成髓鞘

E. 脉络丛室管膜细胞分泌脑脊液

三、判断题

1. 动物进化程度越高级，神经系统中的中间神经元越多，多为多极神经元。（　　　）

2. 神经细胞是神经系统的结构和功能单位，因其胞体上有细长形的树突和轴突，故神经细胞又称神经纤维。（　　　）

3. 神经元内的微管、微丝和神经丝分布于胞体、树突和轴突内。（　　　）

4. 通常一个神经元胞体发出多个树突，但只有一条轴突，神经元的胞体越大，其轴突越长。（　　　）

5. 轴突内不含尼氏体和高尔基复合体，故不能合成蛋白质，轴突成分的更新及神经递质合成所需的蛋白质和酶，是在胞体内合成后输送到轴突及其终末的。（　　　）

6. 有髓神经纤维上的郎飞结越多，结间体越短，其神经冲动的传导速度越快。（　　　）

7. 髓鞘的化学成分主要是髓磷脂和蛋白质，髓磷脂中类脂含量约占80%，在常规染色中，因类脂被溶解仅残留网状蛋白质故染色浅。若用锇酸固

定和染色，髓磷脂保存则使髓鞘呈黑色。（ ）

8. 中枢和周围神经系统的无髓神经纤维，都是一个施万细胞可包裹许多条轴突。（ ）

9. 神经元轴突终末不仅释放神经递质，还能摄取某些细胞外物质逆行输向胞体。（ ）

10. 神经是由中枢和周围神经系统的神经纤维集合在一起构成。（ ）

11. 多数神经在结构上同时含有髓和无髓神经纤维，其中有髓神经纤维的髓鞘含鞘磷脂，故神经通常呈白色。（ ）

12. 突触前成分释放神经递质引起突触后神经元发生兴奋或抑制，主要取决于神经递质及其受体的类型。（ ）

13. 游离神经末梢既可构成感受器，也可构成效应器。（ ）

14. 运动终板是一种化学突触，肌梭是一种本体感受器。（ ）

15. 一个骨骼肌纤维通常接受多个运动神经元的支配，而一个运动神经元只支配一个骨骼肌纤维。（ ）

16. 施万细胞是形成各种有髓神经纤维的髓鞘形成细胞。（ ）

17. 当中枢神经系统损伤时，小胶质细胞可发挥吞噬功能。（ ）

18. 神经内膜就是神经纤维的神经膜。（ ）

19. 脊神经节中的神经元是双极神经元。（ ）

四、论述题

1. 试述神经元的结构及功能。

2. 试述化学突触的电镜结构及信息传导过程。

3. 试述周围神经系统中有髓神经纤维和无髓神经纤维的结构与功能特点。

【答案及解析】

一、名词解释

1. Nissl body 即尼氏体，分布于神经元的胞体和树突内，光镜下在 HE 染色切片中呈嗜碱性小体或颗粒状。电镜下是由丰富的粗面内质网和游离核糖体组成。尼氏体是神经元合成蛋白质的场所。

2. Neurofibril 即神经原纤维，光镜下在银染色切片中呈棕黑色细丝，交错排列成网，并伸入树突和轴突内。电镜下是由神经丝和微管组成，是神经元的细胞骨架结构，还与胞质内的物质输送有关。

3. 轴丘为神经元轴突由胞体发出的起始处，常呈圆锥形。轴丘因无尼氏体而染色浅，此处也无高尔基复合体。

4. 周围神经系统的施万细胞和中枢神经系统的少突胶质细胞包裹轴突形成有髓神经纤维的髓鞘是呈节段状，郎飞结是指相邻两个节段之间无胶质细胞包裹形成髓鞘的缩窄部。神经冲动在郎飞结处裸露的轴膜上呈跳跃式传导，传导速度快。

5. 神经纤维是由神经元的轴突和包在其外表面的神经胶质细胞组成。在中枢和周围神经系统中分别为少突胶质细胞和施万细胞，依据胶质细胞包绕是否形成髓鞘，可为有髓神经纤维和无髓神经纤维两种类型。

6. Synapse 即突触，指神经元与神经元之间，或神经元与效应细胞之间的一种特化的细胞连接，具有定向传导信息的功能。可分为化学突触和电突触两类。前者是以化学物质（神经递质）作为媒介传递信息，后者亦即缝隙连接，是以电流传递信息。

二、选择题

（一）A1 型题（单句型最佳选择题）

1. E。HE 染色可观察到尼氏体，在银染色切片中才能观察到呈棕黑色细丝状的神经原纤维。

2. B。神经元胞体不位于脊髓白质，脊髓白质主要是神经纤维。

3. C。Nissl body 即尼氏体，又称嗜染质，电镜下是由粗面内质网和游离核糖体构成，功能是合成蛋白质。

4. D。轴丘是神经元轴突由胞体发出起始处的圆锥形结构，在 HE 染色光镜下该区因不含尼氏体而染色浅。

5. A。具有树突棘，有很多分支，能接受刺激传向胞体，以及能合成蛋白质的结构是树突。

6. B。轴突表面的细胞膜称轴膜，是传导神经冲动的部位。

7. C。神经纤维分有髓神经纤维和无髓神经纤维，两种类型分别在中枢和周围神经系统的结构均不同。

8. B。坐骨神经属于周围神经系统，形成髓鞘的胶质细胞是施万细胞。

9. C。中枢神经系统形成髓鞘的胶质细胞是少突胶质细胞。

10. E。无髓神经纤维上不形成髓鞘和郎飞结。

11. D。郎飞结处的轴膜是裸露的，可以传导神经冲动，所以有髓神经纤维的神经冲动传导方式就是从一个郎飞结跳到下一个郎飞结的"跳跃式"传导。

12. A。周围神经系统的无髓神经纤维是由一个施万细胞同时包绕多条轴突形成，中枢神经系统的无髓神经纤维没有胶质细胞包绕，轴突是裸露的。

13. C。结间体是指两相邻郎飞结之间的一段神经纤维，这个结间体越长，代表跳跃式传导时跨过的距离就越长，传导速度就越快。

14. A。周围神经系统中功能相关的神经纤维集合在一起，外包结缔组织而构成神经。

15. B。突触是位于神经元之间或者神经元与非神经元之间特化的细胞连接。其中非神经元是指骨骼肌细胞、平滑肌细胞或腺细胞等效应细胞。

16. C。电突触实际上就是缝隙连接。

17. D。突触前膜仅只是指突触前、后成分彼此相对的这部分细胞膜，位于突触前成分上释放神经递质的这一侧。

18. C。当传导神经信息时，突触小泡与突触前膜融合而形成释放口，释放出神经递质到突触间隙中，不是整个小泡释放到突触间隙中。

19. B。运动终板相当于在神经元和骨骼肌之间形成的化学突触。

20. C。肌梭内除了感觉神经纤维末梢，还有运动神经末梢分布在梭内肌纤维的两端。

21. A。环层小体分布在皮下组织、肠系膜、韧带和关节囊等处。

22. C。神经组织由神经元和神经胶质细胞构成，只有神经元具有接受和传导神经冲动的功能。

23. E。只有在银染色条件下，才可以显示出神经胶质细胞完整的形态（即细胞全貌）。

24. A。卫星细胞是属于周围神经系统的胶质细胞。

25. D。当中枢神经系统损伤时，星形胶质细胞可以增生、肥大，充填缺损的空隙而形成胶质瘢痕。

26. B。小胶质细胞是胶质细胞中最小的一种，当中枢神经系统损伤时，小胶质细胞可以被激活为具有吞噬功能的细胞，来吞噬细胞碎屑及溃变的髓鞘，属于单核吞噬细胞系统。

（二）A2 型题（病例摘要型最佳选择题）

27. C。尼氏体的功能是合成更新细胞器所需的结构蛋白、合成神经递质所需的酶类等，其形状、数量和分布随不同的神经元而异。在代谢功能旺盛的神经元中尼氏体特别丰富。当神经元受到损伤时，尼氏体可减少、解体甚至消失。在损伤或疲劳恢复过程中，尼氏体又重新出现、增多，并可至正常水平，故尼氏体可作为神经元功能状态的标志。

28. A。进行性肌萎缩症、进行性延髓麻痹、原发性侧索硬化症和肌萎缩侧索硬化症均属于运动神经元病，主要侵犯运动神经元，破坏神经元与效应器官间的信息传递。

29. C。神经元的再生能力较低，星形胶质细胞具有较强的再生能力。当神经组织受到损伤后，主要通过星形胶质细胞在受损区域迅速增生形成胶质瘢痕来进行修复。

30. E。周围神经终末部分终止于其他组织中形成神经末梢。末梢神经炎是由多种原因引起的多发性末梢神经损害的总称，患者的神经末梢受损后，其肢体远端可以出现对称性感觉、运动和自主神经功能障碍等表现。

（三）A3 型题（病例组型最佳选择题）

31 ～ 32. BC。神经元具有接受刺激、整合信息、传导冲动的能力，AD 患者各种病理过程最终导致脑内神经元的丢失，出现题干所述的全面性痴呆表现。共同题干信息可知，过度磷酸化的 tau 蛋白因为形成神经原纤维缠结，减少与微管的结合，可使微管维持细胞骨架功能减弱，细胞内物质转运障碍，而神经原纤维正是微管和神经丝组成。

（四）B 型题（标准配伍题）

33 ～ 37. BEADC。此题组考点为中枢和周围神经系统中各类神经胶质细胞的功能。

38 ～ 42. ADCEB。此题组考点为神经组织中容易混淆的各部分结构，需要理解、对比各部分结构的差异。

43 ～ 47. DACEB。此题组考点为神经组织中容易混淆的各部分结构，需要理解、对比各部分结构的差异。

（五）X 型题（多项选择题）

48. ABD。此题需要掌握神经元最基本的结构。

49. ABCE。神经元胞体一般比较大，核大而圆，染色浅，核仁明显。胞体及树突内有尼氏体，轴突从胞体发出的起始端内不含尼氏体，称轴丘。

50. ACD。此题需要掌握神经元的功能，一些神经核团是由具有内分泌功能的神经元构成。

51. AD。此题需要掌握神经元胞体的光镜和电镜结构特点。

52. AB。有髓神经纤维的轴突外包的髓鞘含有大量的类脂而具有疏水性，因此在组织液与轴膜间起到绝缘作用。另外，由于髓鞘的电阻比轴膜高很多，电容很低，故电流只能在郎飞结处裸露的轴膜产生兴奋，神经冲动从一个郎飞结传到下一个郎飞结，呈跳跃式传导，传导速度快。因此，有髓神经纤维的髓鞘具有绝缘、加快神经冲动传导速度的作用。

53. DE。此题需要掌握有髓神经纤维的结构特点。

54. ACE。此题需要掌握化学突触的电镜结构。

55. ABDE。此题需要掌握化学突触的各部分电镜结构特点。

56. ABCE。运动终板是属于运动神经末梢。

57. ABCD。触觉小体分布在皮肤真皮乳头内，呈卵圆形，长轴与皮肤表面垂直，外包结缔组织被囊，有髓神经纤维进入小体时失去髓鞘，并分成细支盘绕在扁平细胞间，主要功能是感受触觉。

58. BC。此题需要掌握肌梭的结构。

59. ACDE。此题需要掌握运动终板的构成和功能。

60. BCDE。施万细胞是周围神经系统中的神经胶质细胞。

61. ABCDE。此题需要掌握中枢和周围神经系统中各类神经胶质细胞的功能。

三、判断题

1. 正确。

2. 错误。神经细胞又称神经元，其树突短而分支多，轴突细长而主干无分支。神经纤维是由长轴突和包绕在外的神经胶质细胞构成。

3. 正确。

4. 错误。一个神经元胞体发出的树突是一个或多个，当只有一个树突时的神经元又称为双极神经元。

5. 正确。

6. 错误。有髓神经纤维上形成的郎飞结"越多"，相邻郎飞结之间的结间体"越长"，神经冲动的传导速度"越快"。

7. 正确。

8. 错误。周围神经系统的无髓神经纤维是由一个施万细胞包裹许多条轴突；而中枢神经系统的无髓神经纤维的轴突是裸露的。

9. 正确。

10. 错误。神经是由周围神经系统的神经纤维集合在一起构成。

11. 正确。

12. 正确。

13. 错误。游离神经末梢是指感受痛、温觉的感觉神经末梢，形成感受器而非效应器。

14. 正确。

15. 错误。一条有髓运动神经纤维支配的骨骼肌纤维数目多少不等，少者仅 1～2 条，多者可分支支配上千条；而一条骨骼肌纤维通常只有一条轴突分支支配。

16. 错误。施万细胞是周围神经系统有髓神经纤维的髓鞘形成细胞，中枢神经系统有髓神经纤维的髓鞘形成细胞是少突胶质细胞。

17. 正确。

18. 错误。神经内膜是神经纤维束内包裹每条神经纤维的薄层疏松结缔组织。而神经膜是施万细胞的细胞膜与外面的一层基膜构成。

19. 错误。脊神经节中的神经元是假单极神经元。

四、论述题

1. 答题要点：从神经元的结构特点，联系其功能进行描述。神经元的结构由胞体和突起构成。①神经元胞体是细胞的营养和代谢中心。细胞膜是可兴奋膜，具有接受刺激、处理信息、产生和传导神经冲动的功能。有一个大而圆的胞核，染色浅，核仁大而明显。胞质内含有两种特征性结构：a. 尼氏体在 HE 染色切片中呈块状或颗粒状嗜碱性物质；电镜下由发达的粗面内质网和游离核糖体构成；具有合成蛋白质的功能。b. 神经原纤维在银染色切片中呈棕黑色细丝，交错成网；电镜下由神经丝和微管构成；具有支持、运输的作用。②突起又分树突和轴突：a. 树突短、粗、分支多，表面有许多树突棘。树突内含有尼氏体和神经原纤维。其功能主要是接受刺激，将冲动传向胞体。b. 轴突细、长、末端分支较多，表面光滑为轴膜，内为轴质。轴质内无尼氏体，含大量神经原纤维。其主要功能是将冲动传离胞体。

2. 答题要点：从化学突触各组成成分的结构和功能特点进行描述。①化学突触的电镜结构由突触前成分、突触间隙和突触后成分构成。突触前、后成分彼此相对的细胞膜分别称为突触前膜和突触后膜，二者之间的间隙为突触间隙。突触前成分含许多突触小泡（含神经递质），还有少量线粒体、微管和微丝等。突触后膜上含有特异性受体。②信息传导过程：当神经冲动沿轴膜传至轴突终末时，即触发细胞外的钙离子进入突触前成分，促使突触小泡移附至突触前膜，通过出胞作用释放小泡内的神经递质到突触间隙。这时，突触间隙内部分递质与突触后膜上相应的受体结合，使相应的离子进出突触后膜，从而改变突触后膜两侧离子的分布状况，使突触后神经元出现兴奋或抑制。

3. 答题要点：分析两种神经纤维中轴突与施万细胞的结构关系进行描述。①周围神经系统的有髓神经纤维外包节段性的髓鞘，每一节段髓鞘是由一个施万细胞的胞膜包卷轴突而形成的多层膜状结构，髓鞘的化学成分主要是髓磷脂。各节髓鞘之间轴突裸露处称郎飞结，相邻两个郎飞结之间的一段称结间体。髓鞘纵切面上可见施 - 兰切迹。在施万细胞的外表面包有一层基膜。神经冲动传导的方式是从一个郎飞结到下一个郎飞结呈跳跃式传导，速度较快。②周围神经系统的无髓神经纤维由轴突和包在它外面的施万细胞组成。一个施万细胞可包裹许多条轴突，并沿着轴突连续排列，但不形成髓鞘，故无郎飞结。神经冲动传导的方式是沿着轴突连续进行，速度相对慢。

（李　坪）

第八章　皮　　肤

【学习目标】

一、知识目标

1. 能够应用皮肤的组成和结构解释其相关功能。
2. 能够归纳表皮与真皮的结构特点。
3. 能够概括皮肤附属器的结构特点及功能。
4. 能够概述皮下组织的结构及功能。
5. 能够说出非角质形成细胞的类型及功能。

二、技能目标

1. 能够绘制皮肤结构的模式图。
2. 能够运用皮肤的组织结构基础，思考并解释医学美容的相关原理或皮肤烧伤的临床表现特点。

三、情感价值目标

1. 能够感受皮肤正常结构和功能对机体的重要性。
2. 能够了解皮肤移植的前沿进展，提高学习兴趣，树立开拓创新的精神。

【思维导图】

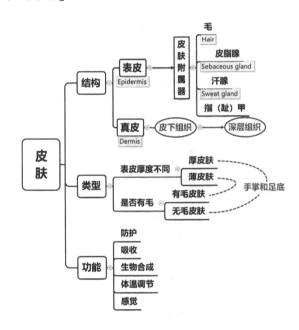

【记忆窍门】

● 皮肤组织结构顺口溜：皮肤包括表真皮，衍生毛发腺和甲。表皮细胞有两类，角蛋白非角蛋白。角质形成分五层，基底棘颗透角质。非角细胞有三种，黑素朗格梅克尔。真皮结构为两层，乳头居浅网居深。皮下脂肪连深部，表皮下陷附属器。毛囊汗腺皮脂腺，细菌常从此入侵。健康皮肤可防御，卫生习惯意义深。

【英汉名词对照】

● Skin　皮肤
● Epidermis　表皮
● Keratinocyte　角质形成细胞
● Stratum Basale　基底层
● Stratum Spinosum　棘层
● Stratum Granulosum　颗粒层
● Stratum Lucidum　透明层

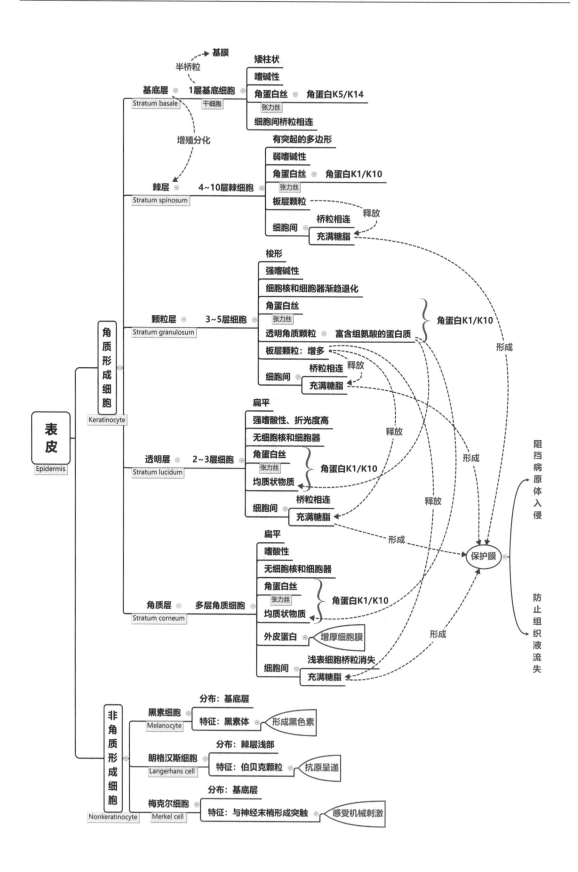

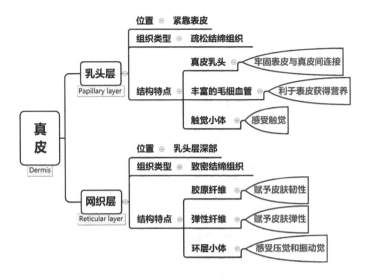

- Stratum Corneum　角质层
- Melanocyte　黑素细胞
- Langerhans Cell　朗格汉斯细胞
- Merkel Cell　梅克尔细胞
- Dermis　真皮
- Papillary Layer　乳头层
- Reticular Layer　网织层
- Hypodermis　皮下组织
- Hair　毛
- Sebaceous Gland　皮脂腺
- Sweat Gland　汗腺

【复习思考题】

一、名词解释

1. Keratinocyte
2. Langerhans cell
3. Melanocyte
4. 角蛋白
5. 毛球

二、选择题

（一）A1 型题（单句型最佳选择题）

1. The majority of cells in the epidermis are（　　）
A. Keratinocytes　　　B. Melanocytes
C. Langerhans cells　　D. Merkel cell
E. Reticular cells
2. 表皮基底细胞的特征不包括（　　）
A. 立方形或低柱状

B. 体积较大，呈多边形
C. 含游离核糖体和张力丝
D. 借半桥粒与基膜相连接
E. 具有分裂增殖能力
3. 阻止水分透过表皮的结构主要为（　　）
A. 张力丝　　　　　　B. 细胞间桥粒
C. 细胞间的紧密连接　D. 细胞间的脂质膜状物
E. 透明角质颗粒内容物
4. 表皮角质层细胞的主要特征描述错误的是（　　）
A. 由多层扁平无核的角质细胞组成
B. 细胞膜增厚而坚固
C. 胞质含大量角蛋白丝
D. 胞质中尚存游离的核糖体
E. 浅层的角质细胞间桥粒消失，逐渐脱落成皮屑
5. 角质形成细胞之间的细胞连接是（　　）
A. 紧密连接　　　　　B. 中间连接
C. 桥粒　　　　　　　D. 缝隙连接
E. 突触
6. 以下免疫细胞主要分布在表皮的是（　　）
A. 淋巴细胞　　　　　B. 巨噬细胞
C. 浆细胞　　　　　　D. 肥大细胞
E. 朗格汉斯细胞
7. 构成皮肤真皮最主要的纤维成分为（　　）
A. 肌原纤维　　　　　B. 神经纤维
C. 胶原纤维　　　　　D. 弹性纤维
E. 微原纤维
8. 真皮在组织学上属于（　　）
A. 上皮组织　　　　　B. 疏松结缔组织
C. 致密结缔组织　　　D. 脂肪组织
E. 网状组织

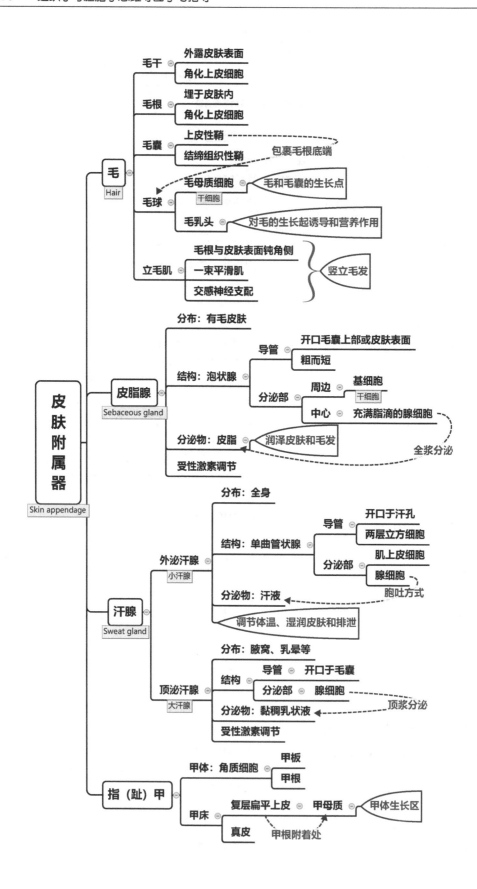

9. 关于真皮乳头层的描述错误的是（　　）

A. 位于真皮浅层，紧靠表皮的薄层结缔组织

B. 向表皮底部深入形成乳头状突起

C. 在手指掌侧的真皮乳头内含有较多的触觉小体

D. 内含丰富的毛细血管

E. 含有大量环层小体

10. 皮肤具有很强的韧性和一定的弹性，这主要决定于（　　）

A. 表皮角质层较厚

B. 真皮乳头层中乳头丰富

C. 真皮网织层含纤维较多

D. 皮肤附属器丰富

E. 皮下组织含脂肪丰富

11. 汗腺属于（　　）

A. 复管泡状腺　　　　　B. 复管状腺

C. 复泡状腺　　　　　　D. 单泡状腺

E. 单曲管状腺

12. 拔指甲后甲不能再生，其原因在于未保留（　　）

A. 甲床　　　　B. 甲襞　　　　C. 甲母质

D. 甲根　　　　E. 甲沟

13. 不属于皮肤附属器的是（　　）

A. 汗腺　　　　B. 毛囊　　　　C. 立毛肌

D. 皮脂腺　　　E. 皮下组织

（二）A2 型题（病例摘要型最佳选择题）

14. 临床上，根据损伤深度不同，烫伤可分为三度四型，其中一度烫伤伤势最轻，仅伤及表皮的浅层，故此类烫伤可能损伤的皮肤结构是（　　）

A. 基底层　　　B. 角质层　　　C. 乳头层

D. 网织层　　　E. 生发层

15. 患儿女性，5 岁，因全身出现多个红斑就诊，体格检查可见患者头皮、躯干、四肢有多个大小不等的红斑丘疹，表面有较厚白色鳞屑，易剥脱，轻刮去鳞屑可见薄膜现象，再刮去薄膜则见点状出血现象。入院检查后诊断为寻常型银屑病。该病的病理变化主要表现为表皮基底细胞增殖异常加速，细胞分裂周期缩短，出现表皮角化不全、颗粒层消失，推测患儿的表皮更新周期可能为（　　）

A. 3～4 天　　　B. 3～4 周　　　C. 3～5 月

D. 3～5 年　　　E. 100 天

16. 患者男性，60 岁，农民，因接触漆树后身体出现红斑就诊。查体可见患者颈部和上肢有大量红斑，并伴痒感。初步诊断为：生漆过敏。本病

的病理反应过程中，患者的表皮中哪种细胞将抗原呈递给体内的淋巴细胞，从而引发了过敏反应？（　　）

A. 棘细胞　　　　　　　B. 黑素细胞

C. 朗格汉斯细胞　　　　D. 基底细胞

E. 角质细胞

17. 患者女性，17 岁。因满脸出现散在红色小丘疹就诊，皮肤科检查可见患者面部皮脂溢出明显增多，有粟粒状丘疹 20 余个，个别丘疹中央有脓疱，数个丘疹可见凹陷性损害。初步诊断：寻常痤疮。该病主要与下列皮肤中哪种结构的异常有关？（　　）

A. 毛囊　　　　B. 立毛肌　　　C. 皮脂腺

D. 汗腺　　　　E. 触觉小体

（三）A3 型题（病例组型最佳选择题）

（18～19 题共用题干）

患者男性，40 岁，实验室工作人员。于 1 个月前，原因不明于颈部、面部等多处皮肤出现大块白斑，不痛不痒。体格检查：面部、颈部、下肢、肩、背等处有成片大小不等、形状不规则的白斑，白斑境界清楚，白斑区域内毛发也变白，白斑处皮肤无突出、无曲张血管、无溃疡。初步诊断：白癜风。

18. 该患者的组织病理学检查中可能会出现哪种细胞减少或者缺失？（　　）

A. 角质细胞　　　　　　B. 角质形成细胞

C. 朗格汉斯细胞　　　　D. 梅克尔细胞

E. 黑素细胞

19. 决定皮肤颜色的重要因素是（　　）

A. 黑素细胞的数量

B. 黑素细胞的分布

C. 黑素颗粒的大小及分布

D. 透明角质颗粒的多少

E. 板层颗粒的多少

（四）B 型题（标准配伍题）

（20～24 题共用备选答案）

A. Stratum basale　　　B. Stratum spinosum

C. Stratum granulosum　　D. Stratum lucidum

E. Stratum corneum

20. 分布在表皮最浅层的是（　　）

21. 黑素细胞的细胞体存在于（　　）

22. HE 染色标本呈强嗜酸性，折光度高的是（　　）

23. 皮肤对化学损伤的防护主要由以上哪种结构完成？（　　）

24. 皮肤再生时，新生表皮的哪层细胞继续增殖分化形成各层细胞？（　　）

（25～28题共用备选答案）

A. 棘细胞　　　　　　　　B. 基底细胞

C. 角质细胞　　　　　　　D. 颗粒层细胞

E. 透明层细胞

25. 胞质内富含游离核糖体的细胞是（　　）

26. 没有细胞核和细胞器的细胞是（　　）

27. 体积较大、呈多边形的细胞是（　　）

28. 细胞质内含许多透明角质颗粒的细胞是（　　）

（29～34题共用备选答案）

A. 黑素细胞　　　　　　　B. 朗格汉斯细胞

C. 梅克尔细胞　　　　　　D. 基底细胞

E. 角质细胞

29. 属于干细胞的是（　　）

30. 干硬的死细胞是（　　）

31. 生成黑色素的细胞是（　　）

32. 具有抵御紫外线功能的细胞是（　　）

33. 有抗原呈递作用的细胞是（　　）

34. 可与感觉神经末梢形成突触的细胞是（　　）

（35～39题共用备选答案）

A. 板层颗粒　　　　　　　B. 角蛋白丝

C. 黑素颗粒　　　　　　　D. 伯贝克颗粒

E. 透明角质颗粒

35. 参与处理抗原的是（　　）

36. 光镜下，呈弱嗜碱性，含糖脂的膜被颗粒是（　　）

37. 光镜下，呈强嗜碱性，无膜包被，富含组氨酸的是（　　）

38. 将酪氨酸转化为黑色素的结构是（　　）

39. 表皮角质形成细胞中不含有（　　）

（40～43题共用备选答案）

A. 真皮乳头层　　　　　　B. 真皮网织层

C. 毛乳头　　　　　　　　D. 毛囊

E. 毛球

40. 毛的生长点是（　　）

41. 触觉小体位于（　　）

42. 环层小体位于（　　）

43. 对毛的生长起诱导作用的是（　　）

（五）X型题（多项选择题）

44. 皮肤的功能包括（　　）

A. 阻挡异物和病原体侵入机体

B. 防止体液丢失　　　　C. 感受外界刺激

D. 调节体温　　　　　　E. 排出代谢产物

45. 与厚皮表皮比较,薄皮的表皮不明显的是（　　）

A. 基底层　　　　　B. 棘层　　　　　C. 颗粒层

D. 透明层　　　　　E. 角质层

46. 关于表皮棘层细胞描述，正确的是（　　）

A. 由一层矮柱状细胞组成

B. 深层细胞可见黑素颗粒

C. 细胞表面有许多短小突起，突起由桥粒相连

D. 游离核糖体较多，合成蛋白质功能旺盛

E. 合成的外皮蛋白沉积在细胞膜内侧，使细胞增厚

47. 棘细胞可合成或形成（　　）

A. 角蛋白　　　　　　　　B. 外皮蛋白

C. 板层颗粒　　　　　　　D. 透明角质颗粒

E. 黑素颗粒

48. 表皮对理化刺激耐受力强是由于（　　）

A. 角质细胞干硬坚固

B. 角质细胞不断更新脱落

C. 表皮细胞间有大量桥粒连接

D. 细胞数量多

E. 神经末梢少

49. 角蛋白的组成是（　　）

A. 肌动蛋白丝　　　　　　B. 角蛋白丝

C. 板层颗粒　　　　　　　D. 透明角质颗粒

E. 核糖体

50. 关于皮下组织的描述正确的是（　　）

A. 含有触觉小体

B. 含脂肪细胞较多

C. 汗腺可存在于此层

D. 由疏松结缔组织和脂肪组织构成

E. 身体不同部位的皮下组织厚度差异较大

51. 关于毛的结构特征，以下正确的是（　　）

A. 分为毛干、毛根和毛球三部分

B. 毛干和毛根由排列规则的角化上皮细胞组成

C. 毛乳头内含有血管和神经

D. 毛球是毛和毛囊的生长点

E. 毛囊由上皮性鞘和结缔组织性鞘构成

52. 毛的组织构成包括（　　）

A. 上皮组织　　　　　　　B. 结缔组织

C. 骨骼肌组织　　　　　　D. 平滑肌组织

E. 神经组织

53. 立毛肌（　　）

A. 是一束平滑肌

B. 收缩时使毛发竖立

C. 受副交感神经支配

D. 连于毛囊和真皮之间

E. 位于毛根与皮肤表面呈钝角的一侧

54. 关于毛囊上皮性鞘的描述正确的是（　　）

A. 紧包毛根，与表皮和毛球相连续

B. 和毛根下端合为毛球

C. 结构与表皮相似

D. 结构与真皮相似

E. 由毛母质细胞增殖分化形成

55. 以下哪些是外泌汗腺的结构特征？（　　）

A. 为分支管状腺

B. 分泌部盘曲成团

C. 导管开口于毛囊上部

D. 导管由两层立方形的细胞围成

E. 腺上皮外方有肌上皮细胞

56. 顶泌汗腺（　　）

A. 导管开口于皮肤表面的汗孔

B. 导管开口于毛囊上端

C. 分泌过盛可能导致腋臭

D. 青春期分泌旺盛

E. 分布于全身皮肤

57. 性激素能明显促进生长和分泌的皮肤附属器有（　　）

A. 毛　　　　　　B. 指甲　　　　　C. 大汗腺

D. 立毛肌　　　　E. 皮脂腺

三、判断题

1. 皮肤既不是中空性器官也不是实质性器官，因而不属于机体的器官。（　　）

2. 人体背部皮肤为厚皮，角质层很厚。（　　）

3. 皮肤的表皮中含有丰富的毛细血管。（　　）

4. 电镜观察，黑素细胞与角质形成细胞之间有大量桥粒连接。（　　）

5. 白种人和黑种人的黑素细胞数量相差很大。（　　）

6. 指尖、口腔和生殖道黏膜上皮中的梅克尔细胞较多。（　　）

7. 指纹可以作为辨别个体的一种标志。（　　）

8. "鸡皮疙瘩"的产生是由于立毛肌的收缩引起。（　　）

四、论述题

1. 阐述手掌皮肤表皮的分层结构及角化过程。

2. 试述真皮的分层及功能特点。

【答案及解析】

一、名词解释

1. Keratinocyte 是角质形成细胞，角质形成细胞是构成表皮的主要细胞，从基底至表面依次为基底层的基底细胞、棘层的棘细胞、颗粒层细胞、透明层细胞、角质层细胞。这些细胞从基底层逐渐向表面推移，并合成透明角质颗粒和角蛋白丝，最终形成角蛋白，充满细胞，并使细胞完全角化。

2. Langerhans cell 是朗格汉斯细胞，散在分布于表皮棘层，细胞具有树枝状突起，胞质内有特征性伯贝克颗粒。在 HE 染色切片上细胞呈圆形，细胞核深染，细胞质清亮。朗格汉斯细胞是一种抗原呈递细胞。

3. Melanocyte 是黑素细胞，细胞体散在于基底细胞之间。HE 染色细胞体呈圆形，细胞核深染而胞质透明。突起伸入基底细胞和棘细胞之间，不易辨认。电镜下，胞质内有特征性黑素体和黑素颗粒，内含黑色素，于光镜下呈黄褐色。黑色素能吸收紫外线，防止表皮深层幼稚细胞的 DNA 受辐射损伤。

4. 角蛋白为透明角质颗粒所含富有组氨酸的均质状物质和角蛋白丝的复合物。

5. 毛球是毛根和毛囊末端融合为一体而形成的膨大结构。毛球底面有结缔组织突入其中形成的毛乳头。毛球是毛和毛囊的生长点，毛乳头对毛的生长起诱导和营养作用。毛球的上皮细胞称毛母质细胞，属干细胞，能增殖分化形成毛根和毛囊上皮性鞘的细胞。毛母质间有散在的黑素细胞，将形成的黑素颗粒转送到毛根的上皮细胞中。

二、选择题

（一）A1 型题（单句型最佳选择题）

1. A. 此题首先需要知道角质形成细胞、黑素细胞、朗格汉斯细胞、梅克尔细胞的英汉名词对照，然后选出构成表皮的主要细胞为角质形成细胞。

2. B. 表皮基底细胞呈立方形或低柱状，而体积较大，呈多边形为棘细胞。

3. D. 板层颗粒含糖脂，糖脂排放到细胞间隙，形成膜状物，可阻止外界物质，尤其是水透过表皮，还能防止组织液外渗。

4. D. 表皮角质层细胞已经完全角化，胞质中没有游离的核糖体，含有大量角蛋白。

5. C. 角质形成细胞之间的细胞连接主要是桥粒。

6. E。表皮中含有朗格汉斯细胞，朗格汉斯细胞是一种抗原呈递细胞，属于免疫细胞。

7. C。皮肤真皮内含大量粗大的胶原纤维束，纤维之间含少量基质和成纤维细胞，因此属于致密结缔组织。

8. B。真皮以纤维为主要成分，细胞较少，纤维粗大，排列致密，因此在组织学上属于致密结缔组织。

9. E。真皮乳头层是紧靠表皮的薄层结缔组织，向表皮底部深入形成的乳头状突起，内含丰富的毛细血管，在手指掌侧的真皮乳头内含有较多的触觉小体。而环层小体位于网织层，乳头层没有环层小体，因此选 E。

10. C。真皮网织层为较厚的致密结缔组织，内含有粗大的胶原纤维束交织成网，并有许多弹性纤维，赋予皮肤较大的韧性和弹性。

11. E。汗腺属于单曲管状腺。

12. C。甲母质细胞增殖活跃，是甲体的生长区，如果甲母质细胞受损，指甲则不能再生。

13. E。毛囊、汗腺、皮脂腺、指甲均为表皮衍生的皮肤附属器，而皮下组织由疏松结缔组织和脂肪组织构成，将皮肤与深部组织相连。

（二）A2 型题（病例摘要型最佳选择题）

14. B。烫伤根据损伤深度不同，可分为三度四型。一度烫伤：伤及表皮颗粒层。浅二度烫伤：伤及真皮浅层，保留部分生发层。深二度烫伤：伤及真皮深层，残留部分网织层。三度烫伤：伤及皮肤全层，甚至深部骨骼、肌肉等。此题中 B 答案角质层属于表皮浅层。

15. A。银屑病俗称牛皮癣，可分为寻常型、关节病型及红皮病型，其中寻常型占 99% 以上。寻常型银屑病组织学特征为角化过度伴角化不全，颗粒层明显减少或消失，棘层增厚，表皮突向下延伸，真皮乳头顶部呈杵状，其上方棘层变薄，毛细血管扩张、延伸并迂曲，周围可见淋巴细胞、中性粒细胞等浸润。初期皮损为红色丘疹或斑丘疹，逐渐扩展为境界清楚的红色斑块，上覆厚层鳞屑。银屑病的重要特点是表皮基底层角质形成细胞增殖加速，有丝分裂周期缩短为 37.5 小时，表皮更替时间缩短为 3 ～ 4 天（角质形成细胞的正常更新周期为 3 ～ 4 周）。头发的生长周期为 3 ～ 5 年。指甲的生长周期为 100 天左右。

16. C。朗格汉斯细胞能捕获皮肤中的抗原物质，处理后形成抗原肽 -MHC 分子复合物分布于细胞表面，

然后细胞游走出表皮，进入毛细淋巴管，随淋巴流迁至淋巴结，将抗原呈递给 T 细胞，引发免疫应答。

17. C。皮脂腺分泌皮脂，皮脂能润泽皮肤和毛发。性激素可促进皮脂生成，故在青春期皮脂腺分泌活跃。过度分泌容易导致排出不畅，引起炎症，形成痤疮，俗称青春痘。

（三）A3 型题（病例组型最佳选择题）

18 ～ 19. EC。此题组结合临床考查黑素细胞的形态结构、分布及功能。白癜风是一种常见的后天性色素脱失性皮肤黏膜疾病。组织学特征为活动期皮损内黑素细胞密度降低，周围黑素细胞异常增大，疾病后期脱色皮损内无黑素细胞。决定皮肤颜色的重要因素是黑素颗粒的含量多少及分布，黑素颗粒在皮肤的黑素细胞内分布很少，在角质形成细胞中反而较多。

（四）B 型题（标准配伍题）

20 ～ 24. EADEA。此题首先需要知道基底层、棘层、颗粒层、透明层、角质层的英汉名词对照，此题组考点为角质形成细胞各层的结构、功能特点，还考核了黑素细胞的分布。

25 ～ 28. BCAD。此题组考点为各层角质形成细胞的形态结构特点。

29 ～ 34. DEAABC。此题组考点为皮肤表皮中各种细胞的功能。

35 ～ 39. DAECD。此题组考点为皮肤角质形成细胞和非角质形成细胞中各种颗粒的特点、分布及功能。

40 ～ 43. EABC。此题组考点为皮肤真皮中神经末梢的分布部位及毛的结构特点。

（五）X 型题（多项选择题）

44. ABCDE。此题考查皮肤的功能。

45. CD。薄皮表皮的颗粒层和透明层不明显，角质层较薄。

46. BCDE。此题考查表皮棘层细胞形态及功能，棘细胞多边形、体积较大，因此 A 选项错误，其余选项都正确。

47. ABC。棘细胞可合成角蛋白、外皮蛋白和板层颗粒，透明角质颗粒形成于透明层，黑素颗粒产生于黑素细胞。

48. ABC。表皮对理化刺激耐受力强是由于角质细胞干硬坚固、表皮细胞间有大量桥粒连接及角质细胞不断更新脱落。

49. BD。角蛋白的组成是角蛋白丝和透明角质颗粒。

50. BCDE。触觉小体位于真皮乳头层，皮下组织中没有。其余选项均为皮下组织特点。

51. ABCDE。关于毛的结构特征，五个选项的描述都是正确的。

52. ABDE。毛的组织构成包括上皮组织、结缔组织、平滑肌组织和神经组织。

53. ABDE。立毛肌受交感神经支配，选项C错误，其余均正确。

54. ABCE。毛囊上皮性鞘结构与表皮相似，位于结缔组织性鞘的内层，因此D选项错误，ABCE正确。

55. BDE。A选项错误，汗腺是单曲管状腺，C选项错误，外泌汗腺导管开口于皮肤表面汗孔，因此正确选项为BDE。

56. BCD。顶泌汗腺分布于腋窝、乳晕、会阴部，并不是分布于全身皮肤，导管开口于毛囊上端，因此A和E选项错误，正确选项为BCD。

57. CE。性激素能促进皮脂腺和顶泌汗腺（大汗腺）的生长和分泌，青春期分泌较旺盛。

三、判断题

1. 错误。皮肤是人体面积最大的器官。

2. 错误。除手掌和足底以外，人体其他部位皮肤均为薄皮，颗粒层和透明层不明显，角质层较薄。

3. 错误。皮肤的表皮属于上皮组织，不含血管。

4. 错误。黑素细胞与角质形成细胞之间无桥粒连接，黑素颗粒形成后要转移至角质形成细胞内。

5. 错误。人种间的黑素细胞数量无明显差异，肤色深浅主要取决于黑素细胞内合成黑素颗粒的能力及分布。

6. 正确。指尖、口腔和生殖道黏膜上皮中的梅克尔细胞较多，可感受轻触觉和机械刺激。

7. 正确。指纹可以作为辨别个体的一种标志，由于每个人的遗传基因均不同，故指纹也不同，尚未发现有不同的人拥有相同的指纹。

8. 正确。立毛肌受交感神经支配，遇冷或感情冲动时收缩，使毛发竖立，产生"鸡皮疙瘩"现象。

四、论述题

1. 答题要点：手掌的皮肤属于厚皮，角质形成细胞是构成表皮基底层至角质层的主要细胞，从基底层、棘层、颗粒层、透明层和角质层细胞的结构变化特点逐一阐述。位于基底层的基底细胞为干细胞，可不断增殖，分化为棘层的棘细胞，并合成角蛋白丝，细胞向表皮表面推移，分化为颗粒层细胞，并合成透明角质颗粒，进而细胞分化为透明层和角质层细胞。角质层细胞充满角蛋白，即透明角质颗粒所含富有组氨酸的均质状物质和角蛋白丝的复合物。此时，细胞完全角化，细胞连接松散，脱落后为皮屑。

2. 答题要点：从真皮的乳头层和网织层的位置、结构特点，联系功能进行描述。真皮分为乳头层和网织层，前者为薄层较致密结缔组织，为真皮浅层的结缔组织向表皮呈乳头状突出，形成的真皮乳头，有利于表皮与真皮牢固连接和从真皮获得营养，其内含有丰富的毛细血管，可有触觉小体；网织层为乳头层下方较厚的致密结缔组织，内有粗大的胶原纤维束交织成网，并有许多弹性纤维，赋予皮肤较大的韧性和弹性。此层内还有较多血管、淋巴管和神经，深部常见环层小体。

（杨美霞）

第九章　循环系统

【学习目标】

一、知识目标

1. 能够归纳心壁的组织结构。
2. 能够总结动脉管壁的一般结构及各级动脉的结构特点与功能。
3. 能够分类毛细血管，阐述毛细血管的光镜和电镜结构。
4. 能够列举连续毛细血管、有孔毛细血管及血窦的分布。
5. 能够说出静脉的结构特点。
6. 能够辨认心瓣膜的组织结构。
7. 能够说出心脏的传导系统。
8. 能够说出淋巴管系统的结构特点。

二、技能目标

1. 能够联系心脏的大体结构与组织学结构，从宏观到微观整体把握心脏的结构。
2. 能够联系各级动脉的结构特点与功能，充分认识结构与功能的关系。
3. 能够联系动脉与静脉的结构与功能，正确区分动脉与静脉。
4. 能够联系毛细血管的功能，举一反三列举出毛细血管的分布。

三、情感价值目标

1. 能够关注心血管系统疾病的治疗及预防措施，提高业务素质和水平。
2. 能够形成良好的生活习惯，合理膳食，加强体育锻炼，维护心血管系统健康。

【思维导图】

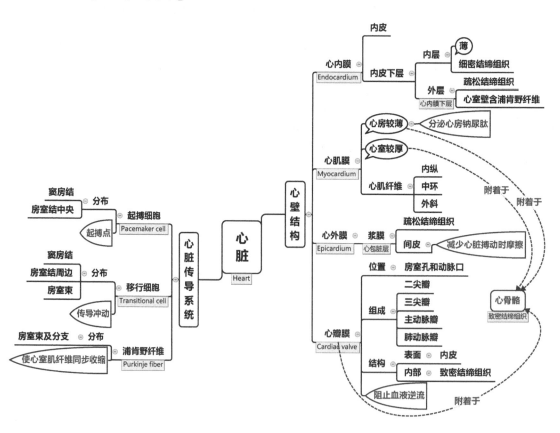

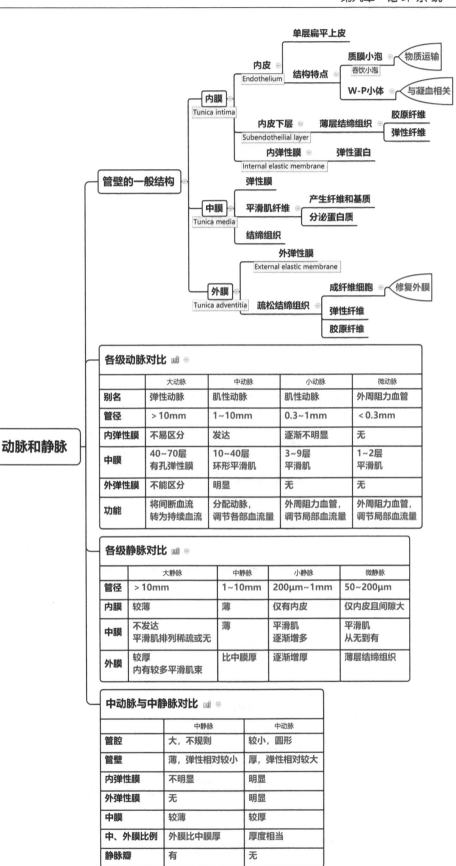

动脉和静脉

管壁的一般结构

内膜 Tunica intima

- 内皮 Endothelium
  - 单层扁平上皮
  - 结构特点
    - 质膜小泡 — 物质运输
    - 吞饮小泡
    - W-P小体 — 与凝血相关
- 内皮下层 Subendotheilial layer
  - 薄层结缔组织
    - 胶原纤维
    - 弹性纤维
- 内弹性膜 Internal elastic membrane
  - 弹性蛋白

中膜 Tunica media

- 弹性膜
- 平滑肌纤维
  - 产生纤维和基质
  - 分泌蛋白质
- 结缔组织

外膜 Tunica adventitia

- 外弹性膜 External elastic membrane
- 疏松结缔组织
  - 成纤维细胞 — 修复外膜
  - 弹性纤维
  - 胶原纤维

各级动脉对比

	大动脉	中动脉	小动脉	微动脉
别名	弹性动脉	肌性动脉	肌性动脉	外周阻力血管
管径	>10mm	1~10mm	0.3~1mm	<0.3mm
内弹性膜	不易区分	发达	逐渐不明显	无
中膜	40~70层 有孔弹性膜	10~40层 环形平滑肌	3~9层 平滑肌	1~2层 平滑肌
外弹性膜	不能区分	明显	无	无
功能	将间断血流转为持续血流	分配动脉,调节各部血流量	外周阻力血管,调节局部血流量	外周阻力血管,调节局部血流量

各级静脉对比

	大静脉	中静脉	小静脉	微静脉
管径	>10mm	1~10mm	200μm~1mm	50~200μm
内膜	较薄	薄	仅有内皮	仅内皮且间隙大
中膜	不发达 平滑肌排列稀疏或无	薄	平滑肌逐渐增多	平滑肌从无到有
外膜	较厚 内有较多平滑肌束	比中膜厚	逐渐增厚	薄层结缔组织

中动脉与中静脉对比

	中静脉	中动脉
管腔	大,不规则	较小,圆形
管壁	薄,弹性相对较小	厚,弹性相对较大
内弹性膜	不明显	明显
外弹性膜	无	明显
中膜	较薄	较厚
中、外膜比例	外膜比中膜厚	厚度相当
静脉瓣	有	无

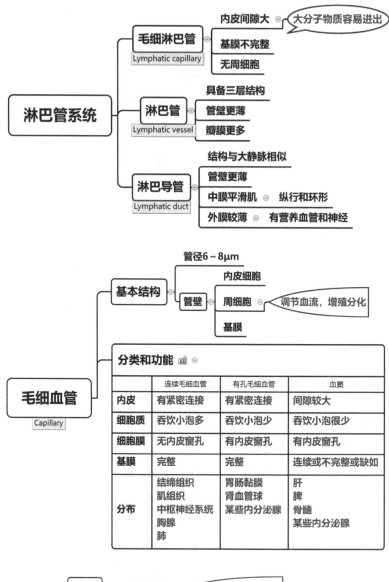

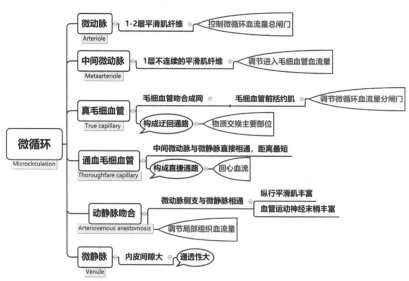

【记忆窍门】

● 毛细血管管壁结构与分布的顺口溜：内皮基膜构管壁，周细胞在二者间。连续分布肌组织，结缔神经胸腺肺。有孔分布在胃肠，肾血管球内分泌。血窦分布肝脾骨，也还有些内分泌。

【英汉名词对照】

● Circulatory System　循环系统
● Tunica Intima　内膜
● Internal Elastic Membrane　内弹性膜
● Tunica Media　中膜
● Tunica Adventitia　外膜
● External Elastic Membrane　外弹性膜
● Elastic Artery　弹性动脉
● Muscular Artery　肌性动脉
● Arteriole　微动脉
● Capillary　毛细血管
● Pericyte　周细胞
● Sinusoid　血窦
● Microcirculation　微循环
● Endocardium　心内膜
● Myocardium　心肌膜
● Epicardium　心外膜
● Cardiac Valve　心瓣膜
● Purkinje Fiber　浦肯野纤维

【复习思考题】

一、名词解释

1. W-P 小体
2. 肌性动脉
3. 周细胞
4. 微循环
5. Purkinje fiber
6. 心瓣膜

二、选择题

（一）A1 型题（单句型最佳选择题）

1. 心内膜中没有以下哪种结构？（　　）
A. 浦肯野纤维　　B. 胶原纤维　　C. 间皮
D. 结缔组织　　E. 内皮

2. 血管内皮细胞中质膜小泡的主要作用是（　　）
A. 物质运输　　B. 分泌蛋白　　C. 储存能量
D. 识别黏附　　E. 信息传递

3. 有孔毛细血管的内皮窗孔位于（　　）
A. 基膜上
B. 内皮细胞间隙
C. 内皮细胞不含核的部分
D. 内皮细胞和基膜上
E. 内皮细胞含核的部分

4. 毛细血管管壁中具有增殖分化能力的是（　　）
A. 内皮细胞　　B. 成纤维细胞　C. 平滑肌纤维
D. 周细胞　　E. 基膜

5. 内、外弹性膜均明显的血管是（　　）
A. 小动脉　　B. 中动脉　　C. 中静脉
D. 大静脉　　E. 大动脉

6. 心脏和血管壁都有的结构是（　　）
A. Tunica intima　　B. Tunica media
C. Tunica adventitia　　D. Internal elastic membrane
E. Endothelium

7. 弹性动脉指的是（　　）
A. 大动脉　　B. 中动脉　　C. 小动脉
D. 微动脉　　E. 中央动脉

8. 血窦不分布于（　　）
A. 肝　　　B. 脾
C. 骨髓　　D. 某些内分泌腺
E. 脑

9. 有孔毛细血管分布于（　　）
A. 肌组织　　B. 结缔组织
C. 中枢神经系统　　D. 肾血管球
E. 肺

10. 周细胞位于（　　）
A. 大动脉内皮细胞之间
B. 中动脉内膜
C. 微动脉中膜
D. 毛细血管内皮细胞和基膜之间
E. 毛细淋巴管管壁

11. 中动脉调节分配血流量的形态结构基础是（　　）
A. 内、外弹性膜明显
B. 外膜中有营养血管
C. 中膜含有 10～40 层环形平滑肌
D. 内膜较薄
E. 内皮细胞内含 W-P 小体

12. 连续毛细血管的超微结构特点有（　　）
A. 内皮细胞间有紧密连接，基膜完整
B. 内皮细胞间无紧密连接，基膜完整
C. 内皮细胞间无紧密连接，基膜不完整

D. 内皮细胞间有紧密连接, 基膜不完整

E. 内皮细胞有窗孔, 有紧密连接, 基膜完整

13. 位于心内膜下层的是 (　　)

A. 内皮　　　　　　　　B. 心骨骼

C. 窦房结　　　　　　　D. 浦肯野纤维

E. 内弹性膜

14. 心外膜由以下哪些结构构成? (　　)

A. 内皮和结缔组织　　　B. 结缔组织和心肌纤维

C. 间皮和结缔组织　　　D. 心肌纤维和内皮

E. 心肌纤维和弹性膜

15. 与同等大小的动脉相比, 静脉不具有的特点是 (　　)

A. 管径粗

B. 三层膜分界明显

C. 管壁薄

D. 管壁中结缔组织成分较多

E. 中膜的平滑肌纤维和弹性组织较少

16. 关于浦肯野纤维, 错误的是 (　　)

A. 胞质中含丰富线粒体和糖原

B. 肌原纤维较少　　　　C. 闰盘不发达

D. HE 染色浅　　　　　E. 与心室肌纤维相连

17. 中动脉中膜中产生纤维和基质的是 (　　)

A. 内皮细胞　　　　　　B. 间充质细胞

C. 成纤维细胞　　　　　D. 巨噬细胞

E. 平滑肌纤维

18. 微循环是指 (　　)

A. 中间微动脉和微静脉之间的血液循环

B. 小动脉和微静脉之间的血液循环

C. 微动脉和毛细血管后微静脉之间的血液循环

D. 微动脉和微静脉之间的血液循环

E. 毛细血管和毛细血管后微静脉之间的血液循环

19. 不同动脉管壁的三层结构中, 变化最大的是 (　　)

A. 内膜　　　　B. 中膜　　　　C. 外膜

D. 外弹性膜　　　E. 内皮下层

20. 下列心肌细胞中含有分泌颗粒的是 (　　)

A. 起搏细胞　　　B. 浦肯野纤维　　C. 移行细胞

D. 心室肌　　　　E. 心房肌

(二) A2 型题 (病例摘要型最佳选择题)

21. 患者男性, 70 岁, 既往体健, 数小时前猝死。尸检结果: 心肌暗红色, 有光泽。主动脉广泛粥瘤形成, 两冠状动脉主干均可见粥样硬化斑块, 并有管腔狭窄, 未见血栓, 镜下观察可见动脉内表面不光滑, 内皮细胞有损伤。诊断结果为冠状动脉粥样硬化性心脏病致死。死者动脉管壁病变发生的主要结构是 (　　)

A. 内膜　　　　B. 中膜　　　　C. 外膜

D. 内弹性膜　　　E. 外弹性膜

22. 患者男性, 56 岁, 高血压病史 6 年, 在搬运货物时突发胸闷及心前区剧烈疼痛, 经医院治疗好转后出院, 近年来经常出现心律失常和下肢水肿, 出院 14 天晚饭后突发心律失常, 经抢救无效死亡。病理检查发现其心脏肥大, 冠状动脉硬化、狭窄, 室间隔及前壁心肌坏死。诊断为心肌梗死。下列分析不够恰当的是 (　　)

A. 浦肯野纤维结构功能异常, 与其心律失常有关

B. 心肌膜异常增厚, 与其心脏肥大有关

C. 心肌纤维结构功能异常, 与其心肌坏死有关

D. 毛细淋巴管回流受阻, 与其下肢水肿有关

E. 中动脉管壁结构异常, 与高血压引起的调节外周阻力功能异常有关

23. 风湿性心脏病二尖瓣狭窄伴关闭不全的患者行人工瓣膜置换术, 发生病理改变需要置换的心瓣膜主要由哪种结构组成? (　　)

A. 内皮及间皮　　　　　B. 心内膜及心肌膜

C. 心内膜下层及心肌膜　D. 心肌膜及心外膜

E. 内皮及结缔组织

24. 由于长期的运动负荷可导致人体心脏的形态和功能发生改变, 如心脏的体积增大, 室壁增厚, 室腔扩大, 每搏输出量增加, 静息心率减慢等, 这种大心脏和慢心率称为运动员心脏 (Athlete's Heart), 这一概念由瑞典临床学家 Henschen1899 年首次提出。下列有关运动员心脏的分析不够恰当的是 (　　)

A. 心肌纤维变粗, 使心肌收缩力增强

B. 心肌膜增厚, 使心脏每搏输出量增加

C. 心内膜变薄, 使心腔扩大

D. 心壁增厚, 使心脏体积变大

E. 静息心率减慢与心肌做功增强有关

25. 高血压患者服用的部分降压药可作用于血管壁上的平滑肌, 使其促进血管的舒张, 从而降低血压。这类降压药通常作用于哪种类型的血管? (　　)

A. 大动脉　　　　　　　B. 中动脉

C. 中静脉　　　　　　　D. 小动脉、微动脉

E. 毛细血管

26. 患者女性, 60 岁, 10 年前发现双小腿内侧条索状包块, 平卧消失, 直立出现, 无不适, 未治

疗，包块逐渐增多变粗，延及大腿内侧。1月前出现双小腿内侧瘙痒，入院进一步检查诊断为"双侧大隐静脉曲张"。下列与患者出现双小腿内侧条索状包块密切相关的结构是（　　）

A. 毛细血管　　　　　B. 静脉瓣

C. 动脉瓣　　　　　　D. 毛细淋巴管

E. 微动脉

27. 患者男性，40岁，因确诊缩窄性心包炎入住胸外科进行手术治疗。术中见心包与心脏广泛粘连，心脏搏动受限，右室表面、右房表面、左室侧面心包钙化，行心包剥脱术，术后恢复顺利并出院。患者术前心脏搏动受限与下列哪种结构发生病变关系最为密切？（　　）

A. 炎症使心外膜结缔组织有异常增生，心包腔两层结构发生粘连

B. 炎症使心内膜结缔组织有异常增生，心内膜增厚，收缩力下降

C. 炎症使心肌膜心肌组织有异常增生，心肌收缩力下降

D. 炎症使浦肯野纤维有异常增生，心脏搏动异常

E. 炎症使心骨骼有异常增生，心房与心室收缩异常

（三）A3型题（病例组型最佳选择题）

（28～29题共用题干）

患者女性，21岁，教师，于2天前受凉后出现胸闷、心悸、发热，测体温37.5℃，恶心呕吐数次，呕吐物为胃内容物。心电图显示窦性心律，房性早搏，进一步检查后初步诊断为病毒性心肌炎。

28. 与患者出现的胸闷关系最为密切的是（　　）

A. 心壁内皮细胞受损引起

B. 心壁心肌纤维收缩异常导致供血不足引起

C. 心壁外膜结缔组织增生引起

D. 心包膜结缔组织增生引起

E. 心骨骼结构功能异常引起

29. 以下哪种细胞的功能失常与患者心电图检查结果相符？（　　）

A. 起搏细胞　　　　　B. 移行细胞

C. 浦肯野纤维　　　　D. 成纤维细胞

E. 内皮细胞

（四）B型题（标准配伍题）

（30～37题共用备选答案）

A. Large artery　　　　B. Medium-sized artery

C. Small artery　　　　D. Arteriole

E. Capillary

30. 能够调节分配身体各部血流量的是（　　）

31. 又称弹性动脉的是（　　）

32. 管壁最薄的是（　　）

33. 中膜含1～2层平滑肌的是（　　）

34. 三层膜分界最明显的是（　　）

35. 能够将心脏的搏动性血流缓冲为平稳连续血流的是（　　）

36. 主要进行物质交换的是（　　）

37. 中膜有10～40层平滑肌的是（　　）

（38～42题共用备选答案）

A. 连续毛细血管　　　　B. 有孔毛细血管

C. 血窦　　　　　　　　D. 毛细血管后微静脉

E. 毛细淋巴管

38. 分布于肺的毛细血管类型是（　　）

39. 分布于胃肠黏膜的毛细血管类型是（　　）

40. 分布于脾的毛细血管类型是（　　）

41. 内皮细胞呈立方或者柱状的是（　　）

42. 内皮细胞间隙最宽大的是（　　）

（五）X型题（多项选择题）

43. 内皮细胞间隙较宽大的是（　　）

A. 肺中毛细血管　　　　B. 脑中毛细血管

C. 毛细淋巴管　　　　　D. 肝血窦

E. 肠中毛细血管

44. 关于静脉瓣的结构描述，正确的是（　　）

A. 由内膜凸入管腔折叠而成

B. 为两个相对的半月形薄片

C. 游离缘与血流方向一致

D. 内部没有弹性纤维

E. 可防止血液逆流

45. 关于浦肯野纤维光镜结构，错误的是（　　）

A. 粗而短

B. 位于心房的心内膜下层

C. HE染色浅，形状不规则

D. 细胞无闰盘连接

E. 有1～2个核

46. 连续毛细血管主要分布于（　　）

A. 中枢神经系统　　　　B. 结缔组织

C. 肺　　　　　　　　　D. 肾血管球

E. 肌组织

47. 关于血窦描述，正确的是（　　）

A. 又称窦状毛细血管

B. 管腔大，内皮细胞有时可呈杆状

C. 内皮细胞间隙较大

D. 主要分布于肝、脾、骨髓等

E. 不同器官内的血窦结构有较大差别

48. 关于心肌膜的结构正确的是（　　）

A. 心房肌和心室肌不相连

B. 其心肌纤维大致可分为内纵行、中环行、外斜行三层

C. 心肌纤维附着于心骨骼

D. 心肌纤维间有大量结缔组织

E. 有丰富的毛细血管

49. 构成毛细血管管壁的是（　　）

A. 内皮细胞　　　B. 周细胞　　　C. 基膜

D. 结缔组织　　　E. 平滑肌

50. 动脉和静脉管壁的一般结构包括（　　）

A. Endothelium　　　　B. Subendothelial layer

C. Internal elastic membrane

D. Tunica media　　　　E. Tunica adventitia

51. 各级动脉的功能正确的是（　　）

A. 大动脉使心脏泵出的间断性血流保持连续性

B. 中动脉可调节分配到身体各部的血流量

C. 小动脉可调节血流外周阻力

D. 小动脉和微动脉受神经的调节

E. 小动脉和微动脉受多种体液因子的调节

52. 心房肌细胞的结构描述正确的是（　　）

A. 和心室肌细胞相连续　B. 比心室肌细胞短而细

C. 比心室肌细胞短而粗　D. 可含心房特殊颗粒

E. 可分泌心房钠尿肽

三、判断题

1. 浦肯野纤维主要位于心室的心内膜下层。（　　）

2. 有孔毛细血管的内皮细胞较薄的地方有窗孔，但其基膜是完整的。（　　）

3. 分布在心脏内表面和外表面的上皮均为单层扁平上皮。（　　）

4. 中动脉中膜平滑肌发达，管壁收缩性强，是形成外周血管阻力的主要因素，并与血压的维持有关。（　　）

5. 中动脉中膜内的胶原纤维与弹性纤维主要由平滑肌纤维产生。（　　）

6. 动脉和静脉管壁的结缔组织中均有营养血管。（　　）

7. 生理状态下，大部分血流通过直捷通路回流入心。（　　）

8. 通透性最强的毛细血管是有孔毛细血管。（　　）

9. 心房肌和心室肌之间的致密结缔组织支架结构

称为心骨骼。（　　）

10. 中静脉的中膜比中动脉薄很多，且中静脉的外膜结缔组织较多。（　　）

四、论述题

1. 联系功能比较大动脉、中动脉、小动脉和微动脉的管壁结构的异同。

2. 试述电镜下毛细血管的分类、结构特点及其分布。

【答案及解析】

一、名词解释

1. W-P 小体是内皮细胞特有的细胞器，长约 3μm，直径 0.1～0.3μm，外包单位膜，其功能可能是合成和贮存与凝血相关的第Ⅷ因子相关抗原。当血管内皮受损时，第Ⅷ因子相关抗原促使血小板附着于内皮下层，形成血小板栓，防止血液外流。

2. 肌性动脉是指管壁中膜以平滑肌纤维为主的动脉，包括中动脉和小动脉。中动脉的中膜由 10～40 层环形平滑肌纤维构成，平滑肌纤维之间含有少量弹性纤维和胶原纤维，均由平滑肌纤维产生；小动脉的中膜含 3～9 层环形平滑肌纤维，故也属肌性动脉。

3. 周细胞位于毛细血管壁的内皮与基膜之间，散在分布，细胞扁而有突起，纵向包绕在内皮细胞周围，细胞核卵圆形或肾形，具有收缩功能，可调节毛细血管血流。毛细血管受损时，周细胞可增殖分化为内皮细胞、平滑肌纤维和成纤维细胞。

4. 微循环指从微动脉到微静脉之间的血液循环，是血液循环和物质交换的基本结构和功能单位，微循环可按组织的需要调节局部的血流量，使血流量与组织器官的代谢水平相适应。微循环功能障碍会导致组织器官功能不全或衰竭。

5. Purkinje fiber 即浦肯野纤维，也称束细胞，组成房室束及其分支。其比工作心肌纤维短而宽，细胞中央有 1～2 个核，胞质中有丰富的线粒体和糖原，但肌原纤维较少，故 HE 染色浅。细胞间有发达的闰盘。房室束分支末端的浦肯野纤维与普通心室肌纤维相连，通过缝隙连接使所有心室肌纤维同步舒缩。

6. 心瓣膜是心内膜凸向心腔而成的薄片状结构，与心骨骼的纤维环连接，瓣膜表面被覆以内皮，内部为致密结缔组织，瓣膜的基部可见少量平滑肌纤维。其功能是阻止血液逆流。

二、选择题

（一）A1 型题（单句型最佳选择题）

1. C。内皮位于心内膜的最内层,间皮位于心外膜,即心包脏层。

2. A。质膜小泡又称吞饮小泡,其功能是向血管内外输送物质,还能作为膜储备用于细胞的扩张或延伸。

3. C。有孔毛细血管在内皮细胞不含核的部分极薄,有许多贯穿胞质的内皮窗孔,一般有隔膜封闭。

4. D。毛细血管管壁由内皮细胞及其基膜和周细胞构成。其中周细胞位于内皮和基膜之间,毛细血管受损时,周细胞可增殖分化为内皮细胞、平滑肌纤维和成纤维细胞。

5. B。动脉结构管壁结构分层较静脉明显。其中大动脉因中膜有大量弹性膜而导致内、外弹性膜不明显;小动脉一般内弹性膜明显而没有外弹性膜;中动脉因中膜为环形平滑肌,故内、外弹性膜均明显。

6. E。心脏和血管壁的内表面都有内皮,毛细血管管壁没有内膜、中膜、外膜以及平滑肌。

7. A。大动脉因其中膜由 40 ~ 70 层弹性膜构成,故又称为弹性动脉。

8. E。血窦即窦状毛细血管,通透性强,分布于肝、脾、骨髓及某些内分泌腺。神经系统中分布的是连续毛细血管。

9. D。有孔毛细血管分布于胃、肠、肾血管球及某些内分泌腺。

10. D。毛细血管管壁由内皮细胞及其基膜和周细胞构成。周细胞位于内皮细胞和基膜之间。

11. C。中动脉平滑肌纤维在神经支配下舒缩,可调节分配到身体各部的血流量。

12. A。连续毛细血管内皮细胞间有紧密连接封闭了细胞间隙,基膜完整。

13. D。浦肯野纤维位于心室的心内膜下层,窦房结位于心外膜深层,内皮位于心内膜内表面,心骨骼及心肌纤维分布于心肌膜。

14. C。心外膜即心包的脏层,为浆膜,由间皮及其深部的疏松结缔组织构成。

15. B。与相伴的动脉相比,静脉数量多,管径粗,管壁薄,管腔扁或不规则;无明显的内、外弹性膜,故三层膜的分界不如动脉明显;中膜薄,外膜厚,中膜的平滑肌纤维和弹性组织均较少,结缔组织较多,故静脉常呈塌陷状。

16. C。与普通心肌纤维相比,浦肯野纤维短而粗,形状常不规则,有 1 ~ 2 个细胞核,胞质含丰富的线粒体和糖原,但肌原纤维较少,故 HE 染色浅。细胞间有发达的闰盘。浦肯野纤维与普通心室心肌纤维相连,通过缝隙连接使所有心室肌纤维同步收缩。

17. E。血管平滑肌纤维具有产生胶原纤维、弹性纤维和基质等能力,还可分泌多种蛋白质。

18. D。微循环是指从微动脉到微静脉之间的血液循环,是血液循环和物质交换的基本结构和功能单位。

19. B。动脉管壁中膜一般由弹性膜、平滑肌纤维和结缔组织构成,其厚度和组成成分在不同血管之间的差异较大。

20. E。电镜下,部分心房肌纤维含有分泌颗粒,称心房特殊颗粒,颗粒内含心房钠尿肽,具有很强的利尿、排钠、扩张血管和降低血压的作用。

（二）A2 型题（病例摘要型最佳选择题）

21. A。动脉粥样硬化主要表现为动脉管壁内表面形成斑块样沉积物,主要病理变化在内膜。

22. E。高血压一般与全身小动脉及微动脉调节外周阻力功能异常有关,而中动脉管壁结构异常与该病例无直接关系。

23. E。心瓣膜位于房室孔和动脉口处,包括二尖瓣、三尖瓣、主动脉瓣和肺动脉瓣,是心内膜向腔内凸起形成的薄片状结构,基部与心骨骼的纤维环相连。心瓣膜表面为内皮,内部为致密结缔组织,基部含平滑肌纤维和弹性纤维。

24. C。长期运动负荷使运动员心脏发生的主要组织学变化的是心肌纤维增粗,而使心肌膜增厚、心壁增厚、心脏体积增大,不会直接出现心内膜变薄的改变。静息状态下,运动员的每搏输出量较高,心脏做功较大,故其心率较慢也可满足机体血氧含量的需求。

25. D。小动脉和微动脉又称为外周阻力血管。其管壁上的平滑肌可以通过药物调节而舒张,从而降低血压。

26. B。下肢静脉中静脉瓣具有防止血液逆流的功能,如静脉瓣功能异常,可因局部静脉回流不畅而导致静脉曲张。

27. A。心外膜为心包脏层,其表面为光滑的间皮,深层为结缔组织。心包的脏、壁两层之间为心包腔,内有少量浆液,可减少摩擦,利于心脏搏动,患心包炎时，心包的脏、壁两层可发生粘连，使心脏搏动受限。

（三）A3型题（病例组型最佳选择题）

28～29. BA。此题组结合临床考查心肌纤维和起搏细胞的功能。患者出现胸闷是因为心壁心肌纤维收缩无力导致心脏供血不足而引起，房性早搏说明患者房室结出现异常搏动，位于房室结中央的是起搏细胞，故其早搏与起搏细胞功能异常相关。

（四）B型题（标准配伍题）

30～37. BAEDBAEB。此题组考点为各级动脉及毛细血管的形态结构和功能特点。

38～42. ABCDE。此题组考点为各类毛细血管及毛细淋巴管和微静脉之间容易混淆的内容，需要对比区分题干中各类毛细血管的分布以及结构上的差异。

（五）X型题（多项选择题）

43. CD。内皮细胞间隙较宽大的是血窦和毛细淋巴管。分布于肺和中枢神经系统的是连续毛细血管，分布于胃和肠的是有孔毛细血管，这两类血管内皮细胞间均有紧密连接，无宽大的细胞间隙。

44. ABCE。静脉瓣常见于管径2mm以上的静脉，为两个彼此相对的半月形薄片，由内膜凸入管腔折叠而成，表面覆以内皮，内部为含弹性纤维的结缔组织。静脉瓣的游离缘与血流方向一致，可防止血液逆流。

45. BD。浦肯野纤维短而粗，形状常不规则，有1～2个细胞核，胞质含丰富的线粒体和糖原，但肌原纤维较少，故HE染色浅。细胞间有发达的闰盘。浦肯野纤维位于心室的心内膜下层及心肌膜，与普通心室肌纤维相连，通过缝隙连接使所有心室肌纤维同步收缩。

46. ABCE。连续毛细血管主要分布于结缔组织、肌组织、外分泌腺、中枢神经系统、胸腺和肺等。

47. ABCDE。血窦也称窦状毛细血管或不连续毛细血管，管腔较大，直径可达40μm，形状不规则。内皮细胞间的间隙较大，有利于大分子物质甚至血细胞出入血管。主要分布于肝、脾、骨髓和某些内分泌腺，不同器官内的血窦差别较大。

48. ABCE。心肌膜主要由心肌纤维构成，可分为内纵、中环和外斜三层。心肌纤维之间有少量结缔组织和丰富的毛细血管，心室肌内也有浦肯野纤维。在心房肌和心室肌之间，致密结缔组织构

成坚实的支架结构，称心骨骼。心房肌和心室肌分别附着于心骨骼，两部分心肌并不连续。

49. ABC。毛细血管管壁由内皮细胞及其基膜和周细胞构成，周细胞位于内皮和基膜之间。

50. ABCDE。动脉和静脉管壁从内向外依次分为内膜、中膜和外膜三层结构。其中内膜最薄，从内向外又分为内皮、内皮下层和内弹性膜三层。

51. ABCDE。大动脉的弹性回缩保持了血流的平稳和连续，中动脉平滑肌纤维在神经支配下舒缩，可调节分配到身体各部的血流量，小动脉和微动脉平滑肌纤维都受神经和多种体液因子的调节而舒缩，显著调节了血流的外周阻力，从而调节局部组织的血流量。

52. BDE。心房肌细胞和心室肌细胞不连续，比心室肌细胞短而细，部分心房肌细胞在电镜下可见含有心房特殊颗粒，能够分泌心房钠尿肽。

三、判断题

1. 正确。浦肯野纤维主要位于心室的心内膜下层，在心室的心肌膜中也有。

2. 正确。有孔毛细血管的内皮细胞有孔，但基膜完整。

3. 正确。分布在心脏内表面的单层扁平上皮为内皮，有利于血液流动；分布于心脏外表面的单层扁平上皮为间皮，有利于心脏搏动。

4. 错误。中动脉的中膜平滑肌纤维在神经支配下舒缩，可调节分配到身体各部的血流量。小动脉和微动脉平滑肌纤维都受神经和多种体液因子的调节而舒缩，显著调节了血流的外周阻力，从而调节局部组织的血流量，并维持正常血压，因此，小动脉和微动脉又称外周阻力血管。

5. 正确。血管平滑肌纤维具有产生胶原纤维、弹性纤维和基质的能力。

6. 错误。动、静脉管壁内膜一般无血管，其营养由血液渗透供给。较大血管的外膜结缔组织中含有血管、淋巴管和神经，其分支可深入中膜。为中膜和外膜提供营养的小血管称营养血管。

7. 正确。通血毛细血管是中间微动脉直接延伸而与微静脉相通、距离最短的毛细血管，构成直捷通路，其管径比真毛细血管略粗。生理状态下，大部分血流通过此通路回流入心。

8. 错误。通透性最强的毛细血管是血窦。血窦内皮细胞间的间隙较大，有利于大分子物质甚至血细胞出入血管。

9. 正确。在心房肌和心室肌之间，致密结缔组织构成坚实的支架结构，称心骨骼。心房肌和心室肌分别附着于心骨骼，两部分心肌并不连续。

10. 正确。与相伴的动脉相比，静脉数量多，管径粗，管壁薄，三层膜分界不明显；中膜薄，外膜厚，中膜的平滑肌纤维和弹性组织均较少，结缔组织较多。

四、论述题

1. 答题要点：四种动脉的管壁厚度相差很大，但管壁均可分为内膜、中膜和外膜，它们的主要差别表现于中膜的结构。大动脉中膜含大量弹性膜和弹性纤维，因此属于弹性动脉；中动脉和小动脉的中膜主要含平滑肌纤维，属于肌性动脉；微动脉中膜由1～2层平滑肌纤维组成。大动脉和心脏直接相连，当心脏收缩射血时，大动脉因其弹性而扩张，并蓄积了势能；当心脏舒张时，大动脉以其弹性回缩力而收缩，推动血液继续流动。因此大动脉将心脏的间断射血转变为血管中持续的血流。中动脉中膜平滑肌发达，并在神经的支配下收缩和舒张，可调节分配到身体各部和各器官的血流量。小动脉和微动脉的平滑肌舒缩，一方面能显著地调节组织局部的血流量；另一方面决定了血流的外周阻力和血压。小动脉和微动脉平滑肌的舒缩受到神经和多种体液因子（如心房钠尿肽）的调节。

2. 答题要点：电镜下，根据内皮细胞等结构特点将毛细血管分为连续毛细血管、有孔毛细血管、血窦3类。连续毛细血管的内皮细胞间有紧密连接，基膜完整，胞质中有大量吞饮小泡。连续毛细血管主要以吞饮小泡的方式进行物质交换。主要分布于结缔组织、肌组织、肺和神经系统等处。有孔毛细血管内皮细胞不含核的部分极薄弱，有许多贯穿胞质的内皮窗孔，孔上一般有隔膜封闭，基膜连续，周细胞少。有孔毛细血管主要通过内皮窗孔进行物质交换。主要分布于胃肠黏膜、某些内分泌腺和肾血管球等处。血窦也称窦状毛细血管。管腔大，形状不规则，内皮细胞间隙大，或有窗孔，基膜不连续，甚至无基膜。血窦通过内皮细胞的窗孔和细胞间隙进行物质交换。主要分布于肝、脾、骨髓和某些内分泌腺。

（王　媛）

第十章 免疫系统

【学习目标】

一、知识目标

1. 能够阐述免疫系统的组成和功能。
2. 能够阐述免疫细胞的分类和功能。
3. 能够阐述淋巴组织的概念和分类。
4. 能够阐述淋巴器官的类型和主要功能。
5. 能够详细描述胸腺、淋巴结、脾的结构和功能，并比较异同。
6. 能够理解扁桃体的结构和功能。
7. 能够理解淋巴细胞再循环的途径及意义。
8. 能够概述单核吞噬细胞系统的概念与功能。

二、技能目标

1. 能够绘制涵盖免疫细胞、淋巴组织和淋巴器官的免疫系统组成框架图。
2. 能够在光镜下辨识胸腺、淋巴结、脾、扁桃体组织切片，标注各自的特征性结构。

三、情感价值目标

1. 能够认识到 3 种主要 T 细胞功能上的分工与协同，培养辩证思维能力。
2. 能够理解以"淋巴细胞再循环"为表征的免疫系统、循环系统功能上的统一，加深对人体机能的整体认识。
3. 能够从"米勒博士发现胸腺功能"的史实中感受独立思考与严谨求实在科学研究中的重要性。

【思维导图】

思维导图见后附。

【记忆窍门】

- 口诀记忆淋巴细胞再循环路径："淋巴再循环，器官似驿站，中枢启程处，外周双行线：弥散高内皮，边缘窦例外"。"中枢启程处，外周双行线"强调了两类淋巴器官功能上的分工。在淋巴结、扁桃体等外周淋巴器官中，高内皮微静脉分布于弥散淋巴组织中，是淋巴细胞再循环出入的通道；

而脾内不含高内皮微静脉，淋巴细胞主要通过位于边缘区的边缘窦完成再循环。

【英汉名词对照】

- Diffuse Lymphoid Tissue 弥散淋巴组织
- Lymphoid Nodule 淋巴小结
- Thymus 胸腺
- Thymocyte 胸腺细胞
- Blood-Thymus Barrier 血 - 胸腺屏障
- Thymic Corpuscle 胸腺小体
- Lymphoid Node 淋巴结
- Superficial Cortex 浅层皮质
- Paracortex Zone 副皮质区
- Spleen 脾
- White Pulp 白髓
- Periarterial Lymphatic Sheath 动脉周围淋巴鞘
- Splenic Corpuscle 脾小结
- Red Pulp 红髓
- Marginal Zone 边缘区
- Tonsil 扁桃体
- Lymphocyte Recirculation 淋巴细胞再循环
- Mononuclear Phagocytic System 单核巨噬细胞系统

【复习思考题】

一、名词解释

1. 单核巨噬细胞系统
2. Antigen presenting cell
3. Germinal center
4. 高内皮细胞小静脉
5. Hassall corpuscle
6. 血 - 胸腺屏障

二、选择题

（一）A1 型题（单句型最佳选择题）

1. 下列有关中枢淋巴器官的描述哪项正确？（　　）
A. 较外周淋巴器官发生晚
B. 以网状细胞和网状纤维为支架

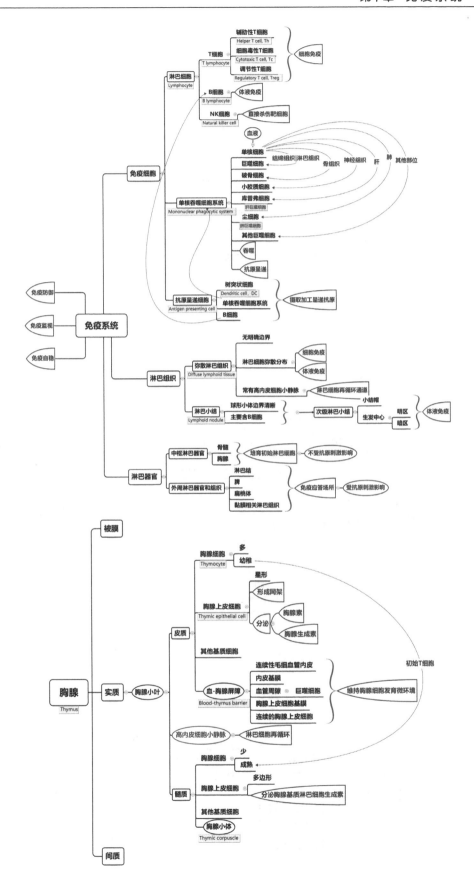

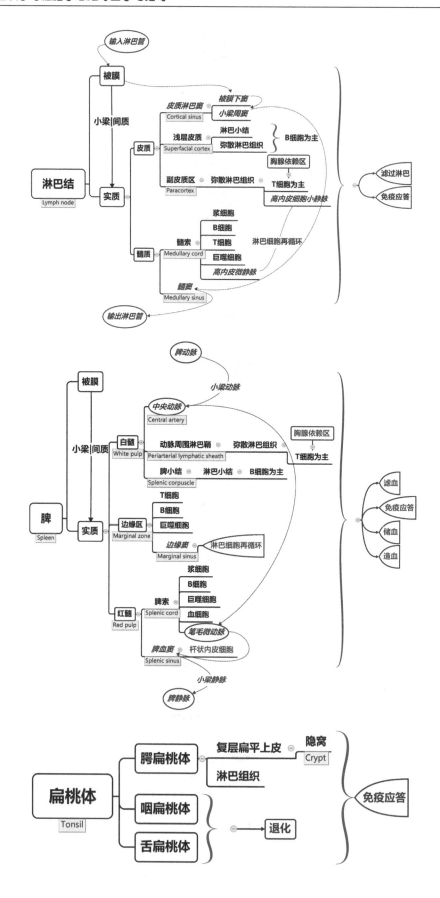

C. 器官内的淋巴细胞无需受抗原刺激即可增殖

D. 培育效应性淋巴细胞

E. 是胎儿期免疫应答的主要场所

2. 下列有关淋巴小结的描述哪项错误？（　　　）

A. 呈直径 1～2mm 的球状小体

B. 又称为淋巴滤泡

C. 富含 B 淋巴细胞

D. 受到抗原刺激时，形成生发中心和小结帽

E. 主要以形成抗体的方式发挥细胞免疫效应

3. 不属于胸腺基质细胞的是（　　　）

A. 胸腺上皮细胞　　　　B. 胸腺细胞

C. 胸腺树突状细胞　　　D. 巨噬细胞

E. 嗜酸性粒细胞

4. 下列有关胸腺上皮细胞功能的描述哪项错误？
（　　　）

A. 合成网状纤维　　　　B. 构成胸腺的支架

C. 辅助胸腺细胞发育　　D. 分泌胸腺激素

E. 形成胸腺小体

5. 下列有关胸腺的描述哪项错误？（　　　）

A. 实质被分隔为许多不完全小叶

B. 胸腺小叶内分为皮质和髓质

C. 血 - 胸腺屏障分布于皮质

D. 高内皮微静脉分布于髓质

E. 青春期后胸腺实质逐渐退化

6. 淋巴结的皮质不包含下列哪种结构？（　　　）

A. 皮质淋巴窦　　　　　B. 动脉周围淋巴鞘

C. 淋巴小结　　　　　　D. 浅层皮质

E. 副皮质区

7. 淋巴结内的淋巴通路不包括（　　　）

A. 皮质淋巴窦　　　　　B. 被膜下窦

C. 小梁周窦　　　　　　D. 边缘窦

E. 髓窦

8. 淋巴结内发挥滤过淋巴、清除抗原功能的主要
细胞是（　　　）

A. 淋巴窦壁内皮细胞　　B. B 细胞

C. 网状细胞　　　　　　D. 浆细胞

E. 巨噬细胞

9. T 淋巴细胞主要分布于脾的（　　　）

A. 动脉周围淋巴鞘　　　B. 脾小结

C. 边缘区　　　　　　　D. 脾索

E. 脾窦

10. 脾内发挥滤血功能的主要结构是（　　　）

A. 脾小结和动脉周围淋巴鞘

B. 动脉周围淋巴鞘和边缘区

C. 边缘区和脾索

D. 脾索和脾窦

E. 脾小结和脾窦

11. 下列有关脾功能的描述哪项错误？（　　　）

A. 可清除血液中的抗原

B. 可清除衰老的红细胞

C. 脾血窦具有一定的储血功能

D. 胚胎早期具有造血功能

E. 成年后失去造血潜能

12. 下列有关淋巴结和脾的描述中哪项错误？（　　　）

A. 均属于外周淋巴器官

B. 均有被膜组织伸入实质构成小梁

C. 实质均由皮质和髓质构成

D. 均有胸腺依赖区

E. 均有淋巴小结

13. 下列有关腭扁桃体的描述中哪项错误？（　　　）

A. 隐窝上皮内含有浆细胞、巨噬细胞、朗格汉斯
细胞等

B. 上皮细胞间存在相互连通的通道

C. 隐窝周围存在大量淋巴组织

D. 实质内含有淋巴索和淋巴窦

E. 可参与细胞免疫和体液免疫

14. 下列哪些器官中可以观察到高内皮微静脉？
（　　　）

A. 胸腺、脾和扁桃体　　B. 胸腺、淋巴结和扁桃体

C. 胸腺、淋巴结和脾　　D. 胸腺、脾和骨髓

E. 脾、淋巴结和扁桃体

15. 下列哪种不是参与黏膜免疫的固有免疫细胞？
（　　　）

A. 克拉拉细胞　　　　　B. 潘氏细胞

C. 上皮内淋巴细胞　　　D. 杯状细胞

E. 微皱褶细胞

（二）A2 型题（病例摘要型最佳选择题）

16. 2020 年 12 月 31 日，由国药集团研发生产的
新冠灭活疫苗获得国家药监局批准附条件上市。
接种疫苗可以预防疾病的核心原理是使机体产生
大量的（　　　）

A. 初始淋巴细胞　　　　B. 效应性淋巴细胞

C. 记忆性淋巴细胞　　　D. 抗原提呈细胞

E. 巨噬细胞

17. 在先天性胸腺不发育（Di-George 综合征）患
儿中常见胸腺缺如，此时（　　　）

A. 患儿的细胞免疫功能正常

B. 患儿的体液免疫功能正常

C. 患儿外周血中 T 淋巴细胞计数正常

D. 患儿淋巴结、脾中的胸腺依赖区结构正常

E. 患儿缺乏排斥异己组织的能力

18. 患儿男性，12 岁。6 天前于户外玩耍时被刺伤右足底，今晨因高热急诊入院。诊断为：外伤性感染并发右侧腹股沟淋巴结炎；菌血症，血液培养发现革兰氏阴性杆菌。有关这一病例的讨论中错误的是（　　）

A. 皮肤为人体的天然免疫屏障

B. 足底刺伤后，病菌可沿循环系统上行至腹股沟淋巴结

C. 体内淋巴结的大小和结构与免疫功能状态密切相关

D. 淋巴结炎时可见淋巴结肿大，是患儿体内细胞免疫应答激活的表现

E. 患儿血常规检查可显示中性粒细胞升高

19. 患者女性，56 岁。因数月来头晕、乏力、反复牙龈出血就诊，检查中发现脾脏肿大、血细胞减少等，最终确诊为脾功能亢进。有关这一病例的讨论中错误的是（　　）

A. 脾的功能之一是清除衰老的红细胞

B. 脾清除衰老的红细胞的部位在白髓

C. 患者头晕、乏力症状可能缘于脾功能亢进导致的贫血

D. 患者反复牙龈出血症状可能缘于脾功能亢进导致的血小板减少

E. 特定条件下，成人脾可恢复造血功能

20. 1950 年，美国埃默里大学的库珀博士关注到，患有 Wiskott-Aldrich 综合征的患儿对病毒感染缺乏抵抗力，但体内仍可产生大量抗体。与之相关的描述中错误的是（　　）

A. 这一发现提示，体内至少存在两类不同功能的免疫细胞

B. 这两类不同功能的免疫细胞的起源不同

C. 患儿血检可见淋巴细胞减少

D. 患儿病检可见胸腺内皮质染色浅，提示发育中的胸腺细胞数目减少

E. 患儿病检可见淋巴结内副皮质区发育不良

（三）A3 型题（病例组型最佳选择题）

（21 ～ 22 题共用题干）

男，20 岁，大学生。参加无偿献血时检测出血样中人类免疫缺陷病毒（HIV）抗体阳性，后续各项检查确诊为获得性免疫缺陷综合征（AIDS）潜伏期。研究表明，HIV 是 RNA 病毒，通过其外膜 gp120 蛋白与免疫细胞膜上的 CD4 分子结合，进而与 T 细胞表面的 CXCR4 受体或巨噬细胞、树突状细胞表面的 CCR5 受体形成三分子复合体，使病毒进入靶细胞，其中 $CD4^+T$ 细胞是 HIV 感染的主要靶细胞。当 T 细胞大幅减少，细胞免疫体系被 HIV 摧毁，无力控制病毒的复制，病毒载量迅速增长，则该男生将进入 AIDS 发病期。

21. 有关这一病例的讨论中错误的是（　　）

A. 该男生感染的可能途径包括血液传播、性传播、母婴垂直传播

B. 除检测 HIV 抗体外，检测 HIV 核酸或蛋白抗原也可用于诊断

C. 该男生目前处于潜伏期，无传染性

D. 该男生血检可见 $CD4^+T$ 淋巴细胞减少

E. 若医护人员暴露于该男生的血样，有感染风险

22. 推测 HIV 尚未在该男生体内引发的变化是（　　）

A. 感染各器官组织中的巨噬细胞

B. 感染淋巴小结中的树突状细胞

C. 减少 $CD4^+T$ 细胞的数量

D. 减少 $CD8^+T$ 细胞的数量

E. 干扰 B 细胞参与体液免疫的功能

（四）B 型题（标准配伍题）

（23 ～ 27 题共用备选答案）

A. 扁平内皮细胞　　　　B. 高内皮细胞

C. 长杆状内皮细胞　　　D. 星状内皮细胞

E. 胸腺上皮细胞

23. 构成胸腺的微细支架（　　）

24. 构成毛细血管后微静脉的内皮（　　）

25. 构成脾血窦的内皮（　　）

26. 构成皮质淋巴窦的内皮（　　）

27. 支撑皮质淋巴窦的窦腔（　　）

（28 ～ 32 题共用备选答案）

A. 网状组织　　　　　　B. 副皮质区

C. 脾小结　　　　　　　D. 小梁周窦

E. 边缘窦

28. 构成淋巴结、脾微细支架的是（　　）

29. 体液免疫应答时增生的是（　　）

30. 属于胸腺依赖区的是（　　）

31. 末端常为盲端的是（　　）

32. 属于淋巴细胞再循环通路的是（　　）

（33～37题共用备选答案）

A. 胸腺　　　B. 骨髓　　　C. 淋巴结
D. 脾　　　　E. 扁桃体

33. 黏膜表面覆盖复层扁平上皮的是（　　）
34. 被膜中富含弹性纤维和平滑肌细胞的是（　　）
35. 髓质中含有有孔毛细血管的是（　　）
36. 含有杆状内皮血窦的是（　　）
37. 具有淋巴上皮组织的是（　　）

（五）X 型题（多项选择题）

38. 免疫系统的组成包括（　　）

A. 免疫活性分子　　　B. 免疫细胞
C. 淋巴组织　　　　　D. 淋巴器官
E. 淋巴管

39. 下列哪些细胞可以直接杀伤靶细胞？（　　）

A. Macrophage　　　　B. Mast cell
C. Cytotoxic T cell　　D. Helper T cell
E. Natural killer cell

40. 下列哪些细胞属于单核吞噬细胞系统？（　　）

A. 网状细胞　　　　　B. 破骨细胞
C. 小胶质细胞　　　　D. 肺巨噬细胞
E. 肝巨噬细胞

41. 下列哪些细胞具有抗原提呈功能？（　　）

A. T 细胞　　　　　　B. B 细胞
C. NK 细胞　　　　　 D. 树突状细胞
E. 巨噬细胞

42. 下列哪些器官含有淋巴小结？（　　）

A. 骨髓　　　B. 胸腺　　　C. 脾
D. 扁桃体　　E. 阑尾

43. 下列哪些结构参与淋巴细胞再循环？（　　）

A. 高内皮微静脉　　　B. 窦状毛细血管
C. 淋巴窦　　　　　　D. 边缘窦
E. 脾窦

三、判断题

1. 适应性免疫也称获得性免疫，具有特异性、记忆性、耐受性等特点。（　　）
2. 在局部黏膜抗感染中发挥重要作用的免疫球蛋白类型是 sIgA。（　　）
3. 树突状细胞起源于骨髓多能干细胞，高表达 MHC-I 类分子，可激活初始 T 细胞。（　　）
4. 胸腺上皮细胞又称上皮网状细胞，细胞呈星形。（　　）
5. 血 - 胸腺屏障是体内唯一含有巨噬细胞的解剖

屏障结构。（　　）
6. 胸腺内的毛细血管均为连续型毛细血管，这对于胸腺功能的维持十分重要。（　　）
7. 淋巴结一侧凹陷形成门部，输入淋巴管及输出淋巴管从此处进出淋巴结。（　　）
8. 淋巴流经淋巴结后，抗原物质基本被清除，所含的淋巴细胞和抗体增多。（　　）
9. 脾的白髓相当于淋巴结的皮质，是发生细胞免疫应答与体液免疫应答的部位。（　　）
10. 白髓中央动脉分支形成笔毛微动脉，多数末端呈喇叭状，开口于脾血窦。（　　）

四、论述题

1. 简述 T 细胞在胸腺内发育时所经受的"两次选择"的机制及意义。
2. 试述在细胞免疫应答和体液免疫应答的过程中，淋巴结和脾的结构会发生哪些主要变化？

【答案及解析】

一、名词解释

1. 骨髓中的髓样干细胞分化发育为单核细胞并进入血流，后者移行至全身各组织并发育成熟，包括单核细胞、结缔组织和淋巴组织的巨噬细胞、骨组织的破骨细胞、神经组织的小胶质细胞、肝巨噬细胞和肺巨噬细胞等。其中巨噬细胞吞噬能力强，并具有抗原提呈功能，广泛参与非特异性免疫防御及特异性免疫应答。

2. 抗原提呈细胞或抗原呈递细胞（Antigen presenting cell）是指能捕捉、加工、处理抗原，并将后者呈递给特异性淋巴细胞，并激活特异性淋巴细胞活化、增殖的一类免疫细胞。分为专职和非专职性两种，前者包括单核吞噬细胞系统、树突状细胞、B 细胞等，后者包括某些内皮细胞和上皮细胞等。

3. 淋巴小结受到抗原刺激后增大形成生发中心（Germinal center），有生发中心的淋巴小结称次级淋巴小结。生发中心的形成过程如下：初始 B 细胞或记忆性 B 细胞识别抗原并与 Th 细胞相互作用后，迁移到初级淋巴小结并分裂增殖，形成大而幼稚的生发中心母细胞，紧密聚集形成暗区。细胞继续增殖，生成体积较小的生发中心细胞，后者排列不甚紧密，与众多的滤泡树突状细胞接触，构成明区。部分 B 细胞经过不断分化发育，形成幼浆细胞及记忆性 B 细胞，被推向外侧，形成小结帽,并可通过淋巴细胞再循环迁移至机体其他部位的淋巴组织。

4. 在弥散淋巴组织中常有一种特殊的毛细血管后微静脉,其内皮细胞为柱状,故称高内皮细胞小静脉(high endothelial venule),是淋巴细胞从血液进入淋巴组织的重要通道。

5. 哈塞尔小体(Hassall corpuscle),即胸腺小体,是胸腺髓质的特征性结构,直径 30 ~ 150μm,散在分布,由胸腺上皮细胞呈同心圆状排列而成。小体中心的上皮细胞已完全角质化,呈嗜酸性染色。小体中还常见巨噬细胞、嗜酸性粒细胞和淋巴细胞。人类胸腺小体可表达胸腺基质淋巴细胞生成素,间接诱导胸腺内调节性 T 细胞的增殖和分化。

6. 胸腺皮质的毛细血管及其周围结构具有屏障作用,称血 - 胸腺屏障。由下列结构组成:①连续毛细血管,其内皮细胞间有完整的紧密连接;②内皮周围连续的基膜;③血管周隙,内含巨噬细胞;④上皮基膜;⑤一层连续的胸腺上皮细胞。血液内一般抗原物质和药物不易透过此屏障,对维持胸腺内环境的稳定、保证胸腺细胞的正常发育起重要作用。

二、选择题

(一)A1 型题(单句型最佳选择题)

1. C。在胚胎发育过程中,中枢淋巴器官发生早,器官内的淋巴前体细胞无需受抗原刺激即可增殖,形成初始淋巴细胞。正常状态下中枢淋巴器官内不发生免疫应答。本题易误选 B,胸腺内以胸腺上皮细胞形成支架。

2. E。形成抗体是体液免疫效应的主要方式。生发中心仅包括暗区和明区,不包括小结帽。

3. B。胸腺基质细胞是胸腺内上皮细胞、树突状细胞、巨噬细胞、嗜酸性粒细胞、肥大细胞、成纤维细胞等细胞的统称。胸腺细胞是胸腺内处于不同分化发育阶段的 T 细胞的统称。

4. A。胸腺上皮细胞构成胸腺的支架,相邻上皮细胞的突起间以桥粒连接成网。

5. D。胸腺内高内皮细胞小静脉分布于皮髓质交界处。

6. B。动脉周围淋巴鞘是脾白髓内的结构。

7. D。边缘窦是脾内的结构。

8. E。与皮质淋巴窦相比,髓窦中的巨噬细胞更丰富。脾内发挥滤过血液、清除抗原功能的主要细

胞同样是巨噬细胞。

9. A。动脉周围淋巴鞘属于弥散淋巴组织,含大量 T 细胞,为胸腺依赖区。

10. C。脾内滤血的主要部位是脾索和边缘区,此处含大量巨噬细胞,可吞噬清除血液中的病原体和衰老的血细胞。

11. E。成年后脾内仍含有少量造血干细胞,在机体严重缺血或某些病理状态下,脾可以恢复造血功能。

12. C。淋巴结的实质由皮质和髓质构成。脾的实质由白髓、边缘区和红髓构成。

13. D。腭扁桃体表面形成淋巴上皮组织,选项 A-C 是对淋巴上皮组织的描述。实质内含有大量淋巴小结及弥散淋巴组织,故选项 E 正确。

14. B。与胸腺、淋巴结和扁桃体不同,脾白髓动脉周围淋巴鞘内无高内皮微静脉,淋巴细胞进出白髓的通道是边缘区内的边缘窦。

15. A。克拉拉细胞在肺内小支气管壁上皮中出现,延续到终末细支气管的过程中逐渐增多,富含氧化酶系,具有生物转化功能,可分解管腔中黏液以保证气道通畅。需注意 D 选项,杯状细胞通过分泌黏液参与黏膜表面屏障的形成。

(二)A2 型题(病例摘要型最佳选择题)

16. C。以病原体成分或类毒素制成的主动免疫制品统称为疫苗。接种疫苗可使机体产生特异性免疫,形成抗体、效应性 T 细胞和记忆性淋巴细胞。当同样抗原再次刺激机体,记忆性淋巴细胞会迅速增殖分化,产生大量的效应性淋巴细胞。本题易误选 B。

17. E。此题考点为胸腺的功能。需注意 B 选项错误,因为 B 细胞功能的成熟需要 T 细胞的辅助,切除胸腺后,机体产生抗体的能力也会下降。

18. D。因细菌感染导致淋巴结炎时,淋巴结肿大,是针对病原体的特定体液免疫增强的表现。中性粒细胞升高多见于细菌感染,符合题干中菌血症的诊断。

19. B。脾清除衰老红细胞的结构基础是红髓中长杆状内皮细胞围成的脾血窦和脾索中的巨噬细胞。脾功能亢进时,早期以白细胞及血小板减少为主,重度脾亢时可出现各类血细胞明显减少,表现为易感染、出血倾向和贫血。

20. B。患儿对病毒感染缺乏抵抗力,但体内仍可产生抗体,说明负责上述免疫反应的是两类细胞,

故 A 描述正确。这一发现正是库珀博士开始探索人体 B 细胞起源及功能的缘由。对病毒感染缺乏抵抗力提示细胞免疫异常，可推测 C、D、E 描述正确。B 选项的错误在于，T、B 两类淋巴细胞最初起源都是造血干细胞。

（三）A3 型题（病例组型最佳选择题）

21～22. CD。本题组考查 HIV 感染途径、检测方法的常识，以及该病毒对免疫系统细胞的影响。除确诊的 AIDS 患者外，潜伏期的 HIV 病毒携带者也是传染源。从题干信息可知，巨噬细胞、树突状细胞、CD4$^+$T 细胞等都是被侵犯的对象，尤其是 CD4$^+$T 细胞，感染后的数量持续减少。当患者处于潜伏期时，CD8$^+$T 细胞并未直接被感染，数量基本不变，至发病期才发生进行性损伤。HIV 感染还可导致 B 细胞异常激活，可能发生高丙种球蛋白血症，甚至生成自身抗体。

（四）B 型题（标准配伍题）

23～27. EBCAD。此题组主要考点为特殊的内皮细胞形态，体现出形态是功能的结构基础。

28～32. ACBDE。此题组考点为淋巴结与脾组织结构的比较。

33～37. EDADE。此题组考点为主要淋巴器官的组织结构特点。

（五）X 型题（多项选择题）

38. ABCD。淋巴管属于循环系统，淋巴管内流动的淋巴属于免疫系统。

39. ACE。肥大细胞（Mast cell）的主要功能是诱发速发型超敏反应，还可通过分泌多种细胞因子参与免疫调节。辅助性 T 细胞（Helper T cell）分为 Th1 和 Th2 两型，其中 Th1 细胞可参与细胞免疫，但不能直接杀伤靶细胞。

40. BCDE。网状细胞、血窦内皮细胞的吞噬能力很低。

41. BDE。抗原提呈功能是指细胞摄取并处理抗原，并以抗原肽 -MHC 分子复合物的形式提呈给淋巴细胞。专职性抗原提呈细胞主要有树突状细胞、巨噬细胞和 B 淋巴细胞。非专职性抗原提呈细胞包括上皮细胞、成纤维细胞、嗜酸性粒细胞等。

42. CDE。中枢淋巴器官内存在各类免疫细胞，但不形成弥散淋巴组织和淋巴小结。

43. ABCDE。

三、判断题

1. 正确。

2. 正确。

3. 错误。个体所有细胞均表达 MHC-I 类分子。树突状细胞高表达 MHC-II 类分子。

4. 错误。胸腺上皮细胞形态多样，胸腺被膜下的哺育细胞和构成胸腺小体的细胞并非星形。

5. 正确。

6. 错误。胸腺皮质毛细血管常为连续型，并在其周围形成血 - 胸腺屏障。然而，髓质的毛细血管常为有孔型，对于形成自身免疫耐受具有重要意义。

7. 错误。淋巴结的多条输入淋巴管穿越结缔组织被膜，与被膜下淋巴窦相通连。

8. 正确。

9. 正确。

10. 错误。笔毛微动脉除少数直接注入脾血窦外，多数开口于脾索，大量血液直接进入脾索有利于发挥脾滤血功能。

四、论述题

1. 答题要点：从 T 细胞的发生及培育过程进行描述。由骨髓来的淋巴前体细胞进入胸腺，在由皮质到髓质的纵行迁移发育过程中，在胸腺基质细胞的参与下，首先分化为双阳性 T 细胞。随后，在阳性选择（Positive selection）过程中，不能与 MHC- 抗原肽结合或亲和力过高的双阳性 T 细胞发生凋亡遭克隆清除。阳性选择赋予 T 细胞自身 MHC 限制性，同时双阳性 T 细胞分化为单阳性 T 细胞，即分别具有 MHC- Ⅰ类分子和 MHC- Ⅱ类分子限制性识别能力。之后，阴性选择（Negative selection）则淘汰了绝大部分能与机体自身抗原发生反应的 T 细胞，其余少部分发育为调节性 T 细胞。阴性选择的意义是清除自身反应性 T 细胞，维持中枢免疫耐受。绝大部分胸腺细胞不能通过两次选择从而发生凋亡，最终只有 5% 左右的胸腺细胞发育成熟，成为初始 T 细胞，离开胸腺进入外周血循环。

2. 答题要点：从淋巴结和脾的结构变化进行描述。作为外周淋巴器官，淋巴结和脾内的细胞免疫应答和体液免疫应答常同时发生。当抗原进入机体，经抗原提呈细胞摄取、加工处理后提呈给初始/记忆性 T 细胞，引起 T 细胞增殖，表现为外周淋巴器官的胸腺依赖区，即淋巴结的副皮质区与脾白髓的动脉周围淋巴鞘增厚和扩大，效应 T 细胞输出增多，引发细胞免疫。与之同时，B 细胞在接触抗原后，在 Th 细胞的辅助下，于骨髓依赖区内增殖分化，导致淋巴结浅层皮质以及脾白髓内的淋巴小结增多增大、髓索及脾索中的浆细胞增多，产生大量抗体进入循环，发挥体液免疫功能。发生免疫应答时，淋巴结和脾的体积可整体增大。

（夏小雨）

第十一章　消　化　管

【学习目标】

一、知识目标

1. 能够描述消化管壁的一般结构。
2. 能够归纳胃黏膜的组织结构及功能。
3. 能够对比胃黏膜概述小肠黏膜的组织结构。
4. 能够归纳比较扩大小肠吸收面积的结构。
5. 能够对照消化管的一般结构区别胃壁和小肠壁各层的结构特点。
6. 能够鉴别十二指肠、空肠和回肠的结构特点。
7. 能够说出食管、大肠的结构特点与功能。
8. 能够理解消化管的淋巴组织及其免疫功能。

9. 能够说出胃肠道内分泌细胞的分布。

二、技能目标

1. 能够绘制出各段消化管壁结构的共性和个性特点。
2. 能够通过胃黏膜屏障与胃炎、胃溃疡的发病关联，将基础知识与临床病理融会贯通。
3. 能够灵活应用消化管的结构进行举一反三，归纳出中空性器官的结构特点。

三、情感价值目标

1. 能够理解合理用药对减轻消化道副作用的意义。
2. 能够认同形成良好生活习惯和饮食习惯的重要性。

【思维导图】

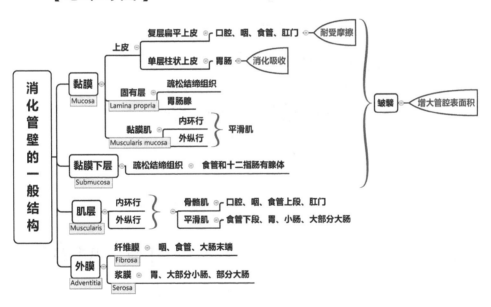

【记忆窍门】

- 消化管壁一般结构的顺口溜：消化管壁分四层，黏膜重要最多变；上皮头尾是复扁，中段全部是单柱；食管和十二指肠，黏膜下层有腺体；胃壁肌层分三层，其余内环加外纵；食管纤维胃浆膜，大肠小肠兼有之。

【英汉名词对照】

- Digestive System　消化系统
- Digestive Tract　消化管
- Mucosa　黏膜
- Lamina Propria　固有层
- Muscularis Mucosa　黏膜肌层

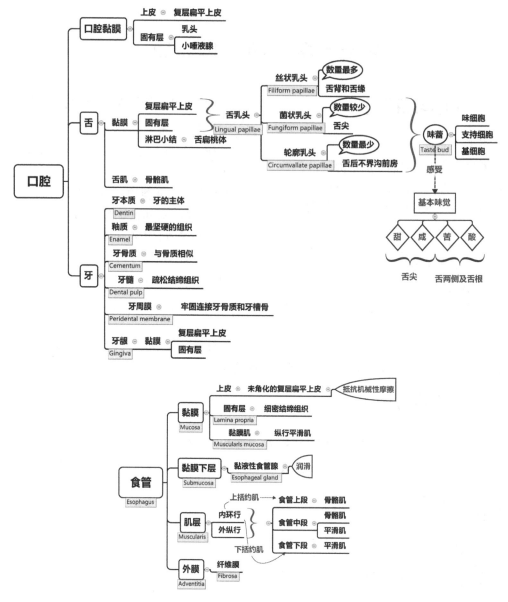

- Submucosa　黏膜下层
- Muscularis　肌层
- Adventitia　外膜
- Fibrosa　纤维膜
- Serosa　浆膜
- Esophageal Gland　食管腺
- Gastric Pit　胃小凹
- Fundic Gland　胃底腺
- Chief Cell　主细胞
- Pepsinogen　胃蛋白酶原
- Parietal Cell　壁细胞
- Intrinsic Factor　内因子
- Intestinal Villus　肠绒毛

- Small Intestinal Gland　小肠腺
- Duodenal Gland　十二指肠腺

【复习思考题】

一、名词解释

1. 胃小凹
2. Chief cell
3. Parietal cell
4. Intestinal villus
5. 帕内特细胞
6. 中央乳糜管

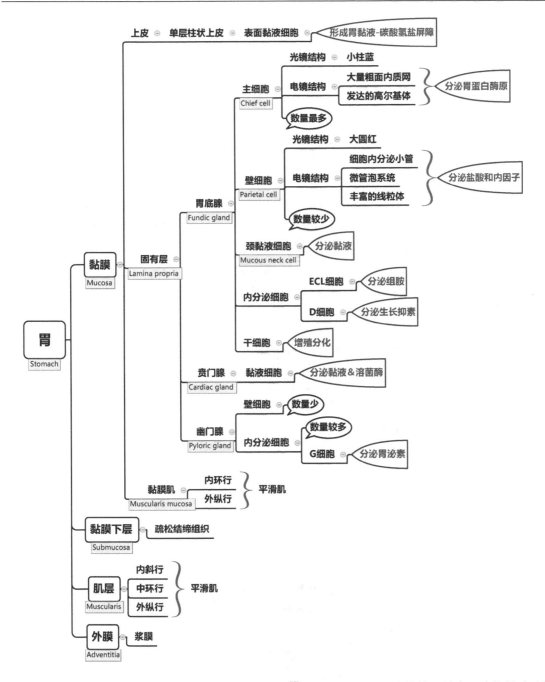

二、选择题

（一）A1 型题（单句型最佳选择题）

1. 消化管壁的一般结构由内向外分为哪几层?（ ）

A. 内膜、中膜、外膜

B. 内膜、中膜、浆膜

C. 黏膜、黏膜下层、外膜

D. 黏膜、中膜、外膜

E. 黏膜、黏膜下层、肌层、外膜

2. 消化管各段之间结构差异最大、功能最重要的部分是（ ）

A. 黏膜   B. 黏膜肌层

C. 黏膜下层   D. 肌层

E. 外膜

3. 消化管腔面的上皮可为（ ）

A. 单层扁平上皮和单层柱状上皮

B. 单层立方上皮和单层柱状上皮

C. 单层柱状上皮和复层扁平上皮

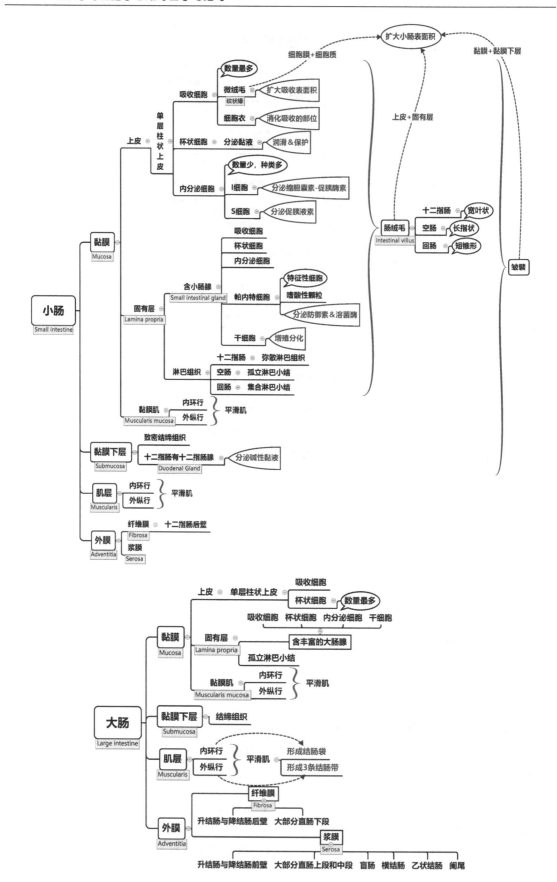

D. 假复层纤毛柱状上皮和单层柱状上皮

E. 假复层纤毛柱状上皮和复层扁平上皮

4. 对消化管皱襞形成的正确描述是（　　）

A. 上皮和黏膜肌突向管腔

B. 上皮和固有层突向管腔

C. 黏膜肌和黏膜下层突向管腔

D. 黏膜和黏膜下层突向管腔

E. 黏膜、黏膜下层和肌层突向管腔

5. 存在于消化管固有层内的腺体有（　　）

A. 食管腺、胃底腺、小肠腺、大肠腺

B. 食管腺、贲门腺、胃底腺、幽门腺

C. 食管腺、十二指肠腺、胃底腺、小肠腺

D. 贲门腺、幽门腺、胃底腺、十二指肠腺

E. 贲门腺、幽门腺、胃底腺、小肠腺

6. 关于食管壁的组织结构特点描述错误的是

（　　）

A. 腔面有纵行皱襞

B. 黏膜上皮是未角化的复层扁平上皮

C. 黏膜下层内含有黏液腺

D. 肌层为内环、外纵两层平滑肌

E. 外膜是纤维膜

7. 胃黏膜的上皮细胞（　　）

A. 顶部充满黏原颗粒

B. 可分泌含高浓度 H^+ 的不溶性黏液

C. PAS 反应阴性

D. 主要是分泌黏液的杯状细胞

E. 更新速度慢，细胞间形成紧密连接

8. 下列哪种细胞不参与构成胃底腺？（　　）

A. 主细胞　　　　　　　B. 壁细胞

C. 颈黏液细胞　　　　　D. 内分泌细胞

E. 帕内特细胞

9. 关于胃底腺的主细胞描述错误的是（　　）

A. 主要分布于腺底和体部

B. 细胞质基部呈强嗜碱性

C. 细胞质内含发达的高尔基复合体

D. 细胞顶部充满黏原颗粒

E. 可分泌胃蛋白酶原被盐酸激活

10. 胃底腺壁细胞合成盐酸的部位是（　　）

A. 微管泡系统　　　　　B. 细胞内分泌小管

C. 粗面内质网　　　　　D. 滑面内质网

E. 高尔基复合体

11. 胃溃疡的发生和哪项有关？（　　）

A. 主细胞数量多

B. 壁细胞数量多

C. 黏液分泌增多

D. 表面黏液细胞之间的紧密连接松弛

E. 碱性十二指肠液分泌增多

12. 下列哪项能防止维生素 B_{12} 在小肠内被酶分解？

（　　）

A. 主细胞分泌的胃蛋白酶

B. 主细胞分泌的胃蛋白酶原

C. 壁细胞分泌的内因子

D. 壁细胞分泌的盐酸

E. 表面黏液细胞分泌的黏液

13. 盐酸的主要作用是（　　）

A. 参与脂肪的消化　　　B. 参与糖类的消化

C. 解毒　　　　　　　　D. 参与红细胞生成

E. 激活胃蛋白酶原和杀菌

14. 胃黏膜的自我保护机制主要是（　　）

A. 表面黏液细胞内含大量酶原颗粒

B. 黏膜表面存在胃黏液 - 碳酸氢盐屏障

C. 颈黏液细胞的分泌物覆盖在黏膜表面

D. 胃黏膜表面有胃小凹形成

E. 固有层含大量淋巴组织

15. 关于 Paneth 细胞的描述哪项有误？（　　）

A. 是小肠腺特有的细胞

B. 位于小肠腺的基底部

C. 细胞顶部有粗大的嗜酸性分泌颗粒

D. 分泌颗粒含蛋白酶

E. 分泌颗粒含溶菌酶

16. 环行皱襞和肠绒毛最发达的部位是（　　）

A. 胃底和胃体　　　　　B. 十二指肠和空肠头段

C. 空肠和回肠　　　　　D. 回肠和升结肠

E. 结肠和直肠

17. 扩大小肠黏膜吸收表面积的结构是（　　）

A. 上皮、固有层和黏膜肌

B. 皱襞、肠绒毛和纹状缘

C. 皱襞、肠绒毛和小肠腺

D. 纹状缘、肠绒毛和小肠腺

E. 肠绒毛、皱襞和浆膜

18. 关于小肠吸收细胞描述正确的是（　　）

A. 数量最少

B. 呈柱状，细胞核椭圆居中

C. 细胞质含丰富的黏原颗粒

D. 细胞表面有细胞衣，吸附多种消化酶

E. 可将糖类物质形成乳糜颗粒

19. 中央乳糜管位于（　　）

A. 肠绒毛中轴　　　　　B. 小肠腺中央

C. 黏膜下层内　　　　　　D. 肌层之间

E. 黏膜和黏膜下层之间

20. 下列结构中杯状细胞最丰富的是（　　　）

A. 十二指肠的小肠腺　　B. 空肠的小肠腺

C. 回肠的小肠腺　　　　D. 结肠的大肠腺

E. 阑尾的大肠腺

21. 关于阑尾的结构特点描述正确的是（　　　）

A. 管腔大而不规则

B. 绒毛细短且少

C. 固有层含丰富的淋巴组织

D. 肠腺发达

E. 肌层不完整

22. 有关大肠的结构特征描述错误的是（　　　）

A. 表面光滑无绒毛

B. 肠腺短而少

C. 杯状细胞数量多

D. 肌层为内环、外纵 2 层平滑肌

E. 外膜结缔组织中常有大量脂肪细胞

23. 分泌胃泌素的细胞是（　　　）

A. I 细胞　　　　B. S 细胞　　　　C. ECL 细胞

D. D 细胞　　　　E. G 细胞

24. 固有层和黏膜下层都有腺体的消化管是（　　　）

A. 食管　　　　　B. 胃　　　　　C. 十二指肠

D. 空肠　　　　　E. 结肠

（二）A2 型题（病例摘要型最佳选择题）

25. 患者男性，32 岁，因急性腹痛入院，入院前曾大量饮酒。入院后经实验室相关检查诊断为非感染性急性胃炎，引起该病的原因是（　　　）

A. 大量饮酒后乙醇引起胃蛋白酶原分泌增多，破坏胃黏膜

B. 大量饮酒后乙醇抑制了胃中内因子的分泌，导致胃黏膜缺血

C. 大量饮酒后乙醇引起胃酸分泌增多，破坏黏液 - 碳酸氢盐屏障

D. 大量饮酒后乙醇抑制胃上皮细胞的更新

E. 大量饮酒后乙醇引起胃痉挛导致胃黏膜缺血缺氧

26. 患者女性，65 岁，因胃部胀满不适 2 月余，伴乏力、嗜睡 1 月入院，既往患有慢性浅表性胃炎。入院后经实验室相关检查诊断为萎缩性胃炎伴恶性贫血，以下对该患者发生恶性贫血的分析正确的是（　　　）

A. 主细胞分泌胃蛋白酶原少

B. 主细胞不能合成维生素 B_{12}

C. 壁细胞减少，分泌的盐酸减少

D. 壁细胞减少，内因子缺乏

E. 颈黏液细胞分泌的黏液减少

27. 患者男性，35 岁，上腹部疼痛 3 年入院。腹部疼痛多于餐前出现，进食后可缓解，有反酸、嗳气。疼痛时自行服用奥美拉唑（质子泵抑制剂）可缓解。入院后经检查诊断为十二指肠溃疡。推测患者所服药物可以缓解疼痛是因为（　　　）

A. 激活了胃颈黏液细胞分泌酸性糖蛋白，保护黏膜免受胃酸刺激

B. 激活了胃壁细胞分泌盐酸，加强后者对十二指肠黏膜的杀菌作用

C. 抑制了胃壁细胞分泌盐酸，减轻胃酸对溃疡的刺激

D. 抑制了胃壁细胞分泌胃蛋白酶原，减轻激活后胃蛋白酶对溃疡的刺激

E. 抑制了胃主细胞分泌盐酸，减轻胃酸对溃疡的刺激

28. 患者男性，49 岁，因进行性吞咽困难半年入院，父亲与祖父均因食管癌去世，患者有长期吸烟及酗酒，平时喜欢辛辣饮食。入院后胃镜示食管下段肿块，取样进行病理检查明确为食管鳞癌。下列对患者病变位置分析正确的是（　　　）

A. 食管下段的上皮是未角化的复层扁平上皮，保护作用弱

B. 食管下段的上皮是未角化的复层扁平上皮和单层柱状上皮的交界部位

C. 食管下段的上皮是单层柱状上皮，吸收作用强

D. 食管下段的上皮是变移上皮，易发生病理改变

E. 食管黏膜和部分黏膜下层突向管腔形成皱襞，吸收辛辣刺激物的面积增大

（三）A3 型题（病例组型最佳选择题）

（29 ～ 30 题共用题干）

患者男性，35 岁，上腹疼痛 2 月余，加重 3 天。2 个月前开始间断性出现上腹部疼痛，餐后加重，时而反酸，3 天前因饮酒后腹痛加重入院，伴有恶心，无呕吐。查体：体温 36.8℃，脉搏 88 次 / 分，血压正常。腹部压痛、无反跳痛。经实验室检查后诊断为胃溃疡。

29. 下列有关患者发病的推测不恰当的是（　　　）

A. 可能有幽门螺杆菌感染

B. 可能盐酸和胃蛋白酶分泌过多

C. 可能胃黏膜屏障的保护作用减弱

D. 可能胃表面黏液细胞分泌黏液过多

E. 长期吸烟、饮酒等不良生活习惯

30. 患者出现餐后腹痛加重的原因是（　　）

A. 进食后，胃壁细胞内因子分泌使溃疡部分受刺激而发生疼痛

B. 进食后，胃壁细胞盐酸分泌使溃疡部分受刺激而发生疼痛

C. 进食后，胃颈黏液细胞分泌过多黏液覆盖在胃黏膜表面

D. 进食后，胰岛 D 细胞分泌的生长抑素可促进胃酸分泌，刺激溃疡发生疼痛

E. 进食后，十二指肠黏液分泌增多刺激溃疡发生疼痛

（四）B 型题（标准配伍题）

（31 ～ 35 题共用备选答案）

A. 吸收细胞　　　　　　B. 杯状细胞

C. 帕内特细胞　　　　　D. 内分泌细胞

E. 干细胞

31. 可分泌黏液，对黏膜有保护和润滑作用的细胞是（　　）

32. 细胞顶部充满嗜酸性颗粒，对肠道微生物有杀灭作用的细胞是（　　）

33. 游离面有纹状缘的细胞是（　　）

34. 不断增殖分裂补充绒毛顶端脱落的吸收细胞和杯状细胞的是（　　）

35. 与蛋白质和脂肪吸收有密切关系的细胞是（　　）

（36 ～ 42 题共用备选答案）

A. 食管腺　　　B. 胃底腺　　　C. 小肠腺

D. 大肠腺　　　E. 十二指肠腺

36. 分泌盐酸的是（　　）

37. 能分泌可溶性酸性黏液的是（　　）

38. 分泌胃蛋白酶原的是（　　）

39. 能分泌溶菌酶的是（　　）

40. 能分泌内因子的是（　　）

41. 能分泌碱性黏液的是（　　）

42. 含杯状细胞最多的是（　　）

（43 ～ 46 题共用备选答案）

A. 微绒毛　　　B. 肠绒毛　　　C. 皱襞

D. 胃小凹　　　E. 肠腺

43. 黏膜和部分黏膜下层向消化管腔面突出形成（　　）

44. 上皮和固有层向消化管腔面突出形成（　　）

45. 上皮向固有层凹陷分化形成（　　）

46. 细胞膜和细胞质向腔面突出形成（　　）

（47 ～ 50 题共用备选答案）

A. 集合淋巴小结　　　　B. 长指状绒毛

C. 半月形皱襞　　　　　D. 复层扁平上皮

E. 宽大叶状绒毛

47. 十二指肠有（　　）

48. 空肠有（　　）

49. 回肠有（　　）

50. 结肠有（　　）

（51 ～ 53 题共用备选答案）

A. D 细胞　　　B. ECL 细胞　　　C. G 细胞

D. I 细胞　　　E. S 细胞

51. 能分泌生长抑素的细胞是（　　）

52. 能分泌组胺的细胞是（　　）

53. 能分泌促胰液素的细胞是（　　）

（五）X 型题（多项选择题）

54. 下列有关食管描述正确的是（　　）

A. 上皮是角化的复层扁平上皮

B. 黏膜肌是纵行的平滑肌束

C. 黏膜和部分黏膜下层突向管腔形成皱襞

D. 黏膜下层含混合性食管腺

E. 外膜为纤维膜

55. 扩大小肠吸收表面积的结构有（　　）

A. 肠绒毛　　　　　　　B. 皱襞

C. 小肠腺　　　　　　　D. 吸收细胞的微绒毛

E. 微皱褶细胞

56. 关于主细胞的描述正确的有（　　）

A. 细胞核靠近基底部　　B. 粗面内质网发达

C. 有细胞内分泌小管　　D. 核上区多酶原颗粒

E. 核下区可见分泌颗粒

57. 消化管中复层扁平上皮覆盖的区域包括（　　）

A. 口腔　　　　　B. 咽　　　　　C. 食管

D. 大肠　　　　　E. 肛门

58. 胃和小肠的共同特征是（　　）

A. 上皮均为单层柱状上皮

B. 都含有杯状细胞

C. 固有层均有腺体分布

D. 都有皱襞和绒毛形成

E. 肌层均由内环、外纵 2 层平滑肌组成

59. 黏膜下层中含有腺体的消化管有（　　）

A. 食管　　　　　B. 胃　　　　　C. 十二指肠

D. 回肠　　　　　E. 结肠

60. 胃黏膜的自我保护机制包括（　　）

A. 上皮细胞之间的紧密连接

B. 上皮细胞的快速更新

C. 充足的胃黏膜血流

D. 黏膜表面有黏液 - 碳酸氢盐屏障

E. 含大量淋巴组织

61. 参与分泌 sIgA 的细胞有（　　）

A. 浆细胞　　　　　　　B. 帕内特细胞

C. 微皱褶细胞　　　　　D. 吸收细胞

E. 杯状细胞

62. 十二指肠的结构和功能特点是（　　）

A. 管壁 4 层结构明显

B. 绒毛发达，呈宽大的叶片状

C. 固有层有孤立淋巴小结，但无肠腺

D. 黏膜下层含黏液性腺

E. 腺的分泌物为碱性，有中和胃酸的作用

63. 关于结肠下列描述正确的是（　　）

A. 有大量杯状细胞　　　B. 有集合淋巴小结

C. 无肠绒毛　　　　　　D. 无腺体

E. 无帕内特细胞

三、判断题

1. 胃底腺壁细胞的细胞质呈嗜酸性，是由于合成了盐酸。（　　）

2. 消化管各段均有皱襞和肠绒毛形成。（　　）

3. 胃黏膜上皮为单层柱状上皮，夹有杯状细胞，分泌特殊黏液性物质，故又称表面黏液细胞。（　　）

4. 小肠的环形皱襞是黏膜和黏膜下层共同向肠腔突出形成。（　　）

5. 各段小肠黏膜上皮中都含有杯状细胞，从十二指肠到回肠，杯状细胞逐渐增多。（　　）

6. 恶性贫血是由于胃底腺壁细胞不能合成维生素 B_{12} 引起的。（　　）

7. 胃底腺的主细胞数量最多，能合成和分泌胃蛋白酶，可初步分解食物中的蛋白质。（　　）

8. 食管腺和十二指肠腺都是位于黏膜下层的纯浆液性腺。（　　）

9. 胃底腺和小肠腺均位于黏膜固有层。（　　）

10. 回肠和阑尾均有丰富的淋巴组织，因此具有免疫防御的功能。（　　）

四、论述题

1. 试述消化管壁的一般结构。

2. 试比较食管、胃体、小肠和结肠黏膜的结构。

【答案及解析】

一、名词解释

1. 胃小凹是胃黏膜上皮向固有层凹陷形成的，其底部有 3～5 条胃腺的开口。

2. Chief cell 为主细胞，又称胃酶细胞，是胃底腺中数量最多的细胞。光镜下，细胞呈柱状，细胞核圆形，位于基部，基部细胞质呈强嗜碱性，顶部细胞质着色浅淡；电镜下，细胞质内含大量的粗面内质网、核糖体和高尔基复合体，顶部充满酶原颗粒。其功能是合成和分泌胃蛋白酶原。

3. Parietal cell 为壁细胞，又称泌酸细胞，是胃底腺中的细胞。光镜下，细胞呈圆锥形，细胞核圆而居中，染色深，细胞质呈强嗜酸性；电镜下，细胞质内含有内分泌小管、微管泡系统及丰富的线粒体。其功能是合成分泌盐酸和内因子。

4. Intestinal villus 为肠绒毛，是小肠的特征性结构，由小肠黏膜的上皮和固有层共同向肠腔突起形成，表面是单层柱状上皮，中轴是固有层为疏松结缔组织，内有丰富的毛细血管、纵行的平滑肌和中央乳糜管。肠绒毛扩大了小肠消化吸收的表面积。

5. 帕内特细胞是小肠腺的特征性细胞，分布于腺底部。光镜下，细胞呈锥体形，细胞核椭圆位于基底部，顶部细胞质含粗大的嗜酸性颗粒；电镜下，细胞质内有粗面内质网和高尔基复合体，分泌颗粒含防御素、溶菌酶等物质，对肠道微生物有一定的杀灭作用。

6. 肠绒毛中轴的固有层结缔组织内，有 1～2 条纵行毛细淋巴管即中央乳糜管，其管腔大，内皮细胞间隙宽，无基膜，故通透性大。吸收细胞释放出的乳糜微粒进入中央乳糜管输出。

二、选择题

（一）A1 型题（单句型最佳选择题）

1. E。消化管壁由内向外有 4 层结构，黏膜、黏膜下层、肌层和外膜。

2. A。消化管的黏膜位于管壁最内层，与食物直接接触，其结构变化最大，功能也最重要。

3. C。消化管的两端衬贴复层扁平上皮，其余各段为单层柱状上皮。

4. D。消化管黏膜和黏膜下层共同向肠腔突出形成皱襞。

5. E。食管腺和十二指肠腺存在于黏膜下层。

6. D。食管肌层的上 1/3 段为骨骼肌，中 1/3 段为骨骼肌和平滑肌交错存在，下 1/3 段为平滑肌。

7. A。胃黏膜的上皮细胞主要是表面黏液细胞，细胞顶部充满黏原颗粒，该细胞可分泌含高浓度碳酸氢根的不可溶性黏液覆盖上皮表面，且该细胞更新速度快，因此有防止胃酸侵蚀的重要作用。在正常的胃上皮中，不存在杯状细胞，如出现，病理学上称为胃的肠上皮化生，是胃癌的前期表现。

8. E。帕内特细胞是小肠腺特有的细胞。

9. D。胃底腺的主细胞顶部胞质内充满粗大的酶原颗粒。

10. B。分泌小管中有大量质子泵（H^+、K^+-ATP 酶）和 Cl^- 通道，能分别把壁细胞内形成的 H^+ 和从血液中摄取的 Cl^- 输入小管，二者结合形成盐酸。

11. D。胃上皮细胞之间的紧密连接也是构成胃黏膜自我保护的因素，因而紧密连接松弛也是造成胃溃疡的原因之一。

12. C。内因子与食物中的维生素 B_{12} 结合成复合物，使维生素 B_{12} 在肠道内不被酶分解，并能促进回肠吸收维生素 B_{12}，供红细胞生成所需。

13. E。盐酸能激活胃蛋白酶原转变为胃蛋白酶，并为其活性提供所需的酸性环境，可对食物中的蛋白质进行初步分解；盐酸还能杀菌。

14. B。胃黏液 - 碳酸氢盐屏障是构成胃黏膜自我保护机制的主要结构。

15. D。帕内特细胞顶部的嗜酸性颗粒可分泌防御素和溶菌酶，对肠道微生物有杀灭作用。

16. B。胃、结肠和直肠表面无绒毛；空肠和回肠的肠绒毛逐渐变细、变短，不发达。

17. B。皱襞是黏膜和黏膜下层向肠腔突起，肠绒毛是上皮和固有层向肠腔突起，纹状缘是小肠上皮吸收细胞游离面的突起，它们均可以扩大小肠吸收表面积。

18. D。小肠吸收细胞的数量最多，呈柱状，核呈椭圆形，位于基部，细胞质中有丰富的滑面内质网和高尔基体，可将细胞吸收的脂类物质结合形成乳糜微粒。吸收细胞游离面微绒毛表面有一层细胞衣，吸附有胰蛋白酶和胰淀粉酶等消化酶。

19. A。肠绒毛中轴内纵行的毛细淋巴管即为中央乳糜管。

20. D。结肠的杯状细胞特别多。

21. C。阑尾的管腔小；无皱襞，无绒毛；肠腺短小；肌层薄但是完整的；固有层内发达的淋巴组织穿透黏膜肌而到达黏膜下层，所以黏膜肌不完整。

22. B。大肠的肠腺比小肠腺直、长且密。

23. E。胃幽门、十二指肠处分布的 G 细胞分泌胃泌素。

24. C。食管只有黏膜下层有腺体；胃、空肠和回肠只有固有层有腺体；而十二指肠在固有层有小肠腺，黏膜下层有十二指肠腺。

（二）A2 型题（病例摘要型最佳选择题）

25. C。非感染性急性胃炎常见于应激、药物、酗酒或食物过敏等引起胃酸分泌增多，破坏黏液 - 碳酸氢盐屏障而引起腹痛等症状。

26. D。萎缩性胃炎患者由于壁细胞减少，内因子缺乏，引起维生素 B_{12} 吸收障碍，导致恶性贫血。

27. C。壁细胞分泌小管中有大量质子泵（H^+、K^+-ATP 酶）和 Cl^- 通道，能分别把壁细胞内形成的 H^+ 和从血液中摄取的 Cl^- 输入小管，二者结合形成盐酸。奥美拉唑属于质子泵抑制剂，该药弥散进入壁细胞内，与 H^+、K^+-ATP 酶共价结合，不可逆地使泵分子失活，从而抑制盐酸的分泌，同时减少胃蛋白酶的分泌，减轻胃酸对溃疡处的刺激，缓解疼痛。

28. B。食管中下段是上皮类型突然发生改变的部位，因此是食管癌的易发部位。

（三）A3 型题（病例组型最佳选择题）

29 ～ 30. DB。胃上皮的表面黏液细胞可分泌含高浓度 HCO_3^- 的不溶性黏液，覆盖在上皮表面，形成黏液 - 碳酸氢盐屏障，防止胃酸对黏膜的自身消化，因而不是造成胃溃疡的原因。患者进食可刺激壁细胞分泌盐酸，刺激溃疡处黏膜加剧疼痛。壁细胞分泌内因子，与维生素 B_{12} 的吸收有关；颈黏液细胞分泌的含酸性糖蛋白的可溶性黏液，对黏膜有保护作用；生长抑素可抑制胃酸分泌；十二指肠腺所分泌的黏液是碱性黏液，可中和胃酸，均不会加剧疼痛。

（四）B 型题（标准配伍题）

31 ～ 35. BCAEA。此题组考点为小肠腺各细胞的结构和功能。

36 ～ 42. BBBCBED。此题组考点为消化管壁内腺体的结构及功能。

43 ～ 46. CBEA。此题组考点为扩大小肠吸收表面积的结构组成。

47 ～ 50. EBAC。此题组考点为小肠、大肠的特征性结构。

51 ～ 53. ABE。此题组考点为胃肠道内主要内分泌细胞的分泌物。

（五）X 型题（多项选择题）

54. BCE。食管的黏膜上皮是未角化的复层扁平上皮，黏膜下层含黏液性食管腺。

55. ABD。扩大小肠吸收面积的结构包括吸收细胞的微绒毛、肠绒毛和皱襞。

56. ABD。细胞内分泌小管见于壁细胞；基底部胞质呈强嗜碱性，顶部胞质内充满粗大的酶原颗粒。

57. ABCE。大肠的黏膜上皮为单层柱状上皮。

58. AC。胃黏膜上皮不含杯状细胞，无绒毛形成，故排除 BD，胃壁肌层由内斜、中环、外纵 3 层平滑肌组成，故排除 E。

59. AC。食管的黏膜下层含有食管腺，十二指肠的黏膜下层中含有十二指肠腺。

60. ABCD。胃黏膜的自我保护机制与淋巴组织无关。

61. AD。帕内特细胞的胞质所含分泌颗粒内有防御素和溶菌酶，对肠道微生物有杀灭作用；微皱褶细胞可摄取肠腔内的抗原物质将其传递给淋巴细胞；杯状细胞分泌的黏液有润滑和保护作用。因此，帕内特细胞、微皱褶细胞和杯状细胞与 sIgA 分泌无关。

62. ABDE。十二指肠固有层含大量的小肠腺及丰富的淋巴细胞，多为弥散淋巴组织。

63. ACE。结肠固有层内有丰富的肠腺，还可见孤立淋巴小结。

三、判断题

1. 错误。胃底腺壁细胞的细胞质呈嗜酸性是因为细胞质中含有丰富的线粒体。

2. 错误。肠绒毛是小肠的特征性结构；大肠无绒毛、无皱襞。

3. 错误。正常情况下胃黏膜上皮没有杯状细胞，表面黏液细胞是柱状细胞。

4. 正确。

5. 正确。

6. 错误。恶性贫血是由于胃底腺壁细胞不能合成内因子引起的。

7. 错误。胃底腺的主细胞合成和分泌胃蛋白酶原，需盐酸激活使之转变为胃蛋白酶才可对食物中的蛋白质初步分解。

8. 错误。食管腺和十二指肠腺都是纯黏液性腺。

9. 正确。

10. 正确。

四、论述题

1. 答题要点：从消化管壁由内向外分为黏膜、黏膜下层、肌层、外膜 4 层逐一描述它们的结构。黏膜自内向外又分 3 层，即上皮、固有层和黏膜肌层：上皮在消化管两端（食管和肛管下段）为复层扁平上皮，其余均为单层柱状上皮；固有层为结缔组织，富含淋巴组织和小的腺体；黏膜肌层为薄层平滑肌。黏膜下层为疏松结缔组织，含有黏膜下神经丛，食管和十二指肠的黏膜下层还分别有食管腺和十二指肠腺。某些部位的黏膜和黏膜下层突向管腔，形成皱襞。肌层一般是内环、外纵的 2 层平滑肌，其间有肌间神经丛；胃含内斜、中环、外纵 3 层平滑肌，食管上段和肛管下段则为骨骼肌。外膜可分为纤维膜和浆膜，前者为薄层结缔组织，见于食管和大肠末段；后者为薄层结缔组织覆以间皮，见于胃、大部分小肠与大肠。

2. 答题要点：从食管、胃体、小肠和结肠黏膜的共有结构及不同点进行比较描述。①食管、胃体、小肠和结肠的黏膜从内向外都分为上皮、固有层和黏膜肌层；其中固有层均为结缔组织，可见散在的孤立淋巴小结，在回肠形成集合淋巴小结；黏膜肌层在食管为纵行的平滑肌束，其余各段为内环、外纵排列的薄层平滑肌。②食管的上皮为未角化的复层扁平上皮；固有层仅在上、下端含少许黏液腺，大部分不含腺体，但可见黏膜下层食管腺的导管。③胃体的上皮为单层柱状上皮，主要由表面黏液细胞组成，分泌黏液，上皮下陷形成胃小凹；固有层结缔组织少，主要含胃底腺，后者为管状，由主细胞、壁细胞、颈黏液细胞、内分泌细胞和干细胞组成。④小肠上皮也是单层柱状上皮，由吸收细胞、杯状细胞和内分泌细胞组成，吸收细胞游离面有纹状缘，杯状细胞分泌黏液；上皮和固有层突向肠腔形成肠绒毛，其固有层含中央乳糜管、有孔毛细血管网、少量平滑肌纤维等；其余固有层中含肠腺，亦为管状，除上述 3 种细胞外，还有帕内特细胞和干细胞。⑤结肠黏膜无绒毛；上皮与小肠相似，但杯状细胞增多；固有层中肠腺稠密且长，无帕内特细胞。

（彭宇婕）

第十二章　消　化　腺

【学习目标】

一、知识目标

1. 能够说出唾液腺的一般结构和三种大唾液腺的结构特点。

2. 能够比较浆液性、黏液性腺细胞的结构特点。

3. 能够说出胰腺外分泌部、内分泌部的结构与功能。

4. 能够归纳肝小叶的组织结构，说出肝的一般结构和功能、肝门管区的组成、肝血液循环的特点、肝内胆汁排泄途径。

5. 能够理解胆囊、胆管的结构特点。

二、技能目标

1. 能够联系胰腺外分泌部腺泡的功能阐述其光镜和电镜结构特点，培养结构联系功能的思维方式。

2. 能够联系肝细胞的光镜和电镜结构特点分析肝细胞的功能，理解组织学中结构和功能相适应的观点，培养分析和推理能力。

三、情感价值目标

1. 通过胰腺与肝组织结构的学习，能够形成观察事物的求实态度。

2. 能够结构联系功能，判断临床药物对肝功能的影响，建立机体整体与大局意识。

【思维导图】

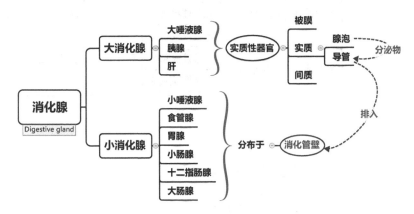

【记忆窍门】

• 肝小叶顺口溜：肝小叶似棱柱状，中央静脉位居中，肝板血窦放射状，窦周隙恰两者间；肝细胞膜往内陷，成胆小管排胆汁。

【英汉名词对照】

• Digestive Gland　消化腺
• Pancreas Islet　胰岛
• Hepatic Lobule　肝小叶
• Central Vein　中央静脉
• Hepatocyte　肝细胞
• Hepatic Sinusoid　肝血窦
• Hepatic Macrophage　肝巨噬细胞
• Perisinusoidal Space　窦周隙
• Bile Canaliculus　胆小管
• Portal Area　门管区

【复习思考题】

一、名词解释

1. 肝血窦
2. 窦周隙
3. 肝门管区
4. 胆小管
5. Pancreas islet

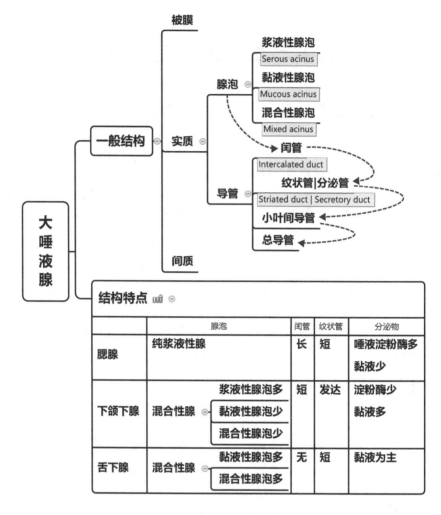

结构特点

	腺泡			闰管	纹状管	分泌物
腮腺	纯浆液性腺			长	短	唾液淀粉酶多 黏液少
下颌下腺	混合性腺	浆液性腺泡多 黏液性腺泡少 混合性腺泡少		短	发达	淀粉酶少 黏液多
舌下腺	混合性腺	黏液性腺泡多 混合性腺泡多		无	短	黏液为主

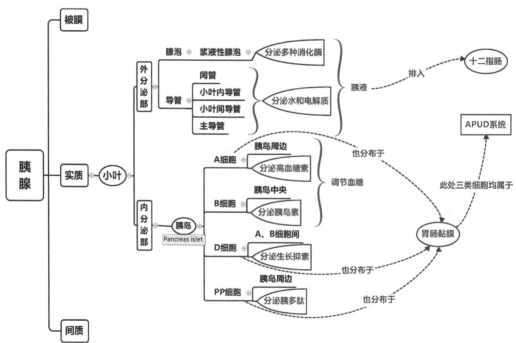

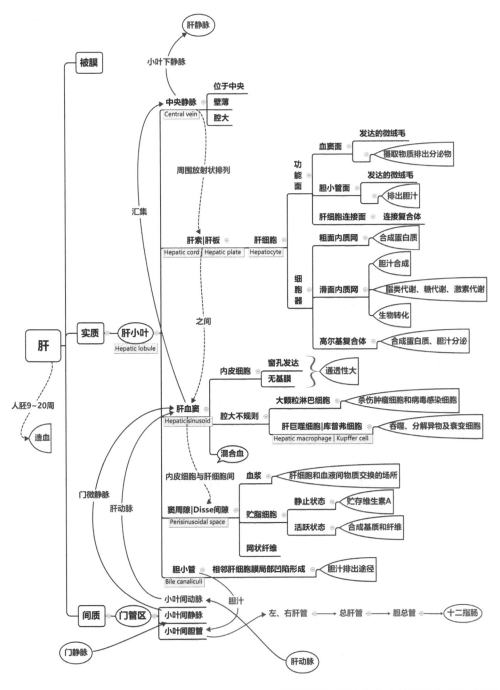

6. Kupffer cell

7. Hepatocyte

二、选择题

（一）A1 型题（单句型最佳选择题）

1. 关于唾液的描述错误的是（　　　）

A. 唾液由大、小唾液腺分泌的混合液组成

B. 唾液中的水分和黏液起润滑口腔的作用

C. 唾液淀粉酶可使食物中的淀粉分解为麦芽糖

D. 唾液中某些成分具有一定的防御作用

E. 唾液主要来自口腔内的小唾液腺

2. 关于唾液腺的描述下列哪项错误？（　　　）

A. 腮腺为黏液性腺

B. 下颌下腺以浆液性腺泡居多

C. 舌下腺以黏液性腺泡、混合性腺泡居多

D. 唾液腺导管开口于口腔

E. 分泌的唾液中含酶、水、黏液及生物活性肽

3. 下述肝细胞细胞器与功能的关系哪项错误？
（　　　）

A. 粗面内质网是合成多种蛋白质的中心

B. 溶酶体具有消化分解衰老细胞器的作用

C. 线粒体为肝细胞代谢活动提供能量

D. 滑面内质网参与脂类和糖代谢

E. 高尔基复合体不参与胆汁的合成

4. 浆半月是由下列哪项构成？（　　　）

A. 黏液性腺细胞

B. 浆液性腺细胞

C. 黏液性腺细胞和浆液性腺细胞共同组成

D. 贮脂细胞

E. 泡心细胞

5. 胰腺外分泌部的腺泡是（　　　）

A. 浆液性腺泡　　　　　B. 黏液性腺泡

C. 混合性腺泡　　　　　D. 泡心细胞

E. 滤泡

6. 胰腺的实质由哪项构成？（　　　）

A. 腺泡和结缔组织　　　B. 黏液性腺泡和导管

C. 混合性腺泡和胰岛　　D. 外分泌和内分泌部

E. 胰岛

7. 胰岛的特征下列哪项是错误的？（　　　）

A. 是内分泌细胞组成的细胞团

B. 细胞间有丰富的毛细血管

C. 由 A、B、D、PP、D1 等五种细胞组成

D. 细胞间有较多的导管以利于激素的排出

E. 胰岛周围的结构是胰腺外分泌部

8. 胰岛 B 细胞能分泌（　　　）

A. 高血糖素　　　　　　B. 胰岛素

C. 胰多肽　　　　　　　D. 生长抑素

E. 血管活性肠肽

9. 分泌高血糖素的细胞是（　　　）

A. 胰岛 D1 细胞　　　　B. 胰岛 A 细胞

C. 胰岛 B 细胞　　　　　D. 胰岛 PP 细胞

E. 胰岛 D 细胞

10. 下列哪种细胞不存在于胰岛中？（　　　）

A. D 细胞　　　　　　　B. A 细胞

C. B 细胞　　　　　　　D. PP 细胞

E. 浆液性腺细胞

11. 糖尿病可因下列哪种细胞退化所致？（　　　）

A. 胰腺泡心细胞　　　　B. 胰岛 A 细胞

C. 胰岛 B 细胞　　　　　D. 胰岛 PP 细胞

E. 胰岛 D 细胞

12. 胰腺的泡心细胞是一种（　　　）

A. 闰管上皮细胞　　　　B. 浆液性细胞

C. 单层柱状上皮细胞　　D. 黏液性细胞

E. 肌上皮细胞

13. 肝小叶中数量最多的细胞是（　　　）

A. 内皮细胞　　　　　　B. 肝巨噬细胞

C. 肝细胞　　　　　　　D. 贮脂细胞

E. 大颗粒淋巴细胞

14. 下列哪项不属于肝小叶的结构？（　　　）

A. 中央静脉　　　　　　B. 窦周隙

C. 肝血窦　　　　　　　D. 胆小管

E. 小叶间胆管

15. 关于肝小叶的描述哪项错误？（　　　）

A. 中央静脉壁薄多孔　　B. 肝板相互吻合成网

C. 肝血窦中是混合血　　D. 肝血窦与胆小管通连

E. 窦周隙与肝血窦通连

16. PAS 反应可显示肝细胞内的（　　　）

A. 脂滴　　　　B. 糖原　　　　C. 线粒体

D. 核糖体　　　E. 溶酶体

17. 肝细胞与血液进行物质交换的场所是（　　　）

A. 中央静脉　　B. 肝血窦　　　C. 门管区

D. 窦周隙　　　E. 肝板内

18. 下列哪项是肝细胞完成物质生物转化的部位？
（　　　）

A. 滑面内质网　　　　　B. 溶酶体

C. 线粒体　　　　　　　D. 过氧化物酶体

E. 粗面内质网

19. 能够分泌胆汁的是（　　　）

A. 胆小管　　　B. 胆囊　　　　C. 贮脂细胞

D. 肝细胞　　　E. 小叶间胆管

20. 对肝血窦描述错误的是（　　　）

A. 位于肝板之间，腔大且不规则

B. 内皮细胞通透性大

C. 为肝小叶运送营养物质及排出胆汁的通道

D. 含有肝巨噬细胞及大颗粒淋巴细胞

E. 其内的血液汇入中央静脉

21. 肝血窦内的血液是（　　　）

A. 静脉血　　　　　　　B. 动脉血

C. 动、静脉混合血　　　D. 混有胆汁的血

E. 以上都不对

22. 关于 Kupffer 细胞的特征哪项错误？（　　　）

A. 细胞形态不规则

B. 常以其伪足附于内皮细胞表面

C. 胞质内溶酶体较多，常见吞噬体

D. 来自血液中的中性粒细胞

E. 可清除异物、衰老细胞，监视和杀伤肿瘤细胞

23. 窦周隙位于（ ）

A. 肝板之内　　　　　　B. 肝血窦内
C. 肝细胞与胆小管之间　D. 肝板之间
E. 肝细胞与肝血窦内皮细胞之间

24. 贮脂细胞存在于（ ）

A. 肝血窦　　　　B. 胆小管　　　　C. 窦周隙
D. 肝门管区　　　E. 中央静脉

25. 关于贮脂细胞的特征哪项错误？（ ）

A. 细胞内含许多大脂滴
B. 在肝血窦内随血流移动
C. 细胞形态不规则，有突起
D. 能摄取和贮存维生素 A
E. 能合成纤维和基质

26. 胆小管的管壁由下列哪种细胞构成？（ ）

A. 内皮细胞　　　　　B. 大颗粒淋巴细胞
C. 贮脂细胞　　　　　D. 肝细胞
E. 肝巨噬细胞

27. 肝门管区小叶间胆管的上皮是（ ）

A. 单层扁平上皮　　　　B. 单层立方上皮
C. 假复层纤毛柱状上皮　D. 复层扁平上皮
E. 复层柱状上皮

28. 肝细胞内具有解毒功能的细胞器是（ ）

A. 线粒体　　　　　　B. 溶酶体
C. 滑面内质网　　　　D. 高尔基复合体
E. 粗面内质网

29. 临床上胰腺炎可由下列哪项引起？（ ）

A. 胰蛋白酶引起胰腺自身消化
B. 高血糖素分泌过多
C. 胰岛素分泌过多
D. 胰多肽分泌过少
E. 生长抑素分泌过少

30. 从小肠吸收的葡萄糖经由哪些结构进入到肝细胞？（ ）

A. 肝动脉 → 小叶间动脉 → 肝血窦 → 肝细胞
B. 肝静脉 → 小叶间静脉 → 肝血窦 → 胆小管 → 肝细胞
C. 门静脉 → 小叶间静脉 → 肝血窦 → 窦周隙 → 肝细胞
D. 门静脉 → 小叶间静脉 → 中央静脉 → 肝血窦 → 窦周隙 → 肝细胞
E. 门静脉 → 小叶间静脉 → 肝血窦 → 胆小管 → 肝细胞

31. 临床上阻塞性黄疸多因下列哪项结构破坏所致？（ ）

A. 胆小管　　　　　　B. 小叶间胆管
C. 胆总管　　　　　　D. 肝管
E. 胆囊管

32. 下列属于小消化腺是（ ）

A. 食管腺　　　B. 腮腺　　　C. 下颌下腺
D. 舌下腺　　　E. 胰腺

（二）A2 型题（病例摘要型最佳选择题）

33. 肝硬化是临床常见的慢性进行性肝病，常由一种或多种病因长期或反复作用形成弥漫性肝损伤，表现为弥漫的纤维组织增生和肝小叶结构破坏，此时，肝内贮脂细胞的功能类似于（ ）

A. 脂肪细胞　　　　　　B. 肥大细胞
C. 肝巨噬细胞　　　　　D. 浆细胞
E. 成纤维细胞

34. 患者，女，29 岁，近段时间明显感觉口干，多饮、多食、多尿、体重下降，到医院检查发现血糖显著升高，诊断为 1 型糖尿病。1 型糖尿病可由下列哪种细胞功能障碍所致？（ ）

A. 胰岛 A 细胞　　　　　B. 胰岛 D 细胞
C. 胰岛 D1 细胞　　　　D. 胰岛 B 细胞
E. 胰岛 PP 细胞

35. 患者，男，37 岁，近 2 周来感乏力，厌油腻食物、右上腹感不适，巩膜轻度黄染，经乙肝两对半、肝肾功能及病原学等检查，诊断为乙型病毒性肝炎及肝硬化。若对患者肝脏病检可观察到下列哪种异常改变？（ ）

A. 肝表面大部分被覆有浆膜
B. 肝细胞排列成条索状并以中央静脉为中心呈放射状
C. 肝小叶内及肝小叶间有大量的胶原纤维束形成，肝小叶形状不规则
D. 肝小叶中的胆小管较密集，相互连接呈网状
E. 肝血窦中有大量巨噬细胞和大颗粒淋巴细胞

36. 患者，男，40 岁，单位体检时 B 超提示肝内胆管结石。肝内胆管结石一旦阻塞肝总管，会导致胆汁瘀滞，胆道内压增高、胆管扩大，出现黄疸等临床表现。该患者出现黄疸的原因可能与下列哪项有关？（ ）

A. 中央静脉壁破坏而使胆汁流入血液
B. 贮脂细胞产生过多的纤维，破坏胆小管
C. 胆小管周围紧密连接被破坏，胆汁溢入窦周隙

D. 门管区被破坏，胆汁进入小叶间动脉和小叶间静脉

E. 肝细胞胆小管面的质膜形成微绒毛，并将胆红素释放入血窦

37. 患者，男，51 岁，无痛性黄疸 2 个月，呈渐进性加重。手术探查时见胆囊肿大，胆总管增粗，直径约 1.8cm，胰头部可触及质硬肿块，尚能推动。临床诊断为胰头癌。患者的癌变部位由下列哪些结构发生病变而来？（　　）

A. 浆液性腺泡和混合性腺泡

B. 浆液性腺泡和内分泌部

C. 混合性腺泡和内分泌部

D. 黏液性腺泡和导管

E. 内分泌部

38. 患者，男，46 岁，腹痛 1 天到医院就诊，实验室检查显示血清淀粉酶升高，血清脂肪酶升高，WBC 16×10^9/L。临床诊断为急性胰腺炎。患者胰腺组织可发生自身消化、水肿、出血甚至坏死等病理改变。下列哪种细胞的分泌物与患者的胰腺病理改变有关？（　　）

A. 胰岛 D 细胞

B. 胰岛 PP 细胞

C. 外分泌部导管上皮细胞

D. 外分泌部浆液性腺细胞

E. 外分泌部黏液性腺细胞

39. 肝硬化时，患者可出现蜘蛛痣或肝掌，与患者皮肤毛细血管扩张相关，这一变化和肝细胞功能最为密切的描述是（　　）

A. 肝细胞滑面内质网对雌激素灭活能力下降

B. 肝细胞滑面内质网对雄激素灭活能力下降

C. 肝细胞过氧化物酶体不能消除过氧化氢的毒性作用

D. 肝细胞溶酶体不能及时进行结构更新

E. 肝细胞的粗面内质网减少

（三）A3 型题（病例组型最佳选择题）

（40～41 题共用题干）

患者男性，27 岁，在一次体检中发现 HBsAg 阳性，当时无自觉症状及体征，肝功能正常。次年 5 月，因突感上腹部不适，乏力，恶心，厌油，肝区隐痛，尿黄而入院。查体：体温 38.5℃，巩膜、皮肤不同程度黄染，肝区痛，肝脏肿大。化验：ALT70U/L，血清总胆红素 28μmol/L，ACT 500μmol/L，抗 HAV IgM（＋），该患者被诊断为急性甲型黄疸型肝炎，乙型肝炎病毒携带者。

40. 患者被肝炎病毒感染的细胞主要是（　　）

A. 内皮细胞　　　　　　　B. 大颗粒淋巴细胞

C. 贮脂细胞　　　　　　　D. 肝细胞

E. 肝巨噬细胞

41. 患者巩膜出现黄染的原因是（　　）

A. 肝细胞发生坏死，胆汁进入窦周隙及血窦

B. 肝细胞胆汁产生过多，溢入毛细血管

C. 门管区被破坏，胆汁进入小叶间动脉和小叶间静脉

D. 贮脂细胞产生过多的纤维，破坏胆小管

E. 中央静脉被破坏而使胆汁流入血液

（四）B 型题（标准配伍题）

（42～45 题共用备选答案）

A. 贮脂细胞　　　　　　　B. 肝巨噬细胞

C. 肝细胞　　　　　　　　D. 泡心细胞

E. 大颗粒淋巴细胞

42. 分泌胆汁的细胞是（　　）

43. 属于单核吞噬细胞系统的细胞是（　　）

44. 参与贮存维生素 A 的细胞是（　　）

45. 胰闰管起始部的细胞是（　　）

（46～47 题共用备选答案）

A. 线粒体　　　　　　　　B. 溶酶体

C. 滑面内质网　　　　　　D. 高尔基复合体

E. 粗面内质网

46. 肝细胞合成白蛋白及纤维蛋白原的细胞器是（　　）

47. 肝细胞内进行解毒功能的细胞器是（　　）

（48～50 题共用备选答案）

A. 胰岛 D1 细胞　　　　　B. 胰岛 A 细胞

C. 胰岛 B 细胞　　　　　　D. 胰岛 PP 细胞

E. 胰岛 D 细胞

48. 位于胰岛中央，分泌胰岛素的是（　　）

49. 分布于胰岛周边，分泌胰高血糖素的是（　　）

50. 分泌生长抑素，调节 A、B 细胞的分泌活动的是（　　）

（51～54 题共用备选答案）

A. 浆液性腺　　　　　　　B. 黏液性腺

C. 混合性腺　　　　　　　D. 泡心细胞

E. 浆半月

51. 下颌下腺是（　　）

52. 舌下腺是（　　）

53. 腮腺是（　　）

54. 胰腺外分泌部是（　　）

（五）X 型题（多项选择题）

55. 下列各项中属于胰腺结构的是（　　）

A. 内分泌部　　　　　　B. 腺泡

C. 闰管　　　　　　　　D. 泡心细胞

E. 纹状管

56. 胰岛的功能是产生（　　）

A. 胰岛素　　　　　　　B. 高血糖素

C. 生长抑素　　　　　　D. 胰蛋白酶

E. 胰多肽

57. 肝小叶中以中央静脉为中心，呈放射状排列的结构有（　　）

A. 肝板　　　　　　　　B. 肝血窦

C. 胆小管　　　　　　　D. 小叶间胆管

E. 窦周隙

58. 肝小叶中央静脉的特征有（　　）

A. 位于肝小叶中央　　　B. 其血液汇入小叶下静脉

C. 管壁上有孔　　　　　D. 管壁平滑肌丰富

E. 收集肝血窦血液及胆汁

59. 肝细胞的功能包括（　　）

A. 合成蛋白质　　　　　B. 分泌胆汁

C. 参与脂肪代谢　　　　D. 参与生物转化

E. 参与激素代谢

60. 肝细胞有下列哪几种功能面？（　　）

A. 中央静脉面　　　　　B. 血窦面

C. 细胞连接面　　　　　D. 胆小管面

E. 小叶间动脉面

61. 肝内与防御、免疫功能有关的主要细胞有（　　）

A. 肝巨噬细胞　　　　　B. 大颗粒淋巴细胞

C. 小叶间胆管上皮细胞　D. 贮脂细胞

E. 肝细胞

62. 肝细胞内哪些细胞器比较丰富？（　　）

A. 线粒体　　　　　　　B. 粗面内质网

C. 滑面内质网　　　　　D. 高尔基复合体

E. 溶酶体

63. 肝血窦中含有（　　）

A. 胆汁　　　　　　　　B. 血液

C. 肝巨噬细胞　　　　　D. 贮脂细胞

E. 大颗粒淋巴细胞

64. 关于窦周隙描述正确的是（　　）

A. 位于肝血窦内皮细胞与肝细胞之间

B. 其内充满血液

C. 内含贮脂细胞

D. 肝细胞血窦面的微绒毛伸入其中

E. 是肝细胞与血液间进行物质交换的场所

65. 胆汁溢入窦周隙导致黄疸的原因是（　　）

A. 肝细胞变性坏死　　　B. 贮脂细胞变性坏死

C. 肝血窦破裂　　　　　D. Kupffer 细胞变形运动

E. 胆道堵塞，内压增高

66. 关于胆小管的描述哪些正确？（　　）

A. 为胆汁最先流入的管道

B. 硝酸银染色呈棕黑色

C. 肝板内的胆小管相互吻合成网

D. 胆小管常与窦周隙相通

E. 与小叶间胆管结构相同

67. 肝门管区的结构有（　　）

A. 小叶下静脉　　　　　B. 小叶间动脉

C. 小叶间静脉　　　　　D. 中央静脉

E. 小叶间胆管

68. 胆囊的主要功能是（　　）

A. 合成胆汁　　　　　　B. 贮存胆汁

C. 浓缩和释放胆汁　　　D. 分泌消化脂类的酶

E. 贮存消化的食物

三、判断题

1. 胆小管是相邻肝细胞的胞膜局部凹陷而形成的微细管道，故其管壁即为肝细胞膜。（　　）

2. 肝的 Kupffer 细胞由肝细胞分化形成，是"肝内卫士"。（　　）

3. 肝细胞的血窦面和胆小管面均有丰富的微绒毛，有利于物质交换及胆汁的排泄。（　　）

4. 人体的消化腺由存在于消化管壁内的小消化腺和构成独立器官的大消化腺组成。（　　）

5. 胰岛 A 细胞、B 细胞均参与糖代谢，B 细胞分泌的胰岛素使血糖降低，A 细胞分泌的高血糖素使血糖升高。（　　）

6. 肝血窦内既含有来自门静脉的静脉血，也含有来自肝动脉的动脉血，此外，还含有贮脂细胞。（　　）

7. 窦周隙含有血液，是肝细胞进行物质交换的重要场所。（　　）

8. 肝小叶中多倍体肝细胞较多，可能与肝细胞长期保持活跃的功能活动及物质更新有关。（　　）

9. 肝血窦的血流方向和胆汁的流向均由周边至中央，故中央静脉中既含肝血窦的血液也含胆汁。（　　）

四、论述题

1. 描述肝小叶的组成及结构特点。
2. 结合肝细胞的结构特点阐述肝细胞的多种功能。
3. 试述胰腺的结构与功能。

【答案及解析】

一、名词解释

1. 肝血窦是位于肝板之间的血流通路，腔大、不规则，借肝板上的孔通连成网状。窦腔中除含有来自门静脉和肝动脉的血液外，还含有肝巨噬细胞和大颗粒淋巴细胞。

2. 窦周隙为肝血窦内皮细胞与肝细胞之间的狭小间隙。窦周隙内含有血浆和贮脂细胞，肝细胞微绒毛伸入其间。窦周隙是肝细胞物质交换的重要场所。

3. 肝门管区是位于肝小叶之间三角形或椭圆形的结缔组织区域。该区域内走行着小叶间动脉、小叶间静脉、小叶间胆管三种管道。小叶间动脉和小叶间静脉分别是肝动脉和门静脉的分支；小叶间胆管是肝管的属支，是胆汁的排泄管道之一。

4. 胆小管是相邻两个肝细胞之间局部胞膜凹陷形成的微细管道，在肝板内连接成网。

5. Pancreas islet 即胰岛，为胰腺外分泌部之间的内分泌细胞团。染色较浅，由 A 细胞、B 细胞、D 细胞、PP 细胞四种细胞组成。细胞间含丰富的毛细血管，A 细胞分泌高血糖素；B 细胞分泌胰岛素；D 细胞分泌生长抑素；PP 细胞分泌胰多肽。

6. Kupffer cell 即肝巨噬细胞，来源于血液的单核细胞。形态不规则，表面见皱褶、微绒毛及伪足，伪足可附于内皮细胞上，或伸至窦周隙内。胞质内可见溶酶体、吞噬体、吞饮泡。Kupffer 细胞能清除异物、衰老突变细胞，实现防御、免疫功能。

7. Hepatocyte 即肝细胞，细胞体积大，呈多面体形，细胞核大而圆，位于中央、着色浅，胞质呈嗜酸性。电镜下可见丰富的粗面内质网、滑面内质网、高尔基复合体、线粒体、溶酶体、过氧化物酶体等细胞器。因而肝细胞具有合成多种血浆蛋白、胆汁，参与脂类、糖、激素代谢以及多种物质的生物转化等重要功能。

二、选择题

（一）A1 型题（单句型最佳选择题）

1. E。唾液由大、小唾液腺分泌的混合液组成，95% 以上来自三对大唾液腺。

2. A。腮腺为纯浆液性腺。

3. E。高尔基复合体参与胆汁的分泌。

4. C。混合性腺泡主要由黏液性腺细胞组成，少量浆液性腺细胞位于腺泡的底部或附于腺泡的末端，在切片中形成新月形结构，称浆半月。

5. A。胰腺外分泌部具有浆液性腺的结构特征。

6. D。胰腺的实质由外分泌部和内分泌部两部分组成。

7. D。胰岛内细胞呈团索状分布，细胞间有丰富的有孔型毛细血管，胰岛分泌的激素释放入毛细血管，随血流作用于远处靶细胞，也可直接作用于邻近细胞。

8. B。胰岛 B 细胞能分泌胰岛素。

9. B。分泌高血糖素的细胞是胰岛 A 细胞。

10. E。人胰岛主要有 D 细胞、A 细胞、B 细胞、PP 细胞四种细胞，而胰腺外分泌部主要由浆液性腺细胞组成。

11. C。若胰岛发生病变，B 细胞退化，胰岛素分泌不足，可致血糖升高，并从尿中排除，导致糖尿病。

12. A。泡心细胞是延伸入腺泡腔内的闰管起始部上皮细胞。

13. C。肝细胞是肝内数量最多、体积密度最大的实质性细胞。

14. E。小叶间胆管属于肝门管区的结构。

15. D。胆小管是相邻两个肝细胞之间局部胞膜凹陷形成的微细管道，在肝板内连接成网。靠近胆小管的相邻肝细胞膜形成由紧密连接、桥粒等组成的连接复合体结构，可封闭胆小管，防止胆汁外溢至细胞间或窦周隙内。

16. B。PAS 反应阳性部位即表示多糖存在之处。

17. D。肝细胞与血液进行物质交换的场所是窦周隙。

18. A。肝细胞摄取的有机物在滑面内质网进行连续的合成、分解、结合和转化等反应，包括胆汁合成、脂类代谢、糖代谢和激素代谢，以及从肠道吸收的有机物的生物转化。

19. D。胆汁是由肝细胞合成分泌的。

20. C。肝血窦是位于肝板之间的血流通路，腔大、不规则，借肝板上的孔通连成网状。窦腔中除含有来自门静脉和肝动脉的血液外，还含有肝巨噬细胞和大颗粒淋巴细胞。

21. C。肝血窦窦腔中含来自门静脉和肝动脉的血液，所以是混合血。

22. D。肝巨噬细胞来源于血液的单核细胞。

23. E。窦周隙为肝血窦内皮细胞与肝细胞之间的狭小间隙。

24. C。窦周隙内含有血浆和贮脂细胞，肝细胞微绒毛伸入其间。窦周隙是肝细胞物质交换的重要场所。

25. B。贮脂细胞位于肝小叶的窦周隙内。

26. D。胆小管是相邻两个肝细胞之间局部胞膜凹陷形成的微细管道。

27. B。肝门管区小叶间胆管的上皮单层立方上皮。

28. C。肝细胞摄取的有机物在滑面内质网进行连续的合成、分解、结合和转化等反应，药物、腐败产物等的生物转化与滑面内质网密切相关。

29. A。某些致病因素会使胰蛋白酶原在胰腺内激活，成为活化的胰蛋白酶，可在很短时间内破坏胰腺组织，导致胰腺炎。

30. C。门静脉是肝的功能血管，门静脉在肝门处分为左右两支，分别进入肝左、右叶，继而在肝小叶间反复分支，形成小叶间静脉。小叶间静脉反复分支，其终末与血窦相连，将门静脉血输入肝小叶内。

31. A。当胆道堵塞内压增大时，胆小管的正常结构被破坏，胆汁则溢入窦周隙，进而进入血窦，出现黄疸。

32. A。小消化腺分布于消化管壁内，腮腺、下颌下腺、舌下腺、胰腺、肝分布于消化管外，独立成器官，为大消化腺。

（二）A2 型题（病例摘要型最佳选择题）

33. E。贮脂细胞的功能是贮存维生素 A，在机体需要时释放入血。贮脂细胞还能产生胶原，形成窦周隙内的网状纤维。在些慢性肝病中，贮脂细胞异常增殖，肝内纤维异常增多，可致肝硬化。

34. D。自身免疫系统缺陷、遗传缺陷、病毒感染等因素可损伤胰岛功能，当胰岛 B 细胞分泌胰岛素不足时，可至血糖明显升高，导致 1 型糖尿病。

35. C。肝细胞受到病毒感染时，贮脂细胞被激活并异常增殖，产生细胞外基质，肝小叶内胶原纤维显著增多，破坏小叶的正常结构。

36. C。靠近胆小管的相邻肝细胞膜形成由紧密连接、桥粒等组成的连接复合体，可封闭胆小管，防止胆汁外溢至细胞间或窦周隙内。当肝细胞发生变性、坏死或胆管堵塞、内压增大时，胆小管正常结构被破坏，胆汁将溢出窦周隙，继而进入血液，出现黄疸。

37. B。胰腺癌以胰头部最多见，胰腺实质由外分泌部和内分泌部两部分组成。外分泌部为纯浆液性复管泡状腺，由腺泡和导管组成。

38. D。胰腺的外分泌部的浆液性腺泡可分泌大量胰蛋白酶，参与消化食物中的蛋白成分。急性胰腺炎主要由多种病因导致胰蛋白酶原在胰腺内被激活后引起胰腺组织自身消化、水肿、出血甚至坏死的病理变化。

39. A。肝硬化患者出现肝掌或蜘蛛痣主要是由于肝硬化时患者肝功能减退，肝细胞滑面内质网对雌激素灭活能力下降，导致雌激素增加从而引起皮肤毛细血管扩张，患者出现了肝掌和蜘蛛痣。

（三）A3 型题（病例组型最佳选择题）

40～41. DA。此题组结合临床考查肝细胞的功能。肝炎病毒感染肝细胞，导致肝细胞发生变性、坏死，胆汁则溢入窦周隙，进而进入血窦，出现黄疸。

（四）B 型题（标准配伍题）

42～45. CBAD。此题组考点为肝小叶的基本结构特点以及胰腺外分泌部的结构特点。

46～47. EC。此题组考点为肝细胞的结构特点和功能。

48～50. CBE。此题组考点为胰岛各细胞的形态与功能。

51～54. CCAA。此题组考点为三大唾液腺以及胰腺外分泌部的结构特点。

（五）X 型题（多项选择题）

55. ABCD。胰腺外分泌部由腺泡和导管组成。在腺泡腔内可见一些扁平或立方形细胞，胞体较小，胞质染色浅，称泡心细胞，它是延伸入腺泡腔内的闰管上皮细胞，闰管较长，为单层扁平或立方上皮，无纹状管，闰管逐渐汇合形成小叶内导管。

56. ABCE。此题考点为胰岛的功能。

57. ABC。此题考点为肝小叶的基本结构特点。

58. ABC。此题考点为肝小叶中央静脉的基本结构特点。

59. ABCDE。此题考点为肝细胞的功能。

60. BCD。此题考点为肝细胞的三种功能面。

61. AB。肝巨噬细胞是定居在肝内的巨噬细胞。来自血液单核细胞，具有变形运动和活跃的吞饮与吞噬能力，构成机体一道重要防线，尤其在吞噬消除从胃肠进入门静脉的细菌、病毒和异物方面起关键作用。肝巨噬细胞还可监视、抑制和杀伤体内的肿瘤细胞，并能吞噬和清除衰老、破碎的细胞及参与调节机体免疫应答等。肝内大颗粒淋巴细胞胞质内含较多溶酶体，对肿瘤细胞或病毒感染的肝细胞有直接杀伤作用，是构成肝防御屏障的重要组成部分。

62. ABCDE。此题考点为肝细胞的电镜结构特点。

63. BCE。此题考点为肝血窦的结构特点。

64. ACDE。此题考点为窦周隙的结构特点。窦周隙内充满血浆。

65. AE。当肝细胞发生变性、坏死或胆道堵塞内压增大时，胆小管的正常结构被破坏，胆汁则溢入窦周隙，进而进入血窦，出现黄疸。

66. ABC。此题考点为胆小管的结构特点。

67. BCE。此题考点为肝门管区的组成结构特点。

68. BC。此题考点为胆囊的主要功能。

三、判断题

1. 正确。

2. 错误。肝巨噬细胞来自血液单核细胞。

3. 正确。

4. 正确。

5. 正确。

6. 错误。贮脂细胞位于窦周隙和肝细胞间陷窝内。

7. 错误。窦周隙是血窦内皮细胞与肝细胞之间的狭小间隙。由于血窦内皮通透性大，故窦周隙内充满血浆。

8. 正确。

9. 错误。肝血窦的血液从肝小叶的周边经血窦流向中央，汇入中央静脉。而胆小管内的胆汁是从肝小叶的中央流向周边。故中央静脉中不含胆汁。

四、论述题

1. 答题要点：从肝小叶的基本组成结构及相应功能特点进行描述。肝小叶是肝的基本结构和功能单位，由中央静脉、肝板、肝血窦、窦周隙、胆小管五部分构成。①中央静脉位于肝小叶中央，壁薄多孔，收集肝血窦血液，并将血液汇入小叶下静脉。②肝板是肝细胞排列而成的凹凸不平板状结构，是肝小叶执行功能的重要结构，肝板相互吻合成网。③肝血窦是位于肝板之间的腔隙，腔大，不规则，经肝板上的孔通连成网状管道。肝血窦中富含血液、肝巨噬细胞及大颗粒淋巴细胞。肝巨噬细胞能清除异物、衰老突变细胞，具有防御、免疫功能；大颗粒淋巴细胞在抵御病毒感染、防止肝内肿瘤及其他肿瘤的肝转移方面有重要作用。④窦周隙为肝血窦内皮细胞与肝细胞之间的狭小间隙，其内含血浆和贮脂细胞。肝细胞血窦面的微绒毛伸入窦周隙内。窦周隙是肝细胞与血液进行物质交换的场所，贮脂细胞能贮存维生素A，合成网状纤维及基质。⑤胆小管是相邻肝细胞的细胞膜局部凹陷而形成的微细管道，在肝板内相互吻合成网，银染呈网格状，为胆汁排泄通道。相邻肝细胞之间形成连接复合体封闭胆小管，防止胆汁外溢。肝小叶五个部分有机联系，功能协调，共同实现肝合成分泌胆汁，参与脂类消化，合成血浆蛋白，参与糖、脂类、激素、药物代谢等多种功能。

2. 答题要点：从肝细胞的细胞膜面、细胞核、细胞器、内含物的结构特点阐述。肝细胞为肝内唯一的实质性细胞，数量多，功能复杂。细胞体积大，呈多面体形，有血窦面、胆小管面、肝细胞连接面三种功能面。肝细胞核大而圆，位于中央，着色浅，核仁明显，常染色质丰富，有1至多个核仁，常见双核细胞，再生能力较强。胞质呈嗜酸性，含弥散分布的嗜碱性物质。电镜下可见丰富的粗面内质网、滑面内质网、高尔基复合体、线粒体、溶酶体、过氧化物酶体等细胞器。粗面内质网能合成多种重要的血浆蛋白，包括白蛋白、纤维蛋白原、凝血酶原、脂蛋白、补体等。滑面内质网能对细胞摄取的物质进行合成、分解、结合、转化等反应，包括胆汁合成、脂类代谢、糖代谢、激素代谢，以及从肠道吸收的大量有机物的生物转化。高尔基复合体能对粗面内质网合成的蛋白质进行加工，近胆小管处的高尔基复合体与胆汁的排泌有关。此外，胞质中还含有较多的糖原、脂滴等，糖原是血糖的储备形式。

3. 答题要点：从胰腺的组织结构进行描述。胰腺为实质性器官，被膜为薄层结缔组织，结缔组织将实质分隔为许多小叶，实质包括内分泌部和外分泌部，内分泌部产生多种激素，外分泌部主要分泌胰液。外分泌部由浆液性腺泡及各级分支的导管组成。浆液性腺泡分泌多种消化酶，参与食物的化学性消化。导管中闰管长，无纹状管，主导管与胆总管汇合，开口于十二指肠大乳头。内分泌部又称胰岛，为分布于胰腺外分泌部之间的内分泌细胞团。胰岛大小不一，染色较浅。胰岛细胞可分为 A 细胞、B 细胞、D 细胞，PP 细胞四种。A 细胞分泌高血糖素，使血糖升高；B 细胞分泌胰岛素，使血糖降低；D 细胞分泌生长抑素，调节 A 细胞、B 细胞的功能；PP 细胞分泌胰多肽，能抑制胃肠运动、胰液分泌及胆囊收缩。

（张东葵）

第十三章　呼吸系统

【学习目标】

一、知识目标

1. 能够说出鼻、喉的结构特点。
2. 能够阐述呼吸系统的组成和功能。
3. 能够描述肺呼吸部的结构和结构特点。
4. 能够归纳肺导气部的组成及结构变化规律。
5. 能够辨认肺泡的超微结构，并说出其功能。
6. 能够说明气 - 血屏障结构。

二、技能目标

1. 能够辨识气管和主支气管的各层结构。

2. 能够区分肺导气部及呼吸部的光镜结构。
3. 能够绘制肺泡的模式结构。
4. 能够联系呼吸系统的基础医学知识，思考并解释日常生活现象或临床疾病表现。

三、情感价值目标

1. 能够抵制公共场所吸烟、随地吐痰等陋习，养成良好的卫生习惯。
2. 能够重视环境污染对呼吸系统疾病发生的不良影响，树立生态环境保护意识，支持节能减排等环保措施的执行。

【思维导图】

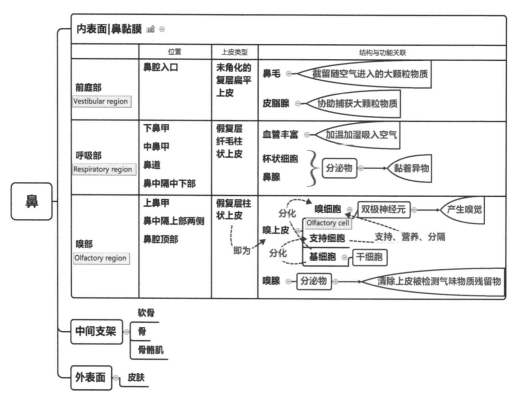

【记忆窍门】

● 肺内导气部的各结构的变化规律：与主支气管结构相似，但随分支越细，管径越小，管壁越薄，

三层分界越不明显，出现"三减少、一增多、一转型"的变化，即杯状细胞、腺体、透明软骨片逐渐减少乃至消失，平滑肌逐渐增多直至环层，上皮由假复层纤毛柱状转型为单层柱状。

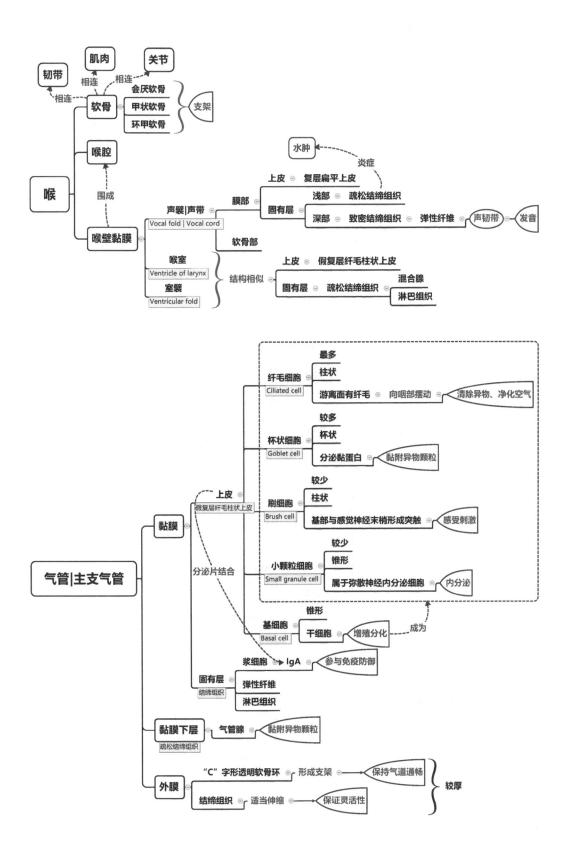

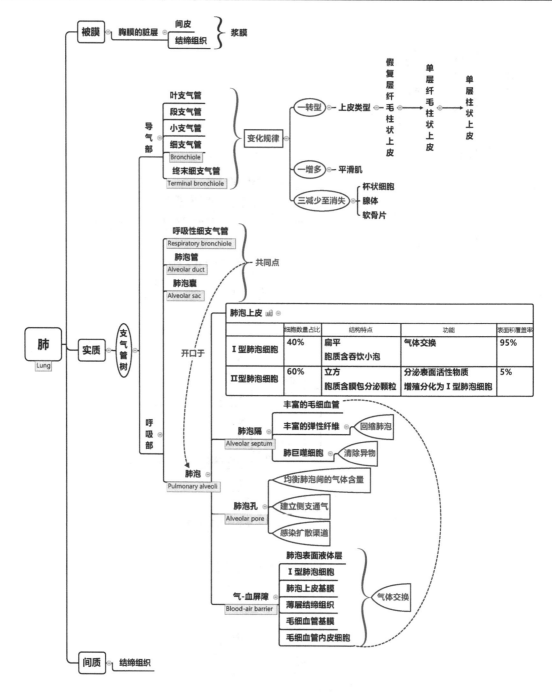

【英汉名词对照】

- Respiratory System 呼吸系统
- Lung 肺
- Vestibular Region 前庭部
- Respiratory Region 呼吸部
- Olfactory Region 嗅部
- Olfactory Cell 嗅细胞
- Ciliated Cell 纤毛细胞
- Brush Cell 刷细胞
- Small Granule Cell 小颗粒细胞
- Pulmonary Lobule 肺小叶
- Bronchiole 细支气管
- Terminal Bronchiole 终末细支气管
- Respiratory Bronchiole 呼吸性细支气管
- Alveolar Duct 肺泡管
- Alveolar Sac 肺泡囊
- Pulmonary Alveolus 肺泡

- Alveolar Septum　肺泡隔
- Alveolar Pore　肺泡孔
- Pulmonary Macrophage　肺巨噬细胞
- Blood-Air Barrier　气 - 血屏障

【复习思考题】

一、名词解释

1. 呼吸部
2. 嗅部
3. 肺泡管
4. 肺泡囊
5. 肺泡隔
6. 肺泡孔
7. Pulmonary alveolus
8. Blood-air barrier
9. Lamellar body

二、选择题

（一）A1 型题（单句型最佳选择题）

1. 构成嗅黏膜的细胞包括（　　）
A. 嗅细胞，基细胞，柱状细胞
B. 嗅细胞，纤毛细胞，杯状细胞
C. 嗅细胞，基细胞，支持细胞
D. 嗅细胞，杯状细胞，支持细胞
E. 嗅细胞，基细胞，纤毛细胞

2. 气管腺位于（　　）
A. 上皮　　　　B. 黏膜下层　　　C. 肌层
D. 固有层　　　E. 外膜

3. 肺间质是指（　　）
A. 多个肺泡共同开口处
B. 相邻肺泡间的结缔组织
C. 肺内管、肺泡孔
D. 肺内结缔组织、血管、淋巴管和神经
E. 肺泡隔、支气管和血管

4. 肺实质是指（　　）
A. 支气管及肺泡
B. 肺内终末细支气管及肺泡
C. 肺内小支气管各级分支及肺泡
D. 肺内细支气管及肺泡
E. 肺内支气管各级分支及其终末的大量肺泡

5. 肺小叶的构成包括（　　）
A. 呼吸细支气管与其下属分支至肺泡
B. 终末细支气管与其下属分支至肺泡
C. 细支气管与其下属分支至肺泡
D. 小支气管与其下属分支至肺泡
E. 肺泡管与其下属分支至肺泡

6. 肺呼吸部包括（　　）
A. 肺泡、肺泡囊、肺泡管、细支气管
B. 肺泡、肺泡囊、呼吸性细支气管
C. 肺泡、肺泡囊、肺泡管、终末细支气管
D. 肺泡、肺泡囊、肺泡管、呼吸性细支气管
E. 肺泡、肺泡囊、呼吸性细支气管、细支气管

7. 肺的导气部不包括（　　）
A. 呼吸性细支气管　　　B. 段支气管
C. 小支气管　　　　　　D. 细支气管
E. 终末细支气管

8. 气管上皮中没有杯状细胞的是（　　）
A. 支气管　　　　　　　B. 叶支气管
C. 小支气管　　　　　　D. 终末细支气管
E. 细支气管

9. 分泌物能分解细支气管和终末细支气管腔内黏液的细胞是（　　）
A. Ciliated cell　　　　B. Brush cell
C. Small granule cell　　D. Clara cell
E. Goblet cell

10. 在肺内具有管壁有单层纤毛柱状上皮，无杯状细胞，无软骨片，无腺体，管壁不完整，有肺泡相连特征的结构是（　　）
A. 呼吸性细支气管　　　B. 肺泡管
C. 细支气管　　　　　　D. 终末细支气管
E. 肺内小支气管

11. 气管壁的层结构是（　　）
A. 黏膜、黏膜下层和肌膜
B. 内膜、中膜和外膜
C. 黏膜、黏膜下层和外膜
D. 黏膜、肌层和纤维膜
E. 黏膜、肌层和浆膜

12. 分泌表面活性物质的细胞是（　　）
A. Ⅰ型肺泡上皮细胞　　B. Ⅱ型肺泡上皮细胞
C. 刷细胞　　　　　　　D. 尘细胞
E. 杯状细胞

13. 关于肺的描述错误的是（　　）
A. 肺表面有浆膜覆盖
B. 肺实质由支气管树和末端的肺泡构成
C. 根据功能将肺实质分为导气部和呼吸部
D. 肺间质为结缔组织构成
E. 导气部和呼吸部都能进行气体交换

14. Ⅱ型肺泡上皮细胞超微结构特点不包括（ ）

A. 发达的粗面内质网　　B. 丰富的滑面内质网

C. 发达的高尔基复合体　D. 很多嗜锇性板层小体

E. 胞质有许多分泌颗粒

15. 具有调节进出肺泡内的气体流量作用的是（ ）

A. 小支气管　　　　　　B. 呼吸性细支气管

C. 终末细支气管　　　　D. 段支气管

E. 叶支气管

16. 构成相邻肺泡气体通路的结构是（ ）

A. 肺泡孔　　　　　　　B. 终末细支气管

C. 肺泡隔　　　　　　　D. 呼吸性细支气管

E. 气 - 血屏障

17. 光镜下，相邻肺泡开口处有结节状膨大的结构是（ ）

A. 呼吸性细支气管　　　B. 肺泡管

C. 细支气管　　　　　　D. 终末细支气管

E. 肺泡囊

18. 关于肺内尘细胞的描述，哪项不正确？（ ）

A. 心力衰竭肺淤血时，可变为心力衰竭细胞

B. 见于肺泡隔和肺泡腔内

C. 净化肺内气体的重要细胞

D. 巨噬细胞吞噬吸入的尘粒后可称为尘细胞

E. 来源于淋巴细胞

19. 下列Ⅰ型肺泡细胞特征描述中，错误的是（ ）

A. 是气体交换的部位

B. 是一种扁平的细胞

C. 可分裂增殖，修复肺泡

D. 表面有一层表面活性物质

E. 胞质内含吞饮小泡

20. 气管黏膜上皮是（ ）

A. 单层柱状上皮　　　　B. 单层立方上皮

C. 复层扁平上皮　　　　D. 复层柱状上皮

E. 假复层纤毛柱状上皮

（二）A2 型题（病例摘要型最佳选择题）

21. 患者，女，86 岁，支气管扩张 20 余年，近 2 年来肺部反复感染，实验室检查结果提示肺炎链球菌（+）。最可能引起反复感染的结构是（ ）

A. 呼吸性细支气管　　　B. 肺泡管

C. 肺泡孔　　　　　　　D. 肺泡隔

E. 肺泡囊

22. 患者，男，67 岁，反复咳嗽、咳痰多数年，多在冬季发病，近 1 周出现黏液痰，痰量增多，是因为（ ）

A. 纤毛细胞增加

B. 纤毛运动增强

C. 杯状细胞和腺细胞减少

D. 杯状细胞和腺细胞增加

E. 肺内小支气管

23. 早产儿，男，出生后 1 天出现呼吸急促、口唇发绀、吸气性凹陷，诊断为新生儿呼吸窘迫症，经鼻导管吸氧后，发绀及三凹征得到改善。以下针对患儿临床表现分析正确的是（ ）

A. Ⅱ型肺泡细胞尚未发育完善，表面活性物质分泌过多

B. Ⅰ型肺泡细胞尚未发育完善，表面活性物质分泌不足

C. 表面活性物质分泌过多，肺泡表面张力增大，导致肺泡不能扩张

D. 表面活性物质分泌不足，肺泡回缩力减弱，导致肺泡不能扩张

E. 表面活性物质分泌不足，肺泡回缩力减弱，肺泡过度塌陷

24. 患者，男，68 岁，吸烟 35 年，20 余年来咳嗽、咳痰反复发作，近年出现胸闷气短，口唇发绀等临床表现，该患者呼吸系统不可能出现的结构变化是（ ）

A. 杯状细胞增多　　　　　B. 纤毛细胞减少

C. 表面活性物质分泌障碍

D. 肺间质弹性纤维退化

E. 气 - 血屏障变薄

25. 患者，男，55 岁，2 日前受凉后出现高热、寒战，体温在 3 小时内升至 39℃，感左侧胸部疼痛，放射到肩部，咳嗽或深呼吸时加剧，咳痰呈铁锈色，临床诊断为大叶性肺炎。患者出现铁锈色痰与下列哪种细胞的作用结果有关？（ ）

A. 纤毛细胞　　　　　　　B. 杯状细胞

C. 肺巨噬细胞　　　　　　D. Ⅰ型肺泡细胞

E. Ⅱ型肺泡细胞

（三）A3 型题（病例组型最佳选择题）

（26 ～ 27 题共用题干）

患者，男，70 岁。咳嗽、咳痰 15 年，劳力性胸闷、气促 3 年，近 1 周有发热，上述症状加重。查体：桶状胸（肺泡扩大形成肺气肿所致），叩诊过清音，白细胞 13.5×10^9/L。X 线胸片示双肺纹理明显增多、增粗、紊乱，左下肺斑点片状阴影，诊断为慢性支气管炎。

26. 患者最可能受到损伤的气管上皮细胞是（　　）

A. 纤毛细胞　　　　　B. 杯状细胞

C. 刷细胞　　　　　　D. 小颗粒细胞

E. 基细胞

27. 分析患者出现桶状胸的主要原因是（　　）

A. 气 - 血屏障变薄　　B. 肺泡孔减少

C. 肺泡囊减少　　　　D. 肺泡隔弹性纤维退化

E. 肺泡管减少

（四）B 型题（标准配伍题）

（28～35 题共用备选答案）

A. 纤毛细胞　　　　　B. 基细胞

C. 刷细胞　　　　　　D. 小颗粒细胞

E. 杯状细胞

28. 游离面有排列整齐的微绒毛的细胞是（　　）

29. 可分泌黏液的细胞是（　　）

30. 气管和支气管上皮内与感觉神经末梢形成突触的是（　　）

31. 终末细支气管没有的细胞是（　　）

32. 能对吸入空气起进化作用的是（　　）

33. 气管和支气管上皮内具有增殖分化能力的细胞是（　　）

34. 可调节呼吸道平滑肌收缩的是（　　）

35. 组成气管上皮的细胞中最多的细胞是（　　）

（36～40 题共用备选答案）

A. Alveolar duct　　　B. Alveolar sac

C. Pulmonary alveolus　D. Alveolar septum

E. Alveolar pore

36. 肺部感染时，细菌扩散的渠道是（　　）

37. 呼吸性细支气管的分支是（　　）

38. 是肺气体交换的部位，由单层肺泡上皮和基膜组成的（　　）

39. 由许多肺泡共同开口围成的结构是（　　）

40. 有密集且连续毛细血管和丰富弹性纤维的是（　　）

（五）X 型题（多项选择题）

41. 肺内的巨噬细胞包括（　　）

A. 肺巨噬细胞　　　　B. 郎格罕细胞

C. 库普佛细胞　　　　D. 尘细胞

E. 心力衰竭细胞

42. 气管和支气管的黏膜上皮主要有（　　）

A. 基细胞　　　　　　B. 纤毛细胞

C. 小颗粒细胞　　　　D. 杯状细胞

E. 刷细胞

43. 新生儿呼吸窘迫症的原因是（　　）

A. Ⅱ型肺泡上皮发育不良，功能障碍

B. 表面活性物质合成和分泌障碍

C. 肺泡表面张力增大，肺泡不能扩张

D. Ⅰ型肺泡上皮发育不良，不能进行气体交换

E. 气道阻塞

44. 肺泡隔内含有（　　）

A. 丰富的毛细血管　　B. 大量弹性纤维

C. 少量网状纤维　　　D. 大量胶原纤维

E. 巨噬细胞、成纤维细胞、肥大细胞

45. 关于Ⅰ型肺泡上皮哪些是正确的？（　　）

A. 细胞分泌表面活性物质

B. 细胞扁平，表面光滑，核扁圆形

C. 胞质内细胞器少，吞饮小泡多

D. 细胞之间有紧密连接

E. 具有增殖能力

46. 关于Ⅱ型肺泡上皮哪些是正确的？（　　）

A. 细胞圆形或立方形，核圆

B. 细胞有较多高电子密度的分泌颗粒

C. 粗面内质网及高尔基复合体发达

D. 分泌表面活性物质

E. 滑面内质网发达

47. 肺泡管的结构特点是（　　）

A. 是终末细支气管的分支

B. 相邻肺泡开口处肺泡隔呈节结状膨大

C. 与肺泡囊相连

D. 是呼吸性细支气管的分支

E. 管壁上有许多肺泡

48. 气 - 血屏障的组成是（　　）

A. Ⅰ型肺泡上皮和基膜　B. 薄层结缔组织

C. 内皮和连续性基膜　　D. 肺泡表面液体层

E. Ⅱ型肺泡上皮和基膜

49. 嗅腺（　　）

A. 嗅毛摆动使分泌物排出

B. 位于固有层内

C. 分泌物可清洗上皮表面

D. 分泌物可溶解吸入空气内的化学物质

E. 是一种黏液腺

50. 终末细支气管的结构特点是（　　）

A. 上皮是单层柱状，有少量纤毛细胞

B. 黏膜皱襞明显

C. 有完整的环行平滑肌

D. 上皮内有少量杯状细胞

E. 有少量腺体和软骨

三、判断题

1. 嗅细胞是唯一的一种存在于上皮内的感觉神经元,其轴突组成嗅神经。( )

2. 喉既是呼吸器官也是发声器官。( )

3. 纤毛细胞的纤毛不定向摆动以清除黏附其上的尘埃等。( )

4. 气管和支气管严重病变时,假复层柱状纤毛上皮可转化为复层扁平上皮,称为上皮化生。( )

5. 肺导气部从叶支气管至细支气管的管壁结构变化中,上皮的纤毛消失在先,杯状细胞消失在后。( )

6. 正常情况下吸气时终末细支气管平滑肌松弛,管腔扩大;呼气末时,平滑肌收缩,管腔变小。( )

7. 肺气肿是由于肺泡腔表面的 I 型肺泡减少造成的。( )

8. II 型肺泡分泌表面活性物质,因此它的主要功能是气体交换。( )

9. 肺泡孔能均衡肺泡间气体含量,也是感染时细菌扩散的渠道。( )

10. 气血屏障是肺泡腔内气体与肺泡孔内气体进行交换的场所。( )

四、论述题

1. 结合呼吸系统结构的特点,分析吸烟对呼吸系统带来的危害。

2. 试述肺泡的结构及其与气体交换的关系。

【答案及解析】

一、名词解释

1. 呼吸部,位于上鼻甲以下部分的鼻黏膜,占固有鼻腔黏膜的大部分。黏膜包括下鼻甲、中鼻甲、鼻道及鼻中隔中下部的黏膜,占鼻黏膜的大部分,生活状态呈粉红色。上皮为假复层纤毛柱状上皮,杯状细胞较多。固有层内有黏液腺和混合腺。

2. 嗅部,位于上鼻甲及其对应的鼻中隔,以及鼻腔顶部的黏膜。活体黏膜呈棕黄色。黏膜由上皮和固有层组成,上皮为假复层柱状上皮,称嗅上皮,由含嗅细胞,支持细胞和基细胞组成。

3. 肺泡管,是呼吸性细支气管的分支,管壁上有大量肺泡的开口,故其自身的管壁结构很少,表面被覆单层上皮立方或单层扁平上皮,其下方平滑肌环绕于肺泡开口处。

4. 肺泡囊,与肺泡管相连,是肺泡管的分支,是由许多肺泡共同开口形成的囊腔,相邻肺泡开口间无平滑肌。

5. 肺泡隔,是相邻肺泡间的薄层结缔组织,其内有密集的毛细血管网与肺泡壁相贴,丰富的弹性纤维,起回缩肺泡的作用。

6. 肺泡孔,是相邻肺泡间相通的小孔,直径 $10 \sim 15\mu m$,能平衡相邻肺泡间气体压力,均衡肺泡间气体含量,是相邻肺泡间的气体通路。如一终末细支气管或呼吸性细支气管阻塞时,可经肺泡孔建立侧支通气,防止阻塞部位以下的肺泡萎陷,但在肺感染时,病菌也可经肺泡孔蔓延。

7. Pulmonary alveolus 为肺泡,肺泡是气道终末部,呈多面型囊泡,直径约为 $200\mu m$,开口于肺泡囊、呼吸性细支气管或肺泡管,是肺进行气体交换的场所,是肺的主要结构,由单层肺泡上皮和基膜组成。

8. Blood-air barrier 为气 - 血屏障,也称呼吸膜(Respiratory membrane),总厚度 $0.2 \sim 0.5\mu m$,有利于气体迅速交换,是肺泡与血液之间完成气体交换所必须通过的结构。由肺泡表面液体层、I 型肺泡细胞与基膜、薄层结缔组织、连续毛细血管基膜与内皮构成。有的部位两层基膜间无薄层结缔组织,两层基膜融合。临床上各种因素引起炎性细胞浸润、渗出或增生,均会引起肺气体交换功能障碍。

9. Lamellar body 为板层小体,立方形或圆形,核圆形,胞质着色浅,呈泡沫状。电镜下,细胞的主要特征是核上方有较多的电子密度高的分泌颗粒,颗粒内含同心圆或平行排列的板层状结构,称板层小体(Lamellar body),其主要成分有磷脂(主要是二棕榈酰卵磷脂),蛋白质和糖胺多糖等。

二、选择题

(一)A1 型题(单句型最佳选择题)

1. C。嗅黏膜为假复层柱状上皮,含嗅细胞、支持细胞、基细胞。

2. B。黏膜下层为疏松结缔组织,与固有层和外膜无明显界线,其内有较多混合性腺体,也称气管腺。

3. D。肺间质即肺内结缔组织及其中的血管、淋巴管和神经等。

4. E。肺实质包括肺内支气管各级分支及其终末的大量肺泡。

5. C。每一细支气管连同它的各级分支和肺泡组成一个肺小叶。肺小叶是肺的结构单位。

6. D。终末细支气管再继续分支为呼吸性细支气管、肺泡管、肺泡囊和肺泡，由于呼吸性细支气管以下各段均出现肺泡，故构成肺的呼吸部。

7. A。叶支气管继而分支为段支气管，段支气散反复分支依次为小支气管、细支气管和终末细支气管。从叶支气管到终末细支气管构成肺的导气部。

8. D。终末细支气管上皮为单层柱状，杯状细胞、腺体和软骨片全部消失，有完整的环形平滑肌。

9. D。终末细支气管上皮中的主要细胞为无纤毛的克拉拉细胞（Clara cell），这种细胞在小支气管即已出现，之后逐渐增多。细胞为柱状，游离面呈圆顶状凸向管腔，细胞质染色浅；电镜下，其顶部细胞质内有发达的滑面内质网和较多的分泌颗粒。滑面内质网有解毒功能，可对吸入的有毒物质，如二氧化氮等进行生物转化；分泌颗粒以胞吐方式释放一种类表面活性物质，在上皮表面形成一层保护膜；分泌物中含有蛋白水解酶可分解管腔中的黏液，有利于排出分泌物。

10. A。呼吸性细支气管是终末细支气管的分支。每个终末细支气管可分支形成 2～3 个呼吸性细支气管，它的管壁结构与终末细支气管结构相似，管壁上连着少量肺泡，肺泡开口于管腔。呼吸性细支气管的上皮为单层立方上皮，包括纤毛细胞和分泌细胞。上皮外面有少量环行平滑肌和弹性纤维。在肺泡开口处，单层立方上皮移行为单层扁平上皮。

11. C。气管壁由内向外依次分为黏膜、黏膜下层和外膜，共三层。

12. B。电镜下，Ⅱ型肺泡细胞的主要特征是核上方有较多的电子密度高的分泌颗粒。

13. E。导气部的功能是将气体导入和导出呼吸部，不进行气体交接。

14. B。Ⅱ型肺泡上皮细胞，光镜下，细胞核圆形，细胞质着色浅。电镜下，细胞质富含线粒体和溶酶体，有较发达的粗面内质网和高尔基复合体。

15. C。终末细支气管壁中的环行平滑肌可在自主神经的支配下收缩或舒张，调节进入肺小叶的气流量。

16. A。肺泡孔是相邻肺泡之间相通的小孔，直径 10～15μm，是相邻肺泡间的气体通路。当某个终末细支气管或呼吸性细支气管阻塞时，肺泡孔起侧支通气作用，防止肺泡萎陷。

17. B。肺泡管是呼吸性细支气管的分支，每个呼吸性细支气管分支形成 2～3 个肺泡管。肺泡管与大量肺泡相连，肺泡开口于肺泡管的腔，管壁自身结构很少，仅在相邻肺泡开口之间保留少许，故在切片上呈现结节状膨大。

18. E。肺巨噬细胞有十分活跃的吞噬、免疫和产生多种生物活性物质的功能，起重要防御作用。肺巨噬细胞吞噬了大量进入肺内的尘埃颗粒后，称为尘细胞。

19. C。Ⅰ型肺泡细胞数量较少，细胞扁平，胞质菲薄，内有较多的吞饮小泡，分裂能力，损伤后由Ⅱ型肺泡细胞增殖分化补充。

20. E。气管黏膜上皮是由纤毛细胞、杯状细胞、刷状细胞、基细胞和小颗粒细胞组成的假复层纤毛柱状上皮。

（二）A2 型题（病例摘要型最佳选择题）

21. C。肺部感染时，肺泡孔是细菌扩散的重要渠道。

22. D。杯状细胞与黏液分泌有关，慢性支气管炎病程中，杯状细胞和黏膜下层腺细胞分泌增加，形成黏痰。

23. D。正常情况下，吸气时，肺泡扩张，表面活性物质密度减小，肺泡表面张力增大，肺泡回缩力增强，可防止肺泡过度膨胀；呼气时，肺泡缩小，表面活性物质密度增加，肺泡表面张力降低，肺泡回缩力减弱，可防止肺泡过度塌陷。早产儿Ⅱ型肺泡细胞尚未发育完善，表面活性物质分泌不足，导致肺泡不能扩张，引起新生儿呼吸窘迫症。

24. E。气-血屏障也称呼吸膜，厚度很薄，当肺部有炎症、纤维化或水肿，会导致气-血屏障增厚，引起肺气体交换障碍。

25. C。患者出现铁锈色痰，是由于大量红细胞穿过毛细血管壁进入肺间质，被肺内巨噬细胞吞噬并分解血红蛋白为含铁血黄素颗粒所致。

（三）A3 型题（病例组型最佳选择题）

26～27. AD。此题组结合临床考查在呼吸系统中的微细结构，纤毛的粘连、变短、数量减少与慢性支气管炎相关；桶状胸是肺气肿的标志性体征，老年人肺泡隔含有的弹性纤维退化或由于炎症等因素使弹性纤维破坏，肺泡弹性减弱，肺泡扩大可形成肺气肿。

（四）B 型题（标准配伍题）

28～35. CEDEABDA。此题组考点为气管上皮中各种细胞的结构及功能特点。

36～40. EACBD。此题组考点为肺呼吸部各类结构的特点和功能，需要对比区分。

（五）X 型题（多项选择题）

41. ADE。肺巨噬细胞（Pulmonary macrophage）来源于血液中的单核细胞，数量较多，广泛分布于间质内，细支气管以下的管道周围及肺泡隔内更多。可游走进入肺泡腔。肺巨噬细胞吞噬了大量进入肺内的尘埃颗粒后，称为尘细胞（Dust cell）。在心力衰竭导致肺淤血时，大量红细胞穿过毛细血管壁进入肺间质内，被肺巨噬细胞吞噬，此时肺巨噬细胞胞质中含有大量血红蛋白分解产物—含铁血红素颗粒，称为心力衰竭细胞（Heart failure cell）。

42. ABCDE。气管和支气管的黏膜上皮主要是由基细胞、纤毛细胞、杯状细胞、刷细胞和神经内分泌细胞（即小颗粒细胞）构成的假复层纤毛柱状上皮。

43. ABC。新生儿呼吸窘迫症的原因是，Ⅱ型肺泡上皮发育不良，功能障碍，表面活性物质合成和分泌障碍，肺泡表面张力增大，肺泡不能扩张。

44. ABCE。肺泡隔内含有丰富的毛细血管、大量弹性纤维、少量网状纤维、巨噬细胞、成纤维细胞、肥大细胞，还有淋巴结核神经纤维。

45. BCD。Ⅰ型肺泡细胞呈扁平形，相邻的细胞间有紧密连接或桥粒，细胞质内细胞器少，有较多吞饮小泡，没有增殖能力。

46. ABCD。Ⅱ型肺泡，细胞呈立方形或圆形，胞质着色浅，细胞游离面有少量微绒毛，胞质含有丰富线粒体和溶酶体，有较发达的粗面内质网和高尔基体，核上方有分泌颗粒。

47. BCDE。肺泡管是呼吸性细支气管的分支，管壁上有大量肺泡的开口，管壁自身的组织结构很少，仅存于相邻肺泡开口之间，表面被覆单层立方或单层扁平上皮，有平滑肌环绕于肺泡开口处，故在光镜下，可见相邻肺泡间隔的末端呈明显的结节状膨大。

48. ABCD。气 - 血屏障是气体交换的结构，由肺泡表面液体层、Ⅰ型肺泡细胞与基膜、薄层结缔组织，毛细血管基膜与连续内皮构成。

49. BCD。固有层结缔组织中富含血管，并有许多浆液性嗅腺，分泌的浆液可溶解空气中的化学物质，刺激嗅毛。嗅腺不断分泌浆液，可清洗上皮表面，保持嗅细胞感受刺激的敏感性。

50. ABC。终末细支气管内衬单层柱状纤毛上皮，无杯状细胞。管壁内腺体和软骨片完全消失，出现完整的环行平滑肌层，黏膜皱襞更明显。

三、判断题

1. 正确。

2. 正确。

3. 错误。纤毛向咽部有规律的定向摆动，有利于管腔面黏液及其黏附的细菌和其他异物的排出。

4. 正确。

5. 错误。肺导气部从叶支气管至细支气管的管壁结构变化中，上皮由假复层纤毛柱状上皮变为单层纤毛柱状上皮；而杯状细胞是逐渐减少，最终消失。

6. 正确。

7. 错误。肺泡隔内还含丰富的弹性纤维，其弹性起回缩肺泡的作用。弹性纤维退化，或由于炎症等病变使弹性纤维破坏，肺泡弹性减弱，肺泡渐扩大可导致肺气肿。

8. 错误。Ⅱ型肺泡分泌表面活性物质，主要作用是稳定肺泡大小。

9. 正确。

10. 错误。气血屏障是肺泡腔内 O_2 与肺泡隔毛细血管内血液携带的 CO_2 进行气体交换的结构。

四、论述题

1. 答题要点：联系呼吸系统的主要组成及结构功能特点进行描述。吸烟产生的刺激性烟雾，可损伤气管、支气管黏膜上皮，使纤毛粘连、变短、数量减少，是引起慢性支气管炎的重要原因，慢性气管炎时杯状细胞数量增多，甚至会多于纤毛细胞，腺体增生，分泌过多黏液，本应是清除细菌的，却可能成为细菌的培养基，基细胞增殖分化烟气中的致癌物会使上皮基细胞突变，烟尘颗粒会沉积在肺巨噬细胞里，使肺的免疫功能明显下降，炎性细胞浸润，肺泡隔结缔组织水肿，导致气体交换功能障碍。吸烟还会加速弹性纤维退化进程，肺泡弹性降低，回缩变差，呼气时肺内残留气体增加，影响呼吸功能。

2. 答题要点：从肺泡及各相关结构的特点进行叙述。肺泡是半球形的囊状结构，开口于呼吸性细支气管、肺泡管和肺泡囊。肺泡壁较薄，由单层肺泡上皮构成，相邻肺泡之间为肺泡隔。①肺泡上皮：由Ⅰ型肺泡细胞和Ⅱ型肺泡细胞构成。Ⅰ型肺泡细胞覆盖肺泡大部分表面，呈扁平状，胞质中含有吞饮小泡，其主要功能是进行气体交换。Ⅱ型肺泡细胞呈立方形或圆形，嵌于Ⅰ型肺泡细胞之间，胞质内含有高电子密度的分泌颗粒，颗粒内含有板层状小体，能分泌表面活性物质，降低肺泡表面张力，维持肺泡内径的稳定。此外，Ⅱ型肺泡细胞通过增殖分化能形成Ⅰ型肺泡细胞。②肺泡隔：为相邻肺泡之间的薄层结缔组织，内含丰富的毛细血管、弹性纤维、巨噬细胞、成纤维细胞、浆细胞等。丰富的毛细血管有利于气体交换；弹性纤维使肺泡有弹性，在肺泡回缩时起重要作用；肺巨噬细胞来源于单核细胞，可游走进入肺泡腔，能清除进入肺泡和肺间质的尘粒、细菌等异物，发挥免疫防御作用。③气-血屏障：肺泡与毛细血管进行气体交换必须通过气-血屏障，由肺泡表面黏液层、Ⅰ型肺泡细胞及其基膜、薄层结缔组织、毛细血管基膜和内皮构成。正常情况下，气-血屏障很薄，有利于气体交换。④肺泡孔：是相邻肺泡之间气体流通的小孔，可平衡肺泡间气体的含量，当终末细支气管发生阻塞时可通过肺泡孔建立侧支通气，避免肺泡萎陷。肺内炎症时，可通过肺泡孔使感染扩散。

（刘　锐）

第十四章 泌尿系统

【学习目标】

一、知识目标

1. 能够阐述肾单位的组成。
2. 能够说明肾小体的结构，并解释其功能。
3. 能够归纳和比较近曲小管、远曲小管的结构特点和功能。
4. 能够描述集合管的结构特点和功能。
5. 能够阐述球旁复合体的组成和功能。
6. 能够解释肾血液循环的特点。

二、技能目标

1. 能够辨认肾小体、近曲小管、远曲小管、集合管的光镜结构。
2. 能够绘制肾单位的结构模式图。
3. 能够联系近曲小管、远曲小管的结构特点解释其功能。

三、情感价值目标

1. 能够感受肾单位结构的复杂性和功能的重要性。
2. 能够认同器官的组织结构和功能之间有密切的关联性。
3. 能够通过学习肾的结构和功能，养成勤于喝水、低盐饮食的健康生活习惯。

【思维导图】

思维导图见后附。

【记忆窍门】

- 肾小体的结构和功能顺口溜：肾小体分球囊，球中液滤入腔，滤之时过屏障，此屏障有三关，三关过原尿成，通过腔进入管。

【英汉名词对照】

- Urinary System　泌尿系统
- Kidney　肾
- Nephron　肾单位

- Renal Corpuscle　肾小体
- Mesangium　血管系膜
- Renal Capsule　肾小囊
- Filtration Barrier　滤过屏障
- Filtration Membrane　滤过膜
- Renal Tubule　肾小管
- Collecting Duct　集合管
- Juxtaglomerular Complex　球旁复合体
- Juxtaglomerular Cell　球旁细胞
- Macula Densa　致密斑
- Extraglomerular Mesangial Cell　球外系膜细胞

【复习思考题】

一、名词解释

1. Nephron
2. 血管球
3. 肾小囊
4. Filtration barrier
5. 球旁复合体
6. 致密斑

二、选择题

（一）A1 型题（单句型最佳选择题）

1. 关于肾小体的描述错误的是（　　）
A. 由血管球和肾小囊组成
B. 能形成原尿
C. 有血管极和尿极
D. 内有球内系膜
E. 是肾的基本结构与功能单位

2. 肾单位的组成是（　　）
A. 肾小体与髓袢　　　　　B. 肾小体与肾小管
C. 肾小管与集合管　　　　D. 肾小体与近端小管
E. 肾小管与集合管

3. 滤过血液形成原尿的结构是（　　）
A. Renal corpuscle　　　　B. Proximal tubule
C. Distal tubule　　　　　D. Thin segment
E. Collecting duct

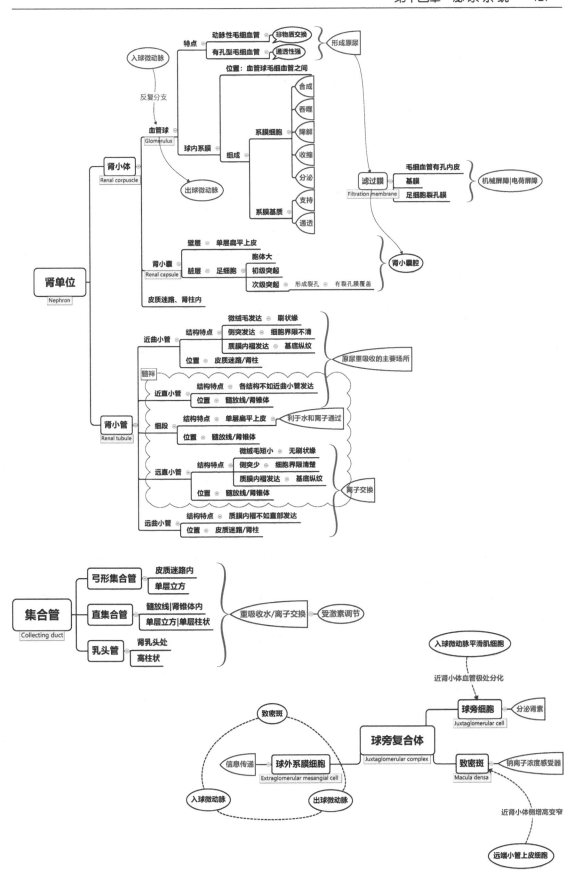

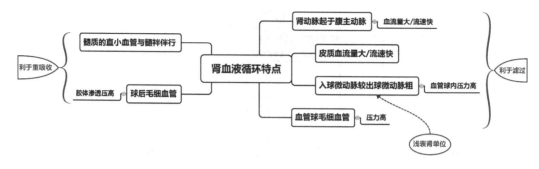

4. 皮质迷路中不存在的结构是（　　）

A. 肾小体　　　　　　　B. 近曲小管

C. 远曲小管　　　　　　D. 细段

E. 弓形集合管

5. 关于血管球的描述错误的是（　　）

A. 为入球微动脉进入肾小囊后反复分支形成

B. 血液流经血管球时可滤过形成原尿

C. 属于连续毛细血管

D. 毛细血管内压力较高

E. 有血管系膜连接于毛细血管之间

6. 关于肾小囊的描述错误的是（　　）

A. 肾小囊的壁层由足细胞构成

B. 脏层和壁层在血管极处相连续

C. 有肾小囊腔

D. 壁层不参与滤过屏障的构成

E. 脏层包绕在血管球内毛细血管基膜的外面

7. 关于血管系膜的描述错误的是（　　）

A. 连接于血管球毛细血管之间

B. 参与形成球旁复合体

C. 由系膜细胞和系膜基质构成

D. 系膜细胞具有吞噬的功能

E. 系膜细胞具有收缩的特性

8. 关于足细胞的描述错误的是（　　）

A. 是肾小囊脏层的组成细胞

B. 细胞胞体较大，突起较多

C. 次级突起之间形成裂孔

D. 裂孔上有裂孔膜覆盖

E. 与滤过屏障的组成无关

9. 关于肾小管的描述错误的是（　　）

A. 肾小管参与构成肾单位

B. 肾小管包括近端小管、细段、远端小管和集合管

C. 近端小管和远端小管都包括曲部和直部

D. 近直小管、细段和远直小管构成髓袢

E. 有重吸收原尿成分和分泌的功能

10. 下列关于肾实质的描述中错误的是（　　）

A. 肾实质分为皮质和髓质

B. 髓质主要由肾锥体构成

C. 肾锥体之间的皮质部分称为肾柱

D. 肾实质不包括集合管

E. 一个肾锥体及与它相连的皮质组成一个肾叶

11. 关于滤过膜的描述错误的是（　　）

A. 由有孔毛细血管内皮、基膜和裂孔膜三层构成

B. 又称为滤过屏障，对血浆物质的通过具有选择性限制作用

C. 使血浆中带负电荷的物质较带正电荷的物质容易通过

D. 受损可出现血尿和（或）蛋白尿

E. 通过滤过膜滤过的物质称为原尿

12. 光镜下观察近端小管细胞间界限不清，是因为（　　）

A. 细胞胞质染色浅，不易辨认

B. 细胞胞体较大，突起较多

C. 细胞侧面形成侧突，并且相互交错

D. 细胞质膜内褶发达

E. 胞质呈嗜酸性

13. 关于电镜下近曲小管结构的描述错误的是（　　）

A. 细胞游离面微绒毛发达

B. 细胞侧面侧突发达

C. 细胞质膜内褶发达

D. 胞质内富含线粒体

E. 胞质内富含粗面内质网和高尔基体

14. 近曲小管受损主要影响下列哪项功能？（　　）

A. 重吸收　　　　　　　B. 滤过形成原尿

C. 分泌肾素　　　　　　D. 离子交换

E. 分泌促红细胞生成素

15. 关于光镜下远曲小管的结构描述错误的是（　　）

A. 细胞呈立方形

B. 细胞界线较清楚

C. 不形成刷状缘

D. 胞质嗜酸性较近曲小管弱

E. 基底纵纹不明显

16. 光镜下观察远曲小管与近曲小管，二者相比较正确的是（　　）

A. 远曲小管细胞质嗜酸性强，着色深

B. 远曲小管断面多

C. 近曲小管腔面不形成刷状缘

D. 近曲小管细胞界限清楚

E. 二者基底纵纹都比较明显

17. 下列哪个结构中的液体称为终尿？（　　）

A. 肾小盏 　　　　　　B. 肾小囊腔

C. 远曲小管 　　　　　D. 近曲小管

E. 集合管

18. 关于集合管的描述错误的是（　　）

A. 分为弓形集合管、直集合管和乳头管

B. 仅分布在皮质迷路内

C. 细胞分界清楚，胞质着色浅

D. 能重吸收水和交换离子，使尿液浓缩

E. 功能受醛固酮和抗利尿激素的调节

19. 细段的上皮类型是（　　）

A. 单层柱状上皮 　　　B. 单层立方上皮

C. 单层扁平上皮 　　　D. 复层扁平上皮

E. 变移上皮

20. 下列可分泌肾素的是（　　）

A. 足细胞 　　　　　　B. 球旁细胞

C. 近曲小管上皮细胞 　D. 致密斑

E. 球外系膜细胞

21. 关于致密斑的描述错误的是（　　）

A. 属于球旁复合体的组成成分

B. 位于远端小管靠近肾小体侧的管壁上

C. 此处细胞较高，呈柱状，排列紧密

D. 可以感受小管液中 Na^+ 浓度的变化

E. 可分泌肾素

22. 下列哪段血管与肾小管重吸收功能关系最为密切？（　　）

A. 入球微动脉 　　　　B. 出球微动脉

C. 小叶间动脉 　　　　D. 球后毛细血管

E. 小叶间静脉

（二）A2 型题（病例摘要型最佳选择题）

23. 肾衰竭时，红细胞生成减少，病人出现贫血时治疗首选（　　）

A. 铁剂 　　　　　　　B. 维生素 B_{12}

C. 人促红细胞生成素 　D. 骨髓移植

E. 输血

24. 患者，男性，21 岁，因尿蛋白（+++）（尿中出现了大量的蛋白质，且以白蛋白为主），下肢水肿入院，实验室检查血胆固醇增高，血白蛋白22g/L。该患者蛋白尿最主要的原因可能是（　　）

A. 肾小球的滤过屏障受损

B. 尿路感染

C. 肾小管上皮细胞通透性增高

D. 肾小管对蛋白质的重吸收能力降低

E. 肾小管分泌了大量的蛋白质

25. 王某，男，18 岁，因进行性尿量增多，烦渴，饮水增加及视力减退入院。经脑部 MRI 检查及血液激素化验后诊断为脑垂体瘤伴尿崩症。患者尿量增多与垂体肿瘤高度相关，下列分析正确的是（　　）

A. 患者抗利尿激素分泌增多，促进了近曲小管对水的重吸收

B. 患者抗利尿激素分泌减少，降低了远曲小管和集合管对水的重吸收

C. 患者抗利尿激素分泌减少，降低了近直小管对水的重吸收

D. 患者抗利尿激素分泌增多，促进了细段对水的重吸收

E. 患者抗利尿激素分泌减少，降低了远直小管对水的重吸收

26. 肾素 - 血管紧张素 - 醛固酮系统（RAAS）为体内一种重要的体液调节系统，其生理机制与肾球旁复合体的某些结构关系密切，下列描述中错误的是（　　）

A. 肾素是由致密斑分泌的

B. 肾素能使血浆中的血管紧张素原转变为血管紧张素 Ⅰ

C. 血管紧张素 Ⅰ 可转变为血管紧张素 Ⅱ

D. 血管紧张素 Ⅱ 可使血管平滑肌收缩，血压升高

E. 血管紧张素 Ⅱ 可刺激肾上腺皮质分泌醛固酮

27. 血尿是泌尿系统疾病最常见的症状之一，包括镜下血尿和肉眼血尿，前者尿液颜色正常，离心沉淀后的尿液镜检每高倍镜视野有红细胞 3 个以上，后者是指肉眼即可看见尿液呈洗肉水色或血色。下列分析恰当的是（　　）

A. 女性月经期尿常规提示血尿有临床意义

B. 正常情况下红细胞也可以通过滤过膜

C. 肾小球性血尿主要与滤过膜的机械屏障受损有关

D. 肾小球性血尿主要与滤过膜的电荷屏障受损有关

E. 肾小球受损，是产生血尿的唯一原因

28. 患者，女性，27 岁，因车祸伤后大出血入

院，入院后一度出现少尿（＜ 400ml/24h）和无尿（＜ 100ml/24h）症状。急诊化验血肌酐和尿素氮明显升高。诊断为失血性休克并急性肾功能衰竭。关于该案例，下列描述中错误的是（　　）

A. 大失血对原本血流量大、流速快的肾影响较大

B. 少尿和无尿与失血后流入肾小球的血流量减少有关

C. 及时输血或补液后，患者尿量会有所增加

D. 肾髓质血流的减少程度大于肾皮质血流的减少程度

E. 治疗过程中医务工作者应积极观察患者血压和尿量的变化

（三）A3 型题（病例组型最佳选择题）

（29 ～ 30 题共用题干）

患者，女性，11 岁，感冒 10 天后出现颜面水肿及双下肢浮肿，尿量减少。查体：血压 155/95mmHg，实验室尿液检查：尿蛋白（＋＋），红细胞 5 ～ 10 个 /HP（每高倍镜视野下 5 ～ 10 个红细胞），血清抗链球菌溶血素 "O"（抗 "O"）滴度升高，血清补体 C3 降低。诊断为急性肾小球肾炎，病理类型为毛细血管内增生性肾小球肾炎。

29. 患者出现尿蛋白 ++，尿中红细胞 5 ～ 10 个 /HP，最有可能的原因是（　　）

A. 血液出现感染引起

B. 肾小球滤过屏障受损引起

C. 尿路感染引起

D. 肾小管功能异常引起

E. 集合小管功能异常引起

30. 患者出现尿量减少最主要的原因是（　　）

A. 肾小球毛细血管内皮细胞和系膜细胞肿胀增生，导致滤过膜有效滤过面积减少引起

B. 近曲小管对水的重吸收能力增强引起

C. 远曲小管对水的重吸收能力增强引起

D. 集合小管对水的重吸收能力增强引起

E. 抗利尿激素分泌增多引起

（四）B 型题（标准配伍题）

（31 ～ 37 题共用备选答案）

A. Nephron　　　　　　B. Renal corpuscle

C. Renal capsule　　　　D. Glomerulus

E. Renal tubule

31. 肾的基本结构和功能单位是（　　）

32. 由入球微动脉分支形成的是（　　）

33. 结构有血管极和尿极的是（　　）

34. 与原尿的重吸收和分泌密切相关的是（　　）

35. 具有脏层和壁层结构的是（　　）

36. 有裂孔膜的是（　　）

37. 形成髓袢的是（　　）

（38 ～ 45 题共用备选答案）

A. 近曲小管　　　　　　B. 远曲小管

C. 细段　　　　　　　　D. 远直小管

E. 集合管

38. 属于肾实质但不属于肾单位的是（　　）

39. 重吸收能力最强大的是（　　）

40. 管壁是单层扁平上皮的是（　　）

41. 可以从肾皮质一直走行至肾乳头的是（　　）

42. 质膜内褶最发达的是（　　）

43. 受醛固酮和抗利尿激素作用的肾小管是（　　）

44. 离子交换的重要部位是（　　）

45. 上皮细胞微绒毛最发达的是（　　）

（46 ～ 51 题共用备选答案）

A. 球旁细胞　　　　　　B. 致密斑

C. 球外系膜细胞　　　　D. 足细胞

E. 肾间质细胞

46. 产生前列腺素的是（　　）

47. 位于入球微动脉管壁上的是（　　）

48. 产生肾素的是（　　）

49. 可以感受 Na^+ 浓度变化的是（　　）

50. 参与形成滤过膜的是（　　）

51. 在球旁复合体的功能活动中可能起到信息传递作用的是（　　）

（五）X 型题（多项选择题）

52. 构成髓袢的结构有（　　）

A. 近曲小管　　　　　　B. 近直小管

C. 细段　　　　　　　　D. 远曲小管

E. 远直小管

53. 走行在肾锥体或髓放线中的结构有（　　）

A. 近直小管　　　　　　B. 细段

C. 肾小体　　　　　　　D. 近曲小管

E. 远直小管

54. 关于髓旁肾单位的描述正确的是（　　）

A. 数量比浅表肾单位少　B. 髓袢较浅表肾单位长

C. 体积较浅表肾单位大　D. 分布于肾皮质浅层

E. 对尿液浓缩具有重要意义

55. 滤过屏障的组成包括（　　）

A. 肾小囊壁层　　　　　B. 有孔的毛细血管内皮

C. 基膜　　　　　　　D. 裂孔膜

E. 血管系膜

56. 膀胱壁包括哪几层？（　　　）

A. 黏膜层　　　B. 黏膜下层　　C. 肌层

D. 黏膜肌层　　E. 外膜

57. 正常情况下可以通过滤过膜的物质是（　　　）

A. 水　　　　　B. 多肽　　　　C. 尿素

D. 电解质　　　E. 葡萄糖

58. 下列哪些结构的功能受抗利尿激素的调节？（　　　）

A. 近曲小管　　　B. 近直小管　　　C. 细段

D. 远曲小管　　　E. 集合管

59. 肾血液循环的特点包括（　　　）

A. 血流量大，压力高

B. 肾皮质的血流量大于肾髓质

C. 有两次毛细血管网形成

D. 浅表肾单位入球微动脉粗，出球微动脉细

E. 有 U 形血管袢与髓袢伴行

60. 下列关于球旁复合体的描述正确的是（　　　）

A. 位于肾小体的尿极处

B. 由球旁细胞、致密斑、球内系膜细胞组成

C. 球旁细胞可分泌肾素

D. 致密斑可以感受 Na^+ 浓度变化

E. 可以参与血压的调节

三、判断题

1. 肾小体是肾的基本结构和功能单位。（　　　）

2. 肾小体分布于皮质迷路和肾柱中，由血管球和肾小囊构成。（　　　）

3. 肾单位的组成包括肾小体、肾小管和集合管。（　　　）

4. 血管球为有孔毛细血管，小孔上有隔膜覆盖，隔膜参与构成滤过屏障。（　　　）

5. 滤过屏障由有孔毛细血管内皮、基膜和足细胞裂孔膜构成，该屏障破坏可导致血尿和（或）蛋白尿出现。（　　　）

6. 肾小体的功能是形成原尿，由于滤过屏障的作用，原尿中只含有很少量的营养物质，主要成分是水和电解质。（　　　）

7. 近曲小管和远曲小管一样，都分布在髓放线和肾锥体内，但前者的功能主要是重吸收，而后者的功能主要是重吸收水和进行离子交换。（　　　）

8. 近曲小管、远曲小管和集合管都能吸收水，它们的功能都受抗利尿激素的调节。（　　　）

9. 近曲小管是肾小管中的最长的一段，在结构上具有发达的微绒毛、质膜内褶和侧突，所以此段肾小管具有很强的重吸收功能。（　　　）

10. 由于滤过膜具有电荷屏障的作用，所以使得血浆中带正电荷的物质较带负电荷的物质更容易滤出。（　　　）

11. 肾的血流量大、流速快，经流肾髓质的血流量远多于流经肾皮质的血流量。（　　　）

12. 球旁复合体包括球旁细胞、致密斑和球内系膜细胞。（　　　）

13. 致密斑是由远端小管靠近肾小体侧的管壁上皮细胞分化形成的椭圆形斑，具有内分泌的功能。（　　　）

14. 肾除有泌尿功能外，还有分泌促红细胞生成素、肾素、前列腺素等功能。（　　　）

15. 血管系膜连接于血管球毛细血管之间，主要由球外系膜细胞和系膜基质构成。（　　　）

四、论述题

1. 与原尿形成相关的结构有哪些？试述它们的组织学特点和功能。

2. 近曲小管的哪些结构特点使之具有强大的重吸收功能？

3. 肾血液循环的特点中，哪些有利于原尿的形成？哪些有利于原尿的重吸收？

【答案及解析】

一、名词解释

1. Nephron 即肾单位，是肾的结构与功能单位，由肾小体和肾小管构成。每个肾约有 150 万个肾单位，与集合管共同行使泌尿功能。根据肾小体在皮质中的位置不同，肾单位可分为浅表肾单位和髓旁肾单位。

2. 血管球是肾小囊脏层包绕的一团盘曲的毛细血管，是由一条入球微动脉进入肾小囊之后反复分支形成的，继而所有的分支又汇合成一条出球微动脉，离开肾小囊。血管球属于有孔毛细血管，内压较高，结构特点有利于其内血浆滤过，形成原尿。

3. 肾小囊是在胚胎时期肾小管的起始端膨大凹陷形成的双层杯状上皮囊，外层称为壁层，为单层扁平上皮，在肾小体的尿极处与近曲小管上皮相连续，在血管极处反折移行为肾小囊的内层，也称脏层，脏层由足细胞构成，包绕在血管球内毛

细血管的外面。两层之间有狭小的肾小囊腔。

4. Filtration barrier 即滤过屏障，指血液流经肾小体时，血浆内部分物质从血管球毛细血管到达肾小囊腔所需通过的结构，由有孔毛细血管内皮、基膜、足细胞裂孔膜构成，能选择性滤过分子量不同及电荷不同的物质。

5. 球旁复合体也称肾小球旁器，是位于肾小体血管极的一组结构，由球旁细胞、致密斑和球外系膜细胞构成。球旁细胞分泌肾素，参与血压的调节；致密斑是离子感受器，可感受远端小管内 Na^+ 浓度的变化；球外系膜细胞可能起信息传递作用。

6. 远端小管靠近肾小体侧的上皮细胞形成的一个椭圆形斑，称为致密斑。致密斑的细胞呈柱状，排列紧密，细胞质色浅，细胞核椭圆形，靠近细胞顶部。是一种离子感受器，能敏锐地感受远端小管滤液内 Na^+ 浓度的变化，并将信息传递给球旁细胞，以调节肾素的分泌。

二、选择题

（一）A1 型题（单句型最佳选择题）

1. E。肾的基本结构与功能单位是肾单位。
2. B。肾单位是由肾小体和肾小管组成的。
3. A。Renal corpuscle 即肾小体，它的功能是形成原尿。
4. D。细段分布于肾锥体中。
5. C。血管球属于有孔毛细血管。
6. A。肾小囊的脏层由足细胞构成，壁层是单层扁平上皮。
7. B。参与形成球旁复合体的是球外系膜细胞，而构成血管系膜的是球内系膜细胞。
8. E。足细胞的裂孔膜参与构成滤过屏障。
9. B。集合管不属于肾小管。
10. D。集合管属于肾实质的结构，但不属于肾单位。
11. C。因为滤过膜自身带负电荷，所以对同样带负电荷的物质有排斥作用，因此血浆中带正电荷的物质较带负电荷的物质容易通过。
12. C。近端小管上皮细胞由于侧突发达，并互相交错嵌合，所以导致光镜下细胞界限不清。
13. E。胞质内富含粗面内质网和高尔基体的细胞，功能与蛋白质的分泌关系密切，近曲小管上皮细胞的功能主要是重吸收，所以该选项错误。
14. A。近曲小管的功能主要是重吸收，受影响重吸收的功能。

15. E。电镜下近曲小管上皮细胞质膜内褶发达，所以光镜下基底纵纹明显。
16. E。A-D 均描述反了，近曲小管、远曲小管上皮细胞质膜内褶都发达，所以光镜下二者基底纵纹都比较明显。
17. A。原尿经血管球滤出到肾小囊腔之后，要不断地被各段肾小管以及集合管重吸收，并向管腔内分泌相关物质，最后经乳头孔进入到肾小盏的才是终尿，在此之前都属于原尿。
18. B。集合管中弓形集合管位于皮质迷路内，直集合管沿着髓放线和肾锥体下行，直至肾乳头处改称乳头管。
19. C。细段的管壁较薄，由单层扁平上皮构成。
20. B。球旁细胞可分泌肾素。
21. E。致密斑不能分泌肾素。
22. D。由于血液流经血管球时大量水分被滤出，因此球后毛细血管内血液的胶体渗透压很高，有利于肾小管上皮细胞重吸收的物质进入血液。

（二）A2 型题（病例摘要型最佳选择题）

23. C。肾脏可分泌促红细胞生成素（EPO），肾衰竭时，由于 EPO 生成不足，影响红细胞和血红蛋白的合成，导致贫血。所以治疗首选外源性补充 EPO。
24. A。肾小球滤过膜具有机械屏障和电荷屏障的作用，当屏障作用，特别是电荷屏障受损时，滤过膜对血浆蛋白（主要以带负电荷的白蛋白为主）的通透性增加，致使原尿中蛋白含量增多，远超过近曲小管的重吸收能力时，就会形成大量的蛋白尿。
25. B。抗利尿激素的作用靶点是肾的远曲小管和集合管，其主要作用是提高远曲小管和集合管对水的通透性，促进水的重吸收，是尿液浓缩和稀释的关键性调节激素。分泌增多则尿量减少，分泌减少则尿量增多。
26. A。此题考查的是球旁复合体中球旁细胞的功能是分泌肾素的，可用排除法解题。
27. C。滤过膜的机械屏障作用受损，可导致红细胞漏出，形成肾小球性血尿。其他选项可用排除法：女性月经期经血可混合入尿液中，有干扰因素，所以尿常规检查血尿无意义。正常情况下红细胞不能通过滤过膜。电荷屏障可限制白蛋白滤出，受损则产生蛋白尿。除肾小球因素外，肾盂、肾盏、输尿管、膀胱、前列腺甚至全身性的疾病都有可能会引起血尿。

28. D。此题综合性较强，可以用排除法来做。肾血流量大，流速快，约占心输出量的 1/4，大失血之后，全身循环血量减少，所以灌注到肾的血流量也会明显减少，从而使原尿生成减少，是导致少尿甚至无尿的原因之一。正常情况下流经肾的血液 90% 供应皮质，所以肾皮质血流的减少程度大于肾髓质的。

（三）A3 型题（病例组型最佳选择题）

29 ～ 30. BA。此题组考查的是肾小球的结构、功能以及滤过膜的屏障作用。肾小球的功能是滤过形成原尿，此过程为血浆内的部分物质进入到肾小囊腔中，题目中写明病理类型为毛细血管内增生性肾小球肾炎，毛细血管主要的结构是内皮、基膜，毛细血管之间还有血管系膜，所以当毛细血管内皮细胞和系膜细胞肿胀增生时，会导致滤过膜有效滤过面积减少，从而影响原尿生成，引起少尿。肾小球滤过膜具有机械屏障和电荷屏障的作用，肾脏病变时，致病因素导致滤过膜结构破坏，机械屏障、电荷屏障受损，便会导致血尿、蛋白尿的出现。

（四）B 型题（标准配伍题）

31 ～ 37. ADBECCE。此题组考点为肾内相关组织结构的组成和功能。

38 ～ 45. EACEDBBA。此题组考点为肾小管和集合管的组织结构特点和相关功能。

46 ～ 51. EAABDC。此题组考点为球旁复合体各结构、足细胞、肾间质细胞的位置及功能等。

（五）X 型题（多项选择题）

52. BCE。髓袢是由近直小管、细段、远直小管组成的。

53. ABE。肾单位中走行在肾锥体或髓放线中的结构有近直小管、细段和远直小管。

54. ABCE。髓旁肾单位分布于皮质深层，与浅表肾单位相比，体积较大、数量较少、髓袢较长，对尿液浓缩意义重大。

55. BCD。滤过屏障是由有孔毛细血管内皮、基膜、裂孔膜共同组成的。

56. ACE。膀胱壁自内向外分为黏膜层、肌层和外膜三层。

57. ABCDE。正常情况下血浆中分子量在 70kDa 以下、直径 4nm 以下的物质可通过滤过膜，其中又以带正电荷的物质易于滤过，如葡萄糖、多肽、尿素、电解质和水。

58. DE。各段肾小管和集合管中，只有远曲小管和集合管管壁上皮细胞上有抗利尿激素的受体，所以抗利尿激素只作用于它们。

59. ABCDE。各选项均是肾血液循环的特点。

60. CDE。参考题组 46 ～ 51 的解析。

三、判断题

1. 错误。肾的基本结构和功能单位是肾单位，而不是肾小体。

2. 正确。

3. 错误。集合管不属于肾单位。

4. 错误。血管球为有孔毛细血管，但是孔上多无隔膜覆盖。

5. 正确。

6. 错误。滤过屏障有限制大分子物质滤过的作用，但小分子物质能通过滤过屏障。所以原尿中除不含大分子的蛋白质外，其他成分与血浆相似。

7. 错误。近曲小管和远曲小管都分布在皮质迷路和肾柱内，前者的功能主要是重吸收，后者的功能主要是离子交换。

8. 错误。近曲小管、远曲小管和集合管都能吸收水，但是只有远曲小管和集合管受抗利尿激素的调节。

9. 正确。

10. 正确。

11. 错误。肾的血流量大、流速快，但是流经肾皮质的血流量远多于流经肾髓质的血流量。

12. 错误。球旁复合体包括球旁细胞、致密斑和球外系膜细胞。

13. 错误。致密斑是由远端小管靠近肾小体侧的管壁上皮细胞分化形成的椭圆形斑，具有感受滤液中 Na^+ 浓度的功能。

14. 正确。

15. 错误。血管系膜连接于血管球毛细血管之间，主要由球内系膜细胞和系膜基质构成。

四、论述题

1. 答题要点：围绕血管球的特点、足细胞的结构、滤过膜的组成和功能进行论述。原尿在肾小体形成。肾小体由血管球和肾小囊构成。血管球的组织学结构特点：①入球微动脉较出球微动脉粗，因而使血管球毛细血管内压力较高。②毛细血管为有孔型，小孔上无隔膜。这两个特点均有利于物质的滤过。肾小囊分为壁层和脏层，脏层由足细胞构成，足细胞的裂孔膜参与构成滤过屏障。

2. 答题要点：围绕近曲小管上皮细胞游离面、侧面、基底面的结构特点，联系功能进行论述。近曲小管长度最长，重吸收的面积最大；结构上，管壁上皮细胞游离面有大量的微绒毛（刷状缘），扩大了游离面的面积，利于重吸收；刷状缘细胞膜中有丰富的碱性磷酸酶和 ATP 酶，参与细胞的重吸收功能；微绒毛基部之间有顶小管和顶小泡，是细胞吞饮原尿中小分子蛋白质的方式；细胞基底部有发达的质膜内褶和线粒体，细胞侧面有发达的侧突，这些结构扩大了细胞基底面和侧面的面积，有利于重吸收物质的排出，线粒体为重吸收和物质转运提供了能量；基部的质膜内含有丰富的 Na^+、K^+-ATP 酶，可将细胞内钠离子泵出。

3. 答题要点：围绕分析肾的血液循环特点中哪些有利于滤过形成原尿，哪些有利于重吸收来进行论述。肾的血液循环特点中有利于滤过的是：①肾动脉直接起于腹主动脉，短而粗，血流量大，流速快，有利于滤过；② 90% 的血液供应皮质，进入肾小体后被滤过，有利于原尿的形成；③皮质肾单位数量多，入球微动脉较出球微动脉粗，血管球内压力较高，有利于滤过；④有血管球毛细血管和球后毛细血管两次毛细血管网形成，前者内压力较高，有利于滤过。有利于重吸收的是：①球后毛细血管分布于肾小管周围，其内胶体渗透压较高，有利于肾小管上皮细胞重吸收的物质进入血液；②髓质内的直小血管与髓袢伴行，有利于肾小管、集合小管的重吸收和尿液浓缩。

（李晓文）

第十五章　内分泌系统

【学习目标】

一、知识目标

1. 能够概述内分泌系统的组成和功能。
2. 能够归纳内分泌腺的结构特点。
3. 能够区别内分泌腺细胞的类型及超微结构特点。
4. 能够阐述甲状腺、肾上腺和腺垂体远侧部、神经垂体神经部的结构和功能。
5. 能够概括下丘脑和腺垂体与其他内分泌腺的相互关系。
6. 能够说出甲状旁腺的结构及功能。
7. 能够说出腺垂体中间部、结节部的结构特点和功能。
8. 能够说出松果体的结构与功能。
9. 能够说出弥散神经内分泌系统的概念及组成。

二、技能目标

1. 能够联系甲状腺功能亢进、Cushing 综合征等临床案例分析，达到所学知识融会贯通，学以致用。
2. 能够学会使用口诀记忆法记忆垂体分泌的激素。
3. 能够通过总结下丘脑、垂体与其他内分泌腺的关系，建立机体是统一体的观念。

三、情感价值目标

1. 能够理解激素水平变化对甲状腺功能亢进患者的情绪影响，学会医患共情。
2. 能够重视心理因素和社会因素对 Cushing 综合征患者的影响，帮助病人建立战胜疾病的信心。

【思维导图】

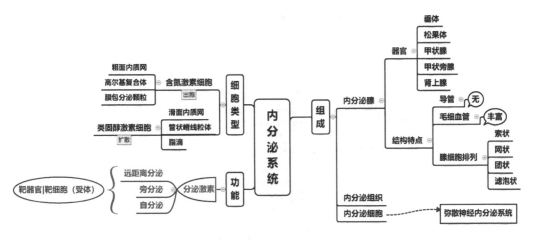

【记忆窍门】

● 垂体的结构和功能顺口溜：机体调节靠垂体，激素掌控多器官；嗜色嫌色在远侧，酸二碱三和碱促；激素分泌要适量，垂体门脉来调节；神经垂体有赫林，无髓胶质加血管；激素来源下丘脑，结构功能为一体。

【英汉名词对照】

● Endocrine System　内分泌系统
● Hormone　激素
● Thyroid Gland　甲状腺
● Thyroid Follicle　甲状腺滤泡
● Parafollicular Cell　滤泡旁细胞
● Calcitonin　降钙素

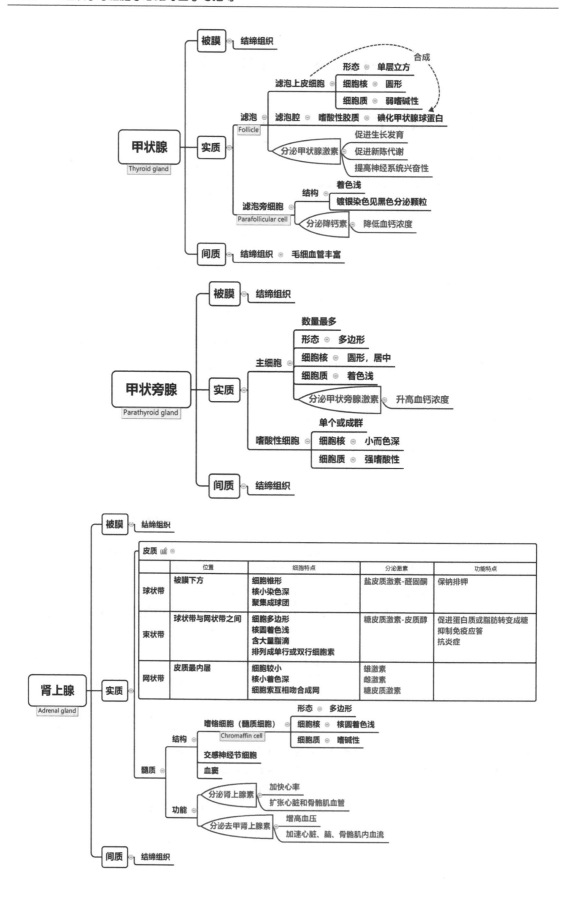

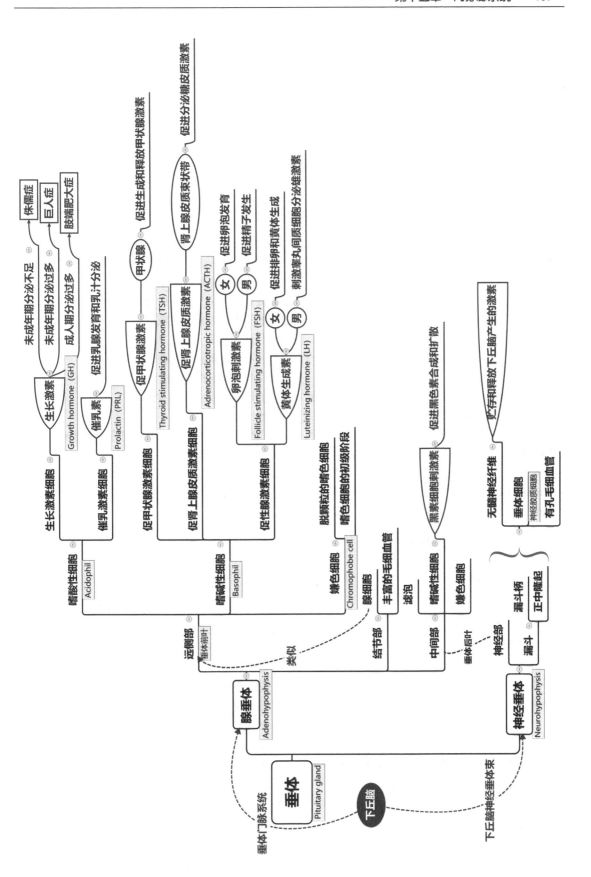

- Parathyroid Gland   甲状旁腺
- Adrenal Gland   肾上腺
- Zona Glomerulosa   球状带
- Zona Fasciculata   束状带
- Zona Reticularis   网状带
- Mineralocorticoid   盐皮质激素
- Glucocorticoid   糖皮质激素
- Chromaffin Cell   嗜铬细胞
- Pituitary Gland   垂体
- Adenohypophysis   腺垂体
- Neurohypophysis   神经垂体
- Acidophil Cell   嗜酸性细胞
- Growth Hormone（GH）   生长激素
- Prolactin（PRL）   催乳激素
- Basophil   嗜碱性粒细胞
- Thyroid Stimulating Hormone（TSH）   促甲状腺激素
- Adrenocorticotropic Hormone（ACTH）   促肾上腺皮质激素
- Follicle Stimulating Hormone（FSH）   卵泡刺激素
- Luteinizing Hormone（LH）   黄体生成素
- Chromophobe Cell   嫌色细胞
- Hypophyseal Portal System   垂体门脉系统
- Pituicyte   垂体细胞
- Herring Body   赫林体
- Antidiuretic Hormone（ADH）   抗利尿激素

【复习思考题】

一、名词解释

1. 旁分泌
2. 靶器官 / 靶细胞
3. 甲状腺滤泡
4. 嗜铬细胞
5. 赫林体
6. 垂体门脉系统

二、选择题

（一）A1 型题（单句型最佳选择题）

1. 关于内分泌腺的描述哪项错误？（   ）
A. 无导管
B. 腺泡周围有丰富的毛细血管
C. 腺细胞排列成索状、团状或围成滤泡状
D. 腺细胞的分泌物进入血液或直接作用于邻近细胞
E. 内分泌细胞均存在于内分泌腺中

2. 关于类固醇激素分泌细胞特征的描述哪项错误？（   ）
A. 有滑面内质网
B. 有管状嵴线粒体
C. 有丰富的脂滴
D. 分泌类固醇激素
E. 有分泌颗粒

3. 关于甲状腺结构的描述哪项错误？（   ）
A. 腺细胞围成滤泡状
B. 滤泡上皮细胞含丰富的滑面内质网和脂滴
C. 滤泡上皮细胞含丰富的粗面内质网和分泌颗粒
D. 滤泡腔内充满胶质
E. 滤泡上皮细胞的形态与功能状态相关

4. 关于甲状腺滤泡旁细胞的描述哪项错误？（   ）
A. 位于滤泡之间或滤泡上皮细胞之间
B. 镀银染色可见胞质内含嗜银颗粒
C. 细胞内含大量分泌颗粒
D. 分泌降钙素
E. 分泌的激素能促进破骨细胞的活动

5. 关于甲状腺滤泡的描述哪项错误？（   ）
A. 滤泡由单层立方上皮围成
B. 滤泡腔内充满胶质
C. 在滤泡上皮细胞间或滤泡间分布有滤泡旁细胞
D. 滤泡上皮细胞分泌甲状腺激素
E. 滤泡旁细胞分泌甲状旁腺激素

6. 婴幼儿时期生长激素分泌不足可引起（   ）
A. 呆小症
B. 侏儒症
C. 佝偻病
D. 肢端肥大症
E. 地方性甲状腺肿

7. 呆小症是由下列哪项引起？（   ）
A. 婴幼儿时期生长激素分泌不足
B. 婴幼儿时期甲状腺激素分泌不足
C. 成人时期生长激素分泌不足
D. 成人时期甲状腺激素分泌不足
E. 婴幼儿时期甲状旁腺激素分泌不足

8. 关于肾上腺皮质束状带的描述哪项错误？（   ）
A. 是皮质中最厚的部分
B. 细胞较大，排列呈条索
C. 胞质染色浅，呈嗜酸性
D. 胞质内含大量分泌颗粒
E. 分泌糖皮质激素

9. 关于肾上腺皮质球状带特点的描述哪项错误？（   ）
A. 位于被膜下方，较薄
B. 腺细胞聚集成许多球团

C. 腺细胞具有类固醇激素分泌细胞的结构特点

D. 腺细胞胞质呈嗜酸性

E. 主要分泌糖皮质激素

10. 肾上腺皮质由浅入深可分为三个带，分别为（　　）

A. 束状带、网状带、球状带

B. 网状带、束状带、球状带

C. 网状带、球状带、束状带

D. 球状带、网状带、束状带

E. 球状带、束状带、网状带

11. 雄激素由下列哪种结构分泌？（　　）

A. 球状带　　　　　　B. 束状带

C. 网状带　　　　　　D. 髓质细胞

E. 球旁细胞

12. 关于肾上腺髓质结构特点的描述哪项错误？（　　）

A. 髓质细胞排列成团状或索状

B. 髓质细胞又称嗜铬细胞

C. 有少量的副交感神经节细胞

D. 分泌肾上腺素和去甲肾上腺素

E. 髓质的血液含较高浓度的皮质激素

13. 关于肾上腺的描述哪项正确？（　　）

A. 皮质由浅入深依次分为束状带、球状带、网状带

B. 球状带细胞分泌盐皮质激素，束状带细胞分泌糖皮质激素

C. 皮质分泌细胞具有含氮激素细胞的分泌特点

D. 髓质细胞又称嗜铬细胞，为交感神经节细胞

E. 髓质细胞不具有分泌功能

14. 腺垂体远侧部的嗜碱性细胞分泌（　　）

A. 生长激素、促性腺激素、促甲状腺激素

B. 催乳激素、促性腺激素、促甲状腺激素

C. 催乳激素、生长激素、促肾上腺皮质激素

D. 促肾上腺皮质激素、促性腺激素、促甲状腺激素

E. 缩宫素、促性腺激素、促甲状腺激素

15. 腺垂体远侧部的嗜酸性细胞分泌（　　）

A. 缩宫素和生长激素

B. 催乳激素和生长激素

C. 促甲状腺激素和促性腺激素

D. 促性腺激素和催乳激素

E. 促甲状腺激素和生长激素

16. 腺垂体远侧部腺细胞主要受下列哪种激素的调节？（　　）

A. 神经垂体分泌的激素

B. 腺垂体结节部分泌的激素

C. 下丘脑弓状核分泌的激素

D. 下丘脑视上核分泌的激素

E. 下丘脑室旁核分泌的激素

17. 关于垂体神经部的描述哪项正确？（　　）

A. 垂体细胞合成和分泌激素

B. 是抗利尿激素和缩宫素（催产素）储存和释放的场所

C. 下丘脑通过垂体门脉系统可调节其功能活动

D. 与下丘脑无任何联系

E. 含大量神经内分泌细胞

18. 神经部的赫林体是（　　）

A. 垂体细胞聚集形成的团块

B. 垂体细胞的分泌颗粒聚集形成

C. 下丘脑弓状核的分泌颗粒聚集形成

D. 视上核和室旁核的分泌颗粒聚集形成

E. 结缔组织细胞分泌物钙化形成的团块

19. 抗利尿激素和缩宫素合成于（　　）

A. 下丘脑弓状核

B. 下丘脑视上核和室旁核

C. 腺垂体远侧部

D. 腺垂体结节部

E. 神经垂体的神经部

20. 抗利尿激素对肾的主要作用部位是（　　）

A. 肾小体和近曲小管

B. 肾小体和远曲小管

C. 近曲小管和集合管

D. 远曲小管和集合管

E. 细段

21. 垂体细胞是一种（　　）

A. 神经细胞　　　　　B. 神经胶质细胞

C. 神经内分泌细胞　　D. 交感神经节细胞

E. 副交感神经节细胞

22. 下丘脑弓状核分泌的激素是经哪项结构调节腺垂体细胞？（　　）

A. 垂体上动脉　　　　B. 垂体下动脉

C. 垂体门微静脉　　　D. 垂体门脉系统

E. 下丘脑神经垂体束

23. 关于神经部的描述哪项错误？（　　）

A. 有大量有髓神经纤维　B. 有垂体细胞

C. 有赫林体　　　　　D. 有丰富的有孔毛细血管

E. 与下丘脑实为一个整体

24. 能促进甲状腺分泌甲状腺激素的是（　　）

A. Thyroid stimulating hormone（TSH）

B. Adrenocorticotropic hormone（ACTH）

C. Follicle stimulating hormone（FSH）

D. Luteinizing hormone（LH）

E. Growth hormone（GH）

25. 能促进肾上腺皮质束状带分泌糖皮质激素的是（　　）

A. Thyroid stimulating hormone（TSH）

B. Adrenocorticotropic hormone（ACTH）

C. Follicle stimulating hormone（FSH）

D. Luteinizing hormone（LH）

E. Growth hormone（GH）

26. 关于促性腺激素细胞的描述哪项错误？（　　）

A. 位于腺垂体远侧部　　B. 是嗜酸性细胞中的一种

C. 分泌卵泡刺激素　　D. 分泌黄体生成素

E. 受下丘脑弓状核的调节

（二）A2 型题（病例摘要型最佳选择题）

27. 突眼性甲状腺肿是甲状腺滤泡上皮增生并伴有甲状腺功能亢进的疾病，此时甲状腺滤泡上皮细胞产生过多的（　　）

A. 甲状旁腺激素　　B. 甲状腺激素

C. 促甲状腺激素　　D. 降钙素

E. 生长激素

28. 女婴，出生 5 个月后发现口唇厚、舌大且常外伸，口常张开流涎，面色苍白，鼻梁塌陷、鼻上翘且短，前额皱纹，四肢粗短、手呈铲形，身高低于同龄儿童，临床诊断为呆小症。该病是由哪种细胞分泌不足所导致？（　　）

A. 甲状旁腺主细胞　　B. 甲状腺滤泡上皮细胞

C. 甲状腺滤泡旁细胞　　D. 垂体嗜酸性细胞

E. 肾上腺皮质细胞

29. 患者女性，42 岁，肥胖，乏力 2 年，血压 185/120mmHg，体重 83kg，身体质量指数（BMI）28.9，向心性肥胖，腹部及大腿可见紫纹，临床诊断为 Cushing（库欣）综合征。该病与肾上腺哪个结构的功能异常有关？（　　）

A. 球状带　　　　　　B. 束状带

C. 网状带　　　　　　D. 髓质细胞

E. 交感神经节细胞

30. 巨人症多由垂体前叶瘤所致，常开始于幼年，体型较同龄儿童高大，持续长高直到性腺发育完全，身高可达 2 米或以上，该病的主要原因是下列哪种细胞分泌异常增多引起？（　　）

A. 甲状旁腺主细胞　　B. 甲状腺滤泡上皮细胞

C. 甲状腺滤泡旁细胞　　D. 生长激素细胞

E. 垂体嗜碱性细胞

31. 患者女性，47 岁，反复发作肌无力、周期性瘫痪，伴夜尿多、口渴、多饮。入院检查：血压 160/100mmHg，血钾 3.0mmol/L（正常值 3.5 ～ 5.5mmol/L），醛固酮升高而肾素、血管紧张素 Ⅱ 降低，临床诊断为原发性醛固酮增高症。推测患者的临床表现是由于（　　）

A. 醛固酮能抑制肾近曲小管和集合管重吸收 Na^+ 及排出 K^+

B. 醛固酮能促进肾近曲小管和集合管重吸收 Na^+ 及排出 K^+

C. 醛固酮能抑制肾远曲小管和集合管重吸收 Na^+ 及排出 K^+

D. 醛固酮能促进肾远曲小管和集合管重吸收 Na^+ 及排出 K^+

E. 醛固酮能促进肾远曲小管和集合管重吸收 K^+ 及排出 Na^+

32. 食物中缺碘，可导致甲状腺激素合成和分泌不足，引起甲状腺增生肥大，这是由于（　　）

A. 垂体嗜酸性细胞分泌促甲状腺激素

B. 垂体嗜碱性细胞分泌促甲状腺激素

C. 垂体嗜酸性细胞分泌促甲状腺激素释放激素

D. 垂体嗜碱性细胞分泌促甲状腺激素释放激素

E. 下丘脑的神经内分泌细胞分泌促甲状腺激素

33. 女童，5 岁时发现身高明显低于同龄儿童，4 ～ 6 岁每年身高不超过 3cm，6 岁时骨龄检查较实际年龄落后 2 年，体态尚匀称，生长激素（GH）激发试验提示完全性 GH 缺乏，临床诊断为生长激素缺乏性侏儒症。患者出现这些临床表现是因为（　　）

A. GH 可抑制骨骼肌的生长

B. GH 可抑制内脏的生长

C. GH 可抑制多种代谢过程

D. GH 可刺激骺软骨生长

E. GH 可促进神经系统发育

34. 患者女性，32 岁。心悸、烦躁、怕热伴消瘦 2 个月。查体：血压 135/60mmHg，心率 112 次 / 分，心尖部闻及收缩期柔和吹风样杂音，临床诊断为甲状腺功能亢进症。患者出现这些临床表现是由于（　　）

A. 甲状腺激素引起中枢神经系统兴奋性增高和高代谢

A. 甲状旁腺主细胞　　B. 甲状腺滤泡上皮细胞

C. 甲状腺滤泡旁细胞　　D. 生长激素细胞

E. 垂体嗜碱性细胞

B. 甲状腺激素引起中枢神经系统兴奋性降低和低代谢

C. 促甲状腺激素引起中枢神经系统兴奋性增高和高代谢

D. 促甲状腺激素引起中枢神经系统兴奋性降低和低代谢

E. 甲状旁腺激素引起中枢神经系统兴奋性增高和高代谢

（三）A3 型题（病例组型最佳选择题）

（35～36 题共用题干）

患者女性，30 岁，发现血压升高 3 年，下肢无力 1 年半。无高血压家族史。查体：血压 160/95mmHg，向心性肥胖，面红且呈满月状，腹部及大腿可见紫纹，双下肢无水肿。血钠 149mmol/L，血钾 3.1mmol/L，空腹血糖 8 mmol/L，肝肾功能正常，临床诊断为 Cushing 综合征。

35. 患者的发病与下列哪种激素水平异常有关？（　　）

A. 盐皮质激素　　　　B. 糖皮质激素

C. 性激素　　　　　　D. 胰岛素

E. 甲状腺激素

36. 患者体内增多的激素会（　　）

A. 促进肾远曲小管和集合管重吸收 Na^+ 及排出 K^+

B. 抑制肾远曲小管和集合管重吸收 Na^+ 及排出 K^+

C. 促使蛋白质及脂肪分解并转变成糖

D. 抑制蛋白质及脂肪分解并转变成糖

E. 促进免疫应答及炎症

（四）B 型题（标准配伍题）

（37～43 题共用备选答案）

A. 生长激素　　　　　B. 甲状腺激素

C. 促甲状腺激素　　　D. 降钙素

E. 甲状旁腺激素

37. 幼儿时期分泌不足导致呆小症的是（　　）

38. 幼儿时期分泌过多导致巨人症的是（　　）

39. 婴幼儿时期分泌不足导致侏儒症的是（　　）

40. 促进成骨细胞的活动，抑制破骨细胞的溶骨作用，从而使血钙浓度降低的是（　　）

41. 抑制成骨细胞的活动，促进破骨细胞的溶骨作用，从而使血钙浓度升高的是（　　）

42. 成年时期分泌过多引起肢端肥大症的是（　　）

43. 促进甲状腺滤泡上皮细胞合成功能的是（　　）

（44～50 题共用备选答案）

A. 球状带细胞　　　　B. 束状带细胞

C. 网状带细胞　　　　D. 嗜铬细胞

E. 垂体细胞

44. 可产生雄激素的是（　　）

45. 产生盐皮质激素的是（　　）

46. 产生糖皮质激素的是（　　）

47. 产生去甲肾上腺素和肾上腺素的是（　　）

48. 产生具有保钠排钾作用的醛固酮的是（　　）

49. 产生具有降低免疫应答及抗炎作用的皮质醇的是（　　）

50. 对神经纤维有支持和营养作用的是（　　）

（五）X 型题（多项选择题）

51. 关于甲状腺激素下列正确的是（　　）

A. 能促进机体的新陈代谢

B. 能促进生长发育

C. 能提高神经兴奋性

D. 小儿分泌不足可引起呆小症

E. 缺碘可影响甲状腺激素的合成

52. 下列关于激素的描述哪些正确？（　　）

A. 分泌后可进入血液，作用于靶器官或靶细胞

B. 可直接作用于邻近细胞

C. 分泌激素的神经元，称为神经内分泌细胞

D. 分泌后可经导管运输至靶器官或靶细胞

E. 激素均通过受体发挥作用

53. 关于甲状腺滤泡的描述正确的是（　　）

A. 单层立方的滤泡上皮细胞围成滤泡

B. 滤泡上皮细胞合成的物质贮存于滤泡腔

C. 滤泡旁细胞可位于滤泡上皮之间

D. 滤泡上皮细胞分泌甲状腺激素

E. 滤泡旁细胞分泌促甲状腺激素

54. 甲状腺分泌的激素有（　　）

A. 甲状腺球蛋白

B. 碘化的甲状腺球蛋白

C. 三碘甲腺原氨酸（T3）

D. 四碘甲腺原氨酸（T4）

E. 降钙素

55. 肾上腺皮质网状带的结构特点是（　　）

A. 位于球状带与束状带之间

B. 腺细胞排列成索状并相互吻合成网

C. 细胞含脂滴

D. 腺细胞间有毛细血管

E. 分泌糖皮质激素

56. 肾上腺皮质的结构特点是（　　）
A. 分为球状带、束状带和网状带
B. 网状带最厚
C. 皮质细胞属类固醇激素分泌细胞
D. 腺细胞之间有丰富的毛细血管
E. 皮质激素对髓质激素的合成有影响

57. 肾上腺髓质中含有（　　）
A. 交感神经节细胞　　　B. 嗜铬细胞
C. 血窦　　　　　　　　D. 中央静脉
E. 副交感神经节细胞

58. 具有内分泌功能的细胞或结构是（　　）
A. 生长卵泡　　　　　　B. 黄体
C. 睾丸间质细胞　　　　D. 胰岛
E. 神经垂体

59. 可调节体内血钙浓度的内分泌细胞有（　　）
A. 甲状腺滤泡上皮细胞　B. 甲状腺滤泡旁细胞
C. 甲状旁腺的主细胞　　D. 甲状旁腺的嗜酸性细胞
E. 胰岛的 B 细胞

60. 下列哪些结构或器官可分泌性激素？（　　）
A. 睾丸　　　　　　　　B. 卵巢
C. 肾上腺球状带　　　　D. 肾上腺束状带
E. 肾上腺网状带

61. 神经垂体与下丘脑在结构和功能上是统一体是因为（　　）
A. 有垂体门脉系统将二者联系
B. 下丘脑可调节神经垂体分泌激素
C. 神经垂体分泌的激素可反馈影响下丘脑的功能
D. 视上核、室旁核的轴突是神经部无髓神经纤维的来源
E. 下丘脑分泌的一些激素可通过神经垂体贮存、释放

三、判断题

1. 激素分泌后可经导管进入血液，作用于靶器官或靶细胞。（　　）
2. 垂体门脉系统由垂体上动脉及其两端的毛细血管网构成。（　　）
3. 男性体内分泌雄激素的细胞有睾丸间质细胞和肾上腺皮质网状带细胞。（　　）
4. 下丘脑视上核和室旁核分泌的激素经垂体门脉系统调节腺垂体的功能。（　　）
5. 甲状腺滤泡上皮细胞合成的碘化的甲状腺球蛋白直接释放入血行使功能。（　　）
6. 肾上腺皮质网状带细胞可分泌雄激素、雌激素

和糖皮质激素。（　　）
7. 肾上腺皮质细胞具有含氮激素分泌细胞的结构特点，含粗面内质网和分泌颗粒。（　　）
8. 肾上腺皮质对髓质激素的合成有影响是由于皮质激素经血液流经髓质，作用于髓质细胞。（　　）
9. 甲状腺滤泡旁细胞分泌的激素作用于破骨细胞，使骨盐溶解，使血钙浓度降低。（　　）
10. 腺垂体远侧部嫌色细胞可能是脱颗粒的嗜色细胞。（　　）
11. 神经垂体既可贮存、释放下丘脑分泌的激素，也可自身产生激素。（　　）

四、论述题

1. 描述肾上腺皮质的结构与功能。
2. 列举腺垂体远侧部内分泌细胞的结构与功能。
3. 简述下丘脑如何调节腺垂体的功能。
4. 陈述下丘脑和神经垂体的关系。

【答案及解析】

一、名词解释

1. 内分泌细胞的分泌物称激素，少部分内分泌细胞的激素可直接作用于邻近的细胞，称旁分泌。
2. 每种激素作用的特定器官或特定细胞，称为这种激素的靶器官 / 靶细胞。
3. 甲状腺的实质由大量甲状腺滤泡组成，甲状腺滤泡呈圆形或不规则形，由单层的滤泡上皮细胞围成，滤泡腔内充满均质状、嗜酸性的胶质。滤泡上皮细胞合成和分泌甲状腺激素。滤泡旁细胞位于滤泡上皮之间或滤泡之间，可分泌降钙素。
4. 嗜铬细胞是肾上腺的髓质细胞，呈多边形，核圆着色浅，胞质嗜碱性，如用含铬盐的固定液固定标本，胞质内可见黄褐色的嗜铬颗粒，因而髓质细胞又称嗜铬细胞。嗜铬细胞分为两种，为肾上腺素细胞和去甲肾上腺素细胞，分别分泌肾上腺素和去甲肾上腺素。
5. 视上核和室旁核的神经内分泌细胞合成的激素，形成许多分泌颗粒，经轴突被运输到神经部贮存，并释放入有孔毛细血管。在轴突沿途和终末，分泌颗粒常聚集成团，使轴突呈串珠状膨大，于光镜下呈现为大小不等的弱嗜酸性团块，称赫林体。
6. 垂体上动脉穿过结节部上端，进入神经垂体的漏斗，并分支形成窦状毛细血管网，称第一级毛细血管网。这些毛细血管网下行到结节部下端汇

集形成数条垂体门微静脉，进入远侧部后再次分支形成第二级毛细血管网。垂体门微静脉及其两端的毛细血管网共同构成垂体门脉系统。

二、选择题

（一）A1 型题（单句型最佳选择题）

1. E。内分泌细胞可分布于其他器官，有的聚集成群，如胰腺中的胰岛细胞、卵巢黄体细胞，有的分散存在，如在消化道、呼吸道、肾等器官内散在分布。

2. E。类固醇激素分泌细胞无分泌颗粒，激素具有脂溶性，通过胞膜直接扩散出细胞。

3. B。滤泡上皮细胞属于含氮激素分泌细胞，不含丰富的滑面内质网和脂滴。

4. E。滤泡旁细胞分泌降钙素，降钙素促进成骨细胞的活动，使骨盐沉积于类骨质，从而使血钙浓度降低。

5. E。滤泡旁细胞分泌降钙素。

6. B。婴幼儿时期生长激素分泌不足引起侏儒症，甲状腺激素不足引起呆小症。

7. B。婴幼儿时期甲状腺激素分泌不足引起呆小症。

8. D。肾上腺束状带细胞含大量脂滴，不含分泌颗粒。

9. E。肾上腺皮质球状带分泌盐皮质激素。

10. E。肾上腺皮质由浅入深可分为球状带、束状带、网状带。

11. C。雄激素由肾上腺网状带细胞分泌。

12. C。肾上腺髓质含少量交感神经节细胞。

13. B。肾上腺皮质由浅入深依次分为球状带、束状带、网状带；皮质分泌细胞具有类固醇激素细胞的分泌特点；髓质细胞又称嗜铬细胞，为内分泌细胞，分泌肾上腺素和去甲肾上腺素。

14. D。腺垂体远侧部嗜碱性细胞分泌促肾上腺皮质激素、促性腺激素、促甲状腺激素。

15. B。腺垂体远侧部的嗜酸性细胞分泌催乳激素和生长激素。

16. C。腺垂体远侧部腺细胞主要受下丘脑弓状核分泌激素的调节。

17. B。垂体细胞为神经部的胶质细胞，具有支持和营养神经纤维的作用；下丘脑通过垂体门脉系统可调节腺垂体远侧部的功能活动；神经部与下丘脑在结构和功能上为一个整体，不含神经内分泌细胞。

18. D。神经部的赫林体是视上核和室旁核的分泌颗粒聚集形成。

19. B。抗利尿激素和缩宫素合成于下丘脑视上核和室旁核。

20. D。抗利尿激素对肾的主要作用部位是远曲小管和集合管。

21. B。垂体细胞是一种神经胶质细胞。

22. D。下丘脑弓状核分泌的激素是经垂体门脉系统调节腺垂体细胞。

23. A。神经部有大量无髓神经纤维。

24. A。能促进甲状腺分泌甲状腺激素的是促甲状腺激素，即 Thyroid stimulating hormone（TSH）。

25. B。能促进肾上腺皮质束状带分泌糖皮质激素的是促肾上腺皮质激素，即 Adrenocorticotropic hormone（ACTH）。

26. B。促性腺激素细胞是嗜碱性细胞中的一种。

（二）A2 型题（病例摘要型最佳选择题）

27. B。甲状腺滤泡上皮增生并伴有甲状腺功能亢进时，甲状腺滤泡上皮细胞产生过多的甲状腺激素。

28. B。呆小症是由于婴幼儿时期甲状腺激素不足所导致，甲状腺激素由甲状腺滤泡上皮细胞分泌产生。

29. B。Cushing（库欣）综合征又称皮质醇增多症，皮质醇为糖皮质激素，由肾上腺束状带产生。

30. D。在未成年时期，生长激素分泌过多引起巨人症。生长激素由生长激素细胞产生，生长激素细胞为嗜酸性细胞的一种。

31. D。醛固酮能促进肾远曲小管和集合管重吸收 Na^+ 及排出 K^+。原发性醛固酮增多症是由于肾上腺皮质病变导致醛固酮分泌增多，引起潴钠排钾，体液容量扩张而抑制了肾素 - 血管紧张素系统。低钾可引起肌无力和周围性麻痹，肾小管上皮细胞呈空泡变形，浓缩功能减退，伴多尿，尤其夜尿多，继发口渴、多饮，而水钠潴留则引起高血压。

32. B。碘是合成甲状腺激素的必须元素。缺碘，机体不能合成足够的甲状腺激素，反馈刺激垂体嗜碱性细胞分泌促甲状腺激素（TSH），升高的 TSH 促使甲状腺滤泡上皮细胞增生、肥大，引起甲状腺肿大。而长期持续的缺碘，使甲状腺滤泡上皮细胞持续增生，合成的甲状腺球蛋白不能充分碘化和吸收，作为胶质堆积在滤泡腔内，使滤泡腔扩张，进一步引起甲状腺肿大。

33. D。生长激素可促进骨骼肌和内脏的生长和多种代谢过程，尤其是骺软骨的生长，使骨增长，但不能促进神经系统发育。

34. A。甲状腺激素引起中枢神经系统兴奋性增高和高代谢，从而引起上述临床表现。

（三）A3 型题（病例组型最佳选择题）

35 ～ 36. BC。此题组结合临床考查 Cushing 综合征（皮质醇增多症）是由于糖皮质激素增多所致，病人会出现向心性肥胖，满月脸，水牛背，腹部及大腿可见紫纹，高血压、高血糖等症状。这是由于糖皮质激素可促使蛋白质及脂肪分解并转变成糖，还有抑制免疫应答及抗炎症等作用。

（四）B 型题（标准配伍题）

37 ～ 43. BAADEAC。此题组考点为各种激素的功能及可能导致的疾病。

44 ～ 50. CABDABE。此题组考点为肾上腺的结构和功能。

（五）X 型题（多项选择题）

51. ABCDE。此题首考点为甲状腺激素的功能及合成甲状腺激素的原料。

52. ABCE。内分泌腺无输送分泌物的导管。

53. ABCD。滤泡旁细胞分泌降钙素，而促甲状腺激素由垂体嗜碱性细胞分泌。

54. CDE、甲状腺的滤泡上皮细胞分泌甲状腺激素，即四碘甲腺原氨酸（T4）和三碘甲腺原氨酸（T3）；滤泡旁细胞分泌降钙素。

55. BCD。肾上腺皮质网状带位于皮质最内层，主要分泌雄激素，也分泌少量雌激素和糖皮质激素。

56. ACDE。肾上腺皮质的束状带最厚。皮质的血液流经髓质时，所含较高浓度的糖皮质激素可增强髓质嗜铬细胞内酶的活性，促进去甲肾上腺素甲基化为肾上腺素，其所在细胞成为肾上腺素细胞。

57. ABCD。肾上腺髓质不含副交感神经节细胞。

58. ABCD。生长卵泡可分泌雌激素，黄体分泌雌激素和孕激素，睾丸间质细胞分泌雄激素，胰岛分泌高血糖素、胰岛素等多种激素。神经垂体不分泌激素，但贮存和释放下丘脑产生的激素。

59. BC。甲状腺滤泡旁细胞分泌降钙素，使血钙浓度降低；甲状旁腺主细胞分泌甲状旁腺激素，使血钙浓度升高。

60. ABE。睾丸分泌雄激素，卵巢分泌雌激素和孕激素，肾上腺网状带主要分泌雄激素和少量雌激素。

61. DE。下丘脑通过垂体门脉系统调节腺垂体的功能，神经垂体不分泌激素，但贮存和释放下丘脑产生的激素。

三、判断题

1. 错误。内分泌腺无输送分泌物的导管，激素分泌后通过血液循环作用于靶器官或靶细胞。

2. 错误。垂体门脉系统由垂体门微静脉及其两端的毛细血管网构成。

3. 正确。

4. 错误。下丘脑弓状核分泌的激素经垂体门脉系统调节腺垂体的功能。

5. 错误。甲状腺滤泡上皮细胞合成的碘化的甲状腺球蛋白贮存于滤泡腔，是合成甲状腺激素的原料。

6. 正确。

7. 错误。肾上腺皮质细胞具有类固醇激素分泌细胞的结构特点，含滑面内质网和脂滴。

8. 正确。

9. 错误。甲状腺滤泡旁细胞分泌的激素作用于成骨细胞，使骨盐沉积于类骨质，使血钙浓度降低。

10. 正确。

11. 错误。神经垂体本身不产生激素。

四、论述题

1. 答题要点：从肾上腺皮质三个带的结构特点对应功能论述。球状带较薄，细胞排列呈球团状，腺细胞较小，呈锥形，核小染色深。球状带细胞分泌盐皮质激素，主要是醛固酮，能促进肾远曲小管和集合管重吸收 Na^+、排出 K^+，使血 Na^+ 浓度升高，血 K^+ 浓度降低。束状带位于球状带深部，最厚，细胞较大，呈多边形，排列成条索状，胞核圆，着色浅，胞质内含大量脂滴。束状带细胞分泌糖皮质激素，主要为皮质醇，可促进蛋白质及脂肪的分解并转变为糖，抑制免疫应答及减轻炎症反应。网状带位于束状带深部，紧靠髓质。细胞排列成索，相互吻合成网。该带细胞小，色深。网状带细胞主要分泌雄激素，也分泌少量雌激素和糖皮质激素。

2. 答题要点：分类描述腺垂体远侧部内分泌细胞的类型，并结合其分泌的激素列举功能。腺垂体远侧部又称垂体前叶。腺细胞排列成团索状，细胞间有丰富的窦状毛细血管和少量的结缔组织。根据腺细胞着色的差异，可将其分为嗜色细胞和嫌色细胞两类，嗜色细胞又分为嗜酸性细胞和嗜碱性细胞两种。嗜酸性细胞数量多，细胞呈圆形或卵圆形，胞质内含粗大的嗜酸性分泌颗粒。该细胞又分为生长激素细胞和催乳激素细胞两种。分别分泌生长激素和催乳激素。生长激素能促进体内多种代谢过程，尤能刺激骺软骨生长，使骨增长。如生长激素分泌过多，在幼儿引起巨人症，在成人则导致肢端肥大症；若幼年期分泌不足可产生侏儒症。催乳激素能促进乳腺发育和乳汁分泌。嗜碱性细胞：数量少，细胞呈椭圆形或多边形，特点是胞质内含嗜碱性颗粒。这类细胞又可分为三种。①促甲状腺激素细胞：分泌促甲状腺激素，促进甲状腺滤泡上皮细胞合成、释放甲状腺素；②促肾上腺皮质激素细胞：分泌促肾上腺皮质激素，主要促进肾上腺皮质束状带细胞分泌糖皮质激素；③促性腺激素细胞：分泌卵泡刺激素和黄体生成素。卵泡刺激素在女性促进卵泡发育，在男性则刺激生精小管的支持细胞合成雄激素结合蛋白，以促进精子的发生；黄体生成素在女性促进排卵和黄体形成，在男性则刺激睾丸间质细胞分泌雄激素。嫌色细胞：数量多，细胞体积小，染色淡，轮廓不清。电镜下，部分嫌色细胞胞质内有少量分泌颗粒，因此这些细胞可能是脱颗粒的嗜色细胞，或是处于形成嗜色细胞的初级阶段。

3. 答题要点：垂体门脉系统的组成及功能。下丘脑与腺垂体在结构上无直接联系，它对腺垂体内各种腺细胞分泌活动的调节是通过垂体门脉系统实现的。下丘脑弓状核内的神经内分泌细胞能合成一些释放激素和释放抑制激素，这些激素通过神经元的轴突运输，末端伸至垂体漏斗，并在该处释放，进入漏斗处的第一级毛细血管网，继而经垂体门微静脉到达腺垂体远侧部的第二级毛细血管网，分别调节远侧部各种腺细胞的分泌活动。因此，通过垂体门脉系统将下丘脑与腺垂体连成了一个功能上的整体，构成下丘脑腺垂体系。

4. 答题要点：神经垂体的结构来源。神经垂体与下丘脑在结构上直接相连。下丘脑视上核和室旁核内神经内分泌细胞的轴突终止于神经垂体的神经部，构成神经部的无髓神经纤维，其中含有神经内分泌细胞的分泌颗粒，在机体需要时，这些颗粒中的缩宫素和抗利尿激素就从轴突末端释放入位于神经垂体内的窦状毛细血管。即这些激素在下丘脑神经内分泌细胞胞体内合成，在神经垂体神经部贮存并释放。因此，下丘脑与神经垂体在结构和功能方面均是一个整体，二者组成下丘脑神经垂体系。

（袁　云）

第十六章　男性生殖系统

【学习目标】

一、知识目标

1. 能够描述睾丸的一般结构。
2. 能够说出直精小管和睾丸网的结构特点。
3. 能够解释睾丸生精小管、间质细胞的结构及其功能的关联。
4. 能够阐述支持细胞的结构特点和功能。
5. 能够阐述血 - 睾屏障的组成及意义。
6. 能够说出生殖管道、附属腺、阴茎的结构特点。

二、技能目标

1. 能够辨识各级生精细胞的光镜结构。
2. 能够临摹生精小管的结构模式图。

三、情感价值目标

1. 能够运用睾丸间质细胞功能和生精细胞发育之间的关系，理解临床男性节育手术的原理。
2. 能够认同器官的组织结构和功能之间有密切的相关性。
3. 能够重视环境因素和不良生活习惯对男性不育的影响，并倡导身边的人保护环境，树立健康意识。

【思维导图】

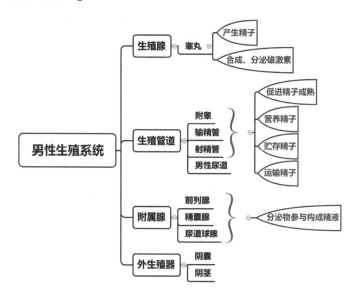

【记忆窍门】

● 睾丸的结构特点和功能顺口溜：生精小管产精子，精子发育有顺序，一原两母和两子；间质细胞泌雄素，雄素入血到靶点，男性副征它支配。

【英汉名词对照】

● Seminiferous Tubule　生精小管
● Spermatogenic Epithelium　生精上皮
● Spermatogenic Cell　生精细胞
● Spermatogonium　精原细胞
● Primary Spermatocyte　初级精母细胞
● Secondary Spermatocyte　次级精母细胞
● Spermatid　精子细胞
● Spermatozoon　精子
● Sustentacular Cell 或 Sertoli Cell　支持细胞
● Testicular Interstitial Cell　睾丸间质细胞
● Tubulus Rectus　直精小管
● Rete Testis　睾丸网

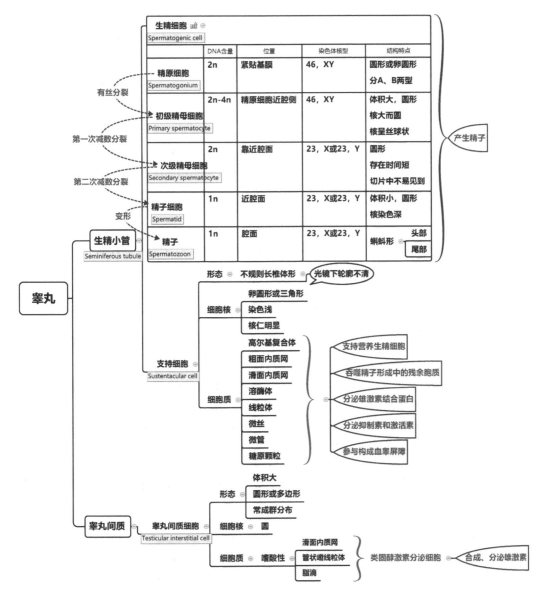

【复习思考题】

一、名词解释

1. 生精小管
2. Leydig cell
3. 精子发生
4. 血 - 睾屏障

二、选择题

（一）A1 型题（单句型最佳选择题）

1. 构成生精上皮的细胞是（　　　）

A. Interstitial cell and spermatogenic cell

B. Sustentacular cell and spermatogenic cell

C. Sustentacular cell and interstitial cell

D. Sustentacular cell and spermatid

E. Interstitial cell and spermatid

2. 关于 Seminiferous tubule 的描述哪项错误?（　　　）

A. 位于睾丸实质　　　　B. 呈高度弯曲的小管

C. 主要由生精上皮构成　D. 雄激素在小管内产生

E. 管壁上皮外有基膜

3. 下列关于精子发生的描述哪项错误？（　　　）

A. 青春期前生精小管内一般只有支持细胞和精原细胞

B. 在垂体分泌的促性腺激素的作用下发生

C. 人类需 64±4.5 天完成

D. A、B 两型精原细胞均可分裂分化为初级精母细胞

E. 精母细胞经历了两次减数分裂

4. 精子发生是指（　　）

A. 精子细胞变态形成精子的过程

B. 精母细胞的两次减数分裂

C. 精原细胞形成精子的过程

D. 初级精母细胞至精子形成的过程

E. 精原细胞至精子细胞形成的过程

5. 生精细胞中体积最大，核染色质常呈丝球状的细胞为（　　）

A. 精原细胞　　　　　B. 初级精母细胞

C. 次级精母细胞　　　D. 精子细胞

E. 精子

6. 关于精原细胞的描述哪项错误？（　　）

A. 紧贴基膜

B. 为最原始的生精细胞

C. 是青春期前生精小管唯一存在的生精细胞

D. 染色体核型为 46，XY

E. 青春期后受腺垂体嗜酸性细胞分泌的 FSH 调节

7. 关于初级精母细胞的描述哪项错误？（　　）

A. 体积最大　　　　　B. 位于精原细胞近腔侧

C. 核大而圆，呈丝团状　D. 染色体核型为 46，XY

E. 第一次减数分裂前无须 DNA 复制

8. 关于次级精母细胞哪项错误？（　　）

A. 位于初级精母细胞的近腔侧

B. 染色体核型为 23，X 或 23，Y

C. 不进行 DNA 的复制就进入第二次减数分裂

D. 一个次级精母细胞可形成 4 个精子细胞

E. 由于存在时间短，切片中不易见到

9. 不再进行分裂而只有形态变化的生精细胞是（　　）

A. Spermatogonium　　　B. Primary spermatocyte

C. Secondary spermatocyte D. Spermatid

E. Spermatozoon

10. 生精上皮的基底室内含有（　　）

A. 精原细胞　　　　　B. 初级精母细胞

C. 次级精母细胞　　　D. 精子细胞

E. 精子

11. 在精子细胞形成精子的过程中哪一项错误？（　　）

A. 细胞核染色质高度浓缩，主要形成精子头部

B. 核糖体形成顶体覆盖在核的前 2/3

C. 中心粒迁移到顶体对侧，并发出轴丝形成精子尾部

D. 线粒体聚集缠绕轴丝近段形成线粒体鞘

E. 残余胞质脱落，不参与形成精子

12. 生精小管的管壁上不含有（　　）

A. 生精上皮　　　　　B. 基膜

C. 胶原纤维　　　　　D. 肌样细胞

E. 平滑肌纤维

13. 关于精子的描述哪一项错误？（　　）

A. 由精子细胞经过形态变化形成

B. 刚形成的精子具备运动能力

C. 精子头部由细胞核和顶体构成

D. 精子尾部是运动装置

E. 是单倍体细胞

14. 1 个初级精母细胞最终可形成几个精子？（　　）

A. 1 个　B. 2 个　C. 4 个　D. 6 个　E. 8 个

15. 生精细胞中进行第一次减数分裂的是（　　）

A. 精原细胞　　　　　B. 初级精母细胞

C. 次级精母细胞　　　D. 精子细胞

E. 精子

16. 关于精子细胞的描述哪项错误？（　　）

A. 由次级精母细胞分裂而成

B. 是生精小管内最先形成的单倍体细胞

C. 体积小，核圆，染色深

D. 位于近生精小管腔面

E. 染色体核型为 23，X 或 23，Y

17. 关于 Sertoli 细胞的描述哪项错误？（　　）

A. 光镜下细胞轮廓清晰可辨，呈不规则长锥体形

B. 胞质内细胞器发达

C. 胞核近似卵圆形或呈三角形，着色浅

D. 细胞基部紧贴基膜，顶部伸达腔面

E. 细胞侧面及腔面镶嵌着生精细胞

18. 精子获得功能上成熟的部位在（　　）

A. 输出小管　　　　　B. 睾丸网

C. 生精小管　　　　　D. 直精小管

E. 附睾管

19. 下列关于支持细胞功能的描述哪项错误？（　　）

A. 支持、营养各级生精细胞

B. 分泌抑制素

C. 吞噬精子形成过程中的残余胞质

D. 合成和分泌雄激素

E. 参与构成血 - 睾屏障

20. 关于睾丸间质细胞的描述哪项正确？（　　）

A. 具有类固醇激素分泌细胞的超微结构特点

B. 位于生精小管之间的致密结缔组织内

C. 体积较小，圆形或多边形

D. 胞质嗜碱性

E. 分泌抑制素

（二）A2 型题（病例摘要型最佳选择题）

21. 患者，男，30岁，高热2天伴左侧阴囊胀痛，有下坠感。查体：左侧附睾肿大，有明显压痛，诊断为急性附睾炎。若不及时治疗，将会影响患者的生育能力，推测其原因主要是由于影响附睾（ ）
A. 分泌果糖，不能为精子的运动提供能量
B. 分泌雄激素，不利于性功能的维持
C. 分泌雄激素结合蛋白，不利于精子的发生
D. 对精子功能成熟的作用
E. 对精子获能的作用

22. 患者，男性，62岁，尿频、尿急、夜尿增多近2年。近日因饮酒后加重，夜尿3～4次，并有尿不尽感，尿后滴沥。超声检查：前列腺前后径4.5cm，形态尚规则。初步诊断为前列腺增生。从前列腺的组织结构考虑，该患者出现尿不尽感和尿后滴沥主要是由于其前列腺增生发生在（ ）
A. 黏膜腺和黏膜下腺　　B. 黏膜下腺和主腺
C. 主腺　　　　　　　　D. 黏膜腺
E. 黏膜下腺

23. 一对夫妇结婚5年，未采取任何避孕措施，但妻子一直未孕。经夫妻双方系统检查后，女方未见不孕因素，男方精液检查结果提示为高畸形率精子（畸形率97%），是不育的主要原因。推测该男性精液中有可能受精的精子结构为（ ）
A. 形似蝌蚪，分头、颈、体、尾四部分
B. 头部正面呈卵圆形，由细胞核及顶体构成
C. 颈部外包线粒体鞘
D. 体部外包纤维鞘
E. 尾部的轴心不含轴丝

24. 一对夫妇结婚7年，已育有两子。夫妻双方决定，男方进行输精管结扎术，以达到永久避孕的目的。该手术对男性的影响主要是（ ）
A. 精子的发育　　　　B. 雄激素的合成和分泌
C. 男性的第二性征　　D. 精子的运输
E. 男性的性功能

（三）A3 型题（病例组型最佳选择题）

（25～26题共用题干）

男性，12岁，体检B超发现右侧阴囊内未见睾丸声像。于右侧腹股沟区可见一大小约0.9cm×2.8cm实性回声，界清规则。左侧睾丸形态正常，大小约3.3cm×2.3cm×1.5cm，白膜完整，内部回声均匀，未见明显异常回声。

25. 患者最有可能的诊断是（ ）
A. 右侧隐睾症　　　　B. 右侧腹股沟疝
C. 左侧腹股沟疝　　　D. 右侧鞘膜积液
E. 右侧腹股沟淋巴结肿大

26. 此病要早诊断、早治疗，否则年龄越大影响越大。下列危害除外哪项，其余均与本病关系密切？（ ）
A. 精子发育不良　　　B. 间质细胞发育不良
C. 不育　　　　　　　D. 患侧睾丸恶变
E. 尿路感染

（四）B 型题（标准配伍题）

（27～32题共用备选答案）
A. 精原细胞　　　　　B. 初级精母细胞
C. 精子细胞　　　　　D. 支持细胞
E. 间质细胞

27. 体积小且最幼稚的细胞是（ ）
28. 能进行 DNA 复制的是（ ）
29. 不在生精小管管壁上的细胞是（ ）
30. 单倍体细胞是（ ）
31. 能分泌雄激素结合蛋白的细胞是（ ）
32. 能分泌雄激素的细胞是（ ）

（33～37题共用备选答案）
A. 生精小管　　　　　B. 输出小管
C. 直精小管　　　　　D. 附睾管
E. 血 - 睾屏障

33. 连接在生精小管和睾丸网之间的是（ ）
34. 阻止某些物质进出生精上皮的是（ ）
35. 产生精子的重要部位是（ ）
36. 使精子获得运动能力的是（ ）
37. 构成附睾头部的是（ ）

（五）X 型题（多项选择题）

38. 在男性合成和分泌雄激素的细胞有（ ）
A. 睾丸生精细胞　　　B. 睾丸支持细胞
C. 睾丸间质细胞　　　D. 肾上腺皮质网状带细胞
E. 肌上皮细胞

39. 下列描述中正确的有（ ）
A. 睾丸表面覆以鞘膜脏层
B. 鞘膜深面为致密结缔组织构成的白膜
C. 白膜在睾丸后缘增厚形成睾丸纵隔
D. 每个睾丸小叶内只有1条生精小管
E. 生精小管间为睾丸网

40. 睾丸的功能有（　　）

A. 产生精子

B. 分泌精液

C. 分泌雄激素和雄激素结合蛋白

D. 分泌少量雌激素

E. 分泌抑制素

41. 关于次级精母细胞的描述哪些正确？（　　）

A. 染色体核型为 23，X 或 23，Y

B. 由初级精母细胞经过减数分裂形成

C. 能进行第二次减数分裂

D. 切片中不易见到

E. 位于近腔室

42. 关于精子细胞的描述哪些错误？（　　）

A. 具有分裂能力

B. 位于生精小管基底室内

C. 切片中不易见到

D. 染色体核型为 23，X 或 23，Y

E. 呈蝌蚪形

43. 关于顶体的描述下列哪些正确？（　　）

A. 由高尔基复合体形成　B. 呈帽状覆盖核的前 2/3

C. 顶体内含多种水解酶　D. 为精子的活动提供能量

E. 在受精过程中起重要作用

44. 青春期后，生精小管可见到下列哪些细胞？（　　）

A. 精原细胞　　　　　　B. 精母细胞

C. 精子细胞　　　　　　D. 精子

E. 支持细胞

45. 生精上皮的近腔室内有（　　）

A. 精原细胞　　　　　　B. 初级精母细胞

C. 次级精母细胞　　　　D. 精子细胞

E. 精子

46. 生精上皮中支持细胞的结构特征包括（　　）

A. 呈不规则长锥形

B. 核近似卵圆形或呈三角形

C. 生精细胞嵌于其侧面和腔面

D. 光镜下细胞轮廓不清晰

E. 相邻细胞的基部侧面有紧密连接

47. 睾丸间质细胞的特点包括（　　）

A. 胞质嗜酸性　　　　　B. 粗面内质网丰富

C. 分泌雄激素　　　　　D. 线粒体嵴呈管状

E. 位于支持细胞之间

48. 血 - 睾屏障的组成包括（　　）

A. 毛细血管内皮

B. 毛细血管基膜

C. 生精上皮基膜外侧的结缔组织

D. 生精上皮基膜

E. 支持细胞间的紧密连接

49. 关于附睾的描述哪些正确？（　　）

A. 分为头部、体部和尾部

B. 体部、尾部为附睾管

C. 附睾管上皮为假复层纤毛柱状上皮

D. 精子需在附睾内停留、成熟才可获得运动能力

E. 精子在附睾内成熟不依赖雄激素

50. 关于前列腺的描述哪些正确？（　　）

A. 腺实质分为内带和外带

B. 内带又称主腺，构成前列腺的大部

C. 分泌部腺腔不规则，腔内可见凝固体或结石

D. 青春期开始雄激素刺激前列腺分泌增强

E. 老年人前列腺主腺增生肥大压迫尿道

三、判断题

1. 精原细胞完成第一次减数分裂后形成初级精母细胞。（　　）

2. 精子发生是指从精子细胞到形成精子的过程。（　　）

3. 精原细胞分 A、B 两型，其中 B 型精原细胞是干细胞。（　　）

4. 精子的顶体由高尔基复合体形成。（　　）

5. 胞质桥结构说明所有生精小管中精子的发生是同步的。（　　）

6. 生殖上皮是一种复层杜状上皮。（　　）

7. 支持细胞能吞噬精子发生过程中衰老的生精细胞。（　　）

8. 次级精母细胞体积最大，在组织切片中最易观察。（　　）

9. 睾丸是产生成熟精子的主要场所。（　　）

10. 血 - 睾屏障能防止射线对精子的影响，维持生精微环境的稳定。（　　）

四、论述题

1. 试述精子发生的过程及各阶段细胞的形态变化特点。

2. 试述生精小管的结构与功能。

【答案及解析】

一、名词解释

1. 生精小管是睾丸内产生精子的小管，由特殊的生精上皮、基膜和一些胶原纤维、肌样细胞构成。

生精上皮又由生精细胞和支持细胞组成。青春期后，生精细胞通过分裂分化可形成精子。历经精原细胞、初级精母细胞、次级精母细胞、精子细胞和精子五个阶段。

2. Leydig cell 又称睾丸间质细胞，是位于睾丸间质内的一种内分泌细胞。细胞体积较大，呈圆形或多边形，细胞核圆，染色浅，胞质嗜酸性，具有类固醇激素分泌细胞的超微结构特征，能合成和分泌雄激素，在胚胎期主要是刺激男性生殖管道的发育和分化，在青春期和成年期主要是促进精子的发生，促进男性生殖器官的发育与分化，激发和维持男性第二性征和性功能。

3. 精子发生是指精原细胞经一系列分裂、分化阶段演化变成精子的过程，包括 3 个阶段：①精原细胞增殖：精原细胞不断分裂分化为初级精母细胞；②精母细胞减数分裂：二倍体的初级精母细胞经过两次减数分裂形成四个单倍体的精子细胞；③精子形成：精子细胞不再进行分裂而只是发生形态变化，逐渐演变为蝌蚪形的精子。

4. 血 - 睾屏障位于生精小管和血液之间，其组成包括毛细血管内皮及其基膜、结缔组织、生精上皮基膜和支持细胞间的紧密连接。血 - 睾屏障能阻止某些物质进出生精上皮，形成并维持有利于精子发生的微环境，能防止精子抗原物质逸出而引发自身免疫反应。

二、选择题

（一）A1 型题（单句型最佳选择题）

1. B。生精上皮由生精细胞（Spermatogenic cell）和支持细胞（Sustentacular cell）构成。

2. D。Seminiferous tubule 即生精小管。雄激素是由生精小管之间的睾丸间质细胞分泌。

3. D。A 型精原细胞是生殖干细胞，可增殖、分裂形成两个子细胞，一个保持和亲代相同的性状，一个分化为 B 型精原细胞，再分裂分化为初级精母细胞。

4. C。精子的发生是指精原细胞形成精子的过程。

5. B。初级精母细胞是体积最大的生精细胞，细胞经过 DNA 复制后进行第一次减数分裂，故细胞核大，染色质呈丝球状。

6. E。青春期后，腺垂体嗜碱性细胞分泌卵泡刺激素，促使生精小管支持细胞合成雄激素结合蛋白，其与雄激素结合后使生精小管内含有高浓度雄激

素，启动和维持精子发生。

7. E。初级精母细胞需经过 DNA 复制（4n DNA）后才进行第一次减数分裂，形成两个次级精母细胞。

8. D。一个次级精母细胞完成第二次减数分裂后形成 2 个精子细胞。

9. D。精子细胞（Spermatid）不再分裂，而是通过形态变化由圆形变为蝌蚪形。

10. A。生精上皮的基底室内只有精原细胞。

11. B。在精子形成过程中，形成顶体覆盖细胞核前 2/3 的是高尔基复合体而非核糖体。

12. E。生精小管是由生精上皮、基膜、胶原纤维和肌样细胞构成。

13. B。睾丸内发育形成的精子尚未达到功能上的成熟，需在附睾内停留 8 ～ 17 天，并经历一系列成熟变化，才获得运动能力，达到功能上的成熟。

14. C。一个初级精母细胞完成第一次减数分裂后形成 2 个次级精母细胞，1 个次级精母细胞完成第二次减数分裂后形成 2 个精子细胞，1 个精子细胞通过变形后形成 1 个精子。故一个初级精母细胞最终可形成 4 个精子。

15. B。初级精母细胞进行 DNA 复制，完成第一次减数分裂。

16. B。初级精母细胞（核型为 46，XY）进行 DNA 复制，完成第一次减数分裂，同源染色体分离分赴细胞两极，形成两个次级精母细胞，核型为 23，X 或 23，Y。所以，生精小管内最先形成的单倍体细胞是次级精母细胞。

17. A。支持细胞呈不规则长锥体形，细胞体从生精上皮基底一直伸达腔面，由于细胞侧面及腔面镶嵌着各级生精细胞，故光镜下细胞轮廓不清。

18. E。生精小管产生的精子需在附睾管内贮存才获得功能上的成熟，具备运动能力。

19. D。支持细胞分泌雄激素结合蛋白，分泌雄激素的是睾丸间质细胞。

20. A。生精小管之间的疏松结缔组织称为睾丸间质，内含睾丸间质细胞。该细胞体积较大，呈圆形或多边形，胞质嗜酸性，具有类固醇激素分泌细胞的超微结构特征，能合成和分泌雄激素。抑制素是由支持细胞分泌。

（二）A2 型题（病例摘要型最佳选择题）

21. D。本题考查附睾的功能。果糖是由精囊腺分泌；B、C 项是睾丸的功能；精子获能是在女性生殖管道。

22. A。前列腺增生肥大多发生在黏膜腺和黏膜下腺，压迫尿道，造成排尿困难。

23. B。该男子结构正常的精子仅有 3%，而正常结构的精子才有机会受精。故本题考查的是正常精子的结构。正常精子正面观呈卵圆形，分头部和尾部。头部由顶体和细胞核构成。尾部分为颈段、中段、主段和末端四部分，尾部中段外包线粒体鞘，尾部主段外包纤维鞘，尾部的轴心是轴丝。

24. D。本题考查输精管的功能。A、B、C、E 均是睾丸的功能。

（三）A3 型题（病例组型最佳选择题）

25 ～ 26. AE。此题组结合临床考查睾丸的正常位置及功能影响。正常睾丸位于阴囊内，B 超检查提示右侧睾丸下降异常，可诊断为右侧隐睾症。精子发生和形成需在低于体温 2 ～ 3℃的环境中进行，隐睾患者可因精子和间质细胞发生障碍而不育，甚至发生恶变及扭转。尿路感染与该病没有直接联系。

（四）B 型题（标准配伍题）

27 ～ 32. ABECDE。此题组考点为区分睾丸内不同细胞的结构特点及功能。

33 ～ 37. CEADB。此题组考点为区分睾丸和附睾的结构及相关功能。

（五）X 型题（多项选择题）

38. CD。男性体内能分泌雄激素的细胞有睾丸间质细胞和肾上腺皮质网状带细胞。

39. ABC。睾丸纵隔的结缔组织呈放射状伸入睾丸实质，将睾丸实质分成约 250 个锥体形小叶，每个小叶内有 1 ～ 4 条生精小管。生精小管之间的疏松结缔组织为睾丸间质。

40. ACE。睾丸生精小管产生精子，支持细胞分泌雄激素结合蛋白和抑制素，睾丸间质细胞分泌雄激素。精液是由附属腺和生殖管道的分泌物及精子共同组成。睾丸不分泌雌激素。

41. ABCDE。次级精母细胞由初级精母细胞经过第一次减数分裂形成，位于近腔室，细胞圆形，核染色较深，核型 23，X 或 23，Y。次级精母细胞不再进行 DNA 复制，而是迅速完成第二次减数分裂后形成精子细胞，因存在时间短暂，故生精小管中不易见到。

42. ABCE。精子细胞位于近腔面，切片中可见细胞圆形，体积小，核圆，染色质细密。细胞核型

23，X 或 23，Y，无分裂能力，经过变态由圆形变成蝌蚪形的精子。

43. ABCE。为精子活动提供能量的是线粒体鞘。

44. ABCDE。青春期后，在雄激素的作用下，精原细胞开始分裂，经过两次精母细胞的成熟分裂和一次精子细胞的变态反应，形成大量蝌蚪形的精子，此时生精小管内有各级生精细胞和支持细胞。

45. BCDE。近腔室内有初级精母细胞、次级精母细胞、精子细胞和精子，不含有精原细胞。

46. ABCDE。支持细胞呈不规则长锥形，细胞体从生精上皮基底一直伸达腔面，核近似卵圆形或呈三角形，由于细胞侧面及腔面镶嵌着各级生精细胞，故光镜下细胞轮廓不清。相邻支持细胞侧面近基部的胞膜形成紧密连接。

47. ACD。睾丸间质细胞位于生精小管之间的睾丸间质，体积较大，呈圆形或多边形，胞质嗜酸性，电镜下细胞具有丰富的滑面内质网、管状嵴线粒体和较多的脂滴，能合成和分泌雄激素。

48. ABCDE。血 - 睾屏障位于生精小管和血液之间，其组成包括毛细血管内皮及其基膜、结缔组织、生精上皮基膜和支持细胞间的紧密连接。

49. ABCD。精子在附睾管内停留 8 ～ 17 天，经历一系列成熟变化，达到功能上的成熟。这不仅依赖于雄激素的存在，而且与附睾上皮细胞分泌的肉毒碱、甘油磷酸胆碱和唾液酸等密切相关。

50. CD。前列腺实质分为尿道周带（又称黏膜腺）、内带（又称黏膜下腺）和外带（又称主腺），主腺构成前列腺的大部。前列腺分泌部由单层立方、单层柱状及假复层柱状上皮交错构成，故腺腔不规则。腔内可见凝固体或结石。青春期开始雄激素刺激前列腺分泌增强，老年人前列腺增生肥大多发生在黏膜腺和黏膜下腺，压迫尿道，造成排尿困难。

三、判断题

1. 错误。精原细胞不能进行减数分裂，而是经过有丝分裂后分化为初级精母细胞。

2. 错误。精子发生是指从精原细胞到形成精子的过程。

3. 错误。A 型精原细胞是干细胞。

4. 正确。

5. 错误。从生精小管全长来看，各段精子发生是不同步的，但一个精原细胞增殖分化形成的各级生精细胞之间有胞质桥相连，形成同步发育的同

源细胞群。

6. 错误。生精小管上皮含有支持细胞、精原细胞、初级精母细胞、次级精母细胞、精子细胞和精子，其中支持细胞和精原细胞位于基膜上，其他细胞位于管腔的不同深度，可以称为复层上皮，但这些生精细胞都是圆形，不属于复层上皮任何一个分类，因此叫生精上皮。

7. 错误。支持细胞吞噬的是精子形成过程中脱落的残余胞质。

8. 错误。体积最大的生精细胞是初级精母细胞。次级精母细胞因迅速完成第二次减数分裂形成精子细胞，故在组织切片中不易见到。

9. 错误。精子的发生在睾丸内完成，而成熟是在附睾内。

10. 错误。血-睾屏障是阻止血液中某些物质接触生精上皮，防止精子抗原与机体免疫系统接触，以维持生精微环境的稳定，但不能防止射线对精子的影响。

四、论述题

1. 答题要点：从精子发生经历的三个主要阶段，分别叙述不同时期生精细胞的结构变化特点。精原细胞形成精子的过程称为精子发生，此过程包括精原细胞增殖、精母细胞减数分裂和精子形成3个阶段。①精原细胞增殖：精原细胞为较幼稚的生精细胞，圆形或椭圆形，紧贴基膜。有A、B

两型，A型为干细胞，B型可分裂为初级精母细胞。②精母细胞两次减数分裂：a. 初级精母细胞位于精原细胞近腔侧，体积最大，圆形，细胞核呈丝团状，核型为46，XY。初级精母细胞进行DNA复制，同源染色体分离分赴细胞两极，分裂形成两个次级精母细胞。b. 次级精母细胞圆形，细胞核染色较深，核型23，X或23，Y。次级精母细胞不再进行DNA复制，迅速完成第二次减数分裂形成两个精子细胞，故生精小管中不易见到。c. 精子细胞位于近腔面，体积小，细胞核圆，染色质细密，核型23，X或23，Y。③精子形成：是指从圆形的精子细胞逐渐转变成蝌蚪形精子的过程。包括：细胞核高度浓缩成为精子头部；高尔基复合体形成顶体覆盖细胞核前2/3；中心粒形成精子尾部的运动结构-轴丝；线粒体聚集在精子尾部的中段形成线粒体鞘；多余的细胞质脱落。

2. 答题要点：根据生精小管的组成和结构特点联系功能叙述。生精小管由生精上皮、基膜和一些胶原纤维、肌样细胞构成。生精上皮是一种特殊上皮，由生精细胞和支持细胞组成。青春期前，生精小管内的生精细胞主要是精原细胞，没有精子发生。青春期后，在雄激素的作用下，精原细胞开始分裂，经过两次精母细胞的成熟分裂和一次精子细胞的变态反应，形成大量蝌蚪形的精子，此时的生精细胞包括精原细胞、初级精母细胞、次级精母细胞、精子细胞和精子共5种。

（李娟娟）

第十七章　女性生殖系统

【学习目标】

一、知识目标

1. 能够归纳和总结各期卵泡的形态结构特点。

2. 能够阐述排卵的过程，预测排卵的时间。

3. 能够应用黄体的形成过程判断其组成和结构特点，依据分类推断黄体的功能及退化。

4. 能够总结子宫壁（底、体部）的组织结构及子宫内膜的周期性变化特点。

5. 能够说明子宫内膜的周期性变化与卵巢周期性变化的关系。

6. 能够说出闭锁卵泡、子宫颈、输卵管、阴道和乳腺的结构特点。

二、技能目标

1. 能够辨识各级卵泡的光镜结构。

2. 能够联系卵巢内各部分结构的特点和功能，绘制卵巢周期性变化的过程。

3. 能够辨识月经周期不同时期子宫内膜的光镜结构。

4. 能够运用卵巢与子宫内膜的组织结构和功能等相关基础知识，分析卵巢激素对月经周期的调节，并解释相关的临床现象。

三、情感价值目标

1. 能够结合人工流产、产后大出血等临床和生活实例，培养医学生的职业素养。

2. 能够认同"医者仁心"的理念。

3. 能够形成"以患者之健康为己任，救死扶伤"的品德。

【思维导图】

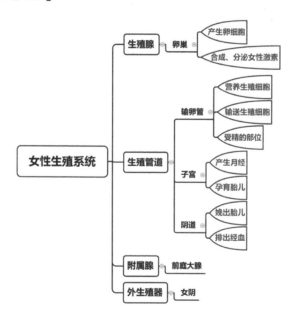

【记忆窍门】

● 卵巢的结构和功能顺口溜：原始卵泡似鸡蛋，初级卵母中间站。卵泡细胞如蛋壳，细胞形态薄又扁。初级卵泡逐渐长，一带一膜显特点。次级卵泡出现腔，继而出现丘和壁。成熟卵泡体最大，初级卵母变次级。次级卵母排巢外，卵泡壁塌黄体成。雌孕激素黄体泌，女性副征它支配。黄体迟早要退化，白体出现激素减。卵泡发育若退化，闭锁卵泡则出现。

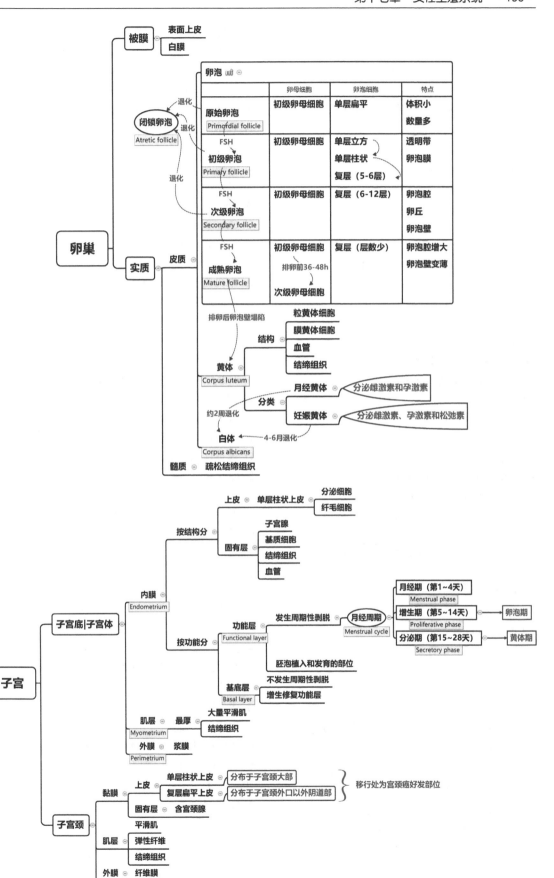

卵巢 —— 被膜 —— 表面上皮 / 白膜

卵巢 —— 实质 —— 皮质

卵泡 ⊕

	卵母细胞	卵泡细胞	特点
原始卵泡 Primordial follicle	初级卵母细胞	单层扁平	体积小 数量多
FSH 初级卵泡 Primary follicle	初级卵母细胞	单层立方 单层柱状 复层（5-6层）	透明带 卵泡膜
FSH 次级卵泡 Secondary follicle	初级卵母细胞	复层（6-12层）	卵泡腔 卵丘 卵泡壁
FSH 成熟卵泡 Mature follicle	初级卵母细胞 排卵前36-48h 次级卵母细胞	复层（层数少）	卵泡腔增大 卵泡壁变薄

闭锁卵泡 Atretic follicle ← 退化 / 退化 / 退化

黄体 Corpus luteum ← 排卵后卵泡壁塌陷

结构 ⊕ —— 粒黄体细胞 / 膜黄体细胞 / 血管 / 结缔组织

分类 —— 月经黄体 —— 分泌雌激素和孕激素
分类 —— 妊娠黄体 —— 分泌雌激素、孕激素和松弛素

约2周退化 → 白体 Corpus albicans ← 4-6月退化

髓质 —— 疏松结缔组织

子宫 —— 子宫底|子宫体

内膜 Endometrium

按结构分 —— 上皮 ⊕ —— 单层柱状上皮 ⊕ —— 分泌细胞 / 纤毛细胞
按结构分 —— 固有层 —— 子宫腺 / 基质细胞 / 结缔组织 / 血管

按功能分 —— 功能层 Functional layer —— 发生周期性剥脱 —— 月经周期 Menstrual cycle
—— 月经期（第1~4天）Menstrual phase
—— 增生期（第5~14天）Proliferative phase → 卵泡期
—— 分泌期（第15~28天）Secretory phase → 黄体期

功能层 —— 胚泡植入和发育的部位

按功能分 —— 基底层 Basal layer —— 不发生周期性剥脱 / 增生修复功能层

肌层 Myometrium ⊕ —— 最厚 —— 大量平滑肌 / 结缔组织

外膜 Perimetrium —— 浆膜

子宫 —— 子宫颈

黏膜 ⊕ —— 上皮 ⊕ —— 单层柱状上皮 —— 分布于子宫颈大部
—— 复层扁平上皮 —— 分布于子宫颈外口以外阴道部
移行处为宫颈癌好发部位

黏膜 —— 固有层 ⊕ —— 含宫颈腺

肌层 ⊕ —— 平滑肌 / 弹性纤维 / 结缔组织

外膜 —— 纤维膜

● 子宫的结构和功能顺口溜：子宫结构分三层，内膜肌层和外膜。内膜周期变化显，增生分泌月经期。二十八天周期转，卵巢激素来调节。

【英汉名词对照】

- Ovarian Follicle　卵泡
- Primordial Follicle　原始卵泡
- Primary Follicle　初级卵泡
- Secondary Follicle　次级卵泡
- Mature Follicle　成熟卵泡
- Oogonia　卵原细胞
- Primary Oocyte　初级卵母细胞
- Secondary Oocyte　次级卵母细胞
- Follicular Cell　卵泡细胞
- Zona Pellucida　透明带
- Cumulus Oophorus　卵丘
- Follicular Antrum　卵泡腔
- Corona Radiata　放射冠
- Granulosa Cell　颗粒细胞
- Theca Cell　膜细胞
- Ovulation　排卵
- Corpus Luteum　黄体
- Corpus Albicans　白体
- Atretic Follicle　闭锁卵泡
- Interstitial Gland　间质腺
- Menstrual Cycle　月经周期

【复习思考题】

一、名词解释

1. Ovulation
2. Corpus luteum
3. 月经周期
4. 螺旋动脉

二、选择题

（一）A1 型题（单句型最佳选择题）

1. 关于卵泡发育的描述哪项错误？（　　）
A. 卵泡主要由卵母细胞和卵泡细胞组成
B. 原始卵泡体积最小
C. 生长卵泡包括初级卵泡和次级卵泡
D. 初级卵泡期即可形成透明带
E. 成熟卵泡期才出现卵泡腔

2. 卵母细胞第一次减数分裂完成于（　　）
A. 胚胎时期　　　　　　B. 原始卵泡形成时期
C. 排卵前 36～48 小时　D. 排卵时
E. 排卵后

3. 卵母细胞第二次减数分裂完成于（　　）
A. 卵泡生长发育时期　　B. 成熟卵泡形成时
C. 排卵时　　　　　　　D. 排卵后 48 小时
E. 受精时

4. 次级卵泡中不含有（　　）
A. Secondary oocyte　　B. Follicular antrum
C. Cumulus oophorus　 D. Corona radiata
E. Zona pellucida

5. 关于初级卵泡结构特点的描述哪项错误？（　　）
A. 中央为初级卵母细胞
B. 卵泡细胞单层或增殖为多层
C. 出现透明带
D. 出现卵泡膜
E. 卵丘形成

6. 关于月经黄体的描述哪项错误？（　　）
A. 由排卵后残留在卵巢内的卵泡壁塌陷形成
B. 含丰富的毛细血管网
C. 含颗粒黄体细胞和膜黄体细胞
D. 膜黄体细胞多位于周边部
E. 能分泌雌激素、孕激素和松弛素

7. 血中孕激素含量升高是因为卵巢内（　　）
A. 原始卵泡开始发育　　B. 黄体发育
C. 排卵　　　　　　　　D. 黄体退化
E. 闭锁卵泡形成

8. 黄体内的颗粒黄体细胞由哪种结构分化形成？（　　）
A. 卵泡膜细胞　　　　　B. 卵泡细胞
C. 卵细胞　　　　　　　D. 基质细胞
E. 血管内皮细胞

9. 排卵时从卵巢排出的是（　　）
A. 整个成熟卵泡
B. 成熟卵细胞
C. 次级卵母细胞
D. 成熟卵细胞、透明带和放射冠
E. 次级卵母细胞、透明带、放射冠及卵泡液

10. 能进行减数分裂的细胞是（　　）
A. 卵泡细胞　　　　　　B. 门细胞
C. 卵母细胞　　　　　　D. 颗粒黄体细胞
E. 膜黄体细胞

11. 正常情况下，月经周期第 21 天的子宫内膜不会发生（ ）

A. 子宫腺变长弯曲　　B. 腺腔扩大，充满分泌物

C. 子宫内膜水肿　　D. 基质细胞增生

E. 螺旋动脉持续收缩

12. 关于子宫内膜结构的描述哪项正确？（ ）

A. 上皮为假复层纤毛柱状上皮

B. 固有层中含基质细胞和子宫腺

C. 固有层中含丰富的淋巴组织，可形成淋巴小结突向肌层

D. 基底动脉可伸至内膜浅层，螺旋动脉则仅在基底层弯曲走行

E. 基底层的脱落较功能层晚

13. 下列对月经周期的描述，错误的是（ ）

A. 受雌激素和孕激素调节

B. 增生期又称卵泡期

C. 分泌期又称黄体期

D. 排卵发生于分泌期

E. 黄体退化使子宫内膜进入月经期

14. 关于子宫内膜基质细胞的描述哪项正确？（ ）

A. 为子宫内膜上皮细胞分化形成

B. 不具有合成分泌功能

C. 是一种结缔组织细胞，分化程度较低

D. 月经周期中无变化

E. 数量很少

15. 关于子宫肌层的特点哪项错误？（ ）

A. 分为黏膜下层、中间层和浆膜下层

B. 肌组织各层间分界不明显

C. 肌层间含有丰富的血管

D. 妊娠时肌纤维长度增长，但数量不增多

E. 分娩后部分肌纤维凋亡

16. 形成月经期的直接原因是（ ）

A. LH 水平降低　　B. FSH 水平降低

C. 卵巢内卵泡退化　　D. 雌、孕激素水平降低

E. 卵巢内有黄体形成

17. 关于输卵管的描述哪项错误？（ ）

A. 管壁由黏膜、肌层和浆膜构成

B. 黏膜上皮为单层柱状上皮

C. 上皮不受卵巢激素的影响

D. 肌层由内环、外纵两层平滑肌构成

E. 输卵管峡部是结扎的常用部位

18. 关于子宫颈的结构下列描述哪项错误？

A. 由黏膜、肌层和外膜组成

B. 外膜为纤维膜

C. 黏膜上皮为单层柱状上皮

D. 黏膜可发生周期性剥脱

E. 分泌黏液的性质因卵巢激素周期性变化而有所改变

19. 子宫颈癌的好发部位是（ ）

A. 子宫颈内口处

B. 子宫颈阴道部

C. 子宫颈外口单层柱状上皮与复层扁平上皮交界处

D. 子宫颈外口单层柱状上皮与变移上皮交界处

E. 子宫颈与子宫体交界处

20. 关于阴道上皮的描述，错误的是（ ）

A. 上皮为未角化的复层扁平上皮

B. 在孕激素的作用下可合成大量糖原

C. 上皮细胞的脱落和更新与卵巢周期有关

D. 根据阴道脱落细胞类型不同可推知卵巢的功能状态

E. 阴道脱落细胞的涂片可用于宫颈癌普查

（二）A2 型题（病例摘要型最佳选择题）

21. 患者女性，28 岁，已婚。主诉：停经 50 天，下腹部剧烈疼痛 1 小时。经 B 超、尿妊娠试验及妇科检查，诊断为：宫外孕。医生在该患者 B 超检查中看到的孕囊最不会存在的位置是（ ）

A. 卵巢　　　　　　　B. 腹腔

C. 子宫底体部　　　　D. 输卵管峡部

E. 输卵管壶腹部

22. 患者女性，63 岁，绝经 8 年，已无性生活，平日非常注重个人卫生。近 2 个月反复外阴瘙痒，阴道分泌物增多，来院就诊。经检查后诊断为老年性阴道炎。推测患者发病是因为（ ）

A. 老年女性雌激素水平减低，上皮细胞内糖原增多，阴道液 pH 下降，易发感染

B. 老年女性孕激素水平减低，上皮细胞内糖原减少，阴道液 pH 上升，易发感染

C. 老年女性孕激素水平减低，上皮细胞内糖原增多，阴道液 pH 下降，易发感染

D. 老年女性雌激素水平减低，上皮细胞内糖原减少，阴道液 pH 上升，易发感染

E. 老年女性雌、孕激素均减少，阴道液 pH 下降，易发感染

23. 女性，32 岁，初产妇。妊娠后哺乳 1 个月，双侧乳房胀痛，无发热、寒战、恶心、呕吐等。血常规检查正常。初步诊断为哺乳期乳腺反应。推测该产妇乳腺不会出现的情况是（ ）

A. 腺体增生，腺泡增大

B. 腺泡腔内充满乳汁

C. 巨噬细胞增多 D. 结缔组织增多

E. 脂肪组织相对减少

24. 女性，30 岁，月经周期为 28 天，月经量正常，基础体温曲线呈双相型。如于月经周期第 24 天取子宫内膜镜检，此时的子宫内膜不会发生（ ）

A. 子宫内膜水肿

B. 子宫腺腔扩大，呈锯齿状

C. 腺腔内有大量分泌物

D. 基质细胞胞质内充满黏原颗粒

E. 子宫内膜增厚至 5mm 以上

25. 女性，24 岁，平素月经正常，周期是 28 天，本次月经时间是 2021 年 2 月 28 日，其排卵期大约是在（ ）

A. 3 月 9 日 B. 3 月 10 日

C. 3 月 13 日 D. 3 月 17 日

E. 3 月 19 日

26. 患者女性，29 岁，婚后 2 年未孕。近半年月经周期缩短，月经频发，妇科检查无异常，基础体温曲线呈双相型，但排卵后体温上升缓慢，上升幅度偏低，且维持时间 9 ～ 10 天，子宫内膜显示分泌不良表现，初步诊断为黄体功能不全引起的排卵性功血。若该女性的黄体功能正常，其维持时间应该是（ ）

A. 4 ～ 6 天 B. 6 ～ 12 天

C. 12 ～ 14 天 D. 14 ～ 20 天

E. 20 ～ 28 天

（三）A3 型题（病例组型最佳选择题）

（27 ～ 28 题共用题干）

患者女性，36 岁，已婚，现有一子。主诉：停经 45 天，少量阴道流血 2 天，伴有轻度腹痛来院就诊。尿妊娠 HCG 试验阳性。B 超：宫腔内见孕囊，孕囊周围见小的液性暗区，附件无异常发现。实验室检查：WBC $4.5×10^9$/L，N 70%，Hb 110g/L，PLT $250×10^9$/L，孕激素水平较低。妇科检查：宫颈光滑，宫口闭，无组织物堵塞。诊断为先兆流产。

27. 患者欲保此胎较恰当的处理措施是（ ）

A. 使用止痛药减轻腹痛

B. 使用止血药抑制阴道流血

C. 使用孕激素支持治疗

D. 使用硫酸镁抑制宫缩

E. 静卧即可，无须药物治疗

28. 患者行保胎治疗 3 天后阴道流血增多，且有组织块排出，需紧急终止妊娠，行清宫术清除该患者子宫的（ ）

A. 子宫内膜功能层 B. 子宫内膜基底层

C. 子宫内膜全层 D. 子宫肌层

E. 子宫上皮和固有层

（四）B 型题（标准配伍题）

（29 ～ 33 题共用备选答案）

A. Primordial follicle B. Primary follicle

C. Secondary follicle D. Mature follicle

E. Interstitial gland

29. 数量多，体积小（ ）

30. 卵泡发育的最后阶段（ ）

31. 开始出现透明带（ ）

32. 开始出现卵泡腔（ ）

33. 次级卵泡闭锁形成（ ）

（34 ～ 38 题共用备选答案）

A. 透明带 B. 放射冠 C. 颗粒层

D. 黄体 E. 白体

34. 排卵后卵泡壁塌陷形成（ ）

35. 构成卵泡壁的数层卵泡细胞（ ）

36. 由卵母细胞和卵泡细胞分泌形成（ ）

37. 为紧靠透明带的一层卵泡细胞（ ）

38. 无内分泌功能的结缔组织（ ）

（五）X 型题（多项选择题）

39. 卵巢能产生的激素包括（ ）

A. 雌激素 B. 雄激素

C. 孕激素 D. 绒毛膜促性腺激素

E. 松弛素

40. 有关透明带描述正确的是（ ）

A. 从原始卵泡开始出现

B. 呈均质状，折光性强，嗜酸性

C. 存在于初级卵母细胞和卵泡细胞之间

D. 仅由卵泡细胞分泌产生

E. 其中的 ZP3 为精子受体

41. 关于原始卵泡的描述哪些正确（ ）

A. 位于卵巢皮质的浅层

B. 由初级卵母细胞和单层扁平的卵泡细胞组成

C. 由卵原细胞和单层扁平的卵泡细胞组成

D. 性成熟期卵巢内原始卵泡的数量较出生时多

E. 自青春期后所有的原始卵泡均开始生长发育

42. 经期规律的妇女，月经第 4 天卵巢内除原始卵泡外还含有（ ）

A. 生长卵泡　　　B. 成熟卵泡

C. 闭锁卵泡　　　D. 黄体

E. 白体

43. 子宫内膜增生期可发生下列哪些现象？（　　）

A. 卵巢内黄体退化

B. 子宫腺少、细而短

C. 子宫内膜增生修复

D. 子宫螺旋动脉增长、弯曲

E. 卵巢内卵泡发育

44. 卵巢中分泌雌激素的结构有（　　）

A. 次级卵泡　　　B. 成熟卵泡

C. 黄体　　　　　D. 白体

E. 间质腺

45. 膜黄体细胞的结构特点是（　　）

A. 细胞小，数量少，多位于黄体的周边部分

B. 细胞具有含氮激素分泌细胞的超微结构特点

C. 与颗粒细胞协同产生雌激素

D. 胞质中含丰富的糖原

E. 胞质中含丰富的滑面内质网

46. 关于闭锁卵泡的描述哪些正确？（　　）

A. 是退化的卵泡

B. 是一种细胞凋亡过程

C. 卵泡闭锁只发生在近成熟的卵泡

D. 可演变为间质腺

E. 可演变为白体

47. 关于妊娠黄体的描述哪些正确？（　　）

A. 由卵泡颗粒层的细胞衍生而来

B. 在胎盘分泌的 HCG 作用下发育增大

C. 维持 3 个月

D. 颗粒黄体细胞较膜黄体细胞数量多，体积大

E. 可分泌松弛素使子宫平滑肌松弛

48. 含有初级卵母细胞的卵泡有（　　）

A. 原始卵泡　　　B. 初级卵泡

C. 次级卵泡　　　D. 正在排卵的成熟卵泡

E. 与精子结合的卵子

49. 青春期后至绝经前的女性卵巢内有（　　）

A. 原始卵泡　　　B. 生长卵泡

C. 成熟卵泡　　　D. 闭锁卵泡

E. 白体

50. 关于月经期的描述哪些正确？（　　）

A. 卵巢内的黄体已退化

B. 雌激素和孕激素的水平下降

C. 基底动脉收缩

D. 基底层子宫内膜缺血

E. 功能层子宫内膜脱落

51. 排卵后子宫内膜的结构特点是（　　）

A. 子宫腺增长弯曲，腺腔扩大，内有分泌物

B. 螺旋动脉增长弯曲伸至子宫内膜浅层

C. 固有层中组织液增多，内膜水肿

D. 内膜增厚至 5mm

E. 基质细胞肥大，胞质内充满糖原、脂滴

52. 月经期从阴道排出的成分有（　　）

A. 内膜功能层的碎片　　B. 内膜基底层的碎片

C. 子宫的动脉和静脉血　D. 子宫腺的分泌物

E. 平滑肌细胞

53. 关于子宫内膜螺旋动脉下列描述哪些正确？（　　）

A. 见于子宫内膜功能层

B. 其分支形成毛细血管网和血窦

C. 最终汇入子宫静脉

D. 在卵巢黄体期时特别发达

E. 对卵巢激素不敏感

54. 静止期乳腺的结构特点是（　　）

A. 腺体不发达　　　B. 仅有少量导管和腺泡

C. 脂肪组织丰富　　D. 结缔组织丰富

E. 若未妊娠，导管和腺泡则无变化

55. 关于乳腺的描述正确的是（　　）

A. 乳腺小叶为一复管泡状腺

B. 妊娠期受雌激素和孕激素刺激而增生

C. 胎儿娩出后腺泡开始分泌初乳

D. 哺乳期的腺上皮高矮不等

E. 静止期的乳腺与月经周期无关

三、判断题

1. 子宫内膜的基底层和功能层均可发生周期性的变化。（　　）

2. 在月经周期的第 1～4 天，卵巢内有卵泡生长发育，在卵泡合成分泌的雌激素的作用下，子宫内膜呈增生期的改变。（　　）

3. 原始卵泡的中央为卵原细胞，它长期停留在第一次减数分裂的前期。（　　）

4. 早期初级卵泡出现透明带，至卵泡发育成熟时透明带消失。（　　）

5. 月经周期第 12～16 天是避孕的关键时期。（　　）

6. 自青春期起，精子和卵子的发育、成熟分别从精原细胞和卵原细胞开始。（　　）

7. 卵泡细胞和卵母细胞之间有紧密连接，借此进行物质交换和信息沟通。（　　）

8. 子宫是卵巢激素的靶器官,子宫内膜的周期性变化直接受卵巢激素的影响。(　　)

9. 卵丘是卵泡发育至成熟卵泡时才出现的结构。(　　)

10. 怀孕后月经会停止,所以停经一定是怀孕了。(　　)

11. 月经黄体存在 2 周左右就退化,妊娠黄体则可持续 6 个月甚至更久才退化。(　　)

12. 卵泡膜最早出现是在初级卵泡阶段。(　　)

13. 正常情况下,卵母细胞的两次减数分裂均发生在卵巢内。(　　)

四、论述题

1. 卵泡发育过程中发生哪些形态结构变化?

2. 试述月经周期中子宫内膜的周期性变化是如何受激素调节的?

【答案及解析】

一、名词解释

1. Ovulation 即排卵。成熟卵泡破裂,次级卵母细胞及其外周的透明带、放射冠随卵泡液从卵巢排出到腹腔,随后进入输卵管的过程称为排卵。排卵时间在月经周期的第 14 天左右。

2. Corpus luteum 即黄体。排卵后,残留在卵巢内的卵泡壁连同血管一同向卵泡腔塌陷,在 LH 的作用下,逐渐分化为一个富含血管的内分泌细胞团,新鲜时呈黄色,称为黄体。颗粒细胞分化为颗粒黄体细胞,分泌孕激素,妊娠时还分泌松弛素,膜细胞分化为膜黄体细胞,与颗粒黄体细胞协同作用产生大量雌激素。

3. 自青春期起,在卵巢卵泡和黄体分泌的激素作用下子宫内膜出现周期性变化,约每隔 28 天发生一次功能层的剥脱出血、修复增生、周而复始,称月经周期。每个月经周期是从月经第 1 天起至下次月经来潮前 1 天止,一般分为三期,即月经期、增生期和分泌期。

4. 子宫动脉进入子宫壁后分支穿入子宫肌层并发出许多分支进入内膜,其中长的主支在子宫内膜内呈螺旋状走行,即为螺旋动脉,其对性激素的刺激作用敏感。月经期螺旋动脉持续性收缩,随后突然短暂地扩张,导致缺血坏死的子宫内膜剥脱出血而形成月经。

二、选择题

(一) A1 型题 (单句型最佳选择题)

1. E。卵泡腔在次级卵泡阶段开始出现。

2. C。初级卵母细胞于排卵前 36 ~ 48 小时完成第一次减数分裂形成次级卵母细胞。

3. E。次级卵母细胞在受精时完成第二次减数分裂形成卵子。

4. A。首先清楚各选项的中文含义。次级卵泡仍然含有的是初级卵母细胞,不是次级卵母细胞。

5. E。初级卵泡中央为初级卵母细胞,卵泡细胞随发育为单层立方、单层柱状或增殖为多层。初级卵泡阶段出现透明带和卵泡膜。卵丘是次级卵泡阶段出现的结构。

6. E。黄体分为月经黄体和妊娠黄体两种。月经黄体合成分泌雌激素和孕激素,妊娠黄体分泌雌激素、孕激素和松弛素。

7. B。排卵后,卵泡壁塌陷,在黄体生成素的作用下形成黄体,黄体分泌大量孕激素和雌激素,所以黄体发育时血中孕激素含量升高。

8. B。黄体中的颗粒黄体细胞是由卵泡壁颗粒层的卵泡细胞分化形成的。

9. E。排卵排出的是次级卵母细胞、透明带、放射冠及大量卵泡液。

10. C。卵母细胞是生殖细胞,只有生殖细胞才能进行减数分裂。

11. E。正常情况下,月经周期第 21 天的子宫内膜处于分泌期,此期子宫内膜在黄体分泌的雌激素和孕激素作用下继续增生变厚,子宫腺更加弯曲,腺腔扩大,分泌物增多,螺旋动脉进一步增长、弯曲并伸达内膜表层。固有层基质中组织液增多而呈水肿状态,基质细胞继续增生,分化为两种细胞。螺旋动脉持续收缩是月经期的特点。

12. B。子宫上皮为单层柱状上皮,固有层中含基质细胞和子宫腺,固有层中不含淋巴小结,基底动脉短而小,位于基底层,螺旋动脉弯曲走行可伸至内膜浅层。功能层发生周期性剥脱,基底层不发生周期性脱落。

13. D。子宫内膜增生期为月经周期的第 5 ~ 14 天。这时卵巢内有若干卵泡正在生长发育,又称卵泡期。在卵泡分泌的雌激素的作用下,子宫内膜增生修复,逐渐变厚。排卵时间约在月经周期的第 14 天,子宫内膜处于增生晚期。

14. C。基质细胞位于子宫内膜固有层的结缔组织内，数量多。基质细胞的细胞核大，细胞质少，分化程度较低，可合成和分泌胶原蛋白，并受卵巢激素的影响发生周期性变化。上皮凹陷分化形成子宫腺。

15. D。子宫肌层很厚，由大量的平滑肌束和肌纤维间结缔组织构成。肌层可分为黏膜下层、中间层和浆膜下层。肌层间含有丰富的血管。妊娠时在卵巢雌激素和孕激素的作用下，不仅长度增加，而且肌纤维也分裂增殖。分娩后，有些肌纤维逐渐恢复正常大小，有些肌纤维凋亡，增大的子宫又逐渐恢复原状。

16. D。由于卵巢内黄体退化，雌激素和孕激素的水平骤然下降，致使螺旋动脉持续性收缩，内膜缺血导致功能层组织细胞坏死。螺旋动脉在收缩之后，又发生短暂扩张，使毛细血管充血、破裂，血液外流并积聚于内膜浅层，最后坏死的组织块和血液突破上皮一起流入子宫腔，从阴道排出，即为月经。

17. C。输卵管管壁由黏膜、肌层和浆膜3层组成。黏膜上皮为单层柱状上皮，包括纤毛细胞和分泌细胞两种类型，这些细胞受卵巢激素的影响。肌层为两层平滑肌。输卵管峡部是临床上结扎的常用部位。

18. D。子宫颈由外向内分为外膜、肌层和黏膜3层。外膜为纤维膜；肌层由平滑肌和富含弹性纤维的结缔组织构成；黏膜上皮为单层柱状上皮，由分泌细胞、纤毛细胞和储备细胞构成。其中，分泌细胞最多，该细胞分泌黏液的性质随卵巢活动的周期性变化而有所改变。子宫颈黏膜无周期性剥脱。

19. C。在子宫颈外口处，子宫颈的单层柱状上皮移行为子宫颈阴道部的复层扁平上皮，此处是子宫颈癌的好发部位。

20. B。阴道黏膜上皮为未角化的复层扁平上皮，其形态结构随月经周期发生周期性改变。在卵巢分泌的雌激素作用下，上皮细胞合成和聚集大量糖原。阴道上皮的脱落与更新受卵巢激素的影响。阴道的脱落细胞中除含有阴道上皮细胞外还含有子宫颈及子宫内膜的脱落细胞，因此阴道涂片检查也是诊断子宫、宫颈及阴道肿瘤的一种方法。

（二）A2 型题（病例摘要型最佳选择题）

21. C。宫外孕是指孕卵在子宫腔外着床发育的异常妊娠过程。故该患者孕囊的位置不可能在子宫内。

22. D。妇女绝经后，因雌激素水平下降，阴道上皮细胞内糖原减少，阴道液 pH 上升，细菌容易生长繁殖，发生阴道感染。

23. D。此题考查活动期乳腺的结构。妊娠期和哺乳期的乳腺称为活动期乳腺。妊娠期在雌激素和孕激素的作用下，乳腺导管和腺泡迅速增生，腺泡增大，结缔组织和脂肪组织相应减少。妊娠后期，在催乳激素的刺激下，腺泡开始分泌，腺泡腔内出现初乳，初乳中含有很多吞噬脂滴的巨噬细胞，称为初乳小体。哺乳期乳腺与妊娠期乳腺相似，但结缔组织更少，腺体发育更好，腺泡腔增大，充满乳汁。

24. D。月经周期第 24 天，子宫内膜正处于分泌期，在黄体分泌的雌孕激素作用下，子宫内膜增厚至 5mm 以上，子宫腺进一步变长、弯曲，腺腔扩大，呈锯齿状，腺腔内有大量分泌物。固有层内组织液增多呈水肿状态，基质细胞继续分裂增殖，胞质内充满糖原和脂滴。

25. C。排卵的时间在月经中期，对于月经周期规律，周期时间为 28 天的女性，排卵的时间大约在月经周期的第 14 天。

26. C。未孕女性的黄体为月经黄体，月经黄体维持 2 周即退化。

（三）A3 型题（病例组型最佳选择题）

27 ～ 28. CA。此题组结合临床考查卵巢和子宫的结构特点与功能。受精后形成的妊娠黄体分泌大量孕激素和雌激素，使子宫内膜长时期处于分泌期，以维持妊娠。如果妊娠早期黄体功能不全，孕激素水平减低，将会引起卵巢中的颗粒细胞以及卵泡膜细胞出现抵抗促性腺激素的反应，导致受精卵无法正常发育，引起先兆流产。因此，补充孕激素是在由妊娠黄体功能不全引起先兆流产时较佳的保胎措施。子宫内膜功能层是早期胚胎植入和发育的部位，所以行清宫术终止妊娠时，清除的也是子宫内膜功能层。

（四）B 型题（标准配伍题）

29 ～ 33. ADBCE。此题组考点为各级卵泡的中英文对照和结构特点。

34 ～ 38. DCABE。此题组考点为卵巢内相关结构的特点。

（五）X型题（多项选择题）

39. ABCE。黄体分泌雌激素和孕激素，妊娠黄体还分泌松弛素，卵巢门细胞分泌少量雄激素。卵巢不分泌绒毛膜促性腺激素。

40. BCE。透明带从初级卵泡开始出现，是由初级卵母细胞和卵泡细胞共同分泌形成，位于二者之间的嗜酸性膜，呈均质状，折光性强。透明带由透明带蛋白组成，其中的ZP3为精子受体，在精卵结合形成受精过程中发挥重要作用。

41. AB。原始卵泡成群分布于卵巢皮质的浅层，由初级卵母细胞和单层扁平的卵泡细胞组成。新生儿有70万～200万个原始卵泡，至青春期约有4万个。青春期后一部分原始卵泡在卵泡刺激素的作用下开始发育为生长卵泡。

42. ACE。月经第4天，相当于月经期，月经黄体退化并演变成白体，一批卵泡正在生长，故有初级卵泡、次级卵泡及其退化后形成的闭锁卵泡。初级卵泡和次级卵泡合称生长卵泡。

43. BCDE。子宫内膜处于增生期时，卵巢内是卵泡发育生长时期，故又称卵泡期。增生期表现为基质细胞不断分裂增生，合成大量的纤维和基质，子宫内膜增生修复；早期子宫腺短而直，数量较少，增生晚期，子宫腺增多、增长、弯曲；螺旋动脉增长、弯曲。

44. ABCE。卵巢内能合成、分泌雌激素的结构有次级卵泡、成熟卵泡、间质腺和黄体。白体不具有内分泌功能。

45. ACE。黄体由两种细胞组成，即颗粒黄体细胞和膜黄体细胞。前者来自卵泡壁的颗粒细胞，在光镜下颗粒黄体细胞数量多，体积大，呈多边形，染色浅，位于黄体中央，分泌孕激素；后者来自卵泡膜内层的膜细胞，在光镜下膜黄体细胞数量少，胞体小，圆形或多边形，染色较深，常位于黄体的周边，与颗粒黄体细胞协同作用分泌雌激素。这两种细胞都具有类固醇激素分泌细胞的超微结构特点。

46. ABD。退化的卵泡称闭锁卵泡，可发生在卵泡发育的任何阶段，是一种细胞凋亡的过程。如卵泡闭锁发生于次级卵泡或成熟卵泡时，其卵母细胞退化消失，卵泡膜的血管和结缔组织伸入颗粒层及卵丘，膜细胞肥大，形似黄体细胞，并被结缔组织和血管分隔成分散的细胞团或索，称为间质腺。间质腺具有分泌雌激素的作用。白体是黄体退化形成的结构。

47. BDE。黄体主要由颗粒黄体细胞和膜黄体细胞组成。颗粒黄体细胞由颗粒层的卵泡细胞分化形成，细胞体积大，数量多，位于黄体中央；膜黄体细胞由卵泡膜细胞分化形成，细胞体积小，数量较少，位于黄体周边。妊娠黄体在胎盘分泌的HCG作用下发育增大，可维持6个月甚至更长时间，除分泌大量雌激素和孕激素外，还分泌松弛素使子宫平滑肌松弛。

48. ABC。原始卵泡、初级卵泡、次级卵泡含有的都是初级卵母细胞。排卵前36～48小时，成熟卵泡内的初级卵母细胞完成第一次减数分裂形成次级卵母细胞。

49. ABCDE。自青春期起，在FSH和LH的作用下，卵巢发生一系列周期性改变，包括卵泡发育（经历原始卵泡、初级卵泡、次级卵泡和成熟卵泡4个阶段）、成熟、排卵、黄体形成和退化过程。退化的卵泡称闭锁卵泡，可发生在卵泡发育的任何阶段。

50. ABE。月经期时，由于卵巢内黄体退化，雌激素和孕激素的水平骤然下降，致使螺旋动脉持续性收缩，内膜功能层缺血导致组织细胞坏死。螺旋动脉在收缩之后，又发生短暂扩张，使毛细血管充血、破裂，血液外流并积聚于内膜浅层，最后功能层坏死的组织块脱落，随血液突破上皮一起流入子宫腔，从阴道排出。

51. ABCDE。排卵后卵巢内黄体开始形成。在黄体分泌的雌激素和孕激素作用下，子宫内膜转为分泌期。内膜继续增生变厚，至分泌晚期可达5～7mm，子宫腺更加弯曲，腺腔扩大，分泌物增多，螺旋动脉进一步增长、弯曲并伸至内膜浅层。固有层基质中组织液增多而呈水肿状态，基质细胞继续增生，分化为前蜕膜细胞和内膜颗粒细胞，前者细胞质内充满糖原和脂滴。

52. ACD。自青春期始，子宫内膜功能层在卵巢激素的作用下，发生周期性变化，即月经周期。当卵巢内黄体退化，雌激素和孕激素的水平骤然下降，螺旋动脉痉挛，内膜缺血导致功能层组织细胞坏死。螺旋动脉在收缩之后，又发生短暂扩张，使毛细血管充血、破裂，血液外流并积聚于内膜浅层，最后坏死的组织块和血液突破上皮一起流入子宫腔，从阴道排出，即为月经。基底层不发生周期性剥脱出血，具有增生和修复功能层的作用。

53. ABCD。螺旋动脉位于子宫内膜功能层，其分支形成毛细血管网和血窦，最终汇入子宫静脉。螺旋动脉受卵巢激素的影响，在卵巢黄体形成阶段特别发达。

54. ABCD。静止期乳腺腺体不发达，仅有少量导管和腺泡，结缔组织和脂肪组织丰富。静止期乳腺随月经周期有些变化，月经来潮前，腺泡与导管增生和充血，乳腺可略增大，月经停止后这一现象消失。

55. ABD。乳腺小叶为一复管泡状腺，妊娠期受雌激素和孕激素刺激而增生。妊娠后期，乳腺在催乳激素作用下，腺泡开始分泌初乳。哺乳期的腺上皮高矮不等，腺腔内充满乳汁。静止期的乳腺随月经周期也有些变化。

三、判断题

1. 错误。子宫内膜仅功能层可发生周期性变化。

2. 错误。月经周期第 1~4 天子宫内膜处于月经期。

3. 错误。原始卵泡的中央为初级卵母细胞。

4. 错误。透明带是早期初级卵泡阶段就出现，至卵泡发育成熟时仍存在。

5. 正确。月经周期一般为 28 天，排卵约发生在月经周期中期，即第 14 天左右。但不同人月经周期的时间不完全相同，可能稍短或稍长，故一般月经周期第 12~16 天是最可能排卵的时期，也是避孕的关键时期。

6. 错误。青春期起，卵子的发育成熟是从初级卵母细胞开始。

7. 错误。卵泡细胞和卵母细胞之间有缝隙连接，以进行物质交换和信息沟通。

8. 正确。

9. 错误。卵丘是次级卵泡阶段出现。

10. 错误。怀孕后月经会停止，但停经未必都是怀孕，月经周期受很多因素的影响，垂体催乳素瘤、卵巢肿瘤、多囊卵巢综合征等疾病也会出现停经。

11. 正确。

12. 正确。

13. 错误。正常情况下，卵母细胞的第一次减数分裂发生在卵巢内，第二次减数分裂发生在输卵管内。

四、论述题

1. 答题要点：从卵母细胞、卵泡细胞和结构特点方面分别描述原始卵泡、初级卵泡、次级卵泡和成熟卵泡等四个阶段卵泡的结构变化。①原始卵泡：位于卵巢皮质浅部，体积小，数量多。中央的卵母细胞为初级卵母细胞，是胚胎时期由卵原细胞分裂分化形成，并长期停留在第一次减数分裂前期，直至排卵前才完成第一次减数分裂。周围单层扁平的卵泡细胞具有支持和营养卵母细胞的作用。②初级卵泡：初级卵母细胞体积增大，胞质增多，在靠近质膜的胞质中出现皮质颗粒。卵泡细胞由单层立方或柱状迅速增殖成多层，最内一层为高柱状，呈放射状排列，称放射冠。在卵母细胞和卵泡细胞间出现透明带，含 ZP3 蛋白，是一种精子受体。初级卵泡周围结缔组织形成卵泡膜。③次级卵泡：初级卵母细胞发育至最大体积。卵泡细胞间出现大小不等的液腔，最终汇合成一个大的卵泡腔，腔内充满卵泡液。初级卵母细胞、透明带、放射冠及部分卵泡细胞突入卵泡腔形成卵丘。分布在卵泡腔周围的卵泡细胞密集排列成颗粒层，卵泡细胞改称颗粒细胞。卵泡膜分化为内、外两层，内层含膜细胞。膜细胞和颗粒细胞协同合成雌激素。初级卵泡和次级卵泡合称生长卵泡。④成熟卵泡：其结构与次级卵泡的相似，但因卵泡液急剧增多而体积显著增大，而颗粒细胞的数量却不再增加，因此卵泡壁变薄，卵泡向卵巢表面突出。在排卵前 36~48 小时，初级卵母细胞完成第一次减数分裂，形成一个次级卵母细胞和一个第一极体。次级卵母细胞随即进入第二次减数分裂，但停滞于分裂中期，须在受精时才能完成此次分裂。

2. 答题要点：围绕下丘脑 - 垂体 - 性腺轴的调控，叙述子宫内膜的周期性变化。子宫内膜的周期性变化受下丘脑 - 垂体 - 性腺轴调控。下丘脑神经内分泌细胞产生的促性腺激素释放激素（GnRH），使腺垂体远侧部嗜碱性细胞分泌卵泡刺激素（FSH）和黄体生成素（LH）。FSH 可促进卵巢卵泡生长、发育成熟并分泌大量雌激素。卵巢分泌的雌激素可使子宫内膜从月经期转入增生期。当血中雌激素达到一定浓度时，反馈作用于下丘脑和腺垂体，抑制 FSH 分泌，但促进 LH 的分泌。在 FSH 和 LH 的协同作用下，卵泡成熟、排卵并形成黄体。黄体产生孕激素和雌激素，可促使子宫内膜进入分泌期变化。当血中的孕激素增加到一定浓度时，反馈作用于下丘脑和腺垂体，抑制 LH 的释放，于是黄体退化，血中孕激素和雌激素骤然减少，子宫内膜进入月经期。由于血中雌、孕激素的减少，又反馈作用于下丘脑和腺垂体，促使下丘脑和垂体释放 FSH，卵泡又开始生长发育。如此周而复始，有序地调节和维持着卵巢和子宫内膜的周期性正常活动。

（李娟娟）

第十八章 眼 与 耳

【学习目标】

一、知识目标

1. 能够阐述眼球壁的结构。
2. 能够描述角膜和视网膜的组织结构和功能。
3. 能够说出眼球内容物的功能。
4. 能够理解房水的产生及循环途径。
5. 能够描述内耳膜迷路的组成和组织结构特点。
6. 能够描述内耳位、听感受器的组织结构特点和功能。
7. 能够理解内耳位、听感受器毛细胞工作的机制。

二、技能目标

1. 能够绘制眼球结构。
2. 能够辨识角膜和视网膜的光镜结构。
3. 能够辨识内耳感受器的光镜结构，能够辨识毛细胞的电镜结构。
4. 能够概括听觉和位觉感受器的位置和功能。
5. 能够联系眼和耳组织学知识解释眼科和耳科相关临床疾病的病理生理机制和症状。

三、情感价值目标

1. 能够通过学习眼组织结构，重视眼部卫生，养成良好的用眼习惯，爱护心灵的窗户。
2. 能够通过学习耳的组织结构和功能，理解毛细胞易受噪声、药物、氧自由基的损害，养成良好的用耳生活习惯。

【思维导图】

思维导图见后附。

【记忆窍门】

- 趣味记忆眼球各种膜和体的名称：五膜三体，五膜为角巩虹脉视，分别是角膜、巩膜、虹膜、脉络膜和视网膜；三体是晶状体、玻璃体和睫状体。

- 趣味记忆角膜的组织结构：角膜的五层结构以角膜基质为中心，前、后界层和前、后上皮对称分布，前上皮称角膜上皮，后上皮靠内侧称角膜内皮。五层结构由外至内依次为角膜上皮、前界层、角膜基质、后界层和角膜内皮。
- 逻辑记忆视细胞的结构和功能：视细胞属于感觉神经元，有胞体、树突和轴突等结构，可感受光线和颜色并传递接收到的信息。视细胞的树突因朝向视网膜外侧故称外突，外突分外节和内节：外节最接近光线，感光蛋白质位于外节膜盘上；内节负责产生感光蛋白质。视细胞的轴突朝向内侧而称内突，负责将信息传递给中间神经元双极细胞。
- 逻辑记忆眼球的屈光结构：含水分多的组织有屈光功能。眼球壁中角膜基质含水分多，属于屈光结构；眼球内容物中晶状体、玻璃体和房水均含大量水分均属于屈光系统。
- 逻辑记忆内耳位置觉感受器的功能：椭圆囊斑和球囊斑相互垂直，二者可以感受静止和直线方向的加速度；壶腹嵴随三个半规管相互垂直排列，无论身体和头部如何旋转都会有不同流向的内淋巴使壶腹帽倾斜刺激毛细胞兴奋，故壶腹嵴可以感受更复杂的旋转运动。

【英汉名词对照】

- Cornea 角膜
- Sclera 巩膜
- Scleral Venous Sinus 巩膜静脉窦
- Iris 虹膜
- Ciliary Body 睫状体
- Choroid 脉络膜
- Retina 视网膜
- Visual Cell 视细胞
- Rod Cell 视杆细胞
- Cone Cell 视锥细胞
- Macula Lutea 黄斑
- Central Fovea 中央凹
- Optic Disc 视盘
- Lens 晶状体

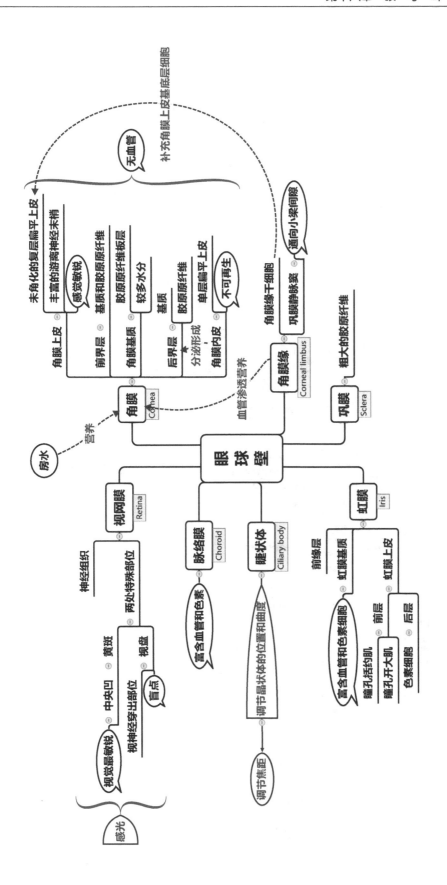

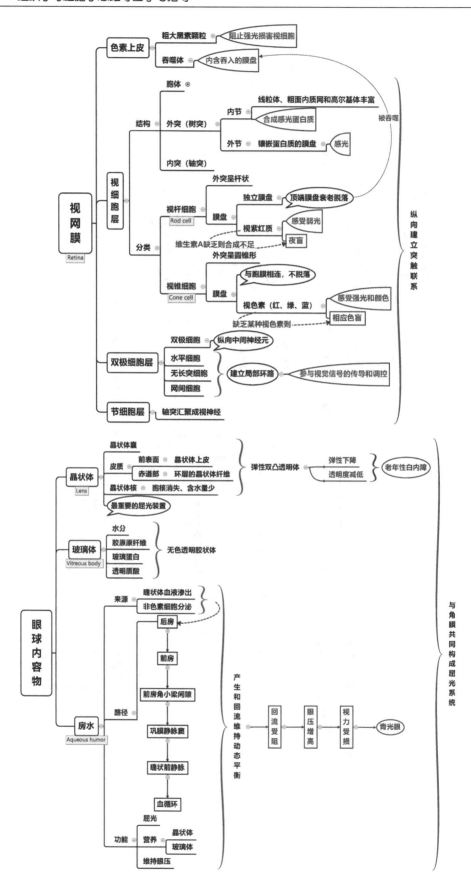

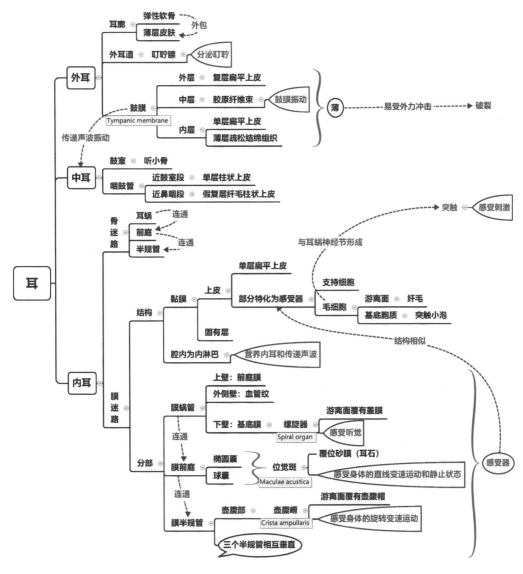

- Aqueous Humor 房水
- Tympanic Membrane 鼓膜
- Osseous Labyrinth 骨迷路
- Membranous Labyrinth 膜迷路
- Cochlea 耳蜗
- Spiral Organ 螺旋器
- Crista Ampullaris 壶腹嵴
- Maculae Acustica 位觉斑

【复习思考题】

一、名词解释

1. 中央凹
2. 位觉斑
3. 螺旋器
4. 膜迷路
5. Visual cell
6. Optic disc

二、选择题

（一）A1 型题（单句型最佳选择题）

1. 眼球壁结构由外至内依次是（ ）

A. 角膜、血管膜、视网膜

B. 巩膜、虹膜、脉络膜

C. 纤维膜、血管膜、视网膜

D. 角膜、巩膜、血管膜

E. 结膜、角膜、视网膜

2. 关于眼球壁的描述，下列哪项是错误？（ ）

A. 巩膜主要由致密结缔组织构成

B. 血管膜由富含血管和黑素细胞的疏松结缔组织构成

C. 纤维膜由角膜和巩膜组成

D. 角膜缘内侧有巩膜静脉窦

E. 睫状体位于脉络膜和视网膜之间

3. 角膜缘干细胞通过增殖补充（　　　）

A. 虹膜上皮细胞　　　　B. 角膜内皮细胞

C. 角膜上皮细胞　　　　D. 睫状体上皮细胞

E. 黑素细胞

4. 下列哪项与角膜透明无关？（　　　）

A. 纤维排列规则　　　　B. 富含水分

C. 无神经组织　　　　　D. 无血管

E. 含大量胶原原纤维

5. 角膜巩膜交界处的内侧，小梁网和睫状肌附着于（　　　）

A. 角膜缘　　　　B. 前界层　　　　C. 后界层

D. 巩膜距　　　　E. 巩膜静脉窦

6. 小梁间隙和巩膜静脉窦相通，是下列哪个结构的必经之路？（　　　）

A. 泪液　　　　B. 房水　　　　C. 结膜分泌物

D. 血液　　　　E. 淋巴液

7. 角膜由前向后分为（　　　）

A. 角膜上皮、前界层、角膜基质、后界层、角膜内皮

B. 角膜内皮、前界层、角膜基质、后界层、角膜上皮

C. 前界层、角膜上皮、后界层、角膜基质、角膜内皮

D. 前界层、角膜内皮、后界层、角膜基质、角膜上皮

E. 前界层、角膜上皮、角膜基质、后界层、角膜内皮

8. 关于视网膜色素上皮细胞，错误的是（　　　）

A. 含较多粗大的色素颗粒

B. 有突起伸入视细胞之间

C. 有吞噬体

D. 主要吞噬异物和细菌

E. 可防止强光对视细胞的损害

9. 睫状肌通过改变下列哪个结构来调节焦距？（　　　）

A. 瞳孔的大小　　　　B. 角膜的曲度

C. 视网膜的位置　　　　D. 玻璃体的位置和形状

E. 晶状体的位置和曲度

10. 视网膜属于（　　　）

A. 上皮组织　　　　B. 疏松结缔组织

C. 血管组织　　　　D. 神经组织

E. 肌组织

11. 视细胞感光蛋白位于（　　　）

A. 胞体　　　　B. 外突的内节

C. 外突的外节　　　　D. 内突

E. 连接纤毛

12. 下列哪项不是视锥细胞的特点？（　　　）

A. 主要分布在视网膜中部

B. 感受弱光

C. 细胞外形较视杆细胞粗大

D. 其感光物质是视色素

E. 与红绿色盲的发生有关

13. 连接视细胞和节细胞的纵向中间神经元是（　　　）

A. 视杆细胞　　　　B. 水平细胞

C. 无长突细胞　　　　D. 网间细胞

E. 双极细胞

14. 视觉最敏感的部位是（　　　）

A. 中央凹　　　B. 视神经乳头　　　C. 视细胞

D. 双极细胞　　　　E. 角膜

15. 视网膜上无感光细胞称为生理盲点的结构是（　　　）

A. 视盘　　　　B. 黄斑　　　　C. 中央凹

D. 视杆细胞　　　　E. 锯齿缘

16. 听觉感受器和位觉感受器所在的部位是（　　　）

A. 外耳　　　　B. 中耳　　　　C. 内耳

D. 鼓膜　　　　E. 鼓室

17. 组成内耳的结构是（　　　）

A. 位听感受器　　　　B. 骨迷路和膜迷路

C. 前庭和耳蜗　　　　D. 前庭和半规管

E. 螺旋器和耳蜗

18. 下列关于膜蜗管的描述，错误的是（　　　）

A. 膜蜗管的上壁是前庭膜

B. 膜蜗管的下壁是基底膜和骨螺旋版

C. 膜蜗管内为外淋巴

D. 膜蜗管外壁的上皮是血管纹

E. 膜蜗管悬系于耳蜗中央

19. 感受听觉刺激的细胞是（　　　）

A. 内柱细胞　　　　B. 外柱细胞

C. 指细胞　　　　D. 毛细胞

E. 支持细胞

20. 壶腹嵴感受（　　　）

A. 身体直线变速运动

B. 静止状态

C. 身体或头部旋转变速运动

D. 身体垂直运动

E. 身体重力直线运动

（二）A2 型题（病例摘要型最佳选择题）

21. 患者男，16 岁，近几年出现夜间视物不清并进行性加重，通过维生素 A 治疗症状明显改善，该患者出现功能障碍的细胞是（　　）

A. 视杆细胞　　　　　B. 视锥细胞

C. 双极细胞　　　　　D. 节细胞

E. 色素上皮细胞

22. 患者男 6 岁，入学常规体检中发现不能辨认色块图数字，检查发现为蓝色色盲，经问诊得知其父母系近亲结婚，推测该患的病因是遗传缺陷所致下列哪个结构功能异常？（　　）

A. 视杆细胞　　　　　B. 视锥细胞

C. 水平细胞　　　　　D. 色素上皮细胞

E. 黄斑

23. 患者女 55 岁，糖尿病史 15 年，因工作繁忙常不及时用药，未能较好地控制血糖，近 1 年发现听力减退，常伴耳鸣，入耳鼻喉科就诊，经听力检查诊断为感音性耳聋，该病最有可能累及的是（　　）

A. 毛细胞　　　　　B. 内柱细胞

C. 外柱细胞　　　　　D. 内指细胞

E. 外指细胞

（三）A3 型题（病例组型最佳选择题）

（24～31 题共用题干）

患者女性，68 岁，1 天前无明显诱因突然出现双眼胀痛、头痛及视力下降，伴流泪、畏光、恶心。入院时无发热，血压、血糖均正常，头部 CT 无异常，经相关检查诊断为青光眼急性发作。

24. 有助于确诊本病的检查是（　　）

A. 瞳孔对光反射　　　B. 眼底检查

C. 头部 CT　　　　　D. 测眼压

E. 视野检查

25. 患者双眼胀痛的主要原因是（　　）

A. 眼压升高　　　　　B. 高血压

C. 脑血管意外　　　　D. 眩晕症

E. 药物中毒

26. 与该患者眼压升高无关的因素是（　　）

A. 房水循环动态平衡受到破坏

B. 房水生成过多　　　C. 房水回流受阻

D. 前房角过大　　　　E. 小梁间隙狭窄

27. 与该患者视力下降相关的原因是（　　）

A. 眼压增高致虹膜水肿

B. 眼压增高致巩膜水肿

C. 房水循环受阻，角膜、晶状体营养障碍

D. 房水循环不良致视网膜供氧不足

E. 房水循环受阻致视神经营养代谢障碍

28. 该病不大可能影响到的功能是（　　）

A. 屈光作用　　　　　B. 营养晶状体

C. 营养角膜　　　　　D. 维持眼压

E. 吸收紫外线

29. 本病例出现视物不清，影响到的屈光结构不包括（　　）

A. 结膜　　　　B. 房水　　　　C. 晶状体

D. 玻璃体　　　E. 角膜

30. 该病进一步发展可并发白内障，其可能的机制是（　　）

A. 眼压增高致使玻璃体混浊

B. 房水循环障碍，无法供给晶状体所需的营养

C. 视神经乳头受到房水压迫

D. 房水透明度降低变浑浊

E. 眼压增大致瞳孔括约肌受损

31. 青光眼症状缓解后房水循环会恢复正常，下列选项与本病恢复期无关的是（　　）

A. 房水可由睫状体的血液渗出

B. 房水从前房经瞳孔流至后房

C. 房水在前房角经小梁间隙进入巩膜静脉窦

D. 房水由睫状前静脉导入血液循环

E. 房水可由非色素细胞分泌

（32～33 题共用题干）

患者女性，43 岁，反复发作性眩晕，伴右耳耳鸣和听力下降。自述发作时天旋地转并有漂浮感，伴有恶心呕吐、面色苍白、出冷汗等症状，约半个小时后自行缓解。诊断为梅尼埃病，主要病理改变是膜迷路积水。

32. 导致本患者膜迷路积水最可能的原因是（　　）

A. 血管纹分泌过多

B. 沐浴时水进入膜迷路

C. 外淋巴液流入内淋巴导管

D. 膜迷路与鼻咽管相通

E. 膜迷路与泪腺相通

33. 该患者眩晕发作时自感天旋地转和耳鸣，最可能的原因是（　　）

A. 位砂膜碳酸钙结晶过多

B. 内淋巴液增多，致毛细胞感受异常

C. 支持细胞减少

D. 耳蜗顶受损致低音感受障碍

E. 前庭功能障碍

（四）B 型题（标准配伍题）

（34～41 题共用备选答案）

A. Rod cell   B. Cone cell

C. Bipolar cell   D. Ganglion cell

E. Radial neuroglial cell

34. 感受强光和颜色的细胞是（   ）

35. 贯穿视网膜全层，在视网膜内表面形成胶质界膜的是（   ）

36. 轴突汇聚形成视神经的细胞是（   ）

37. 感受弱光的细胞是（   ）

38. 中央凹的视细胞是（   ）

39. 与视细胞的内突形成突触的细胞是（   ）

40. 因缺少维生素 A 会影响视蛋白合成的细胞是（   ）

41. 营养、支持、绝缘和保护视网膜的细胞是（   ）

（42～46 题共用备选答案）

A. 膜盘   B. 外突   C. 内突

D. 胞体   E. 内节

42. 含丰富的粗面内质网可合成感光蛋白质的部位是（   ）

43. 视细胞末端与双极细胞形成突触的部位是（   ）

44. 感光蛋白质镶嵌于（   ）

45. 相当于神经元树突的部位是（   ）

46. 相当于神经元轴突的部位是（   ）

（47～51 题共用备选答案）

A. 螺旋器   B. 位觉斑   C. 壶腹嵴

D. 血管纹   E. 淋巴

47. 产生内淋巴的结构是（   ）

48. 听觉感受器是（   ）

49. 感受头部旋转运动的感受器是（   ）

50. 感受直线加速度的感受器是（   ）

51. 可传递声波的是（   ）

（五）X 型题（多项选择题）

52. 角膜的特征有（   ）

A. 由房水供给营养

B. 角膜基质含较多的水分

C. 前界层和后界层结构相似

D. 含丰富的毛细血管和神经末梢

E. 角膜是透明的

53. 位置觉感受器包括（   ）

A. 螺旋器   B. 椭圆囊斑   C. 壶腹嵴

D. 球囊斑   E. 膜半规管

54. 眼的屈光系统包括（   ）

A. 角膜   B. 视网膜   C. 晶状体

D. 玻璃体   E. 房水

三、判断题

1. 中央凹的视锥细胞和视杆细胞与双极细胞形成一对一的联系。（   ）

2. 视盘是视神经穿过的部位，视觉最敏锐。（   ）

3. 内耳膜迷路内为内淋巴，骨迷路内为外淋巴，内外淋巴于蜗顶处相通。（   ）

4. 内耳毛细胞底部胞质内含神经递质的突触小泡。（   ）

5. 膜蜗管的上壁为前庭膜，外侧壁为血管纹。（   ）

四、论述题

1. 试述视网膜的细胞组成及功能。

2. 试述内耳感受器的种类和功能。

【答案及解析】

一、名词解释

1. 中央凹是黄斑中央的浅凹，是视网膜最薄的部分，只有色素上皮和视锥细胞，与侏儒双极细胞和节细胞形成一对一的连接，精确地传导视觉信息。

2. 位觉斑包括椭圆囊斑和球囊斑，为位置觉感受器，感受身体的直线变速运动和静止状态。基本细胞组成是支持细胞和毛细胞，毛细胞上覆盖位砂膜。

3. 螺旋器是膜迷路底壁基底膜上皮特化形成的听觉感受器，基本细胞组成是支持细胞和毛细胞，毛细胞上覆盖盖膜。

4. 膜迷路是指悬系在骨迷路内相互通连的膜性管道，膜迷路的管壁由单层扁平上皮和固有层构成，有些部位黏膜增厚特化形成感受器。由前至后依次分为膜蜗管、膜前庭和膜半规管。

5. Visual cell 是视细胞。视细胞是视网膜中的感光神经元，结构由胞体、外突（树突）和内突（轴突）构成。外突分为内节和外节，内节含丰富的线粒体、粗面内质网和高尔基复合体，是合成蛋白质的部位；外节含大量膜盘，是感光蛋白质存在的部位。

内突末端与双极细胞形成突触。根据外突形状和感光蛋白质的不同分为视杆细胞和视锥细胞。视杆细胞外突呈杆状，膜盘上为视紫红质，感受弱光；视锥细胞外突呈锥形，膜盘上是视色素，感受强光和颜色。

6. Optic disc 为视盘，又称视神经乳头，位于黄斑鼻侧，为视神经穿出处，并有视网膜动静脉通过，此处无感光细胞，故又称盲点。

二、选择题

（一）A1 型题（单句型最佳选择题）

1. C。眼球壁由外至内结构依次为纤维膜（前角膜后巩膜）、血管膜（虹膜基质、睫状体基质和脉络膜）和视网膜（盲部和视部，二者交界处为锯齿缘，盲部为虹膜上皮和睫状体上皮，视部即通常所说的视网膜）。

2. E。眼球壁纤维膜包括角膜和巩膜，巩膜为致密结缔组织，二者过渡区域为角膜缘，内侧有巩膜静脉窦；血管膜由富含血管的结缔组织组成并含有色素细胞；睫状体基质位于虹膜基质和脉络膜之间，睫状体上皮位于虹膜上皮和视网膜视部之间。

3. C。角膜缘干细胞不断增殖向角膜中央迁移补充角膜上皮基底层细胞。

4. C。角膜透明的原因是：角膜主要成分为上皮组织、基质和排列规则的胶原原纤维，不含血管，角膜基质含较多水分。

5. D。巩膜距，是小梁网和睫状肌的附着部位。

6. B。房水在前房角经小梁间隙进入巩膜静脉窦。

7. A。角膜由前至后分五层，顺序如 A。

8. D。视网膜的色素上皮细胞主要吞噬的是视细胞衰老脱落的膜盘。

9. E。睫状体通过睫状小带与晶状体相连，通过调节晶状体的位置和曲度从而调节视物焦距。

10. D。视网膜是神经组织，主要由神经元和神经胶质细胞构成。视细胞为感光神经元，双极细胞为中间神经元，节细胞为多极神经元，胶质细胞主要是放射状胶质细胞。

11. C。感光蛋白感受光线，属于接收外界信号的功能，位于神经元的树突。视细胞的树突即是外突，外突分为内节和外节。内节含大量细胞器，负责产生感光蛋白；外节含大量膜盘，感光蛋白以镶嵌蛋白质的形式嵌在膜盘上。

12. B。视锥细胞感受强光和颜色，感受弱光是视杆细胞的功能。

13. E。视细胞和节细胞之间的纵向中间神经元是双极细胞。双极细胞还有其他三种中间神经元：水平细胞、无长突细胞和网间细胞，他们相互之间或与其他细胞之间有着广泛的突触联系，构成局部环路。

14. A。黄斑的中央凹只有色素上皮和视锥细胞，视锥细胞与此处的双极细胞和节细胞一对一联系，是视觉最敏锐的地方。

15. A。视盘也称视神经乳头，是视神经穿过视网膜的部位，此处无感光细胞故称盲点。

16. C。位觉与听觉感受器位于内耳膜迷路。

17. B。内耳由骨迷路和膜迷路组成。骨迷路由前至后依次分为耳蜗、前庭和半规管。膜迷路悬系于骨迷路内，分别为膜蜗管、膜前庭和膜半规管，也相互通连。

18. C。膜迷路内为内淋巴，骨迷路内为外淋巴，互不相通。

19. D。内耳中感受听觉位置的感受细胞是毛细胞，其他柱细胞、指细胞均属于支持细胞。

20. C。壶腹嵴为三个相互垂直的半规管壶腹部黏膜特化形成的位置觉感受器，主要感受头部旋转运动。

（二）A2 型题（病例摘要型最佳选择题）

21. A。维生素 A 缺乏则视紫红质合成不足，视杆细胞感受弱光功能下降，导致夜间视物不清，后天性夜盲症补充维生素 A 可缓解症状甚至治愈。

22. B。色盲一般是遗传性疾病，由于缺少相应视色素，导致视锥细胞感受相应颜色障碍。

23. A。螺旋器是内耳听觉感受器，毛细胞是感觉细胞，病期长且血糖控制不好的糖尿病患者因局部微循环障碍供氧不足或氧自由基过量堆积常累及毛细胞，糖尿病感音性耳聋累及的是毛细胞。

（三）A3 型题（病例组型最佳选择题）

24 ～ 31. DADCEABB。青光眼的病例主要考查的是房水的产生、循环通路及功能。房水由睫状体的血液渗出和非色素上皮细胞分泌而成，从后房经瞳孔进入前房，在前房角经小梁间隙入巩膜静脉窦，再由睫状前静脉导出。其功能是屈光、营养角膜和晶状体及维持眼压。房水的产生和回流保持动态平衡，产生异常或者回流通路异常均可导致眼压增高、屈光障碍、视力下降，称青光眼。

眼压增高是青光眼的主要变化,可致眼痛、头痛症状的出现;前房角过大不会阻碍房水回流,不会影响眼压;患者视力下降的主要原因是屈光系统角膜和晶状体依靠房水营养,房水受阻则营养障碍,其他选项叙述不正确;眼的屈光系统包括角膜、晶状体、玻璃体和房水;白内障的发病原因是晶状体混浊,晶状体依赖房水提供营养,房水回流障碍则晶状体营养不足,透明度下降,所以青光眼进一步发展会引起白内障。

32～33. AB。本题考查的重点是膜迷路内淋巴的产生、流通和功能。内淋巴是由血管纹产生,于内淋巴囊排入硬膜下隙,与外淋巴共同营养内耳和传递声波及振动,内外淋巴不相通。膜迷路积水的原因是内淋巴产生过多或流通吸收障碍,A正确,其他均叙述有误,为干扰项。眩晕和耳鸣是位听感受器功能障碍,梅尼埃病时,由于膜迷路积水使内淋巴产生或吸收障碍,导致感受器异常,毛细胞是位听感受器中感受刺激的细胞,故选B。

(四)B型题(标准配伍题)

34～41. BEDABCAE。此题组考点为各类视网膜细胞的结构和功能特点以及相互间的位置联系,且要熟知视网膜各种细胞的英文单词。视网膜属于神经组织,视锥细胞感受强光和颜色;视杆细胞感受弱光;视细胞的内突与双极细胞形成突触;节细胞轴突汇聚形成视神经;放射状胶质细胞是神经胶质细胞,贯穿视网膜除色素上皮外的其他各层,负责营养、绝缘和保护其他神经细胞。

42～46. ECABC。此题组考点为视细胞的结构和功能特点。视细胞是神经元,分为胞体、树突和轴突。视细胞的树突称外突,分为内节和外节,内节含大量细胞器,负责产生视蛋白,外节有大量膜盘,镶嵌有感光蛋白质;视细胞的轴突称内突,与双极细胞形成突触。

47～51. DACBE。此题组考点为内耳的功能。感受听觉的是螺旋器,感受身体直线变速运动和静止状态的是位觉斑,感受头部旋转运动的是壶腹嵴。内淋巴是血管纹分泌的,内淋巴与外淋巴协同传递声波及振动并营养内耳。

(五)X型题(多项选择题)

52. ABCE。此题考查点是角膜的结构和功能特点,角膜含丰富的神经末梢但是不含血管。

53. BCD。位置觉感受器包括位觉斑(即椭圆囊斑和球囊斑)和壶腹嵴。

54. ACDE。眼的屈光系统包括角膜、房水、晶状体和玻璃体。

三、判断题

1. 错误。中央凹只有色素上皮细胞和视锥细胞,没有视杆细胞。
2. 错误。视盘没有视细胞所以没有感光功能,是盲点。
3. 错误。内、外淋巴互不交通。
4. 正确。
5. 正确。

四、论述题

1. 答题要点:论述视网膜四大层细胞及对应功能。四层细胞分别为:色素上皮细胞,视细胞,双极细胞和节细胞。色素上皮细胞可贮存维生素A,其黑素颗粒可防止强光损害视细胞,还可吞噬衰老脱落的视细胞膜盘;视细胞是感光细胞,视杆细胞感受弱光,视锥细胞感受强光和颜色;双极细胞是纵行中间神经元,连接视细胞和节细胞;节细胞轴突汇集形成视神经;放射状胶质细胞有支持营养和保护神经元的功能。

2. 答题要点:从感受器的种类和功能两方面描述。内耳的感受器包括螺旋器、位觉斑和壶腹嵴。螺旋器是膜迷路底壁基底膜上皮特化形成的听觉感受器,由支持细胞和毛细胞组成,毛细胞上覆盖盖膜。位觉斑包括椭圆囊斑和球囊斑,为位置觉感受器,感受身体的直线变速运动和静止状态,由支持细胞和毛细胞组成,毛细胞上覆盖位砂膜。壶腹嵴也是位置觉感受器,感受头部和身体的旋转运动,亦由支持细胞和毛细胞组成,毛细胞表面覆盖有壶腹帽。

(刘　渤)

第十九章　胚胎学绪论

【学习目标】

一、知识目标

1. 能够概述胚胎学的研究内容和意义。

2. 能够说明胚期、胎期和致畸敏感期的概念及意义。

二、技能目标

能够概述胚胎学的分类及主要研究方法。

三、情感价值目标

1. 能够感受珍爱生命的意义。

2. 能够形成医学生对生命的尊重和珍爱。

【思维导图】

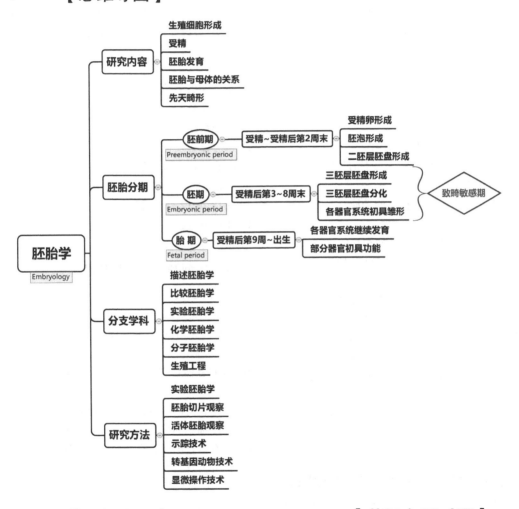

【记忆窍门】

● 预产期推算口诀：年 +1 月 –3 日 +7 或月 +9 日 +7。

【英汉名词对照】

● Embryology　胚胎学
● Preembryonic Period　胚前期
● Embryonic Period　胚期
● Fetal Period　胎期

【复习思考题】

一、名词解释

1. Embryology
2. 胚期
3. 胎期

二、选择题

（一）A1 型题（单句型最佳选择题）

1. 胚期是指下列哪个时期的胚胎发育？（　　）

A. 受精至第 2 周末　　B. 受精至第 8 周末

C. 受精第 3 周至出生　D. 受精第 3 周至第 8 周末

E. 从受精卵形成到出生时

2. 关于胚期的描述哪项错误？（　　）

A. 胚泡形成是此期重要事件之一

B. 三胚层胚盘卷折为圆柱状胚体

C. 三胚层分化形成组织、器官、系统的原基

D. 该期以细胞数量增多为主

E. 胚期末已初具人形

3. 下列关于胎期的描述哪项错误？（　　）

A. 是人胚发育第 9 周至胎儿出生的时期

B. 胎儿生长快速

C. 多数器官已具有不同程度的功能

D. 此期是致畸敏感期

E. 此阶段的畸形多为组织结构和功能缺陷

4. 下列哪项属于描述胚胎学的研究内容？（　　）

A. 观察胚胎发育的形态演变过程

B. 对不同种系动物的胚胎发育过程进行比较

C. 观察化学或物理因素刺激对胚胎发育的影响

D. 探讨各种先天畸形发生的原因和机制

E. 控制早期生殖过程，以获得人们期望的新生个体

5. 下列哪个时期的胚胎发育异常最易导致畸形？（　　）

A. 第 1～2 周　　　　B. 第 3～8 周

C. 第 2～4 周　　　　D. 第 5～7 月

E. 第 8 月至出生

（二）A2 型题（病例摘要型最佳选择题）

6. 某孕妇怀孕 1 个月，因病毒感染出现严重的带状疱疹而服用抗病毒药物，此时胎儿出现畸形的可能性较大，因为正处于下列哪个时期？（　　）

A. 胚前期　　　　　　B. 胚期

C. 胎期　　　　　　　D. 围生期

E. 胚胎期

7. 王某，女，31 岁，每次月经 5 天，月经间隔 28 天，末次月经是 2020 年 10 月 1 日，2020 年 12 月 18 日发现白带中出现少量红色分泌物，随后到医院检查，医生确诊怀孕，此时囊胚具有哪个时期的特点？（　　）

A. 胚前期　　　　　　B. 胚期

C. 胎期　　　　　　　D. 围生期

E. 胚胎期

（三）A3 型题（病例组型最佳选择题）

（8～9 题共用题干）

李女士，25 岁，每次月经 3～4 天，月经间隔 28～30 天，末次月经是 2018 年 3 月 10 日，因最近 3 个月没有月经到医院检查，经产科医生确诊怀孕 8 周。

8. 此时期李女士子宫内孕囊的主要特点是（　　）

A. 形成完整的胎儿

B. 形成完整的胚

C. 多个系统出现功能活动

D. 部分器官发育初具雏形

E. 尚处于胚前期，无明显形态特征

9. 李女士的预产期是（　　）

A. 2018 年 12 月 10 日　B. 2018 年 12 月 17 日

C. 2018 年 12 月 31 日　D. 2019 年 1 月 3 日

E. 2019 年 1 月 10 日

（四）B 型题（标准配伍题）

（10～14 题共用备选答案）

A. 受精至第 2 周末　　B. 受精至第 8 周末

C. 第 9 周至出生　　　D. 第 3 周至第 8 周末

E. 出生以后

10. 胚胎各器官系统与外形发育初具雏形的时期是（　　）

11. 胎儿长大，各器官系统发育成形是在（　　）

12. 胚胎细胞的早期增殖和分化是在（　　）

13. 所有器官出现正常的功能活动是在（　　）

14. 部分器官具有一定的功能活动是在（　　）

（15～19 题共用备选答案）

A. 描述胚胎学　　　　B. 化学胚胎学

C. 分子胚胎学　　　　D. 实验胚胎学

E. 生殖工程

15. 应用化学或物理因素刺激或施加手术，观察其对胚胎发育的影响属于（　　）

16. 主要应用组织学和解剖学的方法观察胚胎发育形态演变过程属于（　　）

17. 应用化学、生物化学和组织学技术研究胚胎发生过程中的机制属于（　　）

18. 研究基因表达产物即各种蛋白质在胚胎发育中的作用，阐明胚胎发育机制属于（　　）

19. 通过人工介入早期生殖过程，以获得人们期望的新生个体属于（　　）

（五）X 型题（多项选择题）

20. 胚胎学的研究内容包括（　　）
A. 生殖细胞发生　　　　　B. 受精
C. 胚胎发育及机制　　　　D. 胚胎与母体关系
E. 先天畸形

21. 下列哪些是胚前期发生的变化？（　　）
A. 受精　　　　　　　　B. 卵裂和桑葚胚形成
C. 胚泡形成及植入　　　D. 二胚层形成
E. 圆柱状胚体形成

22. 下列哪些是胎期内发生的变化？（　　）
A. 原条和中胚层形成
B. 胚盘由扁平形卷折为圆柱状
C. 胎儿逐渐长大
D. 各器官、系统继续发育完善
E. 多数器官已具备不同程度的功能

23. 胚胎发育将经历（　　）
A. 新生儿期　　　　　　B. 胚期
C. 胎期　　　　　　　　D. 婴儿期
E. 胚前期

三、判断题

1. 妊娠 4 周时胎儿各器官、系统与外形已经初具雏形。（　　）

2. 从受精卵形成至胎儿出生后 4 周的发育阶段可称为围生期，此阶段母体与胎儿及新生儿的保健医学称围生医学。（　　）

3. 应用解剖学和组织学方法观察胚胎发育的形态演变过程的学科即为实验胚胎学。（　　）

四、论述题

试述医学生学习胚胎学的意义。

【答案及解析】

一、名词解释

1. Embryology 即胚胎学，是研究从受精卵形成并发育为新生个体的过程及其机制的科学。研究内容包括生殖细胞形成、受精、胚胎发育、胚胎与母体的关系、先天畸形等。

2. 胚期是从受精后第 3 周至第 8 周末，称为胚期。此期受精卵迅速增殖分化，形成二胚层胚盘、三胚层胚盘、圆柱状胚体，并同时分化发育为各种组织、器官与系统的原基，此期末胚胎已初具人的雏形。

3. 胎期是从第 9 周至胎儿娩出的时期，称为胎期。此期各组织、器官、系统继续发育，多数器官出现不同程度的功能活动并不断完善，胎儿逐渐长大。

二、选择题

（一）A1 型题（单句型最佳选择题）

1. D。胚期是从受精后第 3 周至第 8 周末，称为胚期。

2. D。胚胎发育全过程中均有细胞数的明显增多。

3. D。胚胎的致畸敏感期为受孕后的 3～8 周，此时细胞处于快速增殖分化阶段，容易受到致畸因子的作用而发生变异，导致胎儿畸形。

4. A。描述胚胎学主要是观察胚胎发育的形态演变过程。

5. B。孕后第 3～8 周为致畸敏感期。

（二）A2 型题（病例摘要型最佳选择题）

6. B。胚胎发育的第 3～8 周是人体外形及其内部许多器官、系统原基发生的重要时期，此期对致畸因子（如某些药物、病毒、微生物等）的影响极其敏感，易发生先天性畸形，称致畸敏感期。

7. C。受精 8 周以后为胎期。

（三）A3 型题（病例组型最佳选择题）

8. D。临床诊断孕 8 周是月经龄，对应的受精龄是 6 周，为胚期，器官系统与外形发育初具雏形，但尚未分化完全。

9. B。根据预产期的计算公式：月 +9 或 -3，日 +7。本题中该女性末次月经为 2018 年 3 月 10 日，则 3 月 -3/+9=12 月，10 日 +7=17 日，即预产期为 2018 年 12 月 17 日。

（四）B 型题（标准配伍题）

10～14. DCAEC。此题组考点为胚胎发育过程中三个时期的特点。第 3 周至第 8 周末为胚期，胚体发育至此期末，各器官、系统与外形初具人体雏形；第 9 周至出生为胎期，在此时期胎儿逐渐长大，各器官、系统继续发育分化，部分器官的功能逐渐出现并进一步完善；胚胎细胞的早期增殖和分化是在受精至第2周末，为胚前期；人体发育过程中，各器官、系统的发育是有一定次序的，其中最晚发育成熟的是生殖系统，至青春期逐渐发育成熟，表达正常的功能活动；受精后第9至出生为胎期，各器官系统发育成形，部分器官出现功能活动。

15～19. DABCE。此题组考点为胚胎学的不同研究方法。实验胚胎学是指应用化学或物理因素刺激或施加手术，观察其对胚胎发育的影响，以研究胚胎发育的内在规律与机制；描述胚胎学主要应用组织学和解剖学的方法观察胚胎发育形态演变过程；化学胚胎学是应用化学、生物化学和组织学技术研究胚胎发生过程中的机制；分子胚胎学研究基因表达产物即各种蛋白质在胚胎发育中的作用，阐明胚胎发育的分子过程和机制；生殖工程通过人工介入早期生殖过程，以获得人们期望的新生个体。

（五）X型题（多项选择题）

20. ABCDE。胚胎学的研究内容包括生殖细胞发生、受精、胚胎发育、胚胎与母体的关系及先天畸形等。

21. BCD。胚前期中第1周卵裂及桑葚胚形成，第2周胚泡形成及植入，同时形成二胚层。

22. CDE。胎期中胎儿逐渐长大，各器官、系统继续发育完善，多数器官已具备不同程度的功能。

23. BCE。胚胎发育经历三个时期，即胚前期、胚期和胎期。

三、判断题

1. 错误。从第3周至第8周末为胚期，在这一期末，胚的各器官、系统与外形发育初具雏形。

2. 错误。围产期通常指怀孕28周至新生儿出生后1周的时间。

3. 错误。实验胚胎学是对胚胎或体外培养的胚胎组织给予化学或物理因素刺激，或施加显微手术，如胚胎切割、细胞移植、体外培养等，观察其对胚胎发育的影响，旨在研究胚胎发育的内在规律和机制。

四、论述题

答题要点：从胚胎学与医学专业学习的关系等方面进行描述。胚胎学是一门重要的医学基础课。胚胎从一个细胞发育为足月胎儿的过程中，每一部分都在发生复杂的动态变化。医学生只有在学习了胚胎学之后，掌握了人体外形、体内各系统、器官、组织、细胞的发生演变过程，才能了解生命的发生和发育，理解解剖学、组织学、病理学、遗传学等学科中的某些内容。胚胎学为内科学、外科学、儿科学、妇产科学、生殖医学等学科的工作也提供了必要的基础知识。

（杨 力）

第二十章　人体胚胎学总论

【学习目标】

一、知识目标

1. 能够说明精子的成熟、获能及卵的成熟并归纳受精的概念、部位和意义。

2. 能够解释卵裂的概念与桑葚胚的形成，总结胚泡的形成及结构。

3. 能够总结植入的概念、时间、部位及植入后子宫内膜的变化。

4. 能够归纳二胚层胚盘、三胚层胚盘和相关结构的形成及三胚层的分化。

5. 能够回忆胚外中胚层、胚外体腔及体蒂形成。

6. 能够阐述胎膜的组成和结构。

7. 能够解释胎盘的组成、结构特点和功能，说出胎盘屏障的组成与功能。

8. 能够辨认胚胎各期外形特征和胚胎龄的推算。

9. 能够列举双胎、多胎和联胎的成因。

二、技能目标

1. 能够通过绘制胚泡、植入、二胚层胚盘、三胚层胚盘、胎膜、胎盘模式图联系相关理论加深知识点理解。

2. 学会以受精卵发育作为起始，以每周为发育周期，从胚泡的三部分发育作为学习的线索，以动态变化的思维把握好胚胎的发育规律。

3. 能够利用纲要信号、口诀记忆法强化知识点内容。

4. 能够联系临床先天畸形等案例，巩固胚胎学相关知识点，做到触类旁通。

5. 能够以组织器官为例，举一反三，运用三胚层分化的特点追溯组织与细胞的来源。

三、情感价值目标

1. 能够通过人体的起源，培养珍爱生命的理念，认同自尊、自爱的意义。

2. 能够激发医学生对患者生命的尊重和珍爱，培养医学生医者仁心的医德素养。

【思维导图】

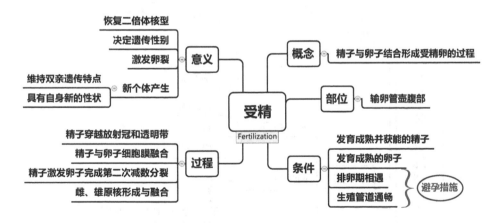

【记忆窍门】

• 胚第 2 周为二胚层胚盘形成（上胚层、下胚层）；胚第 3 周为三胚层胚盘形成（内胚层、中胚层、外胚层）

• 第 2 周有 3 个 2：2 个胚层（上胚层、下胚层）；2 个囊（羊膜囊、卵黄囊）；2 个滋养层（细胞滋养层、合体滋养层）。

• 胎膜：两膜两囊加一带（绒毛膜、羊膜、卵黄囊、尿囊、脐带）。

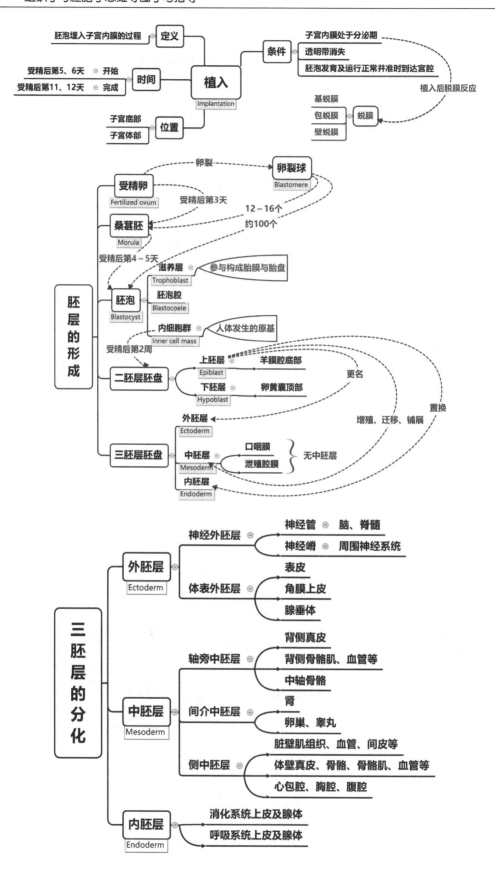

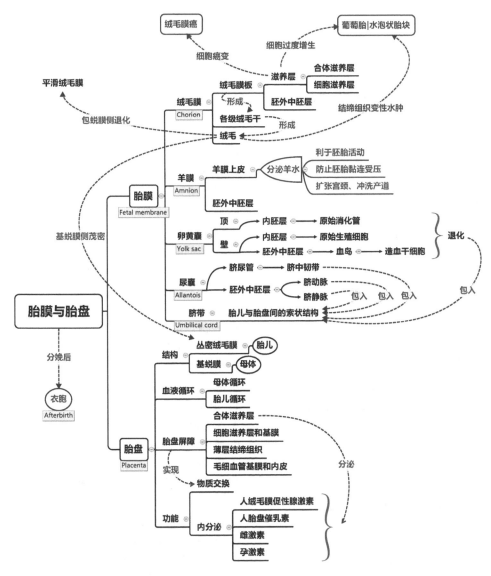

【英汉名词对照】

- Embryonic Age　胚胎龄
- Fertilized Ovum　受精卵
- Blastomere　卵裂球
- Morula　桑葚胚
- Blastocyst　胚泡
- Trophoblast　滋养层
- Inner Cell Mass　内细胞群
- Implantation　植入
- Ectoderm　外胚层
- Mesoderm　中胚层
- Endoderm　内胚层
- Chorion　绒毛膜
- Amnion　羊膜

- Umbilical Cord　脐带
- Allantois　尿囊
- Yolk Sac　卵黄囊

【复习思考题】

一、名词解释

1. 获能
2. 受精
3. 桑葚胚
4. 胚泡
5. 植入
6. 蜕膜
7. 原条

8. 二胚层胚盘

9. 胎盘屏障

二、选择题

（一）A1 型题（单句型最佳选择题）

1. 受精卵的细胞分裂常称为（　　）

A. 卵裂　　　　　　　　B. 第一次减数分裂

C. 第二次减数分裂　　　D. 无丝分裂

E. 有丝分裂

2. 排卵后卵子的受精能力约保持（　　）

A. 6 小时　　　B. 12 小时　　　C. 36 小时

D. 48 小时　　　E. 60 小时

3. 精子在女性生殖管道内的受精能力约保持（　　）

A. 6 小时　　　B. 12 小时　　　C. 24 小时

D. 3 天　　　　E. 4 天

4. 精子获能的部位是（　　）

A. 附睾　　　　　　　　B. 睾丸

C. 子宫和输卵管　　　　D. 尿道

E. 阴道

5. 正常受精的部位在（　　）

A. 输卵管漏斗部　　　　B. 输卵管壶腹部

C. 输卵管峡部　　　　　D. 输卵管子宫部

E. 子宫底或体部

6. 透明带消失于（　　）

A. 排卵时　　　　　　　B. 受精时

C. 桑葚胚形成时　　　　D. 卵裂开始时

E. 胚泡植入时

7. 下列不属于胚泡的结构是（　　）

A. 滋养层　　　　　　　B. 胚泡液

C. 胚泡腔　　　　　　　D. 内细胞群

E. 放射冠

8. 胚泡开始植入的时间相当于月经周期的（　　）

A. 第 9 ～ 10 天　　　　B. 第 12 ～ 14 天

C. 第 16 ～ 17 天　　　　D. 第 19 ～ 20 天

E. 第 27 ～ 28 天

9. 胚泡完成植入大约需要（　　）

A. 3 天　B. 5 天　C. 6 天　D. 8 天　E. 10 天

10. 植入时最先接触子宫内膜的结构是（　　）

A. 极端滋养层　　　　　B. 透明带

C. 胚泡腔　　　　　　　D. 内细胞群

E. 滋养层

11. 植入后的子宫内膜称（　　）

A. 胎膜　　　　B. 蜕膜　　　　C. 羊膜

D. 绒毛膜　　　E. 基膜

12. 宫外孕最常发生在（　　）

A. 卵巢表面　　　　　　B. 子宫阔韧带

C. 肠系膜　　　　　　　D. 输卵管

E. 膀胱壁

13. 胚泡植入下列何处可形成前置胎盘？（　　）

A. 子宫底部　　　　　　B. 子宫前壁

C. 子宫后壁　　　　　　D. 输卵管

E. 子宫颈

14. 体蒂由下列哪项形成？（　　）

A. 滋养层　　　　　　　B. 胚内中胚层

C. 胚外中胚层　　　　　D. 外胚层

E. 内胚层

15. 脊索的细胞来自（　　）

A. 神经褶　　　　　　　B. 原条

C. 原沟　　　　　　　　D. 原凹

E. 神经沟

16. 形成原条的是（　　）

A. 下胚层细胞　　　　　B. 上胚层细胞

C. 中胚层细胞　　　　　D. 胚外中胚层细胞

E. 滋养层细胞

17. 中胚层不能分化形成（　　）

A. 平滑肌　　　　　　　B. 肾

C. 卵巢　　　　　　　　D. 假复层纤毛柱状上皮

E. 疏松结缔组织

18. 口咽膜、泄殖腔膜处的结构是（　　）

A. 内胚层和外胚层

B. 滋养层和内胚层

C. 内胚层和胚内中胚层

D. 胚内中胚层和胚外中胚层

E. 滋养层和中胚层

19. 神经管由下列哪项诱导形成？（　　）

A. 间充质　　　B. 脊索　　　C. 外胚层

D. 内胚层　　　E. 中胚层

20. 后神经孔未闭合可导致（　　）

A. 无脑儿　　　B. 脊髓裂　　　C. 畸胎瘤

D. 唇裂　　　　E. 腭裂

21. 下列哪项不是内胚层分化形成？（　　）

A. 胃黏膜的上皮　　　　B. 气管黏膜的上皮

C. 肝细胞　　　　　　　D. 肺泡上皮

E. 肾单位

22. 外胚层、中胚层和内胚层均起源于（　　）

A. 胚内中胚层　　　　　B. 胚外中胚层

C. 上胚层　　　　　　　D. 下胚层

E. 上胚层和下胚层

23. 原始生殖细胞来源于（　　）

A. 下胚层　　　　　　　B. 卵黄囊的内胚层

C. 卵黄囊的胚外中胚层　D. 间介中胚层

E. 羊膜

24. 造血干细胞来源于（　　）

A. 下胚层　　　　　　　B. 轴旁中胚层

C. 侧中胚层　　　　　　D. 卵黄囊的内胚层

E. 卵黄囊的胚外中胚层

25. 下列哪项不属于胎膜？（　　）

A. 羊膜　　　　B. 包蜕膜　　　　C. 卵黄囊

D. 绒毛膜　　　E. 尿囊

26. 下列哪项不由受精卵发育形成？（　　）

A. 羊膜　　　　B. 蜕膜　　　　C. 绒毛膜

D. 脐带　　　　E. 胚盘

27. 分娩时羊水量一般为（　　）

A. 小于 500ml　　　　　B. 500～1000ml

C. 1000～1500ml　　　　D. 1500～2000ml

E. 多于 2000ml

28. 妊娠后期,胎儿在以下哪个腔中生长发育（　　）

A. 子宫腔　　　　　　　B. 羊膜腔

C. 胚内体腔　　　　　　D. 胚外体腔

E. 胚泡腔

29. 心包腔、胸膜腔、腹膜腔由下列哪项形成？（　　）

A. 羊膜腔　　　　　　　B. 胚外体腔

C. 胚泡腔　　　　　　　D. 胚内体腔

E. 脐腔

30. 胚内体腔形成于下列哪项结构内？（　　）

A. 内胚层　　　　　　　B. 外胚层

C. 体节　　　　　　　　D. 间介中胚层

E. 侧中胚层

31. 下列哪项不是胎盘的特点？（　　）

A. 盘状,母体面粗糙,胎儿面光滑

B. 由母体基蜕膜和胎儿平滑绒毛膜构成

C. 是母体与胎儿进行物质交换的场所

D. 物质交换时需通过胎盘屏障

E. 有内分泌功能,能分泌激素

32. 将绒毛固定于基蜕膜上的是（　　）

A. 合体滋养层　　　　　B. 细胞滋养层壳

C. 体蒂　　　　　　　　D. 胎盘隔

E. 胚外中胚层

33. 胎儿娩出后,从剪断的脐带中流出的血液是（　　）

A. 胎儿的动、静脉血

B. 母体的动、静脉血

C. 胎儿的动脉血和母体的静脉血

D. 胎儿的静脉血和母体的动脉血

E. 胎儿和母体的动、静脉血

34. 作早孕诊断时,通常是检测孕妇尿中的（　　）

A. 雌激素

B. 孕激素

C. 人绒毛膜促性腺激素

D. 人绒毛膜促乳腺生长激素

E. 卵泡刺激素

35. 畸胎瘤是下列哪项未退化所致？（　　）

A. 原条　　　　B. 脊索　　　　C. 卵黄囊

D. 尿囊　　　　E. 脐带

36. 脐粪瘘是下列哪项未退化所致？（　　）

A. 原条　　　　B. 脊索　　　　C. 卵黄囊

D. 尿囊　　　　E. 脐带

37. 脐尿瘘是下列哪项未退化所致？（　　）

A. 原条　　　　B. 脊索　　　　C. 卵黄囊

D. 尿囊　　　　E. 脐带

38. 下列哪项结构异常可导致葡萄胎或绒毛膜上皮癌？（　　）

A. 蜕膜　　　　B. 胚泡腔　　　　C. 滋养层

D. 内细胞群　　E. 羊膜

39. 最易导致联胎的原因是（　　）

A. 形成的两个受精卵未完全分离

B. 形成的两个桑葚胚未完全分离

C. 形成的两个胚泡未完全分离

D. 形成的两个内细胞群未完全分离

E. 形成的两个原条未完全分离

40. 人胚初具雏形的时间是（　　）

A. 第 4 周末　　　　　　B. 第 6 周末

C. 第 8 周末　　　　　　D. 第 10 周末

E. 第 12 周末

（二）A2 型题（病例摘要型最佳选择题）

41. 女性患者,30 岁,停经 2^+ 月,尿 HCG+,突发下腹痛伴阴道流血,B 超检查确诊为异位妊娠,此时囊胚不可能出现的植入部位是？（　　）

A. 输卵管壶腹部　　　　B. 卵巢

C. 子宫直肠窝　　　　　D. 子宫底

E. 子宫颈内口

42. 男婴,出生后体检发现骶尾部正中区域有一个直径 5cm 大的肿块,囊实性,经医院检查确诊为骶尾部畸胎瘤,该肿瘤最可能由下列哪项所致？（　　）

A. 间质中胚层

B. 原条退化不良的残留组织形成

C. 原沟退化不良的残留组织形成

D. 神经板退化不良的残留组织形成

E. 原结退化不良的残留组织形成

43. 23 岁，已婚女性，平素月经规律，近日右下腹出现数次阵发性的疼痛，伴有轻微的恶心及里急后重感，同时右下腹明显的压痛，反跳痛不明显。该女性提及有 2 个多月没有来月经，医生首先需要考虑的诊断是（　　）

A. 胆囊炎　　　　　　B. 右侧卵巢囊肿

C. 右侧附件炎　　　　D. 右侧输卵管妊娠

E. 右肾结石

44. 34^+ 周龄早产儿，男性，出生后体检发现孩子的脊柱有发育缺陷，肌组织薄弱且椎骨结构异常，导致以上缺陷的原因是（　　）

A. 神经外胚层发育异常　B. 间质中胚层发育异常

C. 内胚层中部发育异常　D. 轴旁中胚层发育异常

E. 侧中胚层发育异常

45. 32 周龄早产男婴，出生后，医务人员发现孩子的胸背部及四肢大面积皮肤明显发红，可见分布有丰富细小血管的鲜红组织，皮肤发育不全，该缺陷与下列哪项结构关系密切？（　　）

A. 轴旁中胚层　　　　B. 体壁中胚层

C. 脏壁中胚层　　　　D. 表面外胚层

E. 胚外中胚层

46. 中期妊娠发现胎死宫内，超声提示胎儿的胸腹部可见心脏和胃肠的膨出，腹壁结构不完整，该缺陷形成于受精后（　　）

A. 1 ～ 2 周　　　　　B. 3 ～ 4 周

C. 4 ～ 8 周　　　　　D. 3 ～ 5 个月

E. 6 ～ 8 个月

47. 30 岁女性患者，已婚，平素月经不规律，3 ～ 4 天 /2 ～ 3 个月，不能提供末次月经时间，现停经 4^+ 月，她希望知道自己是否怀孕，医生可以做什么临床检查以准确判断她是否怀孕？（　　）

A. 妇科 B 超　　　　　B. 妇科触诊体检

C. 化验尿液　　　　　D. 抽血检查 hCG

E. 抽血检查雌激素

48. 女性，32 岁，孕 36 周做产检时发现胎儿心率 108 次 / 分，B 超检查脐带绕颈 3 周半，此时医生考虑胎儿（　　）

A. 胎盘生长不良　　　　B. 体蒂过度发育

C. 羊膜生长不正常　　　D. 宫内窘迫

E. 颈部发育异常

（三）A3 型题（病例组型最佳选择题）

（49 ～ 50 题共用题干）

女性，36 岁，停经 2^+ 月后出现严重的妊娠呕吐，难缓解，孕 3^+ 月，宫底位于脐耻之间，阴道流血多于月经量而入院就诊。经检查发现子宫异常增大、变软，血清检查发现 hCG 水平明显高于正常水平，手术探查子宫内见大量大小不等的水泡状组织

49. 该女性最可能出现的问题是？（　　）

A. 胎儿生长速度过快　　B. 绒毛膜上皮癌

C. 葡萄胎　　　　　　　D. 宫内羊水过多

E. 子宫内膜大量脱落

50. 出现这种现象最主要的原因是？（　　）

A. 羊膜细胞异常增生

B. 绒毛膜中滋养细胞异常增生

C. 卵黄囊细胞异常增生

D. 子宫蜕膜细胞异常增生

E. 胎盘中细胞异常增生

（51 ～ 52 题共用题干）

女婴出生后不久，父母发现患儿在每次喝奶以后，会有白色液体从肚脐流出，流出的液体时多时少，与进食量有一定关系，其父母随即将患儿送至医院就诊。

51. 该女婴出现的临床表现最可能是什么问题？（　　）

A. 脐带退化不良　　　　B. 脐粪瘘

C. 脐尿瘘　　　　　　　D. 脐疝

E. 脐内血管未闭

52. 该患儿出现的问题可能与下列哪项相关？（　　）

A. 脐带退化不良　　　　B. 脐带未扎紧

C. 尿囊闭锁不良　　　　D. 卵黄囊闭锁不良

E. 以上都不是

（四）B 型题（标准配伍题）

（53 ～ 61 题共用备选答案）

A. 受精后第 1 周　　　　B. 受精后第 2 周

C. 受精后第 3 周　　　　D. 受精后第 4 ～ 8 周

E. 受精 8 周以后

53. 桑葚胚出现在（　　）

54. 胚泡出现在（　　）

55. 二胚层胚盘出现在（　　）

56. 三胚层胚盘出现在（　　）

57. 羊膜囊最早出现于（　　）

58. 合体滋养层最早出现于（　　）

59. 卵黄囊最早出现于（　　）

60. 四肢形成于（　　）

61. 外生殖器完全形成（　　）

（62～68 题共用备选答案）

A. 滋养层　　　　　B. 下胚层　　　　C. 外胚层

D. 中胚层　　　　　E. 内胚层

62. 皮肤的表皮来源于（　　）

63. 脑和脊髓来源于（　　）

64. 胰腺中腺泡来源于（　　）

65. 结缔组织来源于（　　）

66. 肾和生殖腺发生于（　　）

67. 卵黄囊的形成最早源于（　　）

68. 胸骨和肋骨的发生源于（　　）

（五）X 型题（多项选择题）

69. 胚胎发育至第 2 周可出现的腔或囊有（　　）

A. 羊膜腔　　　　　　　　B. 胚外体腔

C. 卵黄囊　　　　　　　　D. 胚内体腔

E. 尿囊

70. 精子进入卵母细胞后（　　）

A. 次级卵母细胞完成第二次减数分裂，形成雌原核

B. 精子发生顶体反应

C. 精子完成第二次减数分裂，形成雄原核

D. 雌、雄原核靠拢，核膜消失，形成受精卵

E. 引起透明带反应

71. 受精的意义在于（　　）

A. 启动受精卵细胞分裂

B. 恢复二倍体核型

C. 决定性别

D. 子代获得双亲的遗传物质

E. 子代具有与亲代不完全相同的性状

72. 胚泡由下列哪些组成？（　　）

A. 内细胞群　　　　　　　B. 胚泡腔

C. 滋养层　　　　　　　　D. 羊膜

E. 卵黄囊

73. 胚泡正常植入常见的部位有（　　）

A. 子宫体　　　　　　　　B. 子宫颈管内

C. 子宫颈　　　　　　　　D. 子宫底

E. 输卵管

74. 胚泡正常植入的条件是（　　）

A. 母体雌激素和孕激素的精细调节

B. 子宫内膜处于增生期

C. 子宫内膜周期性变化与胚泡发育同步

D. 透明带适时消失

E. 胚泡准时到达子宫腔

75. 下列哪些结构由受精卵发育而来？（　　）

A. 胚盘　　　　　B. 卵黄囊　　　　C. 羊膜

D. 绒毛膜　　　　E. 蜕膜

76. 关于二胚层胚盘的描述哪些正确？（　　）

A. 上胚层是羊膜腔的底　B. 下胚层是卵黄囊的顶

C. 出现在受精后第 2 周　D. 通常为圆盘状

E. 是人体的原基

77. 三胚层胚盘中没有中胚层的区域称为（　　）

A. 口咽膜　　　　　　　　B. 羊膜

C. 泄殖腔膜　　　　　　　D. 蜕膜

E. 黏膜

78. 关于原条的描述下列哪些正确？（　　）

A. 由上胚层细胞增殖形成

B. 决定了胚盘的中轴与头、尾

C. 能诱导神经板的形成

D. 可形成胚内中胚层

E. 原条头端可形成脊索

79. 下列哪些由内胚层分化形成？（　　）

A. 肾　　　　　　　　B. 小肠黏膜上皮

C. 胰腺腺细胞　　　　D. 肝细胞

E. 肺泡上皮

80. 下列哪些由外胚层分化形成？（　　）

A. 脑和脊髓　　　　　　　B. 皮肤的表皮和汗腺

C. 睾丸生精细胞　　　　　D. 脊神经节

E. 骨骼

81. 下列哪些结构由中胚层分化形成？（　　）

A. 肾　　　　　　　　B. 卵巢

C. 骨骼　　　　　　　D. 肌组织

E. 结缔组织

82. 关于间介中胚层（　　）

A. 由脊索分化形成

B. 位于轴旁中胚层与侧中胚层之间

C. 是泌尿系统主要器官的原基

D. 是生殖系统主要器官的原基

E. 形成胚内体腔

83. 上皮组织可由下列哪些分化形成？（　　）

A. 外胚层　　　　　　　　B. 中胚层

C. 内胚层　　　　　　　　D. 胚外中胚层

E. 间充质

84. 小肠的组织结构中来自中胚层的有（　　）

A. 单层柱状上皮   B. 结缔组织

C. 肌层   D. 小肠腺

E. 黏膜下神经丛

85. 十二指肠的组织结构中来自于内胚层的有（   ）

A. 黏膜上皮   B. 结缔组织

C. 肌层   D. 小肠腺和十二指肠腺

E. 肌间神经丛

86. 胎膜包括（   ）

A. 羊膜   B. 绒毛膜

C. 卵黄囊及尿囊   D. 脐带

E. 胎盘

87. 分娩前胎膜中已退化的结构是（   ）

A. 羊膜   B. 丛密绒毛膜

C. 卵黄囊   D. 脐带

E. 尿囊

88. 绒毛膜由下列哪些结构形成？（   ）

A. 内胚层   B. 滋养层

C. 中胚层   D. 胚外中胚层

E. 外胚层

89. 三级绒毛干的组成包括（   ）

A. 合体滋养层   B. 细胞滋养层

C. 胚内中胚层   D. 血管

E. 羊膜

90. 关于羊水描述正确的是（   ）

A. 早期主要由羊膜分泌

B. 分娩时可达到 2000ml

C. 不断被羊膜吸收和胎儿吞饮

D. 含胎儿脱落的上皮细胞及其代谢产物

E. 羊水的检测可诊断某些先天性疾病

91. 关于胎盘的描述正确的是（   ）

A. 由母体的基蜕膜和胎儿的丛密绒毛膜构成

B. 呈圆盘状，可分为胎儿面和母体面

C. 胎盘内母体血和胎儿血互相混合

D. 胎盘能分泌多种激素

E. 胎盘在妊娠黄体退化后才完整形成

92. 胎盘产生的激素包括（   ）

A. 雌激素

B. 孕激素

C. 人绒毛膜促性腺激素

D. 人绒毛膜促乳腺生长激素

E. 卵泡刺激素

93. 早期的胎盘屏障包括（   ）

A. 合体滋养层   B. 细胞滋养层及其基膜

C. 薄层绒毛结缔组织   D. 毛细血管基膜

E. 毛细血管内皮

94. 胎盘的功能有（   ）

A. 保护功能   B. 提供营养

C. 气体交换   D. 分泌激素

E. 排出胎儿的代谢产物

三、判断题

1. 从男性生殖管道射出的精子已具有运动能力，故可直接穿越卵子的放射冠和透明带，进入卵子形成受精卵。（   ）

2. 胚泡由桑葚胚发育而来，其内细胞群在第 2 周形成由上胚层和下胚层构成的二胚层胚盘。（   ）

3. 原条出现于受精后第 3 周，其出现既决定了胚体的中轴和头、尾端，又诱导了胚内中胚层的形成。（   ）

4. 胚泡植入后，子宫内膜发生蜕膜反应，此时的子宫内膜改称蜕膜。随着胎儿的生长发育，子宫包蜕膜和壁蜕膜融合后，子宫腔消失。（   ）

5. 胚盘中轴的外胚层在原条的诱导下局部增厚形成神经板，后者是神经系统发生的原基。（   ）

6. 消化系统和呼吸系统器官的所有结构均来源于内胚层。（   ）

7. 口咽膜与泄殖腔膜处都是由内、中、外三个胚层紧密相贴形成的膜状结构。（   ）

8. 妊娠晚期，胎儿在子宫腔内生长发育。（   ）

9. 脐动脉内是含有二氧化碳和代谢产物的静脉血，而脐静脉内是富含氧气和营养物质的动脉血。（   ）

10. 绒毛间隙内充满母体的血流，脐带血管内流动的是胎儿的血液。（   ）

11. 在胚胎发育的全过程中，整个绒毛膜的表面都始终分布有大量的绒毛。（   ）

12. 由于胎盘屏障的分隔作用，胎儿血与母体血互不相混，但可进行物质交换。（   ）

13. 整个妊娠期，孕妇体内具有较高水平的孕激素，故子宫内膜不会脱落。（   ）

14. 受人绒毛膜促性腺激素作用，妊娠黄体较月经黄体存在的时间长。（   ）

四、论述题

1. 试述胚泡植入及植入后子宫内膜的变化。

2. 胚内中胚层是如何形成的？它主要分化为哪些结构或器官？

3. 简述胎盘的结构、血液循环与功能。

4. 简述神经管的发生及常见畸形。

5. 以胃壁结构为例，试述各层组织结构的胚层分化来源。

6. 一育龄妇女月经周期为 28 天左右，现已确诊为怀孕，末次月经为 2021 年 3 月 1 日，至 2021 年 4 月 1 日，胚胎发育有哪些主要变化？至 2021 年 4 月 8 日，胚胎发育又有哪些主要变化？

【答案及解析】

一、名词解释

1. 精子在通过子宫和输卵管时其头部表面的糖蛋白被女性生殖管道分泌的酶降解，释放顶体酶，从而获得受精能力，这一过程称获能。

2. 受精是指获能后的精子与卵子结合形成受精卵的过程。受精的部位在输卵管壶腹部。

3. 受精后第 3 天，由 12～16 个卵裂球组成的实心细胞团称为桑葚胚。

4. 约受精后第 4 天，由桑葚胚进一步发育而形成的囊泡状结构称为胚泡，中央的腔隙称胚泡腔，周围单层扁平细胞称为滋养层，胚泡内一侧的成团细胞称为内细胞群。内细胞群是胚体发生的原基。

5. 植入是指胚泡逐渐埋入分泌期子宫内膜功能层的过程。植入开始于受精后的第 5～6 天，于第 11～12 天完成。部位通常在子宫体部或底部。

6. 植入后的子宫内膜称为蜕膜。根据其与囊胚的位置关系，分为基蜕膜、包蜕膜和壁蜕膜。

7. 人胚发育至第 3 周，上胚层的细胞增殖、迁移至胚盘尾端中轴线处的细胞索，称原条。原条决定了胚盘的中轴及头、尾端并诱导形成胚内中胚层。

8. 人胚发育至第 2 周，内细胞群的细胞增殖分化，形成两层细胞盘，上层为柱状细胞，称上胚层，下层为立方形细胞，称下胚层，上、下胚层紧密相贴呈圆盘状，称二胚层胚盘，是人体发生的原基。

9. 胎盘屏障是指胎儿血与母体血在胎盘内进行物质交换所通过的结构，也称胎盘膜。早期胎盘膜由合体滋养层、细胞滋养层及其基膜、绒毛结缔组织、毛细血管基膜与内皮组成。发育后期，胎盘膜仅由合体滋养层、共同基膜和毛细血管内皮组成。

二、选择题

（一）A1 题型（单句型最佳选择题）

1. A。受精卵一旦形成，便开始一边进行细胞分裂，一边被推向子宫方向，随着细胞数目的增加，细胞体积逐渐变小，受精卵这种特殊的有丝分裂称为卵裂。

2. B。排卵后，卵子 12 小时内具有受精能力。

3. C。精子排出 24 小时内具有与卵子融合为受精卵的能力。

4. C。精子头部的糖蛋白可被子宫和输卵管上皮细胞分泌的酶降解，获得受精能力。

5. B。正常的受精部位在输卵管壶腹部。

6. E。受精卵形成第 5 天，当胚泡进入子宫开始植入时，透明带消失。

7. E。胚泡主要由三部分构成即滋养层、胚泡腔和内细胞群。构成胚泡壁的细胞层为滋养层，细胞团块称为内细胞群，其内腔称为胚泡腔，充满含有大量蛋白质的液体。

8. D。月经周期平均为 28 日，排卵期为下次月经前 14 天左右，胚泡植入开始于受精后第 5～6 天，即月经周期的第 19～20 天。

9. C。胚泡植入于受精后第 5～6 天开始，第 11～12 天完成。

10. A。植入时，胚泡的极端滋养层最先接触子宫内膜，并分泌蛋白酶消化与其接触的子宫内膜。

11. B。植入后发生了蜕膜反应的子宫内膜称为蜕膜。

12. D。宫外孕是常见的异常妊娠，受孕部位多发生于输卵管壶腹部。

13. E。植入部位通常在子宫体和底部，若植入近子宫颈处并形成胎盘，称为前置胎盘。

14. C。体蒂由胚外中胚层形成并发育为脐带的主要部分。

15. D。原凹的上胚层细胞向头端迁移，在内、外胚层之间形成一条单独的细胞索，成脊索。

16. B。原条是由上胚层细胞增生，在胚盘一端中轴汇聚形成。

17. D。中胚层可分化形成平滑肌、肾、卵巢和结缔组织。

18. A。在脊索的头端和原条尾端各有一个无中胚层区域，此处内、外胚层直接相贴，分别称为口咽膜和泄殖腔膜。

19. B。由外胚层细胞增殖、内陷并最终离开外胚层表面而形成中空的神经管，诱导神经管形成的结构是脊索。

20. B。后神经孔不闭合将形成脊髓裂，常伴有相应节段的脊柱裂。

21. E。肾由间介中胚层分化形成。

22. C。外胚层、中胚层和内胚层均来源于上胚层。

23. B。卵黄囊尾侧的部分内胚层细胞，分化为原始生殖细胞，由此迁移至生殖腺嵴。

24. E。卵黄囊壁外的胚外中胚层密集排列形成细胞团，称血岛，是人体造血干细胞的原基。

25. B。胎膜包括绒毛膜、羊膜、卵黄囊、尿囊和脐带。

26. B。发生蜕膜反应后的子宫内膜称蜕膜。

27. C。足月胎儿的羊水约 1000ml，少于 500ml 为羊水过少，多于 2000ml 为羊水过多。

28. B。在妊娠后期胎儿生长发育于羊膜腔。

29. D。胚内体腔依次分隔形成心包腔、胸膜腔、腹膜腔。

30. E。胚内体腔形成于侧中胚层内。

31. B。胎盘由胎儿的丛密绒毛膜和母体的基蜕膜组成。

32. B。绒毛末端的细胞滋养层细胞增殖，穿越合体滋养层插入蜕膜内，形成细胞滋养层壳，使绒毛膜与蜕膜牢固连接。

33. A。脐带内有 2 条脐动脉和 1 条脐静脉以及黏液组织。

34. C。人绒毛膜促性腺激素（HCG）在妊娠早期可从孕妇尿中检出，故常作为诊断早孕的指标之一。

35. A。若原条细胞残留，胎儿出生后于骶尾部形成源于三个胚层组织的肿瘤，成畸胎瘤。

36. C。若卵黄囊不闭锁，肠道与脐相同，出生后腹压增高时，粪便可从脐溢出，称脐粪瘘。

37. D。若尿囊不闭锁，出生后腹压增高时，膀胱内的尿液可经此从脐漏出，称脐尿瘘。

38. C。如绒毛表面的滋养层细胞过度增生，绒毛中轴间质变性水肿，血管消失，胚胎被吸收而消失，整个胎块变成囊泡状，形如葡萄，称葡萄胎。若滋养层细胞恶变则为绒毛膜上皮癌。

39. E。当 1 个胚盘出现 2 个原条并分别发育为 2 个胚胎时，若 2 个原条靠得较近，胚体形成时发生局部联接，称联胎。

40. C。至第 8 周末，胚体粗具人形。

（二）A2 型题（病例摘要型最佳选择题）

41. D。一般情况下，植入部位通常为子宫体和底部。该女子被确诊为异位妊娠，则此时囊胚不可能出现的植入部位为子宫底。

42. B。若原条细胞退化不良发生残留，则胎儿出生后会于骶尾部形成畸胎瘤。

43. D。23 岁女性，平素月经规律，已有 2 个多月没有来月经，近日右下腹数次阵发性的疼痛且伴有轻微的恶心，考虑该女性可能为异位妊娠，且很可能为右侧输卵管妊娠。

44. D。轴旁中胚层可分化为脊柱和机体背部的骨骼肌。

45. D。表面外胚层可分化为表皮及其附属结构、釉质、角膜上皮、晶状体、内耳迷路和腺垂体等。

46. C。第 5～8 周胚体外形有明显变化，至第 8 周末初具人形，主要器官和系统在此期内形成，此期也称为器官发生期。

47. D。绒毛膜促性腺激素（HCG）常作为诊断早孕的指标之一。

48. B。脐绕颈 2 圈以上为过长。脐带主要由体蒂发育而成，体蒂过度发育可导致脐带过长。

（三）A3 型题（病例组型最佳选择题）

49～50. CB。绒毛膜中滋养细胞异常增生可形成葡萄胎。

51～52. BD。卵黄囊闭锁不全会在脐带中形成消化道与脐之间的瘘管，当婴儿进食后，流质食物可从脐部流出，称脐粪瘘。

（四）B 型题（标准配伍题）

53～61. AABCBBBDE。此题组考点为受精后不同时期的发育情况。卵子受精后第 3 日分裂成 16 个细胞组成的实心团块称为桑葚胚；胚泡于受精后第 4 天形成并到达子宫腔；胚发育至第二周，内细胞群增殖分化，逐渐形成由两个胚层构成的胚盘，即二胚层胚盘；三胚层胚盘在受精后第 3 周形成；羊膜囊是在二胚层胚盘形成过程中出现的；植入过程中（胚胎发育第二周），极端滋养层迅速增生分化为两层，外层细胞互相融合，细胞界限消失，称合体滋养层；植入过程中，内细胞群细胞增殖、分化为上胚层和下胚层，下胚层周边的细胞向腹侧生长、延伸，形成卵黄囊，下胚层构成卵黄囊的顶；通常至第 8 周末，胚体初具人形；通常情况下胎儿的外生殖器和尿道在妊娠的第 8 周开始形成，在第 15 周完全形成。

62～68. CCEDDBD。此题组考点为各器官和组织的来源。外胚层形成表皮和神经组织；内胚层形成肠腔上皮和消化腺上皮；结缔组织来源于中胚层；肾和生殖腺发生于间介中胚层；下胚层周边的细胞向腹侧生长、延伸，形成卵黄囊；胸骨和肋骨的发生源于轴旁中胚层。

（五）X 型题（多项选择题）

69. ABC。植入过程中，在上胚层细胞与滋养层之间出现一个腔隙，称羊膜腔；下胚层周边的细胞向腹侧生长、延伸，形成卵黄囊；第 2 周末，在胚外中胚层内出现一些小腔隙，称胚外体腔。

70. ADE。在精子和卵子受精过程中，当精子越过放射冠，进入透明带并接触卵细胞核膜时，卵子发出指令（信号），阻止后续的精子进入透明带的一种生理反应，叫透明带反应。精子的穿越激发了次级卵母细胞启动并完成第 2 次成熟分裂。进入卵内的精子的胞核和卵细胞的胞核逐渐膨大，分别称雄原核和雌原核。2 个原核互相靠近，核膜消失，染色体混合，形成 2 倍体受精卵。

71. ABCDE。受精卵激活了卵内储备、关闭状态的发育信息，受精卵进行快速的分裂分化、形成一个新的个体。新个体既有双亲的遗传特征，又有不同于亲代的新形状。受精恢复了染色体数目，并且决定了新个体的遗传性别。

72. ABC。胚泡由内细胞群、滋养层和胚泡腔组成。
73. AD。胚泡植入通常在子宫体和底部。
74. ACDE。正常植入需具备以下条件：①雌、孕激素分泌正常；②子宫内环境正常；③胚泡准时进入子宫腔，透明带及时溶解消失；④子宫内膜发育阶段与胚泡发育同步。

75. ABCD。发生了蜕膜反应的子宫内膜称为蜕膜。
76. ABCDE。二胚层胚盘出现在受精后第 2 周，通常为圆盘状，上胚层是羊膜腔的底，下胚层是卵黄囊的顶，为人体发生的原基。

77. AC。三胚层时期，胚体内、外胚层直接相贴，而无中胚层的区域是口咽膜和泄殖腔膜。

78. ABDE。原条由上胚层细胞增殖形成，它的形成决定了胚盘的头尾方向，可诱导形成胚内中胚层，且原条头端可诱导形成脊索。

79. BCDE。肾由间介中胚层分化形成。
80. ABD。外胚层可分化形成表皮和神经组织。
81. ABCDE。中胚层可分化形成椎骨、骨骼肌和皮肤的真皮以及泌尿生殖系统。
82. BCD。间介中胚层位于轴旁中胚层与侧中胚层之间，分化为泌尿生殖系统的主要器官。
83. ABC。上皮组织可由外胚层、中胚层和内胚层分化形成。
84. BC。中胚层一些散在于内、中、外胚层之间的间充质细胞，可向多方面分化，如肌组织、结

缔组织和心血管系统等。

85. AD。胚体形成的同时，卵黄囊顶部的内胚层和脏壁中胚层逐渐卷入胚体内形成管状结构，称原始消化管。原始消化管的内胚层发育为十二指肠的黏膜上皮和腺体。

86. ABCD。胎膜包括绒毛膜、羊膜、卵黄囊、尿囊和脐带。
87. CE。分娩前胎膜中已退化的结构是卵黄囊和尿囊。
88. BD。胚外中胚层形成后，与滋养层紧密相贴形成绒毛膜板。绒毛膜板及由此发出的绒毛，统称绒毛膜。
89. ABD。胚第 2 周时，合体滋养层和细胞滋养层共同向外形成突起，称初级绒毛干。胚第 3 周时，胚外中胚层长入初级绒毛干内，改称次级绒毛干。此后绒毛干内的胚外中胚层出现结缔组织和血管，形成三级绒毛干。

90. ACDE。足月胎儿的羊水约为 1000ml，少于 500ml 为羊水过少，多于 2000ml 为羊水过多。

91. ABD。胎盘由母体的基蜕膜和胎儿的丛密绒毛膜构成，呈圆盘状，可分为胎儿面和母体面，胎儿面光滑，母体面粗糙；胎盘内母体血和胎儿血互不混合，但能进行物质交换；胎盘形成后取代黄体，对维持妊娠起重要作用；胎盘的合体滋养层能分泌多种激素，主要有绒毛膜促性腺激素（HCG）、人胎盘催乳素（HPL）、孕激素和雌激素。

92. ABCD。胎盘产生的激素包括绒毛膜促性腺激素（HCG）、人胎盘催乳素（HPL）、孕激素和雌激素。

93. ABCDE。胎盘屏障由合体滋养层、细胞滋养层及其基膜、绒毛内结缔组织、毛细血管基膜及内皮构成。

94. ABCDE。胎盘具有物质交换、屏障作用和内分泌等重要功能。胎儿通过胎盘从母血中获得营养和氧气，排除代谢产物和二氧化碳。

三、判断题

1. 错误。通过子宫和输卵管获能后的精子才具备受精能力。
2. 正确。
3. 正确。
4. 正确。
5. 错误。胚盘中轴的外胚层是在脊索的诱导下局部增厚形成神经板。
6. 错误。消化系统和呼吸系统器官中仅上皮及腺

体来源于内胚层，结缔组织和肌层来源于中胚层。

7. 错误。口咽膜与泄殖腔膜仅是由内、外两个胚层紧密相贴形成的膜状结构。

8. 错误。妊娠晚期，胎儿在羊膜腔内生长发育。

9. 正确。

10. 正确。

11. 错误。随着胚胎的发育，蜕膜各部分的血供不均衡，包蜕膜侧的血供匮乏，绒毛逐渐退化、消失，形成平滑绒毛膜，而基蜕膜侧的血供充足，绒毛生长茂密，形成丛密绒毛膜。

12. 正确。

13. 正确。

14. 正确。

四、论述题

1. 答题要点：从植入的过程及相关特点进行描述，并阐述子宫蜕膜的分类。胚泡逐渐埋入分泌期子宫内膜功能层的过程称为植入，始于受精后第 5～6 天，第 11～12 天完成。通常在子宫体部或底部，以后壁为常见。植入过程中，胚泡透明带消失，极端滋养层分泌蛋白水解酶，溶蚀子宫内膜，胚泡沿缺口逐渐移入子宫内膜，内膜修复，植入完成后，子宫内膜改称蜕膜，分为基蜕膜、包蜕膜、壁蜕膜三部分。

2. 答题要点：从中胚层各部分的分化进行描述。从第 3 周开始，上胚层细胞增殖、迁移至胚盘一端中央处形成原条，原条中央凹陷形成原沟，原沟深部的细胞继续增殖，并在上、下胚层之间迁移、扩展形成胚内中胚层，简称中胚层。中胚层从脊索两侧由内向外依次分化为：轴旁中胚层、间介中胚层和侧中胚层。填充在内、中、外各胚层间的中胚层细胞，称间充质，可分化为结缔组织。轴旁中胚层分化为皮肤的真皮及皮下组织、骨骼肌和中轴骨骼、结缔组织等。间介中胚层分化为泌尿、生殖系统主要器官。侧中胚层包括体壁中胚层和脏壁中胚层，其中体壁中胚层形成体壁骨骼、肌组织、结缔组织和血管。脏壁中胚层形成消化、呼吸系统的肌组织、血管、结缔组织。脏、壁两层间为胚内体腔。

3. 答题要点：从胎盘的结构及功能进行描述。由胎儿的丛密绒毛膜与母体的基蜕膜共同组成。胎儿面光滑，有羊膜覆盖及脐带附着。母体面粗糙，形成 15～30 个椭圆形的胎盘小叶。丛密绒毛膜形成三级绒毛干及绒毛，绒毛干的末端以细

胞滋养层壳固着于基蜕膜，绒毛干之间为绒毛间隙，基蜕膜伸入其内形成胎盘隔。胎盘血液循环：母体动脉血经子宫螺旋动脉流入绒毛间隙，再经子宫静脉，流回母体。胎儿的血液经脐动脉及其分支流入绒毛内的毛细血管网，后经脐静脉回流到胎儿体内。母体和胎儿的血液在各自封闭管道内循环，互不相混。绒毛间隙内的母体血与绒毛毛细血管内的胎儿血经胎盘屏障实现物质交换。胎盘功能：①物质交换：胎儿通过胎盘屏障从母血中获得营养物质和 O_2，排出代谢产物和 CO_2。②内分泌功能：a. 人绒毛膜促性腺激素，能促进黄体的生长发育，以维持妊娠。b. 人绒毛膜促乳腺生长激素，既能促使母体乳腺生长发育，又可促进胎儿的生长发育。c. 雌激素和孕激素，从妊娠第 4 月开始分泌，替代了妊娠黄体的功能。

4. 答题要点：从神经管的形成及意义进行描述。神经管是中枢神经系统发生的原基，将分化为脑和脊髓等。人胚第 4 周，脊索诱导背侧的外胚层增殖形成神经板，神经板的中央下陷形成神经沟，沟两侧的边缘隆起称神经褶，两侧神经褶由中部向头尾逐渐愈合延伸呈管状，称为神经管。神经管头端为前神经孔，闭合后发育为脑，未闭合则为无脑儿畸形。神经管尾端为后神经孔，闭合后发育为脊髓，未闭合则为脊柱裂或脊髓裂畸形。

5. 答题要点：从胃壁各层结构的来源分析其胚胎来源。胃壁由内向外由黏膜、黏膜下层、肌层和外膜构成，黏膜又由上皮、固有层与黏膜肌层组成。上皮为单层柱状上皮，固有层为结缔组织，内有胃腺，黏膜肌层为平滑肌；黏膜下层为结缔组织，含黏膜下神经丛；肌层为 3 层平滑肌，其内可见肌间神经丛；外膜多为浆膜。胃壁结构中单层柱状上皮、胃腺来源于内胚层；结缔组织、平滑肌、浆膜来源于中胚层；黏膜下神经丛、肌间神经丛均来源于外胚层。

6. 答题要点：根据末次月经的时间推算出胚胎发育所处的阶段，再描述不同阶段的胚所具有的特点。① 2021 年 4 月 1 日约为受精龄 2 周，胚胎发育发生的变化有：a. 二胚层胚盘形成：在胚泡的植入过程中，内细胞群的细胞增殖、分化形成邻近滋养层的一层柱状细胞为上胚层；靠近胚泡腔侧的一层立方细胞为下胚层，上、下胚层紧密相贴呈圆盘状，即二胚层胚盘，是人体发育的原基。b. 羊膜腔与卵黄囊形成：上胚层与滋养层之间出

现腔隙，称羊膜腔，上胚层周边细胞沿羊膜腔增殖、分化、迁移，形成一层扁平的羊膜上皮，构成羊膜腔的壁。下胚层的细胞则同时向胚泡腔侧生长增殖、分化、迁移、愈合，形成由单层扁平上皮细胞围成的卵黄囊。c.胚外体腔与体蒂形成：随着二胚层胚盘、羊膜腔和卵黄囊的形成，卵黄囊细胞向胚泡腔内增生，形成松散分布、星状多突的细胞，称为胚外中胚层。胚外中胚层内形成胚外体腔。随着胚外体腔的扩大，胚盘尾端与滋养层之间的胚外中胚层变窄形成体蒂，是脐带形成的原基。②2021年4月8日左右约为受精龄3周，胚胎发育发生的变化有：a.原条形成：上胚层的细胞增殖，在二胚层胚盘一端中央部分形成一条细胞索，称原条。原条的出现决定了胚盘的中轴与头、尾端。b.胚内中胚层及三胚层胚盘形成：原条中央的凹陷称原沟，原沟深部的细胞在上、下胚层之间增殖、迁移、扩展，一部分细胞在上、下两胚层之间形成一层细胞，称胚内中胚层，简称中胚层；一部分细胞逐渐置换了下胚层的细胞，形成新的一层细胞，称内胚层。在内胚层和中胚层出现之后，原上胚层改称为外胚层。第3周末，内、中、外胚层紧密相贴形成了三胚层胚盘。c.脊索形成：原条头端膨大称原结，原结中央凹陷称原凹。原凹的细胞在内、外胚层间向头端增殖形成一条细胞索称脊索。脊索将诱导背侧的外胚层形成神经管。

（杨　力）

第二十一章　颜面、颈、四肢的发生

【学习目标】

一、知识目标

1.能够说出鳃器的发生及演变。
2.能够说明颜面的形成过程。
3.能够解释颜面、四肢常见畸形的原因。

二、技能目标

1.能够通过胚胎学总论知识点拓展颜面发生，以动态变化的思维把握颜面发育的规律。
2.能够利用纲要信号、口诀记忆法强化颜面知识点内容。

3.能够联系临床畸形案例与颜面、颈、四肢的发生知识点触类旁通。

三、情感价值目标

1.能够感受珍爱生命的意义。
2.能够认同颜面发生的意义。
3.能够形成医学生对生命的尊重和珍爱，培养学生们医者仁心的医德素养。
4.能够通过进化论的观点理解颜面发生规律和结果。

【思维导图】

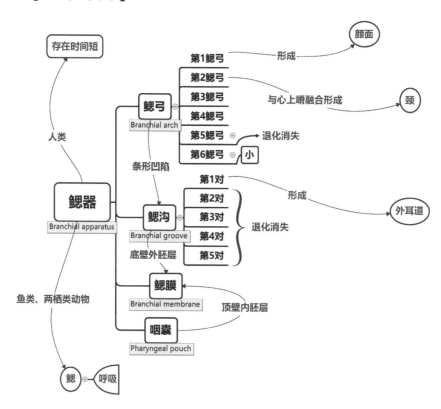

【记忆窍门】

● 鳃器发生顺口溜：鳃弓鳃沟和鳃膜，再加咽囊称鳃器。第1鳃弓分两支，上下颌突左右称，四突外加额鼻突，共同来把颜面造。即鳃弓、鳃沟、鳃膜、咽囊构成鳃器，其中第1鳃弓在颜面发生中起重要作用，分为上下两支，左右对称，分别是左右上颌突、左右下颌突，与额鼻突一起参与颜面的形成。

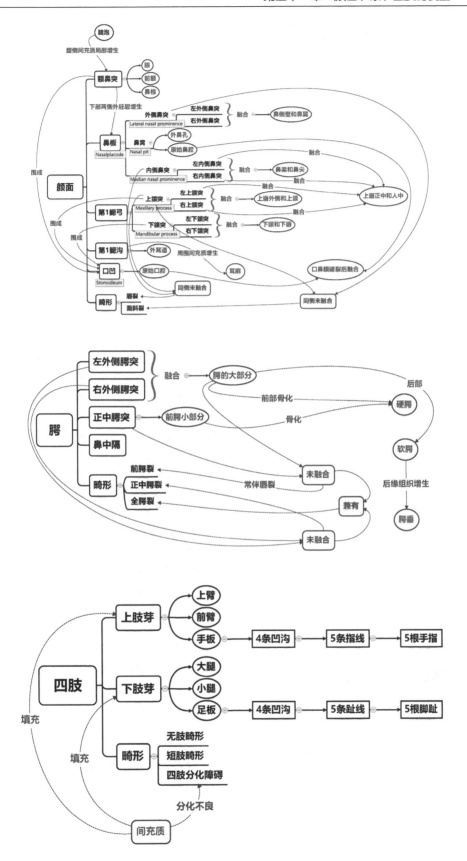

【英汉名词对照】

- Frontonasal Process　额鼻突
- Branchial Arch　鳃弓
- Branchial Groove　鳃沟
- Pharyngeal Pouch　咽囊
- Branchial Membrane　鳃膜
- Branchial Apparatus　鳃器
- Maxillary Process　上颌突
- Mandibular Process　下颌突
- Stomodeum　口凹
- Nasal Placode　鼻板
- Nasal Pit　鼻窝
- Median Nasal Prominence　内侧鼻突
- Lateral Nasal Prominence　外侧鼻突
- Median Palatine Process　正中腭突
- Cleft Lip　唇裂
- Oblique Facial Cleft　面斜裂
- Cleft Palate　腭裂

【复习思考题】

一、名词解释

1. 鳃弓
2. 鳃沟
3. 咽囊
4. 鳃膜
5. 鳃器
6. 正中腭突
7. Cleft lip
8. Oblique facial cleft
9. Cleft palate

二、选择题

（一）A1 型题（单句型最佳选择题）

1. 形成 Cleft lip 的原因是（　　）
A. 上颌突与同侧外侧鼻突未愈合
B. 上颌突与额鼻突未愈合
C. 两侧下颌突与额鼻突未愈合
D. 两侧上颌突未愈合
E. 上颌突与同侧内侧鼻突未愈合
2. 形成 Oblique facial cleft 的原因是（　　）
A. 两侧的上颌突未愈合
B. 两侧的下颌突未愈合

C. 上颌突与同侧内侧鼻突未融合所致
D. 上颌突与同侧外侧鼻突未融合所致
E. 两侧的外侧鼻突未愈合
3. 形成 Cleft palate 的原因是（　　）
A. 唇裂向内延伸所致
B. 鼻中隔未发育所致
C. 正中腭突发育不良所致
D. 腭突之间未愈合所致
E. 左右内侧腭突未能愈合所致
4. 关于鳃弓的演变下列错误的是（　　）
A. 胚体头部两侧的间充质增生形成
B. 为 6 对柱状弓形隆起
C. 咽囊与鳃沟相对应，两者之间以鳃膜相隔
D. 鳃弓之间有 6 对鳃沟
E. 鳃膜的外表面为外胚层，内表面为内胚层
5. 与鳃弓演变无关的器官是（　　）
A. 喉　　B. 唇　　C. 舌　　D. 口　　E. 颈
6. 关于颜面的发生，下列正确的是（　　）
A. 额鼻突、左右上颌突共同围成口凹
B. 颜面的演化是从正中向两侧发展的
C. 第八周末，颜面粗具人貌
D. 眼最初发生于额鼻突正中，两眼相距很近
E. 下颌突形成人中
7. 关于鼻的发生下列错误的是（　　）
A. 额鼻突下缘两侧表面外胚层增生形成鼻板
B. 鼻板中央凹陷形成鼻窝
C. 口鼻膜破裂后口腔与鼻腔相通
D. 外侧鼻突发育为鼻翼与鼻侧壁
E. 内侧鼻突将融合并消失
8. Branchial apparatus 的组成（　　）
A. 鳃弓、鳃沟、咽囊、鳃膜
B. 鳃弓、鳃沟、额鼻突、心隆起
C. 额鼻突、心隆起、咽囊、鳃膜
D. 额鼻突、心隆起、上颌突、下颌突
E. 颌突、下颌突、口凹、鼻板
9. 颜面发生的规律是（　　）
A. 从正中向两侧
B. 从两侧向正中
C. 上颌突与下颌突最终全部融合
D. 颜面由额鼻突与下颌突发育而来
E. 颜面由额鼻突与上颌突发育而来
10. 内侧鼻突将演化为（　　）
A. 上唇外侧部分　　　　　B. 人中
C. 鼻的侧壁　　　　　　　D. 鼻翼

E. 原始鼻腔

11. 胚第 4 周时，胚体头端弯向腹侧形成一个位于口咽膜上方的较大的圆形隆起称（　　）

A. 鳃弓　　　　　B. 额鼻突　　　C. 心隆起

D. 咽囊　　　　　E. 鼻板

12. 关于第 1 鳃弓的演变下列错误的是（　　）

A. 由头侧的上颌突和尾侧的下颌突组成

B. 上颌突内的间充质将形成上颌骨、颧骨和颞骨鳞部

C. 第 1 鳃弓将演变为前额

D. 下颌突内有一根 Meckl 软骨将形成砧骨和锤骨

E. 咀嚼肌由第 1 鳃弓间充质衍生形成

13. 关于颈的形成下列错误的是（　　）

A. 颈由第 2、3、4、6 对鳃弓发育而成

B. 第 2 鳃弓将与心上嵴融合

C. 第 2、3、4、6 鳃沟构成的封闭腔隙为颈窦

D. 第 1 鳃弓参与颈的形成

E. 颈窦很快闭锁消失

14. 关于腭的发生下列错误的是（　　）

A. 内侧鼻突向口腔长出的短小突起 → 正中腭突 → 前腭的小部分

B. 上颌突向口腔长出的扁平突起 → 外侧腭突 → 腭的大部分

C. 外侧腭突与正中腭突融合，形成腭

D. 腭形成后将口腔与鼻腔分隔

E. 鼻中隔将不与腭融合

15. 关于四肢的发生下列错误的是（　　）

A. 上肢芽演化为上臂、前臂和手

B. 肢芽是胚体左右外侧壁出现的上下两对小突起

C. 肢芽由中胚层和表面外胚层构成

D. 手足的形成不涉及细胞凋亡

E. 下肢芽演化为大腿、小腿和足

（二）A2 型题（病例摘要型最佳选择题）

16. 女性，30 岁，孕 18 周，产检超声检查显示胎儿左侧上唇以及左侧上牙槽存在较大较深裂口，裂口起自左上唇处，向内上延伸，直至上腭正中。胎儿可能患有下列何种疾病？（　　）

A. 左侧唇裂合并左侧腭裂

B. 左侧腭裂　　　　C. 左侧唇裂

D. 左侧下颌发育异常　　E. 额鼻突发育异常

17. 女性，38 岁，孕 22 周，行四维彩超胎检查显示胎儿下颌短小，下颌面部角度（IFA）为 30°，下唇后缩、塌陷，上颌及上唇未见异常。造成胎

儿下颌畸形的原因可能是（　　）

A. 上颌突发育异常　　　B. 下颌突发育异常

C. 内侧鼻突发育异常　　D. 外侧鼻突发育异常

E. 额鼻突发育异常

18. 女性，35 岁，孕 24 周，产检超声检查显示胎儿左上肢尺桡骨发育不良，左手缺如。造成胎儿畸形的原因可能是（　　）

A. 额鼻突发育异常　　　B. 肢芽发育异常

C. 内胚层发育异常　　　D. 绒毛膜发育异常

E. 鳃器发育异常

（三）A3 型题（病例组型最佳选择题）

（19 ～ 21 题共用题干）

患儿 5 岁，男性，右上唇自红唇向上至鼻底 1cm 处完全裂开，裂隙最宽处 0.8cm 位于红唇部，右侧人中嵴缺如，下唇、左唇未见异常，腭未见异常。

19. 患儿最有可能的先天畸形是（　　）

A. Cleft lip　　　　　　B. Oblique facial cleft

C. Cleft palate　　　　　D. Thyroglossal cyst

E. Anencephaly

20. 患儿畸形可能的原因是（　　）

A. 右侧上颌突与右侧内侧鼻突未融合

B. 左侧上颌突与右侧内侧鼻突未融合

C. 左、右内侧鼻突未融合

D. 两侧下颌突未融合

E. 右侧上颌突与右侧外侧鼻突未融合

21. 患儿何种结构发育正常？（　　）

A. 上颌突与内侧鼻突　　B. 上颌突

C. 人中　　　　　　　　D. 内侧鼻突

E. 正中腭突与外侧腭突

（22 ～ 23 题共用题干）

患儿 5 月龄，从切齿孔至腭垂间有明显矢状裂隙，牙槽嵴完整，余未见明显异常。

22. 该患儿为下列哪项结构发育不全？（　　）

A. 正中腭突与外侧腭突　B. 正中腭突

C. 左、右外侧腭突　　　D. 内侧鼻突

E. 外侧鼻突

23. 该患儿属于哪种先天畸形？（　　）

A. 唇裂　　　　　B. 前腭裂　　　C. 正中腭裂

D. 全腭裂　　　　E. 面斜裂

（四）B 型题（标准配伍题）

（24 ～ 28 题共用备选答案）

A. Cleft lip　　　　　　B. Oblique facial cleft

C. Cleft palate　　　　　D. Anencephaly

E. Myeloschisis

24. 上颌突与同侧内侧鼻突未融合可导致（　　　）

25. 上颌突与同侧外侧鼻突未融合可导致（　　　）

26. 外侧腭突与正中腭突未融合可导致（　　　）

27. 左、右外侧腭突未融合可导致（　　　）

28. 左、右内侧鼻突未融合可导致（　　　）

（29～32题共用备选答案）

A. 上颌突　　　　B. 下颌突　　　　C. 内侧鼻突

D. 外侧鼻突　　　E. 额鼻突

29. 形成上唇正中部分的是（　　　）

30. 形成下唇的是（　　　）

31. 形成前额的是（　　　）

32. 形成鼻翼的是（　　　）

（五）X型题（多项选择题）

33. 发育形成人中的结构是（　　　）

A. 上颌突　　　　B. 下颌突　　　　C. 内侧鼻突

D. 外侧鼻突　　　E. 额鼻突

34. 发育形成唇的结构是（　　　）

A. 上颌突　　　　B. 下颌突　　　　C. 内侧鼻突

D. 外侧鼻突　　　E. 额鼻突

35. 上颌突发育异常或未与之融合产生的相关畸形是（　　　）

A. 无脑畸形　　　B. 唇裂　　　　C. 面斜裂

D. 畸胎瘤　　　　E. 脊髓裂

三、判断题

1. 第1鳃弓腹侧分为上、下颌突，将分别形成整个上颌与上唇，下颌与下唇。（　　　）

2. 唇裂是最常见的颜面畸形，是由于上颌突与同侧外侧鼻突未融合所致。（　　　）

3. 上颌突与同侧内侧鼻突未融合将导致面斜裂。（　　　）

4. 腭的发生小部分来自内侧鼻突，大部分来自上颌突。（　　　）

5. 颈的发生是因第2鳃弓向尾侧延伸与下方的心上嵴愈合所致。（　　　）

6. 上颌突正常情况下不应与外侧鼻突愈合。（　　　）

7. 鳃弓、鳃沟、鳃膜共同组成鳃器。（　　　）

四、论述题

1. 试述第1鳃弓的演变。

2. 试述颜面发生过程中，出现唇裂、面斜裂、腭裂的原因。

【答案及解析】

一、名词解释

1. 胚体头部两侧的间充质增生，渐次形成左右对称、背腹方向的6对柱状弓形隆起称鳃弓。

2. 相邻鳃弓之间的5对条形凹陷为鳃沟。

3. 原始消化管头段（原始咽）侧壁内胚层向外膨出形成左右5对囊状结构称咽囊。

4. 咽囊与鳃沟相对应，其顶壁的内胚层与鳃沟底壁的外胚层及二者之间的少量间充质构成鳃膜。

5. 鳃弓、鳃沟、鳃膜与咽囊统称为鳃器。

6. 正中腭突是左右内侧鼻突愈合后向原始口腔内长出的一个小突起，将演化为腭前部的一小部分。

7. Cleft lip 为唇裂，最常见的颜面畸形，多见于上唇，表现为人中外侧的垂直裂隙，常因上颌突与同侧内侧鼻突未融合（单、双侧）。

8. Oblique facial cleft 为面斜裂，位于眼内眦与口角之间的裂隙，因上颌突与同侧外侧鼻突未融合。

9. Cleft palate 为腭裂，前腭裂：单侧或双侧，常伴发唇裂，表现为切齿孔至切齿之间的裂隙，因正中腭突与外侧腭突未融合所致。正中腭裂：表现为从切齿孔至腭垂间的矢状裂隙，因左右外侧腭突未融合所致。全腭裂：前腭裂和正中腭裂兼有者。

二、选择题

（一）A1型题（单句型最佳选择题）

1. E。唇裂是上颌突与同侧内侧鼻突未融合所致面部畸形。

2. D。面斜裂是上颌突与同侧外侧鼻突未融合所致面部畸形。

3. D。腭裂有不同的类型，正中腭突与外侧腭突未融合、左右外侧腭突未融合等均可导致腭裂。

4. D。相邻鳃弓之间的5对条形凹陷为鳃沟。

5. A。喉气管憩室的上端发育成喉，鳃弓不直接参与喉的形成。

6. C。额鼻突、左右上颌突、左右下颌突共同围成口凹；颜面的演化是从两侧向正中发展；眼最初发生于额鼻突外侧，两眼相距较远；下颌突形成下颌和下唇。

7. E。内侧鼻突融合后并不会退化消失，将演变为鼻梁、鼻尖、上唇正中部分、人中。

8. A。鳃弓、鳃沟、鳃膜与咽囊统称为鳃器。

9. B。颜面的演化是从两侧向正中发展的。

10. B。内侧鼻突演化为鼻梁和鼻尖、上唇正中部分以及人中，外侧鼻突演化为鼻的侧壁和鼻翼。

11. B。胚第 4 周时，扁平状的胚盘卷折为圆柱状。因脑泡的发生及其腹侧间充质的增生，使胚体头端弯向腹侧并形成一个位于口咽膜上方的较大的圆形隆起，称额鼻突。

12. C。额鼻突发育成前额。

13. D。第 1 鳃弓不形成颈，颈的发生是因第 2 鳃弓与心上嵴愈合增长所致。

14. E。额鼻突和内侧鼻突 → 鼻中隔（与腭融合）→ 鼻腔被分隔。

15. D。手足的形成涉及细胞凋亡，过程为：桨板状手（足）板 → 五条指（趾）线 → 指（趾）线间细胞凋亡 → 指（趾）形成。

（二）A2 型题（病例摘要型最佳选择题）

16. A。裂口起自左上唇处，说明胎儿存在唇裂，唇裂向内上延伸，直至上腭正中，说明胎儿存在左侧腭裂，而右侧上腭发育正常。故胎儿左侧唇裂合并左侧腭裂。

17. B。下颌面部角度（IFA）为临床诊断下颌畸形的重要量化指标，其正常值应 ≥ 50°，下颌及下唇异常为下颌突发育异常所致。

18. B。四肢由肢芽演变形成，肢芽发育异常可使四肢出现畸形。

（三）A3 型题（病例组型最佳选择题）

19 ～ 21. AAE。此题组结合临床考查唇裂。右上唇、右侧人中嵴来源于右侧上颌突与右侧内侧鼻突，若未融合，则形成右侧单侧唇裂。下唇、左唇未见异常表明下颌突、左侧上颌突与左侧内侧鼻突融合情况正常。腭未见异常表明正中腭突与外侧腭突融合情况正常。

22 ～ 23. CC。此题组结合临床考查腭裂，前腭裂为单侧或双侧，表现为切齿孔至切齿之间的裂隙，因正中腭突与外侧腭突未融合所致。正中腭裂表现为从切齿孔至腭垂间的矢状裂隙，因左右外侧腭突未融合所致。前腭裂和正中腭裂兼有者为全腭裂。

（四）B 型题（标准配伍题）

24 ～ 28. ABCCA。此题组考点为颜面部形成过程中的相关畸形。

29 ～ 32. CBED。此题组考点为颜面形成过程中额鼻突、左右上颌突、左右下颌突的演变。

（五）X 型题（多项选择题）

33. AC。此题考查人中的形成。内侧鼻突融合后，下缘向下迁移与左右上颌突融合形成人中和上唇正中部分。

34. ABC。此题考查唇的形成。上颌突发育形成上唇外侧部分，下颌突发育形成下唇，内侧鼻突与上颌突融合发育形成唇的正中及人中。

35. BC。此题考查颜面部相关畸形的成因。唇裂为最常见的颜面畸形，常因上颌突与同侧内侧鼻突未融合所致。因上颌突与同侧外侧鼻突未融合导致面斜裂。无脑畸形与脊髓裂属于神经管畸形。畸胎瘤为原条残留所致。腭裂是外侧腭突与正中腭突发育异常或未融合所致。

三、判断题

1. 错误。左、右上颌突向中线生长，发育形成上唇的外侧部分及上颌；左、右下颌突向中线生长并愈合，将来形成下颌和下唇。

2. 错误。唇裂以外侧唇裂最为多见，是由于上颌突与同侧内侧鼻突未融合所致。

3. 错误。上颌突与同侧外侧鼻突未融合将导致面斜裂。

4. 正确。

5. 正确。

6. 错误。上颌突应与外侧鼻突愈合，否则将引起面斜裂。

7. 错误。鳃弓、鳃沟、鳃膜和咽囊统称为鳃器。

四、论述题

1. 答题要点：从第 1 鳃弓出现后，迅速分化形成的上颌突与下颌突分别叙述其各自演变过程。第 1 鳃弓出现后，其腹侧部分迅速分为两支即左、右上颌突和左、右下颌突。左、右下颌突向中线生长并愈合，将来形成下颌和下唇；继而左、右上颌突也向中线生长，发育形成上唇的外侧部分及上颌；同侧上、下颌突的分叉处向中线方向生长，形成颊。

2. 答题要点：从参与颜面形成的各部分原基入手，分别阐述唇裂、面斜裂、腭裂是由于哪些原基未融合导致的颜面部畸形。①唇裂，a. 上唇唇裂：常表现为人中外侧的垂直裂隙，因上颌突与同侧内侧鼻突未融合（单、双侧）所致。上唇正中裂则因左右内侧鼻突未融合所致。b. 下唇正中裂：两侧下颌突未融合所致；面斜裂，位于眼内眦与口角之间的裂隙，因上颌突与同侧外侧鼻突未融合。②腭裂，a. 前腭裂：单侧或双侧，常伴发唇裂，表现为切齿孔至切齿之间的裂隙，因正中腭突与外侧腭突未融合所致。b. 正中腭裂：表现为从切齿孔至腭垂间的矢状裂隙，因左右外侧腭突未融合所致。全腭裂：前腭裂和正中腭裂兼有者。

（白生宾）

第二十二章　消化系统与呼吸系统的发生

【学习目标】

一、知识目标

1. 能够理解原始消化管的形成、分化以及前、中、后肠的演化。

2. 能够描述食管与胃的发生并解释胚胎发育过程胃发生转位的原因。

3. 能够叙述肠的发生和泄殖腔的分割并解释中肠祥、生理性脐疝、泄殖腔的概念。

4. 能够列举常见的消化管先天畸形并解释其形成原因。

5. 能够叙述肝、胆、胰和胰管的发生过程并解释肝憩室、背胰和腹胰的概念。

6. 能够列举肝、胆、胰的先天变异与畸形。

7. 能够理解喉气管憩室的形成与分化。

8. 能够描述气管与肺的发生。

9. 能够列举常见的呼吸系统先天畸形并解释其形成原因。

二、技能目标

1. 能够通过消化道的外形改变、生理性脐疝、胃肠旋转、泄殖腔分隔的学习，形成立体和动态地观察与思考问题的意识。

2. 能够结合消化系统与呼吸系统发生过程中常见畸形的形成原因，培养分析问题和思考预防干预措施的能力。

3. 能够联系消化系统与呼吸系统发生的基础医学知识，思考并解释日常生活现象或临床疾病的表现特点。

三、情感价值目标

能够通过学习消化系统与呼吸系统常见畸形的形成过程,建立科学备孕、预防为主的观念。

【思维导图】

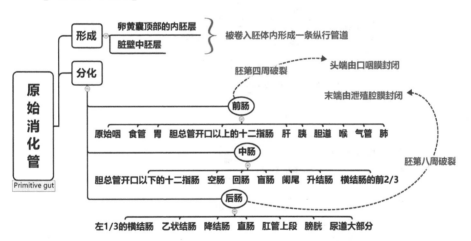

【记忆窍门】

● 中肠祥演变顺口溜:先突出，后退回，逆时针来转两转。"先突出"是指胚胎第6～10周突入脐腔——生理性脐疝;"后退回"是指胚胎第10周后退回腹腔——可能发生先天性脐疝(肠管未退回而从脐部膨出或退回后脐腔未闭锁);"逆时针来转两转"是指突入脐腔后,逆时针90度旋转(头支:头侧 → 右侧;尾支:尾侧 → 左侧),而退回腹腔时,逆时针180度旋转(头支:右侧 → 左侧;尾支:左侧 → 右侧),90度 +180度 =270度,共逆时针旋转270度(头支转到腹腔左下方,尾支转到腹腔右上方)。

【英汉名词对照】

● Primitive Gut　原始消化管

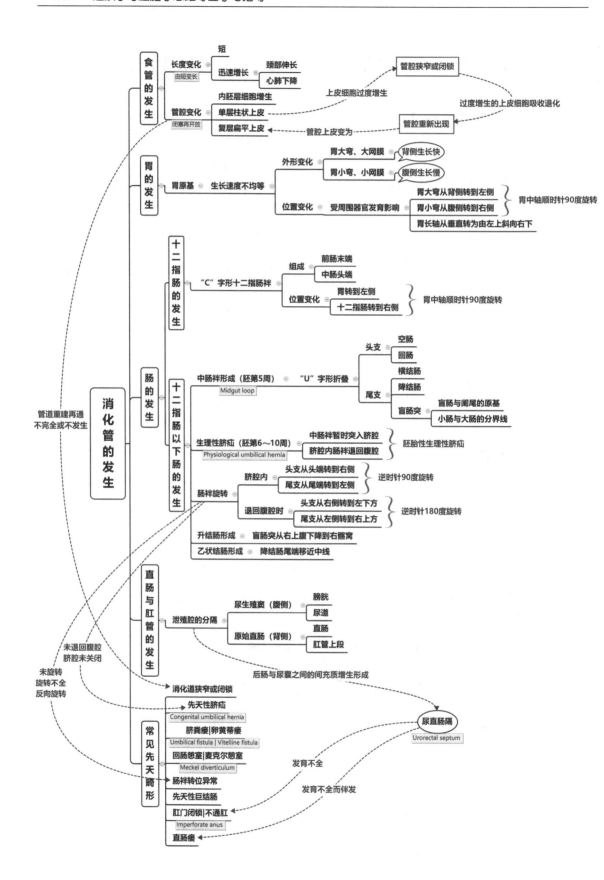

食管的发生
- 长度变化（由短变长）
  - 短
  - 迅速增长
    - 颈部伸长
    - 心肺下降
- 管腔变化（闭塞再开放）
  - 内胚层细胞增生
  - 单层柱状上皮
  - 复层扁平上皮

上皮细胞过度增生 ⟶ 管腔狭窄或闭锁
过度增生的上皮细胞吸收退化
管腔上皮变为 ⟵ 管腔重新出现

胃的发生
- 胃原基 — 生长速度不均等
  - 外形变化
    - 胃大弯、大网膜（背侧生长快）
    - 胃小弯、小网膜（腹侧生长慢）
  - 位置变化 — 受周围器官发育影响
    - 胃大弯从背侧转到左侧
    - 胃小弯从腹侧转到右侧 ｝胃中轴顺时针90度旋转
    - 胃长轴从垂直转为由左上斜向右下

肠的发生
- 十二指肠的发生
  - "C"字形十二指肠袢
    - 组成
      - 前肠末端
      - 中肠头端
    - 位置变化
      - 胃转到左侧
      - 十二指肠转到右侧 ｝胃中轴顺时针90度旋转
- 十二指肠以下肠的发生
  - 中肠袢形成（胚第5周）Midgut loop — "U"字形折叠
    - 头支
      - 空肠
      - 回肠
    - 尾支
      - 横结肠
      - 降结肠
      - 盲肠突
        - 盲肠与阑尾的原基
        - 小肠与大肠的分界线
  - 生理性脐疝（胚第6～10周）Physiological umbilical hernia
    - 中肠袢暂时突入脐腔
    - 脐腔内肠袢退回腹腔 — 胚胎性生理性脐疝
  - 肠袢旋转
    - 脐腔内
      - 头支从头端转到右侧
      - 尾支从尾端转到左侧 ｝逆时针90度旋转
    - 退回腹腔时
      - 头支从右侧转到左下方
      - 尾支从左侧转到右上方 ｝逆时针180度旋转
  - 升结肠形成 — 盲肠突从右上腹下降到右髂窝
  - 乙状结肠形成 — 降结肠尾端移近中线

直肠与肛管的发生
- 泄殖腔的分隔
  - 尿生殖窦（腹侧）
    - 膀胱
    - 尿道
  - 原始直肠（背侧）
    - 直肠
    - 肛管上段

消化管的发生

管道重建再通不完全或不发生

未退回腹腔 脐腔未关闭

未旋转 旋转不全 反向旋转

常见先天畸形
- 消化道狭窄或闭锁
- 先天性脐疝 Congenital umbilical hernia
- 脐粪瘘｜卵黄蒂瘘 Umbilical fistula | Vitelline fistula
- 回肠憩室｜麦克尔憩室 Meckel diverticulum
- 肠袢转位异常
- 先天性巨结肠
- 肛门闭锁｜不通肛 Imperforate anus
- 直肠瘘

后肠与尿囊之间的间充质增生形成

尿直肠隔 Urorectal septum

发育不全
发育不全而伴发

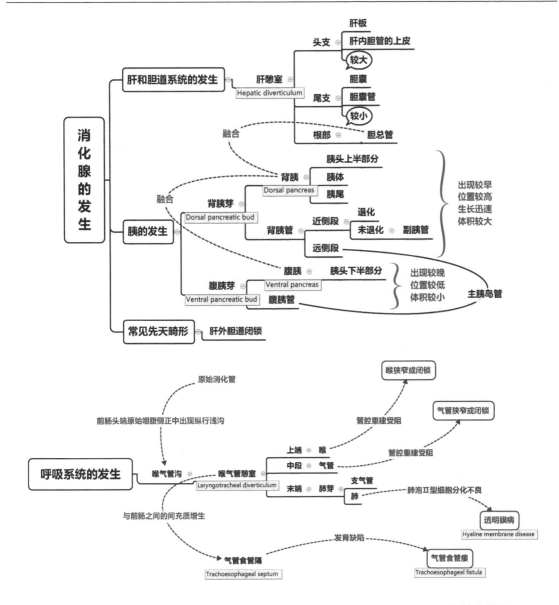

- Midgut Loop 中肠袢
- Physiological Umbilical Hernia 生理性脐疝
- Urorectal Septum 尿直肠隔
- Hepatic Diverticulum 肝憩室
- Digestive Tract Stenosis 消化道狭窄
- Digestive Tract Atresia 消化道闭锁
- Congenital Umbilical Hernia 先天性脐疝
- Umbilical Fistula 脐粪瘘
- Vitelline Fistula 卵黄蒂瘘
- Meckel Diverticulum 麦克尔憩室 | 回肠憩室
- Imperforate Anus 肛门闭锁 | 不通肛
- Congenital Megacolon 先天性巨结肠
- Laryngotracheal Diverticulum 喉气管憩室

- Tracheoesophageal Septum 气管食管隔
- Tracheoesophageal Fistula 气管食管瘘
- Hyaline membrane Disease 透明膜病

【复习思考题】

一、名词解释

1. Hepatic diverticulum
2. Congenital umbilical hernia
3. Umbilical fistula
4. Imperforate anus
5. Tracheoesophageal fistula
6. Hyaline membrane disease

二、选择题

（一）A1 型题（单句型最佳选择题）

1. 消化管上皮来源于（　　）
A. 内胚层
B. 轴旁中胚层
C. 间介中胚层
D. 侧中胚层
E. 外胚层

2. 关于原始消化管,以下哪项描述是正确的?（　　）
A. 由羊膜腔演变而来　　B. 由卵黄囊演变而来
C. 空肠与回肠由前肠分化而来
D. 肝胆胰由中肠分化而来
E. 仅仅是消化系统发生的原基

3. 关于中肠袢,以下哪项描述是错误的?（　　）
A. 十二指肠以下的中肠凸向腹侧,呈“U”字形
B. 袢顶与卵黄管相连
C. 分头支与尾支,尾支上有盲肠突
D. 中肠袢暂时突入脐腔形成先天性脐疝
E. 脐腔内以盘曲的头支为主

4. 关于肝憩室,以下哪项描述是错误的?（　　）
A. 为前肠末端腹侧壁内胚层细胞增生向外长出的盲管状突起
B. 分头支和尾支两部分
C. 头支较小,尾支较大
D. 是肝、胆囊和胆道发生的原基
E. 肝外胆道最初为实心的细胞索,随着部分上皮细胞退化吸收才渐渐出现管腔

5. 因卵黄管闭合不完全所造成的消化道先天畸形是（　　）
A. Meckel 憩室　　　　B. 先天性脐疝
C. 内脏异位　　　　　　D. 脐粪瘘
E. 先天性巨结肠

6. 卵黄管未闭可造成下列哪种消化道先天畸形?（　　）
A. Meckel 憩室　　　　B. 脐粪瘘
C. 先天性脐疝　　　　　D. 内脏异位
E. 卵黄蒂囊肿

7. 可能导致羊水过多的消化道先天畸形是（　　）
A. 先天性脐疝　　　　B. 脐粪瘘
C. 食管狭窄　　　　　D. 食管闭锁
E. 胆道闭锁

8. 可能导致新生儿先天性黄疸的消化道先天畸形是（　　）

A. 先天性脐疝　　　　B. 脐粪瘘
C. 先天性巨结肠　　　D. 胆道闭锁
E. 不通肛

9. 可能导致新生儿无排便的消化道先天畸形是（　　）
A. 先天性脐疝　　　　B. 脐粪瘘
C. 不通肛　　　　　　D. 胆道闭锁
E. 回肠憩室

10. 新生儿无排便或便秘可能与下列哪种消化道先天畸形有关?（　　）
A. 先天性脐疝　　　　B. 脐粪瘘
C. 先天性巨结肠　　　D. 胆道闭锁
E. 食管狭窄

11. 可能造成内脏异位的消化道先天畸形是（　　）
A. 先天性脐疝　　　　B. 脐粪瘘
C. Meckel 憩室　　　　D. 肠袢转位异常
E. 卵黄蒂囊肿

12. 肠管从脐部膨出或脐腔未闭锁所造成的消化道先天畸形是（　　）
A. 先天性脐疝　　　　B. 脐粪瘘
C. Meckel 憩室　　　　D. 肠袢转位异常
E. 卵黄蒂囊肿

13. 当肠袢从脐腔退回腹腔时未发生旋转或旋转不完全可形成的消化管先天畸形是（　　）
A. 先天性脐疝　　　　B. 脐粪瘘
C. Meckel 憩室　　　　D. 肠袢转位异常
E. 卵黄蒂囊肿

14. 下列消化道先天畸形中与肛门闭锁相关的是（　　）
A. 先天性脐疝　　　　B. 脐粪瘘
C. 直肠尿道瘘　　　　D. 先天性巨结肠
E. 卵黄蒂囊肿

15. 与肛门闭锁无关的消化道先天畸形是（　　）
A. 不通肛　　　　　　B. 脐粪瘘
C. 直肠尿道瘘　　　　D. 直肠阴道瘘
E. 肛膜未破

16. 下列器官来源于前肠,除外（　　）
A. 食管　　　　B. 胃　　　　C. 空肠
D. 肝　　　　　E. 肺

17. 下列器官来源于中肠,除外（　　）
A. 空肠　　　　B. 回肠　　　C. 盲肠
D. 升结肠　　　E. 降结肠

18. 下列哪个器官由前肠分化而来（　　）
A. 盲肠　　　　B. 空肠　　　C. 回肠
D. 阑尾　　　　E. 气管

19. 下列常见畸形中不属于消化系统畸形的是（　　）

A. Meckel 憩室 　　　　 B. 卵黄蒂瘘

C. 先天脐疝 　　　　 D. 气管食管瘘

E. 内脏异位

20. 下列属呼吸系统的常见畸形是（　　）

A. Meckel 憩室 　　　　 B. 肝憩室

C. 喉气管憩室 　　　　 D. 透明膜病

E. 脐粪瘘

（二）A2 型题（病例摘要型最佳选择题）

21. 患儿，女，108 天。出生 40 天开始，皮肤和眼白发黄，大便呈灰白色。体检：皮肤、巩膜黄染，肝大质硬，脾肿大。患儿可能患有哪种消化道先天畸形？（　　）

A. Meckel 憩室 　　　　 B. 脐粪瘘

C. 先天性脐疝 　　　　 D. 不通肛

E. 肝外胆道闭锁

22. 新生儿，男，出生第 5 天，啼哭、呛咳后见脐部膨出直径 2cm 大小的包块，安静平躺后消失。患儿可能患有哪种消化道先天畸形？（　　）

A. Meckel 憩室 　　　　 B. 脐粪瘘

C. 先天性脐疝 　　　　 D. 肠袢转位异常

E. 先天性巨结肠

（三）A3 型题（病例组型最佳选择题）

（23 ～ 24 题共用题干）

新生儿，男，出生第 10 天，脐部有淡黄色液体流出，伴臭味。

23. 患儿可能患有哪种消化道先天畸形？（　　）

A. Meckel 憩室 　　　　 B. 卵黄蒂瘘

C. 先天性脐疝 　　　　 D. 肠袢转位异常

E. 先天性巨结肠

24. 造成该种畸形的主要原因是（　　）

A. 由于卵黄管近侧端退化不完全

B. 由于卵黄管远侧端退化不完全

C. 由于卵黄管未退化

D. 由于肠袢从脐腔退回腹腔时未发生旋转或旋转不完全

E. 由于肠袢未从脐腔退回腹腔或退回后脐腔未关闭

（25 ～ 26 题共用题干）

新生儿，男，出生第 6 天。出生后 24h 内未排胎便，第 2 天出现呕吐，并有腹胀及便秘。用温盐水洗肠排出大量胎便及气体，症状缓解。缓解 3 天后腹胀、便秘又复出现，又需洗肠才能排便。体检见腹

胀明显，可扪及扩张的肠管横贯于上腹部，余正常。患儿由于呕吐、拒食而体重不增，发育较差。

25. 患儿可能患有哪种消化道先天畸形？（　　）

A. Meckel 憩室 　　　　 B. 脐粪瘘

C. 先天性脐疝 　　　　 D. 内脏异位

E. 先天性巨结肠

26. 造成该种畸形的主要原因是（　　）

A. 由于卵黄管近侧端退化不完全

B. 由于肠壁肌间神经丛内副交感神经节缺如

C. 由于卵黄管未退化

D. 由于肠袢从脐腔退回腹腔时未发生旋转或旋转不完全

E. 由于肠袢未从脐腔退回腹腔或退回后脐腔未关闭

（四）B 型题（标准配伍题）

（27 ～ 31 题共用备选答案）

A. 回肠 　　　　 B. 十二指肠

C. 胃 　　　　 D. 乙状结肠

E. 横结肠

27. 由前肠分化而来的是（　　）

28. 由前肠和中肠分化而来的是（　　）

29. 由中肠分化而来的是（　　）

30. 由中肠和后肠分化而来的是（　　）

31. 由后肠分化而来的是（　　）

（32 ～ 36 题共用备选答案）

A. 盲肠突 　　　　 B. 肝憩室

C. 喉气管憩室 　　　　 D. 泄殖腔

E. 中肠袢

32. 直肠来源于（　　）

33. 空肠来源于（　　）

34. 肺来源于（　　）

35. 阑尾来源于（　　）

36. 胆囊来源于（　　）

（37 ～ 41 题共用备选答案）

A. 壁细胞 　　　　 B. 胰岛 B 细胞

C. 吸收细胞 　　　　 D. 肝细胞

E. 肺泡上皮细胞

37. 来源于背（腹）胰芽的是（　　）

38. 来源于胃原基的是（　　）

39. 来源于肝憩室的是（　　）

40. 来源于中肠袢的是（　　）

41. 来源于喉气管憩室的是（　　）

（42 ～ 46 题共用备选答案）

A. 食管 　　　　 B. 肛管上段

C. 空肠　　　　　　　　D. 气管

E. 降结肠

42. 由前肠分化发育而来的是（　　）

43. 由中肠分化发育而来的是（　　）

44. 由后肠分化发育而来是（　　）

45. 由泄殖腔分化发育而来的是（　　）

46. 由喉气管憩室分化发育而来的是（　　）

（五）X 型题（多项选择题）

47. 由内胚层分化而来的细胞是（　　）

A. 胃底腺壁细胞　　　　B. 胰岛 B 细胞

C. 杯状细胞　　　　　　D. 吸收细胞

E. 气管壁平滑肌细胞

48. 由中胚层分化而来的细胞是（　　）

A. 胃底腺主细胞　　　　B. 胰泡心细胞

C. 胃壁肌层平滑肌细胞　D. 潘氏细胞

E. 气管壁软骨细胞

49. 来源于前肠的器官是（　　）

A. 胃　　　　B. 空肠　　　　C. 结肠

D. 肝　　　　E. 肺

50. 来源于中肠的器官是（　　）

A. 食管　　　　B 空肠　　　　C. 回肠

D. 阑尾　　　　E. 胰

51. 消化系统的常见畸形是（　　）

A. Meckel 憩室　　　　B. 脐粪瘘

C. 先天脐疝　　　　　　D. 内脏异位

E. 透明膜病

52. 呼吸系统的常见畸形是（　　）

A. Meckel 憩室　　　　B. 气管食管瘘

C. 卵黄蒂瘘　　　　　　D. 先天性脐疝

E. 透明膜病

53. 关于肠袢转位异常描述正确的是（　　）

A. 当肠袢从脐腔退回腹腔时未发生旋转

B. 当肠袢从脐腔退回腹腔时旋转不完全

C. 当肠袢从脐腔退回腹腔时反向转位

D. 常常伴有肝胆胰脾的异位

E. 常常伴有心肺的异位

54. 先天性巨结肠有下列哪些特征？（　　）

A. 多见于盲肠和结肠

B. 由于肠壁内肌间神经丛发育不良所致

C. 肠管副交感神经节缺如

D. 肠管麻痹、缩窄，无法蠕动

E. 肠内容物潴留

55. 直肠瘘有下列哪些特征？（　　）

A. 因尿直肠隔发育不良所致

B. 与泄殖腔分割不全有关

C. 直肠下端与肛门不发育

D. 往往合并不通肛

E. 分为直肠尿道瘘及直肠阴道瘘等

三、判断题

1. 卵黄囊顶部的内胚层和脏壁中胚层被卷入胚体内形成一条纵行的管道，称原始消化管。（　　）

2. 肺由中肠分化而来。（　　）

3. 盲肠由后肠分化而来。（　　）

4. 胰由前肠分化而来。（　　）

5. 杯状细胞来源于内胚层。（　　）

6. 肝细胞来源于中胚层。（　　）

7. 肝血窦来源于内胚层。（　　）

8. 气管壁的透明软骨环来源于中胚层。（　　）

9. 肝憩室为前肠末端腹侧壁的中胚层细胞增生，向外长出一个盲管状的突起。（　　）

10. 尿直肠隔来源于内胚层。（　　）

11. 气管食管隔来源于中胚层。（　　）

四、论述题

1. 试述原始消化管的形成与分化。

2. 消化系统常见的先天畸形有哪些？试举例并解释其形成的原因。

3. 试举例说明呼吸系统常见的先天畸形并解释其形成的原因。

【答案及解析】

一、名词解释

1. Hepatic diverticulum 即肝憩室，为胚第 4 周初前肠末端腹侧壁的内胚层细胞增生向外长出的一个盲管状的突起，是肝、胆囊和胆道发生的原基。肝憩室分为向着头端的头支和向着尾端的尾支两部分。肝憩室头支较大，逐渐发育成肝板和肝内胆管的上皮。尾支较小，近侧段伸长发育为胆囊管，末端膨大形成胆囊。肝憩室根部发育为胆总管。

2. Congenital umbilical hernia 即先天性脐疝，是胚胎第 10 周脐腔内肠管未完全退回腹腔所致，胎儿出生时可见肠管从脐部膨出或因脐腔未闭锁则肠管很容易再次突入脐腔而形成。

3. Umbilical fistula 即脐粪瘘，又称卵黄蒂瘘，由于卵黄管未闭合并开口于脐，回肠通过卵黄管与外界相通，肠内的粪便可从脐部溢出。

4. Imperforate anus 即不通肛，又称肛门闭锁，可因肛膜增厚未破或直肠与肛凹之间隔有厚层结缔组织造成直肠与肛凹未接通所致；也可因肛凹未形成，导致直肠下端为盲端。并常常因为尿直肠隔发育不全而伴有直肠尿道瘘或直肠阴道瘘。

5. Tracheoesophageal fistula 即气管食管瘘，是因气管食管隔发育不良，气管与食管分隔不完全，二者之间形成瘘管，常伴有食管闭锁。

6. Hyaline membrane disease 即透明膜病，又称呼吸窘迫综合征，多见于妊娠28周前早产儿，因Ⅱ型肺泡上皮细胞尚未分化成熟，未能分泌足量的表面活性物质，使肺泡表面张力增大，呼气时肺泡发生萎缩，导致呼吸困难。因血氧不足，肺泡毛细血管通透性增加，血液中血浆蛋白和液体渗出，在肺泡腔面形成一层透明薄膜，故称透明膜病。

二、选择题

（一）A1 型题（单句型最佳选择题）

1. A。消化管上皮来源于卵黄囊顶部的内胚层。
2. B。原始消化管由卵黄囊演变而来，来源于其顶部的内胚层和脏壁中胚层，是消化系统和呼吸系统发生的原基。肝胆胰由前肠分化而来，空肠与回肠由中肠分化而来。
3. D。中肠袢是胚第5周时十二指肠以下的中肠凸向腹侧形成"U"字形肠袢，袢顶与卵黄管相连。卵黄管以上头侧段的肠袢称为头支，卵黄管以下尾侧段的肠袢称为尾支。胚第6周时在尾支近侧段近卵黄蒂处出现一个突起，称盲肠突，为盲肠和阑尾的原基。因中肠袢生长迅速以致腹腔过小暂时不能容纳全部肠袢，使中肠袢暂时突入脐腔形成胚胎性的生理性脐疝。中肠袢的头支增长速度快于尾支，所以脐腔内是以盘曲的头支为主。胚胎第10周后随着腹腔增大脐腔内的肠袢又退回腹腔。如未退回或退回后脐腔未关闭才称为先天性脐疝。
4. C。肝憩室为前肠末端腹侧壁内胚层细胞增生向外长出的盲管状突起，是肝、胆囊和胆道发生的原基。分头支和尾支两部分，头支较大，发育为肝板和肝内胆管上皮；尾支较小，发育为胆囊和胆囊管。肝外胆道最初为实心的细胞索，随着部分上皮细胞退化吸收才渐渐出现管腔。
5. A。因卵黄管闭合不完全所造成的消化道先天畸

形是 Meckel 憩室，是由于卵黄管近侧端退化不完全造成在距离回盲部40～50cm处的回肠壁上出现3～5cm的囊状突起。
6. B。卵黄管未闭可造成脐粪瘘。由于卵黄管未闭合并开口于脐，回肠通过卵黄管与外界相通，肠内的粪便可从脐部溢出。
7. D。可能导致羊水过多的消化道先天畸形是食管闭锁，胎儿因无法吞饮羊水而致羊水过多。
8. D。可能导致新生儿先天性黄疸的消化道先天畸形是肝外胆道闭锁。因肝外胆道管腔持续阻塞形成肝外胆道闭锁，胆汁无法经胆道排出，则出现先天阻塞性黄疸。
9. C。可能导致新生儿无排便的消化道先天畸形是不通肛。因肛膜增厚未破或直肠与肛凹之间隔有厚层结缔组织造成直肠与肛凹未接通所致；也可因肛凹未形成，导致直肠下端为盲端。并常常因为尿直肠隔发育不全而伴有直肠尿道瘘或直肠阴道瘘。
10. C。新生儿无排便或便秘可能与先天性巨结肠有关。由于某节段肠壁内肌间神经丛发育不良，副交感神经节缺如，该段肠管因缺少副交感神经节细胞的调控导致肠壁肌肉失去收缩力，将造成该段肠管麻痹、缩窄，无法蠕动，而导致和其相邻的近段结肠内肠内容物潴留，使肠腔极度扩大，多见于直肠和乙状结肠。
11. D。可能造成内脏异位的消化道先天畸形是肠袢转位异常。当肠袢从脐腔退回腹腔时未发生旋转或旋转不完全，甚至反向转位，可能形成各种消化管异位，还常常伴有肝胆胰脾甚至心肺的异位。
12. A。肠管从脐部膨出或脐腔未闭锁所造成的消化道先天畸形是先天性脐疝。胚胎第10周，脐腔内肠管未完全退回腹腔，胎儿出生时可见肠管从脐部膨出或因脐腔未闭锁则肠管很容易再次突入脐腔而形成先天性脐疝。
13. D。当肠袢从脐腔退回腹腔时未发生旋转或旋转不完全可形成的消化管先天畸形是肠袢转位异常。当肠袢从脐腔退回腹腔时未发生旋转或旋转不完全，甚至反向转位，可能形成各种消化管异位，还常常伴有肝胆胰脾甚至心肺的异位。
14. C。下列消化道先天畸形中与肛门闭锁相关的是直肠尿道瘘。肛门闭锁又称不通肛，是因肛膜增厚未破或直肠与肛凹之间隔有厚层结缔组织造成直肠与肛凹未接通所致；或因肛凹未形成，导

致直肠下端为盲端。并常常因为尿直肠隔发育不全而伴有直肠尿道瘘或直肠阴道瘘。

15. B。与肛门闭锁无关的消化道先天畸形是脐粪瘘，又称卵黄蒂瘘，是由于卵黄管未闭合并开口于脐，回肠通过卵黄管与外界相通，肠内的粪便从脐部溢出。与肛门闭锁无关。

16. C。食管、胃、肝、肺均来源于前肠，而空肠来源于中肠。

17. E。空肠、回肠、盲肠、升结肠均来源于中肠，而降结肠来源于后肠。

18. E。盲肠、空肠、回肠、阑尾均由中肠分化而来，而气管来源于前肠。

19. D。气管食管瘘是呼吸系统常见畸形，而Meckel憩室、脐粪瘘、先天脐疝、内脏异位均为消化系统常见畸形。

20. D。属呼吸系统常见畸形的是透明膜病。肝憩室为肝胆发生的原基，喉气管憩室是呼吸系统发生的原基，而Meckel憩室、脐粪瘘为消化系统常见畸形。

（二）A2型题（病例摘要型最佳选择题）

21. E。患儿的临床表现提示有肝外胆道闭锁。因肝外胆道管腔持续阻塞形成肝外胆道闭锁，胆汁无法经胆道排出，可出现先天阻塞性黄疸的系列临床表现。

22. C。胚胎第10周脐腔内肠管未完全退回腹腔，胎儿出生时可见肠管从脐部膨出或因脐腔未闭锁则肠管很容易再次突入脐腔而形成先天性脐疝。

（三）A3型题（病例组型最佳选择题）

23～24. BC。患儿脐部有稀水样伴臭味的肠内容物流出，提示可能患有脐粪瘘，或称卵黄蒂瘘，是由于卵黄管未退化，在脐和肠之间残留一瘘管所致。粪便可通过瘘管从脐部溢出。

25～26. EB。患儿出现呕吐、腹胀及便秘反复发作，需洗肠才能排便，提示可能患有先天性巨结肠。造成该种畸形的主要原因是神经嵴细胞未能迁移至结肠壁内，某节段肠壁内肌间神经丛发育不良，副交感神经节缺如，该段肠管因缺少副交感神经节细胞的调控导致肠壁肌肉失去收缩力，将造成该段肠管麻痹、缩窄，无法蠕动，而导致和其相邻的近段结肠内肠内容物潴留，使肠腔极度扩大。先天性巨结肠多见于直肠和乙状结肠。

（四）B型题（标准配伍题）

27～31. CBAED。此题组考点为原始消化管的分化。前肠主要分化为原始咽、食管、胃、胆总管开口以上的十二指肠，肝、胰、胆道和喉以下的呼吸道。中肠分化为胆总管开口以下的十二指肠、空肠、回肠、盲肠、阑尾、升结肠和横结肠的前2/3。后肠则分化为左1/3的横结肠、降结肠、乙状结肠、直肠和肛管上段以及膀胱和尿道的大部分。

32～36. DECAB。此题组考点为各器官的来源与原基。直肠来源于泄殖腔的分隔。空肠来源于中肠袢头支。肺来源于喉气管憩室末端的肺芽。阑尾来源于中肠袢尾支上的盲肠突。胆囊来源于肝憩室尾支。

37～41. BADCE。此题组考点为各类细胞的来源与原基。胃底腺壁细胞来源于胃原基。胰岛B细胞来源于背（腹）胰芽。肠吸收细胞来源于中肠袢。肝细胞来源于肝憩室头支。肺泡上皮细胞来源于喉气管憩室末端的肺芽。

42～46. ACEBD。此题组考点为原始消化管的分化及各器官的来源。来源于前肠的是食管。来源于中肠的是空肠。来源于后肠的是降结肠。而肛管上段来源于泄殖腔，气管则来源于喉气管憩室。

（五）X型题（多项选择题）

47. ABCD。此题主要考核原始消化管的分化及各类细胞具体来源于哪个胚层。内胚层分化为消化道、呼吸道的上皮及腺体。脏壁中胚层分化为结缔组织、肌组织、血管、软骨等。因此，由内胚层分化而来的细胞是胃底腺壁细胞、胰岛B细胞、杯状细胞、吸收细胞，而气管壁平滑肌细胞则由中胚层分化而来。

48. CE。此题主要考核原始消化管的分化及各类细胞具体来源于哪个胚层。内胚层分化为消化道、呼吸道的上皮及腺体。脏壁中胚层分化为结缔组织、肌组织、血管、软骨等。因此，由内胚层分化而来的细胞是胃底腺主细胞、胰泡心细胞、小肠腺潘氏细胞，而由中胚层分化而来的细胞是胃壁肌层平滑肌细胞和气管壁软骨细胞。

49. ADE。此题主要考查原始消化管的分化及各器官的来源。前肠主要分化为原始咽、食管、胃、胆总管开口以上的十二指肠，肝、胰、胆道和喉以下的呼吸道。中肠分化为胆总管开口以下的十二指肠、空肠、回肠、盲肠、阑尾、升结肠和横结肠的前2/3。后肠则分化为左1/3的横结肠、降结肠、乙状结肠、直肠和肛管上段以及膀胱和尿道的大部分。因此来源于前肠的器官是胃、肝和肺，空肠和结肠则来源于中肠和后肠。

50. BCD。此题主要考核原始消化管的分化及各器官的来源。来源于前肠的器官是食管和胰，空肠和回肠、阑尾则来源于中肠。

51. ABCD。该题主要考点是消化系统的常见畸形，如 Meckel 憩室、脐粪瘘、先天脐疝和内脏异位，而透明膜病则是呼吸系统的常见畸形。

52. BE。该题主要考点是区分消化系统和呼吸系统的常见畸形。属于呼吸系统的常见畸形是气管食管瘘和透明膜病，而 Meckel 憩室、脐粪瘘和先天性脐疝都是消化系统常见畸形。

53. ABCDE。该题主要考点是关于肠袢转位异常的主要特点，所有描述都符合。

54. BCDE。该题主要考点是先天性巨结肠的主要特征。先天性巨结肠多见于直肠和乙状结肠。其他描述都符合。

55. ABCDE。该题主要考点是直肠瘘的主要特征，所有描述都符合。

三、判断题

1. 正确。
2. 错误。肺由前肠分化而来。
3. 错误。盲肠由中肠分化而来。
4. 正确。
5. 正确。
6. 错误。肝细胞来源于内胚层。
7. 错误。肝血窦来源于中胚层。
8. 正确。
9. 错误。肝憩室为前肠末端腹侧壁的内胚层细胞增生向外长出一个盲管状的突起。
10. 错误。尿直肠隔来源于中胚层。
11. 正确。

四、论述题

1. 答题要点：从原始消化管的形成、组成和分化等方面，一一对应描述与相应器官的关系。人胚第 3 周末三胚层胚盘由扁平盘状逐渐卷折成圆筒状胚体。卵黄囊顶部的内胚层和脏壁中胚层被卷入胚体内形成一条纵行的管道，称原始消化管。原始消化管分前肠、中肠和后肠三部分。与卵黄囊相连的中段称为中肠，其头侧部分为前肠，其尾侧部分为后肠。前肠主要分化为原始咽、食管、

胃、胆总管开口以上的十二指肠，肝、胰、胆道和喉以下的呼吸道。中肠分化为胆总管开口以下的十二指肠、空肠、回肠、盲肠、阑尾、升结肠和横结肠的前 2/3。后肠则分化为左 1/3 的横结肠、降结肠、乙状结肠、直肠和肛管上段以及膀胱和尿道的大部分。原始消化管的内胚层分化为消化道、呼吸道的上皮及腺体，脏壁中胚层分化为消化、呼吸系统的结缔组织、肌组织、血管、软骨等。

2. 答题要点：从形成原因入手对应解释消化系统常见的先天畸形。①消化管狭窄或闭锁：消化管管壁上皮细胞在发生过程中暂时性过度增生，管腔出现暂时性狭窄或闭锁。以后过度增生的上皮细胞发生凋亡，管腔重建再通。如果某段管腔重建过程不完全或不发生，分别形成先天消化管狭窄或闭锁畸形，以食管和十二指肠较为多见。②先天性脐疝：胚胎第 10 周，胚腔内肠管未完全退回腹腔，胎儿出生时可见肠管从脐部膨出或因脐腔未闭锁则肠管很容易再次突入脐腔而形成先天性脐疝。③脐粪瘘：又称卵黄蒂瘘，由于卵黄管未闭合并开口于脐，回肠通过卵黄管与外界相通，肠内的粪便可从脐部溢出。④回肠憩室：又称麦克尔憩室，由于卵黄管近侧端退化不完全造成在距离回盲部 40～50cm 处的回肠壁上出现 3～5cm 的囊状突起。⑤不通肛：又称肛门闭锁，可因肛膜增厚未破或直肠与肛凹之间隔有厚层结缔组织造成直肠与肛凹未接通所致；也可因肛凹未形成，导致直肠下端为盲端。并常因尿直肠隔发育不全而伴有直肠尿道瘘或直肠阴道瘘。⑥肠袢转位异常：当肠袢从脐腔退回腹腔时未发生旋转或旋转不完全，甚至反向转位，可形成各种消化管异位，还常伴有肝胆胰脾甚至心肺的异位。⑦先天性巨结肠：由于神经嵴细胞未能迁移至结肠壁内，使肠壁内肌间神经丛发育不良，副交感神经节缺如，导致肠壁肌肉失去收缩力，将造成该段肠管麻痹、缩窄，无法蠕动，粪便淤积于相邻的近段结肠内，使肠腔极度扩大。多见于直肠和乙状结肠。⑧直肠瘘：因尿直肠隔发育不良，使泄殖腔分割不全和直肠下端与肛门不发育而产生瘘管。可分为直肠尿道瘘及直肠阴道瘘等。⑨肝外胆道闭锁：因肝外胆道管腔持续阻塞形成肝外胆道闭锁，胆汁无法经胆道排出，则会出现先天阻塞性黄疸。

3. 答题要点：从形成原因作为切入点，对应解释呼吸系统的常见先天畸形。①喉气管狭窄或闭锁：在喉气管发生过程中，上皮细胞出现暂时性过度增

生，可能会导致管腔狭窄甚至闭锁。如果过度增生的管腔重建过程不完全或不发生，管壁上皮退化过程发生障碍，则出现管腔狭窄或畸形。②气管食管瘘：因气管食管隔发育缺陷，气管与食管分隔不完全，二者之间形成瘘管，常伴有食管闭锁。③透明膜病：又称呼吸窘迫综合征，多见于妊娠28周前早产儿，因Ⅱ型肺泡上皮细胞发育不良，未能分泌足量的表面活性物质，使肺泡表面张力增大，呼气时肺泡发生萎缩，导致呼吸困难。因血氧不足，肺泡毛细血管通透性增加，血液中血浆蛋白和液体渗出，在肺泡腔面形成一层透明薄膜，故称透明膜病。

（陆　欣）

第二十三章　泌尿系统与生殖系统的发生

【学习目标】

一、知识目标

1. 能够阐述泌尿、生殖系统的发生原基和后肾发生的两个原基。

2. 能够描述输尿管芽和生后肾组织的形成及演变。

3. 能够区分泌尿、生殖系统相关畸形发生的原因。

4. 能够概述睾丸和卵巢的发生过程。

5. 能够说出中肾管、中肾小管和中肾旁管在男女性的不同演变过程。

二、技能目标

1. 能够辨别前肾、中肾与后肾的结构、关系与演变。

2. 能够区别睾丸、卵巢与肾的发生和演变的不同。

3. 能够联系泌尿、生殖系统畸形发生的原因，描述临床疾病的表现特点。

三、情感价值目标

1. 能够通过学习泌尿、生殖系统相关畸形发生的原因，加强生殖系统疾病的预防和泌尿系统功能保护的意识。

2. 通过学习人胚肾三阶段的发生发展过程，树立事物的发生都具有一定的规律性，我们要遵循规律、按客观规律办事，不能违背自然规律。

【思维导图】

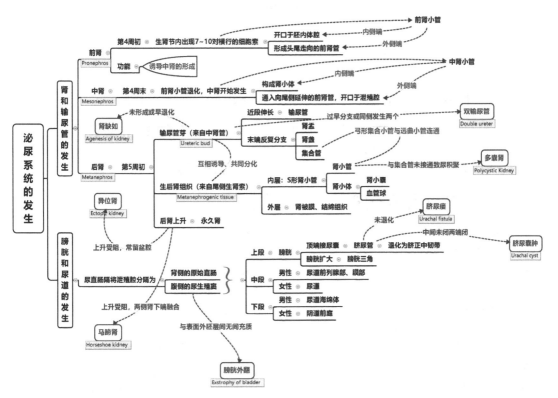

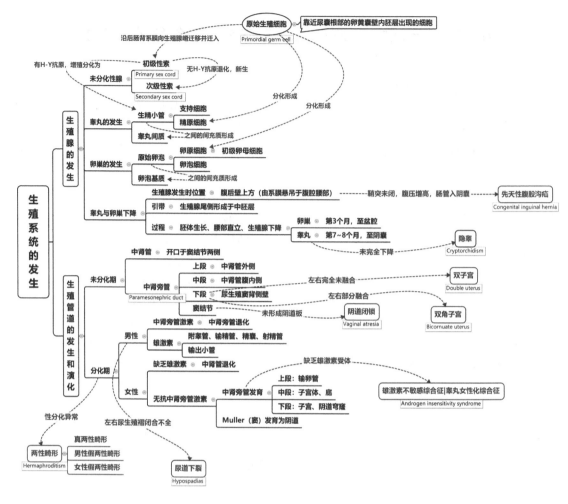

【记忆窍门】

• 肾的发生顺口溜：原基间介中胚层，形成泌尿和生殖；前肾中肾和后肾，后肾变为永久肾；前肾诱导中肾生，中肾诱导后肾生。

【英汉名词对照】

• Nephrotome　生肾节
• Nephrogenic Cord　生肾索
• Urogenital Ridge　尿生殖嵴
• Metanephros　后肾
• Ureteric Bud　输尿管芽
• Primordial Germ Cell　原始生殖细胞
• Primary Sex Cord　初级性索
• Hermaphroditism　两性畸形
• Congenital Inguinal Hernia　先天性腹股沟疝
• Cryptorchidism　隐睾
• Polycystic Kidney　多囊肾
• Horseshoe Kidney　马蹄肾

【复习思考题】

一、名词解释

1. 多囊肾
2. 隐睾
3. 马蹄肾
4. 尿生殖嵴
5. Ureteric bud
6. Primary sex cord

二、选择题

（一）A1 型题（单句型最佳选择题）

1. 泌尿系统和生殖系统的主要器官均起源于（　　）

A. 轴旁中胚层　　　　　B. 间介中胚层
C. 体壁中胚层　　　　　D. 脏壁中胚层
E. 侧中胚层

2. 胚胎发育的第 4 周末，胚体后壁出现 1 对纵行隆起称（ ）

A. 生肾节 B. 尿生殖嵴

C. 间介中胚层 D. 神经褶

E. 前肾

3. 输尿管芽来自（ ）

A. 泄殖腔侧壁 B. 中肾管

C. 中肾旁管 D. 生后肾原基

E. 尿生殖窦末端

4. 后肾来自（ ）

A. 生后肾组织 B. 生肾索和输尿管芽

C. 生后肾组织和中肾管 D. 生后肾组织和输尿管芽

E. 生肾索

5. 输尿管芽发育形成（ ）

A. 输尿管

B. 输尿管、肾盂和肾盏

C. 输尿管、肾盂、肾盏和集合小管

D. 输尿管、肾盂、肾盏、集合小管和肾小管

E. 集合小管和肾小管

6. 后肾的发生中（ ）

A. 近曲小管与远曲小管相连接

B. 近端小管与远端小管相连接

C. 远端小管与近端小管相连接

D. 远端小管与集合小管相连接

E. 集合小管与肾盂相连接

7. 膀胱主要来自（ ）

A. 尿囊起端 B. 尿囊末端

C. 尿生殖窦上段 D. 尿生殖窦下段

E. 中肾管末端

8. 多囊肾出现许多囊泡是由于尿液积聚在（ ）

A. 集合小管 B. 肾小管

C. 肾小体 D. 浅表肾单位

E. 肾间质

9. 原始生殖细胞起源于（ ）

A. 生殖腺嵴表面上皮 B. 卵黄囊壁胚外中胚层

C. 卵黄囊壁内胚层 D. 尿囊壁胚层

E. 生殖腺嵴间充质细胞

10. 多囊肾尿液积聚在肾小管是由于（ ）

A. 集合管与近端小管未接通

B. 远端小管与肾小囊未接通

C. 远曲小管与集合管未接通

D. 远曲小管与近曲小管未接通

E. 近端小管与肾小囊未接通

11. 睾丸间质细胞来源于（ ）

A. 生殖腺嵴表面上皮 B. 生殖腺嵴间充质细胞

C. 卵黄囊壁内胚层 D. 尿囊壁内胚层

E. 生精小管生精上皮

12. 中肾旁管发生于（ ）

A. 中肾管头端向外侧突起的尾侧延伸

B. 生肾索向尾侧延伸

C. 中肾管末端向外侧突起的尾侧延伸

D. 体腔上皮凹陷后闭合而成

E. 生殖腺嵴表面上皮凹陷闭合

13. 男性胚胎中肾小管发育形成（ ）

A. 精直小管 B. 生精小管

C. 睾丸网 D. 输出小管

E. 附睾管

14. 子宫来自（ ）

A. 中肾旁管上段 B. 中肾管上段

C. 中肾旁管中段 D. 中肾管中段

E. 中肾旁管下段

15. 病人体内有睾丸且可分泌雄激素，但外生殖器似女性称（ ）

A. 真两性畸形 B. 女性假两性畸形

C. 男性假两性畸形 D. 睾丸女性化综合征

E. 肾上腺性综合征

16. 睾丸下降到阴囊一般是在（ ）

A. 第 6 个月胎儿 B. 第 7～8 个月胎儿

C. 第 9～10 个月胎儿 D. 出生后 3 个月

E. 出生后 12 个月

17. 双侧隐睾病人造成不育症的原因是（ ）

A. 睾丸间质细胞数量不足，雄激素分泌过少

B. 生精上皮支持细胞发育不良

C. 附睾输出小管闭塞

D. 不能产生精液

E. 精子发生障碍

18. 在胚胎发生过程中位置逐渐上升的器官是（ ）

A. 膀胱 B. 肾 C. 胃

D. 睾丸 E. 卵巢

19. 由中肾小管演变而来的结构是（ ）

A. 睾丸网 B. 附睾的输出小管

C. 生精小管 D. 附睾管

E. 肾小管

20. 肾小管起源于（ ）

A. 中肾管 B. 输尿管芽

C. 生后肾原基 D. 中肾小管

E. 中肾旁管

（二）A2 型题（病例摘要型最佳选择题）

21. 患者，女，21 岁，一直无月经来潮，查体两侧乳腺等大且发达、骨盆宽大、皮下脂肪丰富、嗓音尖细，生理曲线明显。B 超检查可见卵巢完整，未见子宫。该病的主要原因是（　　）

A. 真两性畸形

B. 中肾管中段发育异常

C. 中肾旁管下段发育异常

D. 生殖结节发育异常

E. 窦结节发育异常

22. 患者，女，15 岁，阵发性右下腹疼痛 1 年余，1 个月前右下腹部疼痛再次出现，阵发性加剧，B 超提示阴道内低回声暗区，中肾旁管下段的上半部分未融合，该病最可能考虑是（　　）

A. 双子宫　　　　　　　B. 阴道闭锁

C. 双角子宫　　　　　　D. 双阴道

E. 两性畸形

23. 患者，女，23 岁，一直无月经来潮，但乳房已经发育，近期出现周期性腹痛，下腹坠痛，医院检查 B 超提示窦结节形成阴道板后未形成管道。该病最可能考虑的是（　　）

A. 双子宫　　　　　　　B. 双角子宫

C. 阴道闭锁　　　　　　D. 双阴道

E. 两性畸形

24. 胎儿身长 6 ～ 10cm，体重 50g 左右，对外界刺激可以发生反应，外生殖器已经开始发育，肾脏开始行使排泄功能，胎儿此时的发育时期大约在（　　）

A. 1 个月　　　　B. 2 个月　　　　C. 3 个月

D. 4 个月　　　　E. 5 个月

25. 患者，男，婚后不育 8 年就诊，查体显示患者喉结突出，阴茎发育正常，腹股沟未扪及睾丸，性激素水平正常，染色体未见缺失，该病最可能考虑是（　　）

A. 先天性腹股沟疝　　　B. 尿道下裂

C. 双侧腹腔隐睾　　　　D. 异位肾

E. 多囊肾

（三）A3 型题（病例组型最佳选择题）

（26 ～ 27 题共用题干）

患者，男性，42 岁，偶尔感到腰部酸胀，医院常规体检时 B 超提示：左肾区、腹腔、盆腔未见肾影，右侧肾影较正常略大，其内未见明显异常回声。CT 平扫＋增强扫描：范围自膈顶至盆腔，左肾区、

腹腔及盆腔均未见正常肾脏轮廓，右肾代偿性的略增大，形态、位置正常，其内未见明显异常密度灶。既往史：无手术史。体检：无手术创痕。

26. 该患者可能出现的肾脏相关畸形是（　　）

A. 左肾区、腹腔和盆腔未见肾影的左肾单侧缺如

B. 肾上升过程中受阻所致的肾位置异常

C. 肾上升过程中受阻所致的马蹄肾

D. 输尿管芽过早分支形成的输尿管异常

E. 左肾区、腹腔及盆腔均未见正常肾脏轮廓的多囊肾

27. 此病例与人胚肾发育阶段中后肾的发生有关的是（　　）

A. 由于输尿管芽末端分支出现异常，不能诱导后肾发生

B. 由于输尿管芽未形成或早期退化，不能诱导后肾发生

C. 生后肾组织发育异常

D. 输尿管芽与生后肾组织无共同分化

E. 输尿管芽仅分化成输尿管和肾盂，分化不完全

（四）B 型题（标准配伍题）

（28 ～ 32 题共用备选答案）

A. 多囊肾　　　　B. 肾缺如　　　　C. 双输尿管

D. 脐尿瘘　　　　E. 膀胱外翻

28. 输尿管芽未形成或早期退化，不能诱导后肾发生的是（　　）

29. 尿液积聚肾小管，肾内出现囊泡的是（　　）

30. 表皮和膀胱前壁破裂，膀胱黏膜外翻的是（　　）

31. 尿液从脐部溢出的是（　　）

32. 输尿管芽过早分支或同侧发生两个输尿管芽的是（　　）

（33 ～ 37 题共用备选答案）

A. 膀胱　　　　　　　　B. 尿生殖窦中段

C. 中肾管　　　　　　　D. 尿生殖窦下段

E. 脐中韧带

33. 尿生殖窦上段发育为（　　）

34. 尿生殖窦上段脐尿管于出生前闭锁为（　　）

35. 输尿管最初开口于（　　）

36. 在女性中扩大为阴道前庭的是（　　）

37. 在男性中形成尿道前列腺部和膜部的是（　　）

（五）X 型题（多项选择题）

38. 下列关于前肾的描述，正确的是（　　）

A. 出现 7 ～ 10 对横行的细胞索

B. 内侧开口于胚外体腔

C. 发生在生肾索内

D. 前肾管大部分保留

E. 开口于泄殖腔

39. 下列关于中肾的描述，正确的是（　）

A. 开始发生于第4周末　B. 发生于生肾索

C. 中肾大部分保留　　　D. 中肾小管全部保留

E. 内侧构成肾小体

40. 下列关于后肾的描述，正确的是（　）

A. 由输尿管分化而成

B. 为人体永久肾

C. 输尿管芽主干分化成输尿管

D. 输尿管芽末端形成肾盂，肾盏和集合管

E. 生后肾组织形成集合管

41. 下列畸形中，与生殖腺下降过程相关的是（　）

A. 膀胱外翻　　　　　　B. 隐睾

C. 先天性脐疝　　　　　D. 先天性腹股沟疝

E. 尿道下裂

42. 下列关于女性生殖管道的分化正确的是（　）

A. 中肾管退化

B. 抗中肾旁管激素发挥抑制作用

C. 中肾旁管进一步发育

D. 中肾旁管上段演化为输卵管

E. 中肾旁管上段演变为子宫

43. 下列关于男性生殖管道的分化正确的是（　）

A. 睾丸间质细胞产生抗中肾旁管激素

B. 中肾旁管退化

C. 支持细胞分泌雄激素

D. 中肾小管分化为附睾的输出小管

E. 中肾管只形成附睾管

44. 下列关于睾丸的发生，正确的是（　）

A. 原始生殖细胞携带XY染色体

B. 初级性索与表面上皮分离形成睾丸索

C. 初级性索上皮细胞演变为精原细胞

D. 原始生殖细胞增殖分化为支持细胞

E. 睾丸间质细胞分泌雄激素

45. 下列关于卵巢的发生，正确的是（　）

A. 胎儿出生时卵原细胞分化为次级卵母细胞

B. 原始生殖细胞分化为原始卵泡

C. 初级性索退化，成为卵巢髓质

D. 未分化性腺表面上皮增生形成次级性索

E. 未分化性腺自然发育为卵巢

三、判断题

1. 先天性异位肾（肾位置低于正常）是由于后肾

发生中从头侧下降至尾侧过快所致。

2. 受精时即已决定性别，但生殖腺和生殖管道的发生早期还不能区分性别。

3. 原始生殖腺具有向睾丸方向分化的自然趋势，若早期胚胎细胞具有 H-Y 抗原，原始生殖腺才向卵巢方向分化。

4. 胎儿睾丸间质细胞可分泌雄激素，并有促进男性生殖管道发育的作用。

5. 后肾发生过程中，生后肾组织诱导输尿管芽生长，并不断分支形成集合小管。

6. 膀胱的上皮有的来自内胚层，有的来自中胚层。

7. 卵巢形成后由于缺乏雄激素，中肾管和中肾旁管退化。

8. 原始生殖腺的细胞来自内胚层与中胚层。

9. 支持细胞及睾丸间质细胞对生殖管道的分化有决定意义。

10. 在男性，中肾小管不退化。

四、论述题

1. 试述中肾管与中肾旁管的来源与演变。

2. 试述生殖管道的发生与演变。

【答案及解析】

一、名词解释

1. 是一种较常见的畸形。在后肾发生过程中，若远曲小管与集合小管未接通，尿液便积聚在肾小管内，致使肾内出现大小不等的囊泡。

2. 是由于睾丸未下降到阴囊而形成，停留在腹膜腔或腹股沟处称隐睾，隐睾可发生于单侧或双侧。双侧腹膜腔内隐睾，由于腹腔温度较高，影响精子的发育，可导致男性不育。

3. 肾在上升过程中受阻于肠系膜下动脉根部，两肾下端融合成马蹄形称为马蹄肾。

4. 胚胎发育的第4周末，生肾索继续增生，与体节分离，从胚体后壁凸向胚内体腔，成为分列于中轴两侧的一对纵行隆起。

5. Ureteric bud 为输尿管芽，胚胎发育第5周初，中肾管近泄殖腔处向胚体的背外侧头端发出一盲管，称输尿管芽。

6. Primary sex cord 为初级性索，胚胎发育的第5周时，生殖腺嵴表面的上皮细胞增生，伸入下方的间充质，形成许多不规则的细胞索条称为初级性索。

二、选择题

（一）A1 型题（单句型最佳选择题）

1. B。胚内中胚层由脊索向外依次分化为三部分即轴旁中胚层、间介中胚层和侧中胚层，泌尿系统和生殖系统的主要器官均起源于间介中胚层。

2. B。胚胎发育的第 4 周末，生肾索继续增生，与体节分离，从胚体后壁凸向胚内体腔，成为分列于中轴两侧的一对纵行隆起。

3. B。中肾管近泄殖腔处向胚体的背外侧头端发出一盲管是输尿管芽。

4. D。后肾是人体永久肾，由输尿管芽与生后肾组织互相诱导、共同分化而成。

5. C。输尿管芽主干分化成输尿管，末端反复分支，分别形成肾盂、肾盏和集合管。

6. D。肾小管的一端膨大凹陷包绕毛细血管球形成肾小体，其余部分分别依次为集合管、远端小管、近端小管和细段。

7. C。膀胱和尿道由尿生殖窦演变形成，尿生殖窦分为三段，上段发育为膀胱；中段在男性形成尿道前列腺部和膜部，在女性形成尿道的大部；下端在男性形成尿道海绵体部，在女性扩大为阴道前庭。

8. B。由于在后肾的发生过程中远曲小管与集合管未接通，尿液积聚在肾小管内，致使肾内出现大小不等的囊泡。

9. C。原始生殖细胞在人胚第 4 周初，靠近尿囊根部的卵黄囊根部的卵黄囊壁内胚层出现大而圆的细胞。

10. C。多囊肾在后肾发生过程中，远曲小管与集合管未接通，尿液积聚在肾小管内形成的囊泡。

11. B。人胚第 7 ～ 8 周时，生殖腺嵴表面上皮细胞向下形成的初级性索继续向深部增生，形成的睾丸索之间的间充质细胞分化为睾丸间质细胞。

12. D。中肾旁管由尿生殖嵴头端外侧的体腔上皮凹陷后闭合而成。

13. D。睾丸形成后中肾旁管退化，中肾管形成附睾管、输精管、精囊和射精管，中肾小管分化为附睾的输出小管。

14. E。卵巢形成后中肾管退化，中肾旁管进一步发育，上段和中段演化为输卵管，下段左右合并后，演变为子宫及阴道穹隆部。

15. D。睾丸女性化综合征，患者生殖腺为睾丸，但由于体细胞与中肾管细胞缺乏雄激素受体，生殖管道和外生殖器均不能向男性方向发育，外生殖器及青春期后的第二性征均呈女性表现。

16. B。第 7 ～ 8 个月时，睾丸与包绕它的双层腹膜经腹股沟管降入阴囊。

17. E。隐睾由于睾丸未完全下降，停留在腹膜腔或者腹股沟处，腹膜腔内隐睾由于温度高影响精子发生，可致男性不育。

18. B。后肾原始位置较低，位于盆腔，后因胎儿的生长、输尿管伸展及胚体直立，肾上升移至腰部。

19. B。中肾小管分化为附睾的输出小管。

20. C。输尿管芽长入终肾嵴尾端后形成生后肾原基，末端的集合管陆续诱导生后肾组织内部演化为肾小管。

（二）A2 型题（病例摘要型最佳选择题）

21. C。女性生殖管道的分化过程中，卵巢形成后，中肾管退化，中肾旁管进一步发育；中肾旁管上段和中段的演化与输卵管有关；下段的演变与子宫及引导穹隆部的演化有关。此题中该女性卵巢完整，未见子宫，因此判断该病的主要原因是中肾旁管下段发育异常，因此 C 选项正确。

22. C。左右中肾旁管下段未融合可导致双子宫，常伴有双阴道；若仅中肾旁管下段的上半部分未融合，则形成双角子宫。该病例中 B 超提示中肾旁管下段的上半部分未融合，因此 C 选项正确。

23. C。窦结节未形成阴道板，未形成管道结构为生殖系统相关畸形中的阴道闭锁，因此 C 选项正确。

24. C。人胚第 12 周左右，后肾开始产生尿液，因此 C 选项正确。

25. C。患者不育，查体腹股沟区未扪及睾丸，激素与染色体检查正常，考虑生殖系统中常见的畸形隐睾，且为双侧腹腔隐睾。

（三）A3 型题（病例组型最佳选择题）

26 ～ 27. AB。此题组结合临床考查泌尿系统相关畸形中的肾缺如，肾缺如因输尿管芽未形成或早期退化，不能诱导后肾发生，导致肾缺如，临床常以单侧缺如常见。临床症状轻微。

（四）B 型题（标准配伍题）

28 ～ 32. BAEDC。此题组考点为泌尿系统相关畸形的发生原因。

33 ～ 37. AECDB。此题组考点为膀胱和尿道的发生，尿生殖窦演变的过程。

（五）X 型题（多项选择题）

38. ADE。 前肾在人胚颈部两侧的生肾节内，先后出现 7 ～ 10 对横行的细胞索，内侧端开口于胚内体腔，外侧端向尾部延伸，在第 4 周末，前肾管大部分保留并向尾部延伸，开口于泄殖腔。

39. ABE。 第 4 周末，前肾小管退化，中肾开始发生，在生肾索及其后形成的中肾嵴内，其内侧构成肾小体，除中肾管和尾端的少数中肾小管保留外，中肾大部分退化。

40. BCD。 后肾是人体永久肾，由输尿管芽和生后肾组织共同分化而成，输尿管芽主干分化成输尿管，末端反复分支，分别形成肾盂，肾盏和集合管。

41. BD。 睾丸未完全下降，停留在腹膜腔或腹股沟处称隐睾；鞘膜腔与腹膜腔之间通路不闭合，腹内压增高时，部分肠管可突入鞘膜腔导致先天性腹股沟疝。

42. AC。 在女性生殖管道的分化中，中肾管退化，同时亦无抗中肾旁管激素的抑制作用，中肾旁管进一步发育，其上段和中段演化为输卵管，下段左、右合并演变为子宫及阴道板。

43. BD。 在男性生殖管道的分化中，支持细胞产生抗中肾旁管激素，使中肾旁管退化，睾丸间质细胞分泌雄激素，使中肾管形成附睾管、输精管、精囊和射精管，中肾小管分化为附睾的输出小管。

44. ABE。 在睾丸的发生过程中，初级性索上皮细胞演变成支持细胞，原始生殖细胞增殖分化为精原细胞。

45. CDE。 在卵巢的发生过程中，原始生殖细胞分化为卵原细胞，胎儿出生时，卵原细胞分化为初级卵母细胞。

三、判断题

1. 错误。异位肾由于肾上升过程受阻所致的肾位置异常，常停留在盆腔，与肾上腺分离。

2. 正确。

3. 错误。原始生殖细胞携带 XY 性染色体，使未分化性腺向睾丸方向分化；女性胚胎细胞未分化性腺自然发育为卵巢。

4. 正确。

5. 错误。输尿管芽与生后肾组织相互诱导、共同分化而成。输尿管芽末端反复分支分别形成肾盂、肾盏和集合管。

6. 正确。

7. 错误。卵巢形成后，由于缺乏雄激素，中肾管退化；同时亦无抗中肾旁管激素的抑制作用，中肾旁管进一步发育。

8. 错误。原始生殖细胞是在靠近尿囊根部的卵黄囊壁内胚层中出现。

9. 错误。生殖管道的分化由分化的性腺所决定，在睾丸的发生中初级性索上皮细胞演变为支持细胞，睾丸索之间的间充质细胞分化为睾丸间质细胞。

10. 错误。在男性，与睾丸相邻的十余条中肾小管分化为附睾的输出小管。

四、论述题

1. 答题要点：从人胚肾发生的三个阶段中肾阶段，中肾管与中肾旁管的来源及在男女生殖系统发生中的演变异同处进行描述。第 4 周末，前肾小管退化，中肾相继出现 80 多对横行的中肾小管，其外侧端与向尾侧延伸的前肾管连通后，前肾管改称为中肾管。到第 5 周初，中肾管近泄殖腔处向胚体发出输尿管芽。输尿管芽形成后肾中的输尿管、肾盂、肾盏和集合管。在男性，中肾管形成附睾管、输精管、射精管和精囊。在女性，中肾管退化。

中肾旁管由尿生殖嵴头端外侧的体腔上皮凹陷后闭合而成，头端开口于体腔，上段纵行于中肾管外侧，中段经中肾管腹侧，末端为盲端，伸到尿生殖窦的背侧壁，在窦腔内形成一隆起，为窦结节。在男性，中肾旁管退化。在女性，中肾旁管上段和中段形成输卵管，下段愈合发育形成子宫和阴道穹隆部。

2. 答题要点：从生殖管道的未分化期、男性生殖管道的分化和女性生殖管道的分化进行描述。①未分化期：此期胚胎中有中肾管和中肾旁管两对生殖管道。第 6 周，中肾管外侧体腔上皮内陷形成纵沟，纵沟合拢形成中肾旁管，又称米勒管。②男性生殖管道的分化：当生殖腺分化为睾丸时，间质细胞产生的雄激素可使中肾管进一步发育，头端形成附睾管，尾端形成输精管。与睾丸相邻的中肾小管与睾丸网相接形成输出小管。中肾旁管由于支持细胞产生的抗中肾旁管激素的作用而退化。③女性生殖管道的分化：如生殖腺分化为卵巢，由于没有抗中肾旁管激素的抑制作用，中肾旁管继续发育，其上段和中段形成输卵管，下段两侧愈合演变成子宫和阴道穹隆部。由于没有雄激素的作用，中肾管退化。

（徐枭喻）

第二十四章 循环系统的发生

【学习目标】

一、知识目标

1. 能够阐述原始心血管系统的组成。
2. 能够描述心脏外形演变的过程。
3. 能够描述心脏内部的分隔过程。
4. 能够比较胎儿出生前后血液循环的结构变化。
5. 能够简述心脏常见的先天性畸形的成因和体征。

二、技能目标

1. 能够辨识胚胎时期心脏和大血管的平面和立体结构。

2. 能够绘制胎儿血液循环示意图。
3. 能够联系心血管系统的胚胎学知识，思考并解释先天性心脏疾病的症状及体征。

三、情感价值目标

1. 通过心血管的发生过程、心脏分隔、出生前后血液循环变化，思考生命演化的过程，探索胚胎发育机制，培养热爱科学、尊重生命的精神。

2. 思考先天性心血管畸形的原因，认识事物之间联系的普遍性，从宏观现象联想到微观结构，正确把握事物之间的因果关系，树立科学的孕育观念，避免影响胎儿心血管发育异常的因素。

【思维导图】

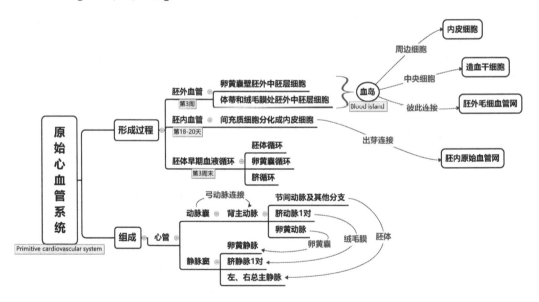

【记忆窍门】

- 口诀联想记忆法洛四联症："一窄二缺三跨四大"，即：肺动脉狭窄、室间隔缺损、主动脉骑跨、右心室肥大。

【英汉名词对照】

- Primitive Cardiovascular System 原始心血管系统

- Blood Island 血岛
- Cardiogenic Area 生心区
- Pericardiac Coelom 围心腔
- Cardiogenic Cord 生心索
- Cardiac Tube 心管
- Bulbus Cordis 心球
- Sinus Venosus 静脉窦
- Truncus Arteriosus 动脉干

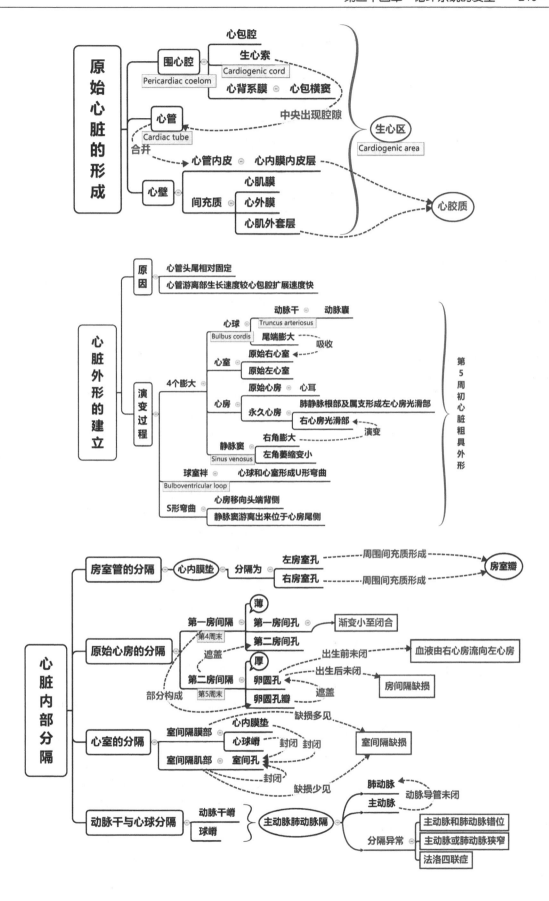

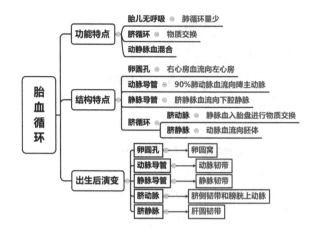

- Bulboventricular Loop 球室袢
- Atrioventricular Canal 房室管
- Endocardial Cushion 心内膜垫
- Foramen Ovale 卵圆孔
- Atrial Septal Defect 房间隔缺损
- Ventricular Septal Defect 室间隔缺损
- Tetralogy of Fallot 法洛四联症
- Patent Ductus Arteriosus 动脉导管未闭

【复习思考题】

一、名词解释

1. 原始心血管系统
2. 心管
3. 血岛
4. 心内膜垫
5. 室间隔肌部
6. 法洛四联症

二、选择题

（一）A1 型题（单句型最佳选择题）

1. 造血干细胞最早起源于（　　）
A. 胎儿骨髓　　　B. 血岛　　　C. 胎儿脾脏
D. 体蒂　　　　E. 绒毛膜

2. 原始心血管系统的卵黄静脉和脐静脉开口于（　　）
A. 心球
B. 心房
C. 静脉窦
D. 前者开口于心房，后者开口于静脉窦
E. 前者开口于静脉窦，后者开口于心房

3. 人胚胎最早的造血场所是（　　）
A. 心脏　　　　　B. 肝脏　　　　C. 骨髓
D. 卵黄囊　　　　E. 脾脏

4. 关于胚体早期血液循环的描述错误的是（　　）
A. 第 3 周末，已有一对心管和一对腹主动脉
B. 腹主动脉在卵黄囊壁分出卵黄动脉
C. 心脏和血管左右对称
D. 形成胚体循环、卵黄囊循环和脐循环
E. 绒毛膜中毛细血管汇合成脐静脉

5. 关于弓动脉的描述，下列错误的是（　　）
A. 弓动脉起自主动脉囊
B. 6 对弓动脉同时存在
C. 第 3 对弓动脉形成左右颈外动脉
D. 第 4 对弓动脉右侧参与组成右锁骨下动脉
E. 第 5 对弓动脉发育不全很快退化

6. 原始心脏发生于（　　）
A. 脊索腹侧的胚内中胚层
B. 口咽膜前方内胚层
C. 原始胸腔内的脏壁中胚层
D. 口咽膜头端中胚层
E. 喉气管沟腹面的胚内中胚层

7. 围心腔最早位于（　　）
A. 生心索的背侧　　　　B. 口咽膜的尾侧
C. 生心索的腹侧　　　　D. 心管的腹侧
E. 前肠的背侧

8. 早期心管各段生长速度不同而形成膨大，由头端至尾端依次为（　　）
A. 肺动脉、主动脉、心室和静脉窦
B. 肺动脉、主动脉、心室和心房
C. 心球、心室、心房和静脉窦
D. 静脉窦、心房、心室和心球
E. 心球、心房、心室和静脉窦

9. 下列哪个结构没有参与心室的分隔？（　　）

A. 室间隔肌部　　　　　B. 心内膜垫

C. 右心球嵴　　　　　　D. 左心球嵴

E. 动脉干嵴

10. 不是由动脉干与心球分隔异常引起的先天性心脏病是（　　）

A. 主动脉和肺动脉错位　B. 主动脉狭窄

C. 法洛四联症　　　　　D. 肺动脉狭窄

E. 动脉导管未闭

11. 胎儿血液循环含氧和营养物质最丰富的部位是（　　）

A. 脐静脉　　　　B. 脐动脉　　　　C. 右心室

D. 左心房　　　　E. 主动脉

12. 降主动脉血液经下列哪个结构流入胎盘，与母体血液进行气体和物质交换？（　　）

A. 脐静脉　　　　B. 脐动脉　　　　C. 右心室

D. 左心房　　　　E. 主动脉

13. 下列关于法洛四联症描述正确的是（　　）

A. 房间隔缺损、室间隔缺损、肺动脉狭窄、主动脉骑跨

B. 右心房肥大、室间隔缺损、肺动脉狭窄、主动脉骑跨

C. 室间隔缺损、肺动脉狭窄、主动脉骑跨、右心室肥大

D. 室间隔缺损、肺动脉狭窄、动脉导管未闭、右心室肥大

E. 房间隔缺损、肺动脉狭窄、主动脉骑跨、右心室肥大

14. 生心区头侧为（　　）

A. 生心索　　　　B. 原始横膈　　　C. 原始胸腔

D. 围心腔　　　　E. 原始心脏

15. 原始肺静脉参与形成（　　）

A. 右心房　　　　B. 右心耳　　　　C. 左心房

D. 左心耳　　　　E. 肺静脉

16. 第一房间孔位于（　　）

A. 第一房间隔头端

B. 第二房间隔与心内膜垫之间

C. 动脉球嵴与心内膜垫之间

D. 第一房间隔与心内膜垫之间

E. 第一房间隔与室间隔之间

17. 参与心房分隔的结构有（　　）

A. 第一房间隔和第一房间孔

B. 第一、第二房间隔和心内膜垫

C. 房间隔和动脉干嵴

D. 房间隔和室间隔膜部

E. 房间隔和心球嵴

18. 室间孔位于（　　）

A. 室间隔肌部和室间隔膜部之间

B. 室间隔肌部和心内膜垫之间

C. 室间隔膜部和心内膜垫之间

D. 室间隔肌部与心球嵴之间

E. 室间隔膜部与心球嵴之间

19. 主动脉肺动脉隔可将下列哪项结构分隔成主动脉和肺动脉？（　　）

A. 心球和动脉干　　　　B. 主动脉弓

C. 心房和静脉窦　　　　D. 心室和主动脉

E. 心房和心室

20. 下列哪项不是胎儿血液循环的特点？（　　）

A. 动、静脉血液严格分流

B. 肺动脉干的血液绝大部分流入降主动脉

C. 右心房血液可经卵圆孔流入左心房

D. 脐静脉内血液含氧量高

E. 左心室血液大部分供应头颈和上肢

（二）A2 型题（病例摘要型最佳选择题）

21. 患儿，男，3 岁，出生后发现心脏杂音，近年来剧烈活动后乏力、气喘，发育尚可，经进一步检查诊断为室间隔缺损。造成患儿此先天畸形的原因可能是（　　）

A. 人胚第 4 周末，室间隔肌部游离缘与心内膜垫之间的室间孔未融合

B. 人胚第 7 周末，心内膜垫、室间隔肌部和心球嵴三者未完全愈合

C. 人胚第 5 周末，第二房间隔未覆盖第二房间孔

D. 人胚第 5 周，心球嵴和动脉干嵴未融合

E. 胎儿出生后 1 年，卵圆孔未完全封闭

22. 新生儿，女，出生后即出现嘴唇、身体发紫等缺氧症状，心脏彩超诊断为主动脉和肺动脉错位，此畸形发生的原因是（　　）

A. 主动脉和肺动脉分隔不均等

B. 室间隔膜部缺损

C. 动脉导管过于粗大

D. 动脉干和心动脉球分隔时，主动脉肺动脉隔不呈螺旋状走行

E. 第 1、2 对弓动脉发育不全

23. 患儿，男，7 岁，平素少动，活动后出现气促、乏力，以肺炎入院，全身检查发现颈动脉搏动增强，下半身青紫，X 线检查发现肺血管影增多，左房

左室增大，主动脉弓扩张，推测该患儿最可能存在的先天畸形是（　　）

A. 室间隔缺损　　　　　　B. 房间隔缺损

C. 肺动脉狭窄　　　　　　D. 法洛四联症

E. 动脉导管未闭

24. X 线检查是诊断先天性心脏病的重要手段之一，呈现出肺动脉凹陷的特征，常提示肺动脉狭窄，下列哪种先天畸形可见此特征？（　　）

A. 房间隔缺损　　　　　　B. 室间隔缺损

C. 法洛四联症　　　　　　D. 动脉导管未闭

E. 主动脉狭窄

25. 患者，女，5 岁，发育尚可，运动后出现气喘、乏力，因肺部感染入院，经心电图和超声诊断为房间隔缺损。该患儿最可能的发育缺陷是（　　）

A. 卵圆孔未闭　　　　　　B. 第一房间孔未闭

C. 第二房间孔未闭　　　　D. 动脉导管未闭

E. 房室孔未闭

26. 患者女性，5 岁，体检发现心脏杂音，平素无明显症状，无发绀，多次反复肺炎。听诊：胸骨左缘 2～3 肋间可听到 Ⅱ～Ⅲ 级收缩期杂音，X 线检查：发现右心房和右心室增大，肺动脉段突出，肺门阴影增深，肺野充血，入院后经心脏超声相关检查诊断为房间隔缺损。推测患儿 X 线检查呈现右心房和右心室增大的原因是（　　）

A. 出生后，肺循环开始，左心房压力增大

B. 右心房血向左心房分流

C. 体循环血流量增加

D. 右心室流出道减小

E. 肺循环血流量减少

（三）A3 型题（病例组型最佳选择题）

（27～28 题共用题干）

患儿男性，3 岁，喜蹲踞，生长发育迟缓，出生后不久即出现口唇青紫，哭闹后青紫加剧伴气促和呼吸困难，听诊：双肺呼吸音清晰，胸骨左缘第 2～4 肋间可听到粗糙的喷射性收缩期杂音，X 线检查发现肺野缺血，心脏稍大呈靴形心，经超声心动图检查，确诊为法洛四联症。

27. 下列哪项不是该患儿出现青紫和呼吸困难的原因？（　　）

A. 右心室肥大　　　　　　B. 肺动脉狭窄

C. 主动脉骑跨　　　　　　D. 室间隔缺损

E. 动静脉血混合

28. 推测患儿肺野缺血的主要原因是（　　）

A. 右心室肥大　　　　　　B. 肺动脉狭窄

C. 主动脉骑跨　　　　　　D. 室间隔缺损

E. 动脉血中混入静脉血

（四）B 型题（标准配伍题）

（29～33 题共用备选答案）

A. Pericardiac coelom　　B. Bulboventricular loop

C. Cardiogenic cord　　　D. Cardiac tube

E. Truncus arteriosus

29. 围心腔腹侧的间充质细胞聚集成一对长条细胞索，称为（　　）

30. 人胚第 18～19 天，生心区出现的腔隙是（　　）

31. 心球的远侧较细长的结构称为（　　）

32. 心球和心室朝右、腹、尾侧弯曲，形成的结构是（　　）

33. 生心索中央出现腔隙，形成左右两条纵管称为（　　）

（34～38 题共用备选答案）

A. 肝圆韧带　　　　　　　B. 静脉韧带

C. 卵圆窝　　　　　　　　D. 动脉韧带

E. 脐侧韧带

34. 脐动脉大部分退化成为（　　）

35. 脐静脉闭锁形成（　　）

36. 出生后肺循环开始，动脉导管闭锁形成（　　）

37. 卵圆孔完全封闭形成（　　）

38. 静脉导管闭锁形成（　　）

（五）X 型题（多项选择题）

39. 形成左、右心房的结构包括（　　）

A. 静脉窦左角　　　　　　B. 原始肺静脉

C. 上腔静脉　　　　　　　D. 原始心房

E. 静脉窦右角

40. 与室间隔发生有关的是（　　）

A. 室间隔肌部　　　　　　B. 心内膜垫

C. 心球嵴　　　　　　　　D. 室间隔膜部

E. 主动脉肺动脉隔

41. 房间隔缺损的原因有（　　）

A. 卵圆孔瓣紧贴卵圆孔　B. 心内膜垫发育不全

C. 第一房间隔吸收过度　D. 第二房间隔发育不全

E. 第二房间孔闭合

42. 胎儿左心房的血液来自（　　）

A. 静脉窦　　　B. 右心房　　　C. 肺静脉

D. 上腔静脉　　E. 下腔静脉

43. 下列关于动脉导管的描述正确的选项有（　　）

A. 胚胎期，降主动脉血液通过动脉导管进入肺动脉

B. 动脉导管连接降主动脉和肺动脉

C. 出生后动脉导管平滑肌纤维收缩

D. 出生后动脉导管闭锁为动脉韧带

E. 动脉导管未闭好发于女性

44. 关于静脉窦的演变过程正确的有（　　）

A. 原始静脉窦的左右角是对称的

B. 随着胚胎的发育，汇入右角的血液逐渐增多

C. 左角参与形成左心房

D. 右角参与形成右心房

E. 左右角均逐渐萎缩

45. 胎儿血液循环与成人血液循环的不同点在于（　　）

A. 胎儿有脐静脉和脐动脉

B. 出生后下腔静脉血流量增加

C. 胎儿肺循环不行使功能

D. 胎儿右心房血液可经卵圆孔流入左心房

E. 出生后肺动脉和主动脉不再相通

三、判断题

1. 人胚于第3周形成原始心血管系统，即刻开始血液循环。（　　）

2. 造血干细胞先于血岛出现。（　　）

3. 人胚早期血液循环有胚体循环、卵黄囊循环、脐循环三套通路。（　　）

4. 室间隔缺损以室间隔肌部缺损最常见。（　　）

5. 心管周围逐渐密集的间充质形成心肌外套层，将来分化为心肌层。（　　）

6. 胚胎时期第一房间隔和第二房间隔紧贴，将心房完全分开不再相通。（　　）

7. 室间孔封闭后，肺动脉干与右心室相通，主动脉与左心室相通。（　　）

8. 心脏各部的分隔非同时进行，从胚胎第7周末开始相继发生。（　　）

四、论述题

1. 试述心房和心室的分隔过程。

2. 试述胎儿血液循环的特点及出生后的变化。

【答案及解析】

一、名词解释

1. 原始心血管系统左右对称，由心管、原始动脉

系统和原始静脉系统组成。心血管的管壁最初为内皮性管道，以后其周围的间充质分化出肌组织和结缔组织，参与管壁的形成，演变为心脏、动脉和静脉。

2. 原始心脏形成过程中，围心腔腹侧的间充质细胞聚集成生心索，生心索中央逐渐出现腔隙，形成并列的左右两条纵管，称为心管。

3. 人胚第3周，卵黄囊壁的胚外中胚层细胞密集成索或团状，称为血岛，继而体蒂和绒毛膜等处的胚外中胚层细胞也形成血岛。血岛周边的细胞变扁，分化为内皮细胞，再围成内皮管，即原始血管。血岛中央的游离细胞分化成为原始血细胞，即造血干细胞。

4. 在人胚第4周，房室管的背侧壁和腹侧壁正中的心内膜组织增厚，分别形成背、腹心内膜垫，二者相对生长，向中央靠拢，至第6周时相互愈合，将房室管分隔成左、右房室管。

5. 人胚第4周末，于心尖处心室底壁组织向上凸起形成一个较厚的半月形的肌性隔膜，称为室间隔肌部。

6. 法洛四联症是较严重的一种先天性心脏畸形，原因是主动脉肺动脉隔偏于肺动脉一侧，导致①肺动脉狭窄；②主动脉骑跨，主动脉骑跨在室间隔膜部；③室间隔缺损；④右心室肥大。

二、选择题

（一）A1型题（单句型最佳选择题）

1. B。人胚第3周，形成血岛，不久血岛内出现间隙，中央的细胞分化成游离的造血干细胞。

2. C。人胚早期有三套血液循环，卵黄静脉和脐静脉分别运送血液至心管的静脉端，在静脉窦汇合。

3. D。人胚第3周，卵黄囊壁的胚外中胚层细胞形成血岛，不久血岛中央的细胞分化成造血干细胞开始造血。

4. B。背主动脉在卵黄囊壁分出若干对卵黄动脉，而不是腹主动脉。

5. B。弓动脉起自主动脉囊，在第4～6周相继发生6对，这6对弓动脉并不同时存在。

6. D。心脏发生于生心区，生心区由部分中胚层细胞在胚盘前缘口咽膜的头端汇聚形成。

7. A。围心腔最早位于生心索背侧，后在胚体由扁平的胚盘向圆柱形胚体的转变过程中，心管和围心腔转位约180°，围心腔转至心管的腹侧。

8. C。心管各段生长速度不同,由头向尾形成膨大,依次为心球、心室、心房和静脉窦。

9. E。心球内部左、右心球嵴生长、融合、延伸与室间隔肌部前缘和后缘融合,关闭室间孔上部大部分;心内膜垫、室间隔肌部与心球嵴愈合形成室间隔膜部。动脉干嵴不参与心室的分隔。

10. E。主动脉肺动脉隔螺旋走行,将心球和动脉分隔成相互缠绕的主动脉和肺动脉,由于主动脉肺动脉隔不呈螺旋走行,导致主动脉和肺动脉错位;主动脉肺动脉隔发生部位偏移,造成主动脉和肺动脉分隔不均等,出现主动脉狭窄或肺动脉狭窄;当主动脉肺动脉隔偏向于肺动脉一侧,导致四个缺陷并存即法洛四联症。动脉导管未闭主要原因是动脉导管过于粗大或导管肌纤维收缩障碍引起的。

11. A。来自胎盘富含氧和营养物质的血液经脐静脉进入胎儿体内,供应胎儿生长发育,所以说脐静脉中所含的氧气和营养物质最丰富。

12. B。降主动脉血液除少量供应躯干、腹部和盆腔器官以及下肢以外,均经脐动脉流入胎盘,与母体血液进行气体和物质交换。

13. C。法洛四联症四个缺陷并存:肺动脉狭窄、主动脉骑跨、室间隔缺损、右心室肥大。

14. B。生心区头侧为原始横膈。生心区出现的腔隙是围心腔。

15. C。原始左心房最初只有一条原始肺静脉通入,之后此静脉分出左右属支。以后由于左心房扩大,把原始肺静脉及其属支吸收并入左心房,肺静脉及其属支参与形成左心房固有部。

16. D。在心内膜垫发生的同时,于心房头端背侧壁的正中线处发生一个半月形薄膜,称为第一房间隔,其向心内膜垫方向生长,其游离缘与心内膜垫之间暂时留出一孔,称为第一房间孔。

17. B。第一房间隔、第二房间隔和心内膜垫共同完成心房的分隔。第一房间孔在心内膜垫于第一房间隔游离缘融合时封闭。心球嵴和室间隔膜部参与心室的分隔。

18. B。室间隔肌部向心内膜垫方向生长,游离缘凹陷与心内膜垫之间留有一个半月状的小孔,称为室间孔。

19. A。心球和动脉干的内膜组织局部增生,形成一对心球嵴和动脉干嵴,相应的嵴对向生长融合,形成螺旋状的隔,称主动脉肺动脉隔,此隔将心球和动脉干分隔成相互缠绕的主动脉和肺动脉。

20. A。胎儿出生前,靠胎盘循环提供氧和营养物质,肺循环不行使功能,左心房压力低于右心房,右心房的血液可经卵圆孔流入左心房,左心房还有少量来自于肺静脉的血液,二者混合后进入左心室,胎儿动静脉血混合,并不是严格分流。

(二)A2型题(病例摘要型最佳选择题)

21. B。此题考查的是心室分隔的过程和时间。人胚的第4周末,室间隔肌部形成,其游离缘与心内膜垫之间留有室间孔。第7周末,左、右心球嵴与肌性隔融合关闭室间孔上部,心内膜垫、室间隔肌部和心球嵴三者愈合形成室间隔膜部,至此室间孔封闭,左右心室完全分隔;若心内膜垫、室间隔肌部和心球嵴三者未完全愈合,则导致室间隔膜部缺损,其在室间隔缺损中最多见。第5周末,第二房间隔向心内膜垫方向生长覆盖第二房间孔,参与心房的分隔;心球嵴和动脉干嵴的融合也发生在第5周;胎儿出生后约1年,卵圆孔完全封闭形成卵圆窝,卵圆孔未闭是房间隔缺损中最为常见的类型。

22. D。此题考查的是心球与动脉干的分隔。人胚第5周,心球和动脉干的内膜组织增生形成一对心球嵴和动脉干嵴,两嵴相对生长融合,形成螺旋状走行的主动脉肺动脉隔,此隔将心球和动脉干分隔成相互缠绕的主动脉和肺动脉。若主动脉肺动脉隔不呈螺旋状走行,而形成直的间隔,则导致主动脉位于肺动脉前面,主动脉由右心室发出,肺动脉干由左心室发出,出现主动脉和肺动脉错位。

23. E。动脉导管未闭致使肺动脉和主动脉保持相通的状态,主动脉的血向肺动脉分流,肺循环充血,体循环供血不足,当肺动脉高压时产生右向左分流出现下半身青紫,主动脉弓扩张,颈动脉搏动增强。

24. C。肺动脉狭窄是法洛四联症的四大缺陷之一,肺血流量减少,在影像学上表现为肺动脉凹陷的特征。

25. A。房间隔缺损最常见的发育缺陷是卵圆孔未闭。胎儿出生后约1年,卵圆孔完全封闭形成卵圆窝。

26. D。左向右分流,右心排血量增加,流出道相对减小,右心负荷增加,造成右心肥大和扩大。

（三）A3 型题（病例组型最佳选择题）

27～28. AB。此题组结合临床考查法洛四联症的体征和心脏血流变化。扩展：发绀是法洛四联症最常见的症状，是缺氧的表现，室间隔缺损和主动脉骑跨均可导致动静脉血混合；肺动脉狭窄，造成肺内血流量减少，肺野缺血，经肺交换的氧气减少；右心室肥大是继发性改变，由于肺动脉狭窄，右心排血阻力增加，致使右心室肥大。

（四）B 型题（标准配伍题）

29～33. CAEBD。此题组考点为心脏发生过程中的关键结构。

34～38. EADCB。此题组考点为胎儿出生后血液循环途径的一系列结构变化，需要区分胎儿出生前后血液循环特点。

（五）X 型题（多项选择题）

39. BE。此题考点为静脉窦演变和左、右心房生成，静脉窦左角逐渐退化，窦右角被吸收并入右心房，原始右心房变为右心耳，原始左心房变为左心耳，肺静脉及其属支参与形成左心房。

40. ABCD。此题考点为心室分隔的过程，室间隔肌部和心内膜垫之间形成室间孔，心球嵴、心内膜垫和室间隔肌部形成室间隔膜部，人胚第7周末，室间孔封闭，左、右心室分隔完成。

41. BCD。此题考点为心房分隔的过程，参与心房分隔的组织结构生长或吸收异常，均可导致房间隔缺损。

42. BCE。此题考点是胎儿血液循环的特点，胎儿出生前是胎盘循环，卵圆孔未闭，左心房的血液来自肺静脉、右心房以及流入右心房的下腔静脉血。

43. BCDE。此题考点为动脉导管的结构和功能特点及常见畸形。动脉导管未闭较多见，女性为男性的2～3倍。

44. ABD。此题考点是静脉窦的演变过程。起初左右角对称，汇入右角血液逐渐增多，右角逐渐变大渐形成右心房光滑部；左角逐渐萎缩变小，远段成为左房斜静脉根部，近段成为冠状窦。

45. ACDE。此题考查的是胎儿的血液循环特点以及出生后血液循环的变化，出生后，由于胎盘血循环中断，下腔静脉血流量骤减。

三、判断题

1. 错误。人胚于第3周形成原始心血管系统，约在第3周末才开始循环。
2. 错误。人胚第3周，先形成血岛，血岛形成后，其中央细胞分化成游离的造血干细胞。
3. 正确。
4. 错误。室间隔缺损包括室间隔膜部缺损和室间隔肌部缺损，其中室间隔膜部缺损最多见，多因心内膜垫的心内膜下组织增生不良，心内膜垫、心球嵴和室间隔肌部不能完全愈合而致。
5. 错误。心肌外套层将分化为心肌层和心外膜层。
6. 错误。房间隔形成后，虽第二房间孔和卵圆孔相互交错排列，但是胚胎时期右房压力远远大于左房，右房血液可以通过卵圆孔冲开卵圆孔瓣膜进入左房。
7. 正确。
8. 错误。心脏各部的分隔同时进行，于第7周末完成。

四、论述题

1. 答题要点：从心房和心室的分隔形成过程和分隔结果两方面进行论述。心房的分隔涉及原发隔（第一房间隔）和继发隔（第二房间隔）、第一房间孔、第二房间孔和卵圆孔等主要结构变化过程；心室的分隔涉及室间隔肌部、膜部、心内膜垫、室间孔等主要结构变化过程。心房的分隔：人胚发育第4周末，第一房间隔形成，下方留有第一房间孔，稍后第一房间孔封闭，上方出现第二房间孔；第5周末，在第一房间隔右侧发生第二房间隔，向心内膜垫生长遮住第二房间孔，但与心内膜垫之间留有卵圆孔，胚胎时期血液从右房通过卵圆孔流向左房。心室的分隔：第4周末于心尖处心室底壁组织向上凸起形成室间隔肌部，此结构向心内膜垫方向生长，游离缘于心内膜垫之间留有室间孔；第7周末，心球内部形成左、右心球嵴，彼此生长融合，与室间隔肌部的前缘和后缘融合，关闭室间孔上部大部分；同时心内膜垫的间充质增生、室间隔肌部上缘向上生长，与心球嵴愈合形成室间隔膜部；至此，室间隔封闭，左、右心室完全分隔。

2. 答题要点：从出生前后循环特点和结构改变对比进行论述。胎儿时期以胎盘循环和体循环为主；出生后胎盘循环停止，肺循环开始，脐血管退化，卵圆孔和静脉导管闭合。胎儿营养与气体交换是通过胎盘和脐血管来完成，富含氧和营养物质的血液经脐静脉进入胚体，大部分血液在肝内经静脉导管进入下腔静脉，其余经过肝血窦注入下腔静脉。下腔静脉还收集来自下肢、盆腔和腹腔回流的血液。下腔静脉在右心房的入口正对卵圆孔，大部分下腔静脉血通过卵圆孔进入左心房，小部分进入右心室。左心室血液一部分经主动脉供应头颈和上肢，另一部分进入降主动脉；右心室血液进入肺动脉干。由于尚未行使肺循环，肺动脉干的血液绝大部分经动脉导管注入降主动脉。降主动脉血液大部分经脐静脉流入胎盘。胎儿出生后，胎盘循环停止，肺循环开始，发生一系列变化：①脐静脉闭锁形成肝圆韧带。②静脉导管闭锁形成静脉韧带。③肺循环开始，大量血液由肺静脉进入左心房，左心房压力增高；胎盘血中断，下腔静脉血流量骤减，右心房血压下降；卵圆孔关闭。④肺循环量增大，肺动脉血不再向主动脉分流，动脉导管闭锁形成动脉韧带。⑤脐动脉退化形成脐侧韧带，近端保留形成膀胱上动脉。

（孙　杰）

第二十五章　神经系统与眼耳的发生

【学习目标】

一、知识目标

1. 能够描述神经组织的发生过程。
2. 能够描述脑和脊髓的发生过程。
3. 能够描述视网膜、视神经、晶状体的发生过程。
4. 能够理解角膜、巩膜、虹膜、血管膜的发生。
5. 能够描述内耳的发生过程。
6. 能够解释无脑畸形、脊髓裂和脑积水的成因。
7. 能够理解先天性白内障的成因。
8. 能够理解先天性耳聋的成因。

二、技能目标

1. 能够辨识无脑畸形、脊髓裂。
2. 能够联系胚胎发育过程，思考并解释先天畸形的成因。

三、情感价值目标

1. 能够通过进化论的观点看待神经系统的发生，从而理解生命的奇妙，培养创新意识。
2. 能够深入思考先天畸形的成因，树立健康的生命来之不易、尊重生命的观念，从而培养良好的生活习惯、敬畏生命。

【思维导图】

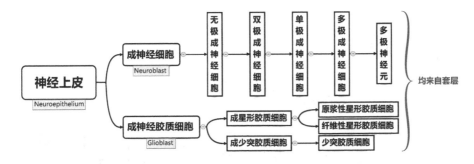

【记忆窍门】

- 脑泡形成的顺口溜：脑泡发育有分区，分为端间中后末。端间源于前脑泡，中脑源于中脑泡。末后源于菱脑泡，延髓脑桥和小脑。即前脑泡发育为端脑、间脑；中脑泡发育为中脑；菱脑泡发育为末脑、后脑，而末脑可继续发育为延髓，后脑发育为脑桥和小脑。
- 视网膜形成的顺口溜：视网膜源于视杯，视杯是个双层杯。外层色素上皮层，内层神经元形成。即视网膜由视杯内、外层共同分化而成，外层分化为色素上皮层，内层分化为各级神经元。

【英汉名词对照】

- Anterior Neuropore　前神经孔
- Posterior Neuropore　后神经孔
- Neural Crest　神经嵴
- Neuroepithelium　神经上皮
- Mantle Layer　套层
- Neuroblast　成神经细胞
- Glioblast　成神经胶质细胞
- Brain Vesicle　脑泡
- Telencephalon　端脑
- Diencephalon　间脑
- Metencephalon　后脑
- Myelencephalon　末脑
- Anencephaly　无脑畸形
- Myeloschisis　脊髓裂
- Hydrocephalus　脑积水
- Optic Vesicle　视泡

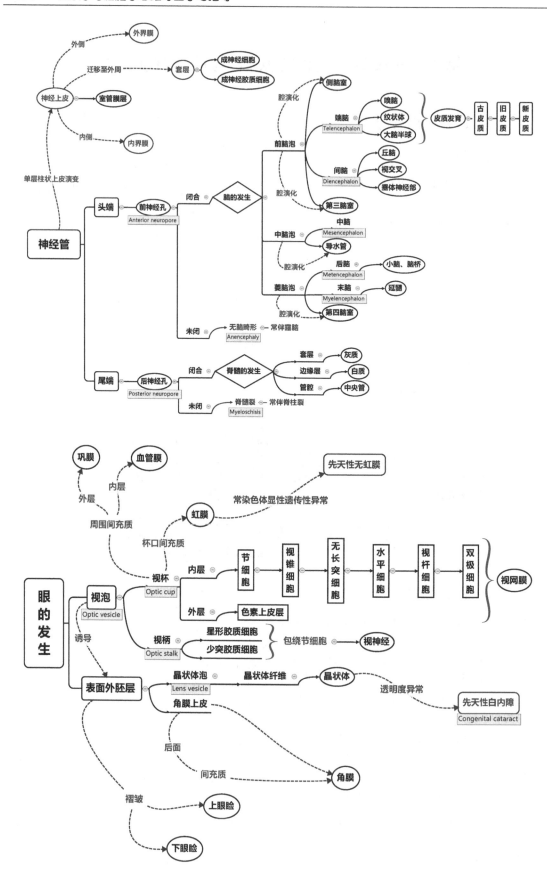

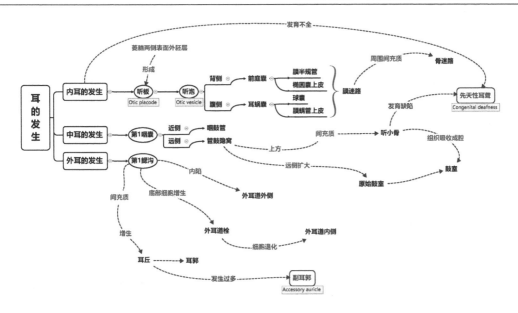

- Pupillary Membrane 瞳孔膜
- Otic Placode 听板
- Congenital Cataract 先天性白内障
- Congenital Glaucoma 先天性青光眼
- Congenital Deafness 先天性耳聋

【复习思考题】

一、名词解释

1. 神经嵴
2. 套层
3. 脑泡
4. 视泡
5. 视杯
6. Anencephaly
7. Myeloschisis
8. Hydrocephalus
9. Pupillary membrane

二、选择题

（一）A1 型题（单句型最佳选择题）

1. 从头至尾，脑泡将依次演变为（   ）
A. 端脑、前脑、中脑、后脑、小脑
B. 端脑、前脑、中脑、后脑、延髓
C. 端脑、中脑、间脑、后脑、末脑
D. 前脑、中脑、后脑、末脑、延髓
E. 端脑、间脑、中脑、脑桥及小脑、延髓
2. 小脑由何发育而来？（   ）

A. 端脑　　　　B. 前脑　　　　C. 中脑
D. 后脑　　　　E. 末脑

3. 关于神经管的发生下列错误的是（   ）
A. 在脊索诱导下形成
B. 前神经孔未闭合导致脊髓裂
C. 神经嵴细胞来源于神经上皮细胞
D. 神经上皮最初为单层柱状上皮
E. 神经沟封闭形成神经管

4. 下列由成神经胶质细胞分化而来的是（   ）
A. 小胶质细胞和星形胶质细胞
B. 少突胶质细胞和星形胶质细胞
C. 小胶质细胞和少突胶质细胞
D. 少突胶质细胞和室管膜细胞
E. 小胶质细胞和室管膜细胞

5. 神经上皮分化成为神经元的顺序正确的是（   ）
A. 无极成神经细胞、双极成神经细胞、单极成神经细胞、多极成神经细胞
B. 无极成神经细胞、双极成神经细胞、多极成神经细胞、单极成神经细胞
C. 单极成神经细胞、无极成神经细胞、双极成神经细胞、多极成神经细胞
D. 双极成神经细胞、多极成神经细胞、单极成神经细胞、无极成神经细胞
E. 多极成神经细胞、单极成神经细胞、无极成神经细胞、双极成神经细胞

6. 大脑皮质在发育过程中最先出现的是（   ）
A. 古皮质　　　B. 旧皮质　　　C. 新皮质
D. 视皮质　　　E. 听皮质

7. 关于脊髓的发生下列错误的是（　　　）

A. 来自神经管尾段

B. 腹侧部增厚形成顶板和底板

C. 两侧壁增厚，底壁和顶壁薄

D. 套层分化为脊髓的灰质，边缘层分化为白质

E. 神经管内表面出现左右两条界沟

8. 神经管缺陷可引起（　　　）

A. Anencephaly　　　　　B. Rathke pouch

C. Hydrocephalus　　　　D. Multiplets

E. Teratoma

9. 关于小脑的发生下列错误的是（　　　）

A. 小脑板是小脑形成的原基

B. 小脑板起初由室管膜层、套层和边缘层组成

C. 外颗粒层由神经上皮细胞迁移而来

D. 套层的外层成神经细胞分化为浦肯野细胞层

E. 小脑皮质的分子层来源于内颗粒层

10. 关于神经节的发生下列错误的是（　　　）

A. 神经节起源于神经嵴

B. 施万细胞与卫星细胞也来自神经嵴

C. 交感神经节的外周有由间充质分化来的结缔组织被膜

D. 神经节中的神经元均是单极神经元

E. 位于胸段的神经嵴形成交感神经节

11. 关于 Rathke pouch 下列正确的是（　　　）

A. 于胚胎第 2 月末开始形成

B. 为神经垂体的原基

C. 来源于口凹顶的外胚层上皮

D. 囊的后壁迅速增大，形成垂体前叶

E. 囊的前壁生长缓慢，形成垂体中间部

12. 关于视杯的发生下列错误的是（　　　）

A. 发生始于胚胎第 4 周

B. 起于中脑两侧

C. 内层分化为视网膜各级神经元

D. 外层分化为视网膜色素上皮层

E. 视泡形成的双层杯状结构

13. 晶状体发生的胚层是（　　　）

A. 表面外胚层　　　　　B. 神经外胚层

C. 内胚层　　　　　　　D. 体壁中胚层

E. 脏壁中胚层

14. 关于视网膜的发生下列正确的是（　　　）

A. 视杯外层分化为各级神经元

B. 视杯内层分化为视网膜色素上皮层

C. 由视杯分内、外两层共同分化而成

D. 视柄将发育为视网膜视部

E. 视柄将发育为视网膜盲部

15. 关于晶状体的发生下列错误的是（　　　）

A. 晶状体泡前壁的细胞分化为晶状体上皮

B. 晶状体后壁的细胞形成初级晶状体纤维

C. 晶状体由晶状体泡演变而成

D. 晶状体与角膜的起源胚层不同

E. 最初的晶状体泡由单层上皮组成

16. 关于内耳的发生下列正确的是（　　　）

A. 胚胎第 3 个月开始分化

B. 由菱脑两侧的表面外胚层发育而成

C. 最初形成的结构为前庭囊

D. 最初形成的结构为耳蜗囊

E. 出生后，软骨囊骨化成骨迷路

（二）A2 型题（病例摘要型最佳选择题）

17. Dandy-Walker 综合征又称先天性第四脑室中侧孔闭锁，解剖学表现为小脑蚓部发育不全和向上转位及第四脑室的囊性扩张。在脑泡的演变过程中，下列哪项结构发育不全可造成 Dandy-Walker 综合征？（　　　）

A. 端脑　B. 间脑　C. 中脑　D. 后脑　E. 末脑

18. 患者女性，40 岁，孕 6 周，半年前因慢性盆腔炎服用抗生素至今，产检示神经系统异常，进一步 CT 检查显示胎儿无大脑半球，第三脑室位于单脑室下方，第四脑室正常。患者胎儿可能是下列哪项结构发育不全？（　　　）

A. 前脑泡　　　　B. 中脑泡　　　　C. 菱脑泡

D. 后脑　　　　　E. 末脑

（三）A3 型题（病例组型最佳选择题）

（19 ～ 21 题共用题干）

女性，36 岁，孕 18 周，超声显示胎儿颅腔内大脑组织缺如，颅腔内可见大范围的液性无回声区，小脑、中脑组织可见，胎儿四肢、心脏等器官未见明显异常，欲引产。

19. 若引产,该胎儿最可能证实为何种畸形？（　　　）

A. 脑积水　　　　　B. 脊髓裂　　　　C. 脊柱裂

D. 畸胎瘤　　　　　E. 葡萄胎

20. 造成胎儿畸形的原因可能是（　　　）

A. 间脑发育不全　　　　　B. 端脑发育不全

C. 中脑发育不全　　　　　D. 后脑发育不全

E. 末脑发育不全

21. 该胎儿神经系统中发育正常的结构是（　　　）

A. 前脑泡和中脑泡　　　　B. 中脑泡和菱脑泡

C. 菱脑泡和前脑泡　　D. 端脑和末脑

E. 端脑和中脑

（22～23题共用题干）

患儿4月龄，因家长发现瞳孔区色白浑浊就诊。患儿足月产，既往健康状况良好，其母亲早孕期曾感染风疹病毒，外婆曾患先天性白内障行手术治疗。眼科检查显示双眼瞳孔区晶状体呈白色混浊，不具备光照反应，双眼底未见明显异常。

22. 该患儿为下列哪项结构发育不全？（　　）

A. 晶状体泡　　　B. 角膜上皮　　C. 瞳孔膜

D. 视杯内层　　　E. 视杯外层

23. 该患儿诊断为何种疾病？（　　）

A. Anencephaly　　　B. Myeloschisis

C. Hydrocephalus　　　D. Congenital glaucoma

E. Congenital cataract

（四）B型题（标准配伍题）

（24～28题共用备选答案）

A. Congenital glaucoma　　B. Congenital deafness

C. Hydrocephalus　　　D. Myeloschisis

E. Anencephaly

24. 前神经孔未闭可导致（　　）

25. 后神经孔未闭可导致（　　）

26. 颅内脑脊液异常增多可导致（　　）

27. 内耳发育不全可导致（　　）

28. 小梁网发育障碍可导致（　　）

（29～32题共用备选答案）

A. 间脑　　B. 端脑　　C. 中脑　　D. 后脑　　E. 末脑

29. 大脑半球由何结构发育而成？（　　）

30. 小脑由何结构发育而成？（　　）

31. 延髓由何结构发育而成？（　　）

32. 丘脑由何结构发育而成？（　　）

（五）X型题（多项选择题）

33. 神经孔未闭合可导致（　　）

A. 无脑畸形　　　B. 脊髓裂　　　C. 脑积水

D. 畸胎瘤　　　　E. 葡萄胎

34. 最初由单层柱状上皮构成的是（　　）

A. 神经管壁　　　　B. 晶状体泡后壁细胞

C. 晶状体泡前壁细胞　D. 结膜上皮

E. 合体滋养层

35. 主要来源于神经上皮的结构是（　　）

A. 无极成神经细胞　　B. 双极成神经细胞

C. 单极成神经细胞　　D. 成神经细胞

E. 成神经胶质细胞

三、判断题

1. 神经系统、垂体和松果体均来自神经管。（　　）

2. 成神经细胞与成神经胶质细胞均来源于神经上皮。（　　）

3. 脑泡从头至尾依次为前脑泡、菱脑泡、中脑泡。（　　）

4. 端脑可发育为纹状体、大脑半球。（　　）

5. 后脑发育成延髓。（　　）

6. 大脑皮质的发生经历古皮质、旧皮质、新皮质三个阶段。（　　）

7. 后神经孔未闭合导致 Anencephaly。（　　）

8. 视网膜色素上皮层来自视杯外层。（　　）

9. 内耳由菱脑两侧表面外胚层发育而来。（　　）

四、论述题

1. 试述神经上皮如何分化为多极神经元？

2. 试述神经管未完全闭合所导致的畸形。

3. 试述脑泡的形成及其演变。

【答案及解析】

一、名词解释

1. 在神经沟闭合成神经管的过程中，神经板外侧缘的细胞进入神经管壁背侧并很快迁移出来，形成左右两条位于神经管背外侧的细胞索称神经嵴。

2. 神经上皮细胞不断分裂增殖，分化为成神经细胞与成神经胶质细胞并迁至神经上皮的外周，形成一层新细胞层称套层。

3. 胚胎第4周末，神经管头段形成三个膨大即为脑泡，从头至尾依次为前脑泡，中脑泡和菱脑泡。

4. 胚胎第4周，前脑两侧向外膨出左、右两个泡状结构，为视泡。

5. 视泡腔与脑室相通，视泡远端膨大，贴近体表外胚层，凹陷形成双层杯状结构，称视杯。

6. Anencephaly 为无脑畸形，前神经孔未闭导致无脑畸形，常伴颅顶骨发育不全。

7. Myeloschisis 为脊髓裂，后神经孔未闭导致脊髓裂，常伴相应节段的脊柱裂。

8. Hydrocephalus 为脑积水，是一种颅内脑脊液异常增多的先天畸形，多由脑室系统发育障碍、脑脊液生成和吸收平衡失调所致，以中脑水管和室间孔狭窄或闭锁最常见。主要表现为脑颅明显扩大，颅骨和脑组织变薄，颅缝变宽。

9. Pupillary membrane 为瞳孔膜，位于晶状体前面的视杯口边缘部分的间充质形成一层膜，周边部厚，以后形成虹膜的基质，中央部薄，封闭视杯口，称为瞳孔膜。

二、选择题

（一）A1 型题（单句型最佳选择题）

1. E。胚胎第 4 周末，神经管头段形成三个膨大，即脑泡，由头至尾分别为前脑泡、中脑泡和菱脑泡。至第 5 周时，前脑泡的头端向两侧膨大，形成左右两个端脑，以后演变为大脑两半球，而前脑泡的尾端则形成间脑。中脑泡变化不大，演变为中脑，菱脑泡演变为头侧的后脑和尾侧的末脑，后脑演变为脑桥和小脑，末脑演变为延髓。

2. D。胚胎发育过程中，后脑演变为脑桥和小脑。

3. B。前神经孔未闭导致无脑畸形，常伴颅顶骨发育不全，后神经孔未闭导致脊髓裂，常伴相应节段的脊柱裂。

4. B。成神经胶质细胞分化为成星形胶质细胞和成少突胶质细胞。前者分化为原浆性和纤维性星形胶质细胞，后者分化为少突胶质细胞。小胶质细胞来源于血液中的单核细胞。

5. A。成神经细胞起初为圆形无突起，称无极成神经细胞，之后发生两个突起便成为双极成神经细胞。双极成神经细胞朝向神经管腔一侧的突起退化消失，成为单极成神经细胞。单极成神经细胞内侧端又形成若干短突起，成为原始树突，于是成为多极成神经细胞，进一步发育成为神经元。

6. A。大脑皮质发生分三个阶段，最早出现的是古皮质，继之出现旧皮质，最晚出现的是新皮质。

7. B。神经管的两侧壁由于套层中成神经细胞和成胶质细胞的增生而迅速增厚，腹侧部增厚形成左右两个基板，背侧部增厚形成左右两个翼板。神经管的顶壁和底壁都薄而窄，分别形成顶板和底板。

8. A。第四周末时，神经沟完全闭合形成神经管，若前神经孔未闭导致无脑畸形。

9. E。外颗粒层因大量细胞迁出而变少，这些细胞分化为篮状细胞和星形细胞，形成了小脑皮质的分子层。

10. D。成神经细胞最先伸出两个突起，成为双极神经元，由于细胞体各面的不均等生长，使两个突起的起始部逐渐靠拢，最后合二为一，成为假

单极神经元。

11. C。腺垂体来自拉特克囊，于胚胎发育第 4 周由口凹顶的外胚层上皮向背侧下陷形成。囊的前壁形成垂体前叶，后壁形成垂体的中间部。

12. B。视杯源于前脑，分为内、外两层。外层分化为视网膜色素上皮层；内层增厚，结构与脑泡壁类似，以后分化形成视杆细胞、视锥细胞、双极细胞和节细胞等。

13. A。表面外胚层在视泡的诱导下增厚，形成晶状体板。随后晶状体板凹陷入视杯内，渐与体表外胚层脱离，发育成晶状体泡。

14. C。视网膜由视杯内、外两层共同分化而成。

15. D。晶状体由表面外胚层分化发育而成，在晶状体泡的诱导下，与其相对的表面外胚层分化为角膜上皮。

16. B。胚胎第 4 周时，菱脑两侧的表面外胚层在菱脑的诱导下增厚，继之向下方间充质内陷，最后与表面外胚层分离，形成一个囊状的听泡，之后分化为背侧的前庭囊和腹侧的耳蜗囊。

（二）A2 型题（病例摘要型最佳选择题）

17. D。小脑起源于后脑翼板背侧部的菱唇。左右两菱唇在中线融合，形成小脑板，是小脑的原基。胚胎第 12 周时，小脑板的两外侧部膨大，形成小脑半球；板的中部变细，形成小脑蚓。

18. A。第 5 周时，前脑泡的头端向两侧膨大形成端脑，以后演变为大脑两半球，大脑半球缺如可能是前脑泡发育不全导致。中脑泡演变为中脑。菱脑泡演变为头侧的后脑和尾侧的末脑，构成第四脑室。

（三）A3 型题（病例组型最佳选择题）

19 ～ 21. ABB。此题组结合临床考查神经管缺陷造成的脑畸形。颅腔内可见大范围的液性无回声区，则说明存在脑积水。大脑半球为端脑所形成的结构。中脑泡演变为中脑，菱脑泡演变为后脑，后脑演变为小脑和脑桥。

22 ～ 23. AE。此题组结合临床考查先天性白内障，临床表现为晶状体透明度异常。胚胎时期晶状体发生畸形、遗传因素、母亲孕期感染风疹病毒均可导致先天性白内障。

（四）B 型题（标准配伍题）

24 ～ 28. EDCBA。此题组考点为神经系统、眼、耳发生发育过程中各类畸形。

29～32. BDEA。此题组考点为前脑泡、中脑泡、菱脑泡的演变及其形成的结构。

（五）X型题（多项选择题）

33. AB。此题考查神经管缺陷引起的畸形。神经沟两端的神经孔未闭合就会出现脑和脊髓发育异常。而脑积水是由于颅内脑脊液异常增多导致的畸形。原条细胞残留可导致畸胎瘤。滋养层细胞过度增生导致葡萄胎。

34. AB。此题考查各结构上皮类型，神经管壁、晶状体泡后壁细胞最初为单层柱状上皮。晶状体泡前壁细胞为立方形细胞。结膜上皮为复层柱状上皮。合体滋养层为复层细胞。

35. ABCDE。此题考查神经上皮的分化，神经上皮可分化为成神经细胞与成神经胶质细胞。成神经细胞又可分化为无极成神经细胞、单极成神经细胞、双极成神经细胞。

三、判断题

1. 错误。神经管分化为中枢神经系统、神经垂体和松果体，神经嵴分化为周围神经系统和肾上腺髓质。
2. 正确。
3. 错误。脑泡从头至尾依次为前脑泡、中脑泡、菱脑泡。
4. 正确。
5. 错误。后脑发育成小脑和脑桥，末脑发育成延髓。
6. 正确。
7. 错误。前神经孔未闭合导致 Anencephaly。
8. 正确。
9. 正确。

四、论述题

1. 答题要点：从神经上皮分化所经历的几个阶段进行论述。神经上皮首先分化出套层，随即分化出成神经细胞与成神经胶质细胞；成神经细胞一般不再分裂增殖，起初为圆形的无极成神经细胞；以后发出两个突起，称双极成神经细胞；双极成神经细胞朝向神经管腔一侧的突起退化消失，成为单极成神经细胞；单极成神经细胞内侧端形成若干短突起，成为原始树突，成为多极成神经细胞；进一步发育形成多极神经元。

2. 答题要点：从前、后神经孔未闭合两种情况分别进行阐述。若头侧的神经孔未闭，则会产生无脑畸形；若尾侧的神经孔未闭，则会形成脊髓裂；无脑畸形常伴有颅顶骨发育不全，称露脑；脊髓裂常伴有相应节段的脊柱裂，最常见于腰骶部。

3. 答题要点：从前脑泡、中脑泡、菱脑泡依次阐述。前脑泡的头端向两侧膨大，形成左右两个端脑，以后演变为大脑两半球；前脑泡的尾端形成间脑；中脑泡演变为中脑；菱脑泡演变为头侧的后脑和尾侧的末脑，其中后脑演变为脑桥和小脑，末脑演变为延髓；随着脑泡的形成和演变，其管腔也演变为各部位的脑室，前脑泡的腔演变为两个侧脑室和间脑的第三脑室；中脑泡腔很小，形成狭窄的中脑导水管；菱脑泡腔演变为宽大的第四脑室。

（张馨怡）

模 拟 试 题

《组织学与胚胎学》期末考试模拟卷（一）

（本试卷共 100 题，满分 100 分，适用于本科生线上或线下期末考试）

一、A1 型题（单句型最佳选择题，每小题 1 分，共 45 分）

1. 不属于人体基本组织的是（　　）
   A. 上皮组织　　B. 结缔组织　　C. 淋巴组织
   D. 肌组织　　　E. 神经组织

2. 涂片一般适用于（　　）
   A. 上皮组织　　B. 骨组织　　C. 肌组织
   D. 神经组织　　E. 血液

3. 下列哪一点不是被覆上皮的结构特点（　　）
   A. 细胞排列紧密，细胞外基质很少
   B. 细胞呈现明显的极性
   C. 上皮借基膜与深部结缔组织相连
   D. 含丰富的毛细血管
   E. 含丰富的神经末梢

4. 人体内最耐摩擦的上皮组织是（　　）
   A. 单层立方上皮　　B. 单层柱状上皮
   C. 假复层柱状上皮　D. 复层扁平上皮
   E. 变移上皮

5. 下列哪种细胞分化程度低，分化潜力高（　　）
   A. 成纤维细胞　　B. 巨噬细胞　　C. 脂肪细胞
   D. 浆细胞　　　　E. 间充质细胞

6. 以下纤维中称嗜银纤维的是（　　）
   A. 网状纤维　　B. 弹性纤维　　C. 胶原纤维
   D. 微原纤维　　E. 肌原纤维

7. 产生抗体的细胞是（　　）
   A. 成纤维细胞　　B. 浆细胞　　C. 巨噬细胞
   D. 中性粒细胞　　E. 肥大细胞

8. 成骨细胞的结构特点不包括（　　）
   A. 细胞呈矮柱状或立方形
   B. 细胞核大，核仁明显
   C. 胞质嗜酸性
   D. 高尔基复合体和粗面内质网发达
   E. 相邻细胞之间可形成缝隙连接

9. HE 染色的透明软骨切片中看不到纤维的原因是（　　）
   A. 软骨组织不含纤维

B. 纤维在 HE 染色中不着色
C. 纤维排列稀疏
D. 纤维数量少
E. 纤维与基质的折光率相同

10. 中性粒细胞的嗜天青颗粒内含有（　　）
    A. 碱性磷酸酶
    B. 吞噬素和溶菌酶
    C. 酸性磷酸酶和髓过氧化物酶
    D. 组胺酶
    E. 芳基硫酸酯酶

11. 血液属于下列哪种组织（　　）
    A. Epithelial tissue　　　B. Connective tissue
    C. Nervous tissue　　　　D. Muscle tissue
    E. Lymphoid tissue

12. 骨骼肌纤维内贮存钙离子的结构主要是（　　）
    A. 肌浆　　　　B. 横小管　　C. 线粒体
    D. 粗面内质网　E. 肌质网

13. Sarcomere 中既有粗肌丝又有细肌丝的是（　　）
    A. I 带　B. A 带　C. H 带　D. Z 线　E. M 线

14. 化学性突触中，神经递质的相应受体存在于（　　）
    A. 突触前膜上　　　　B. 突触后膜上
    C. 突触间隙内　　　　D. 突触后成分的胞浆内
    E. 突触前成分的胞浆内

15. 神经组织的组成是（　　）
    A. 神经元
    B. 神经胶质细胞
    C. 神经元和神经胶质细胞
    D. 神经元及其间的少量结缔组织
    E. 神经元及其间的少量细胞间质

16. 大动脉作为辅助泵的结构基础是（　　）
    A. 内弹性膜　　　　B. 外弹性膜
    C. 中膜的平滑肌　　D. 中膜的弹性膜
    E. 内膜的胶原纤维

17. 关于连续毛细血管的结构特征哪项错误？（　　）
    A. 内皮细胞是连续的

B. 内皮细胞质中有许多吞饮小泡

C. 内皮细胞之间有紧密连接

D. 基膜不完整

E. 分布于结缔组织、肌组织和中枢神经系统等处

18. 关于 Purkinje's fibre 的描述哪项错误？（　　）

A. 是特殊的心肌纤维

B. 比一般的心肌纤维粗而短

C. 含肌原纤维较少

D. 彼此间有发达的细胞连接

E. 是心脏兴奋的起搏点

19. 对于淋巴小结的描述，哪项错误？（　　）

A. 又称淋巴滤泡

B. 主要由密集的 B 细胞组成

C. 大小不等，其数量和大小基本保持不变

D. 无生发中心的淋巴小结称初级淋巴小结

E. 有生发中心的淋巴小结称次级淋巴小结

20. 对皮质淋巴窦的描述中，哪一项错误（　　）

A. 包括被膜下淋巴窦和小梁周窦

B. 位于被膜下和小梁周围

C. 被膜侧有数条输入淋巴管通入被膜下淋巴窦

D. 被膜下淋巴窦包绕整个淋巴结实质

E. 小梁周窦均与髓质淋巴窦直接相通

21. 脾的红髓是指（　　）

A. 脾窦和脾小体

B. 脾索和动脉周围淋巴鞘

C. 脾索和脾窦

D. 脾小体和边缘区

E. 脾窦和边缘区

22. 淋巴结的胸腺依赖区是（　　）

A. 淋巴小结　　　　　　B. 副皮质区

C. 髓索　　　　　　　　D. 动脉周围淋巴鞘

E. 边缘区

23. 腺垂体嗜碱性细胞能分泌（　　）

A. 促甲状腺激素、促性腺激素

B. 生长激素、促甲状腺激素

C. 催乳激素、促肾上腺皮质激素

D. 促性腺激素、催乳激素

E. 促性腺激素、生长激素

24. 盐皮质激素主要作用于肾脏的（　　）

A. 近端小管曲部　　　B. 近端小管直部

C. 细段　　　　　　　D. 远端小管直部

E. 远端小管曲部

25. 神经垂体的功能是（　　）

A. 合成加压素和催产素

B. 调节腺垂体的功能活动

C. 贮存和释放下丘脑视上核和室旁核分泌的激素

D. 受下丘脑弓状核分泌物的影响

E. 分泌黑素细胞刺激素

26. 关于甲状腺激素合成、分泌描述错误的是（　　）

A. 滤泡上皮细胞自血中摄取氨基酸

B. 在粗面内质网和高尔基复合体内生成甲状腺球蛋白

C. 甲状腺球蛋白与摄入的碘在滤泡上皮细胞内结合

D. 含甲状腺球蛋白的分泌颗粒以胞吐方式排入滤泡腔贮存

E. 释放入血的是经溶酶体水解的甲状腺激素

27. 与表皮再生有关的是（　　）

A. 基底层　　　　B. 棘层　　　　C. 颗粒层

D. 透明层　　　　E. 角质层

28. 光镜下表皮颗粒层细胞嗜碱性是因为含大量（　　）

A. 游离核糖体　　　B. 张力丝　　　C. 板层颗粒

D. 透明角质颗粒　　E. 角蛋白

29. 对消化管皱襞形成的描述正确是（　　）

A. 上皮突向管腔

B. 上皮和固有层突向管腔

C. 上皮、固有层和黏膜肌层突向管腔

D. 黏膜和黏膜下层突向管腔

E. 黏膜、黏膜下层和肌层突向管腔

30. 关于浆膜的描述哪项正确？（　　）

A. 即单层扁平上皮

B. 由内皮覆盖薄层结缔组织构成

C. 由薄层结缔组织和间皮构成

D. 构成消化管各段的外膜

E. 可分泌大量黏液，润滑器官表面

31. 能分泌内因子，抗恶性贫血的细胞是（　　）

A. 表面黏液细胞　　　　B. 颈黏液细胞

C. 主细胞　　　　　　　D. 壁细胞

E. Paneth 细胞

32. 肝细胞有 3 种功能面，其中有微绒毛的是（　　）

A. 血窦面　　　　　　　B. 胆小管面

C. 肝细胞连接面　　　　D. 血窦面和胆小管面

E. 胆小管面和肝细胞连接面

33. 胰腺中哪种细胞退化可引起糖尿病（　　）

A. A 细胞　　　B. B 细胞　　　C. D 细胞

D. PP 细胞　　　E. 浆液性腺细胞

34. 心力衰竭患者肺内出现的心力衰竭细胞是（　　）

A. 功能活跃的成纤维细胞

B. 功能活跃的淋巴细胞

C. 吞噬心肌纤维分解产物的巨噬细胞

D. 吞噬血红蛋白分解产物的巨噬细胞

E. 吞噬血红蛋白分解产物的中性粒细胞

35. 除毛细血管内皮及基膜外，组成气 - 血屏障的成分有（　　）

A. 肺泡表面液体层、Ⅰ型肺泡细胞和基膜

B. 肺泡表面液体层、Ⅱ型肺泡细胞和基膜

C. 肺泡表面液体层、Ⅰ型与Ⅱ型肺泡细胞

D. Ⅰ型与Ⅱ型肺泡细胞和基膜

E. Ⅰ型肺泡细胞及其基膜和薄层结缔组织

36. HE 染色时，肾近端小管曲部的细胞界限不清的原因在于（　　）

A. 细胞膜极薄　　　　B. 细胞膜易于溶解

C. 细胞间质极少　　　D. 相邻细胞侧突互相嵌合

E. 细胞质嗜色性太弱

37. 肾球后毛细血管来自于（　　）

A. 入球微动脉　　　　B. 出球微动脉

C. 被膜内的动脉　　　D. 小叶间动脉

E. 直小动脉

38. 关于初级精母细胞的描述错误的是（　　）

A. 位于精原细胞近腔侧

B. 细胞大，核大而圆，染色质粗网状

C. 染色体核型为 46，XY

D. 经第一次减数分裂形成 4 个次级精母细胞

E. 生精小管切面上易于见到

39. 正常排卵发生在月经周期的第（　　）

A. 1 天左右　　　　　B. 7 天左右

C. 14 天左右　　　　 D. 21 天左右

E. 28 天左右

40. 角膜上皮感觉敏锐主要是因为（　　）

A. 上皮薄

B. 上皮内有感觉细胞

C. 上皮内有丰富的游离神经末梢

D. 上皮内有丰富的触觉小体

E. 上皮下有丰富的环层小体

41. 视网膜中央凹处有（　　）

A. 色素上皮细胞和视锥细胞

B. 视锥细胞和视杆细胞

C. 色素上皮细胞和视杆细胞

D. 视锥细胞和双极细胞

E. 视杆细胞和双极细胞

42. 受精的部位是在（　　）

A. 输卵管壶腹部　　　　B. 输卵管峡部

C. 输卵管漏斗部　　　　D. 子宫底、体部

E. 子宫颈部

43. 诱导神经管发育的是（　　）

A. 原条　B. 原结　C. 原凹　D. 原沟　E. 脊索

44. 第二对咽囊分化为（　　）

A. 外耳道　　　　　　　B. 腭扁桃体隐窝

C. 中耳鼓室　　　　　　D. 咽鼓管

E. 内耳膜迷路

45. 属于胎膜的结构是（　　）

A. 绒毛膜、羊膜、卵黄囊、尿囊和脐带

B. 绒毛膜、羊膜、卵黄囊、尿囊和胎盘

C. 绒毛膜、羊膜、卵黄囊、体蒂和脐带

D. 绒毛膜、羊膜、包蜕膜、尿囊和脐带

E. 绒毛膜、壁蜕膜、卵黄囊、尿囊和脐带

二、A2 型题（病例摘要型最佳选择题，每小题 1 分，共 20 分）

46. 做完急性阑尾炎切除术的患者，其伤口愈合主要与下列哪种细胞有关？（　　）

A. 成纤维细胞　　B. 纤维细胞　　C. 巨噬细胞

D. 浆细胞　　　　E. 脂肪细胞

47. 小儿佝偻病主要是因为缺乏（　　）

A. 维生素 A　　　　B. 维生素 B　　　C. 维生素 C

D. 维生素 D　　　　E. 维生素 E

48. 当机体出现寄生虫感染时，患者血象最可能是下面哪种情况？（　　）

A. 中性粒细胞绝对值及比例增高

B. 嗜酸性粒细胞绝对值及比例增高

C. 嗜碱性粒细胞绝对值及比例增高

D. 淋巴细胞绝对值及比例增高

E. 单核细胞绝对值及比例增高

49. 重症肌无力是由于神经肌肉接头处突触后膜受损，乙酰胆碱受体数目减少引起的免疫性神经肌肉传导阻滞性疾病，其典型临床特征为受累骨骼肌运动后易疲劳，经休息或用抗胆碱类药物后症状减轻或消失。可见，重症肌无力一般不会受累的肌肉是（　　）

A. 眼外肌　　　　B. 咀嚼肌　　　C. 咽喉肌

D. 股四头肌　　　E. 平滑肌

50. 肌萎缩侧索硬化症，又称渐冻症，可侵犯神经组织中一类支配效应器官活动的细胞，从而损伤或影响脊髓、大脑到肌肉和内分泌腺之间的正常信息传递，致使患者出现进行性加重的肌无力和

肌萎缩等症状，这类被侵犯的细胞是（　　）

A. 运动神经元　　　　B. 感觉神经元

C. 少突胶质细胞　　　D. 小胶质细胞

E. 室管膜细胞

51. 尿崩症患者尿量增多是因为抗利尿激素（　　）

A. 分泌增多，促进近曲小管对水的重吸收

B. 分泌减少，降低远曲小管和集合管对水的重吸收

C. 分泌减少，降低近直小管对水的重吸收

D. 分泌增多，促进细段对水的重吸收

E. 分泌减少，降低远直小管对水的重吸收

52. 接种新冠疫苗可以降低机体感染新冠肺炎的概率，主要是由于机体内有（　　）

A. 造血干细胞　　　　B. 初始淋巴细胞

C. 效应淋巴细胞　　　D. 记忆性淋巴细胞

E. 自然杀伤细胞

53. 患者男性，50 岁，因接触到油漆后颈部和双上肢产生大量红色斑疹就诊，初步诊断为荨麻疹。下列哪种细胞未参与本病过程？（　　）

A. 巨噬细胞　　　　　B. 淋巴细胞

C. 肥大细胞　　　　　D. 朗格汉斯细胞

E. 成纤维细胞

54. 白癜风是一种比较常见的后天色素性皮肤病，表现为局限性或泛发性皮肤黏膜色素完全脱失。此病与皮肤中的哪种细胞功能异常有关？（　　）

A. 基底细胞　　　　　B. 棘细胞

C. 颗粒细胞　　　　　D. 黑素细胞

E. 梅克尔细胞

55. 患者男性，42 岁，上腹疼痛 3 月余，餐后加重，时而反酸。查体：体温 36.5℃，脉搏 86 次/分，血压正常。腹部压痛、无反跳痛。经实验室检查后诊断为胃溃疡。关于患者的发病，下列推测不恰当的是（　　）

A. 阿司匹林等药物的长期使用

B. 幽门螺杆菌感染

C. 十二指肠液分泌减少

D. 遗传

E. 胃排空延缓

56. 呆小症是由于（　　）

A. 儿童期生长激素分泌不足

B. 儿童期甲状腺激素分泌不足

C. 成人期生长激素分泌不足

D. 成人期甲状腺激素分泌不足

E. 青春期生长激素分泌不足

57. 身高低于同一种族、同一年龄、同一性别的小

儿标准身高的 30% 以上，或成年人身高在 120cm 以下者，可考虑为侏儒症。该病是由于下列哪种情况而导致的身体发育迟缓？（　　）

A. 儿童期生长激素分泌不足

B. 儿童期甲状腺激素分泌不足

C. 成人期生长激素分泌不足

D. 成人期甲状腺激素分泌不足

E. 成人期生长激素分泌增多

58. 急性胰腺炎是胰腺组织自身消化、水肿、出血甚至坏死的炎症反应，临床上可有腹痛、恶心、呕吐、发热等表现。分析该炎症可由下列哪项引起？（　　）

A. 胰液中的胰蛋白酶自身消化

B. 高血糖素分泌过多

C. 胰岛素分泌过多

D. 胰多肽分泌过少

E. 生长抑素分泌过少

59. 毒性弥漫性甲状腺肿可表现为甲状腺滤泡上皮增生并伴有甲状腺功能亢进，患者甲状腺会产生过多的（　　）

A. 甲状旁腺激素，降低甲状腺功能

B. 甲状腺激素，提高代谢及神经兴奋性

C. 促甲状腺激素，促进甲状腺素分泌

D. 降钙素，降低血钙

E. 生长激素，促进滤泡上皮细胞增生

60. 患者，男，58 岁。反复发作喘息、气急、咳嗽等症状 10 余年，被诊断为支气管哮喘。1 周前受凉后出现呼吸困难，喘鸣，夜间及凌晨加重，可闻及响亮、弥漫的哮鸣音。下列关于患者发作时机体发生的变化分析不当的是（　　）

A. 肺间质内的肥大细胞可释放组胺

B. 主支气管平滑肌可痉挛性收缩

C. 细支气管平滑肌可痉挛性收缩

D. 终末细支气管平滑肌可痉挛性收缩

E. 嗜酸性粒细胞可增多

61. 新生儿呼吸窘迫综合征，也称肺透明膜病，多见于早产儿，出生后不久出现进行性呼吸困难、青紫、呼气性呻吟、吸气性三四征，严重者发生呼吸衰竭。引起此病的主要原因是下列哪种物质分泌不足？（　　）

A. 弥散神经内分泌细胞分泌的 5- 羟色胺

B. Clara 细胞分泌的蛋白水解酶

C. 杯状细胞分泌的黏液　D. 混合性腺分泌的黏液

E. Ⅱ型肺泡细胞分泌的表面活性物质

62. 临床上的酚红排泄试验主要是用来检测哪种结构的功能？（　　）

A. 肾小体　　　　B. 近端小管　　C. 细段

D. 远端小管　　　E. 集合小管

63. 患者女性，16 岁，因月经不规律、经期延长就诊。经各项检查后诊断为青春期功血。医嘱用药：在月经来的第 5 天口服补佳乐，1 片 / 天，连续服用 21 天，当服用到第 16 天加服黄体酮胶丸，2 粒 / 天，连续服用 5 天，与补佳乐共同停药，停药之后约 3 ～ 7 天就会来月经，连续服药 3 个周期。这种治疗方法称为人工周期，即人为按卵巢生理规律补充外源性激素，促使患者体内（　　）

A. 雌激素含量下降，引起子宫内膜功能层脱落，产生月经

B. 雌激素和孕激素含量骤降，引起子宫内膜全层脱落，产生月经

C. 雌激素和孕激素含量骤降，引起子宫内膜功能层脱落，产生月经

D. 促性腺激素含量降低，引起子宫内膜全层脱落，产生月经

E. 孕激素和雌激素含量降低，引起阴道黏膜上皮脱落，产生月经

64. 痤疮，也俗称青春痘，因其好发于青少年得名。而痤疮好发于青少年的主要原因是（　　）

A. 青春期体内性激素水平较高促进顶泌汗腺过度分泌

B. 青春期体内雄激素特别是睾酮水平迅速升高，促进皮脂腺发育并过度分泌

C. 青春期体内生长激素过度分泌

D. 维生素 A 的缺乏

E. 遗传

65. 患者男性，12 岁，体检 B 超发现右侧阴囊内未见睾丸声像，于右侧腹股沟区可见一大小约 0.9cm×2.8cm 实性回声，界清规则。左侧睾丸形态正常，白膜完整，内部回声均匀。患者最有可能的诊断是（　　）

A. 右侧隐睾症　　　　B. 右侧腹股沟疝

C. 左侧腹股沟疝　　　D. 右侧鞘膜积液

E. 右侧腹股沟淋巴结肿大

三、A3 型题（病例组型最佳选择题，每小题 1 分，共 5 分）

（66 ～ 67 题共用题干）

患儿男性，5 岁，发热、咳嗽 3 天。查体：体温 39.2℃，心率加快，呼吸正常，咽充血，双侧扁桃体Ⅱ度红肿，表面有脓点附着，双肺呼吸音清晰，未闻及干湿啰音。经实验室检查后诊断为急性化脓性扁桃体炎。

66. 与患儿扁桃体表面附着的脓点关系最为密切的是（　　）

A. 中性粒细胞吞噬细菌后形成

B. 嗜酸性粒细胞杀灭寄生虫后形成

C. 嗜碱性粒细胞引起的过敏反应

D. 淋巴细胞消灭病毒后形成

E. 单核细胞吞噬病原体后形成

67. 最符合该患儿的血象是（　　）

A. 白细胞总数升高，中性粒细胞绝对值及比例增高

B. 白细胞总数升高，嗜酸性粒细胞绝对值及比例增高

C. 白细胞总数升高，嗜碱性粒细胞绝对值及比例增高

D. 白细胞总数升高，淋巴细胞绝对值及比例增高

E. 白细胞总数升高，单核细胞绝对值及比例增高

（68 ～ 70 题共用题干）

患者男性，27 岁，在一次体检中发现 HBsAg 阳性，当时无自觉症状及体征，肝功能正常。次年 5 月，因突感上腹部不适，乏力，恶心，厌油，肝区隐痛，尿黄而入院。查体：体温 38.5℃，巩膜、皮肤不同程度黄染，肝区痛，肝脏肿大。化验：ALT70U/L，血清总胆红素 28μmol/L，ACT 500μmol/L，抗 HAV IgM（+），该患者被诊断为急性甲型黄疸型肝炎，乙型肝炎病毒携带者。

68. 患者被肝炎病毒感染的细胞主要是（　　）

A. 内皮细胞　　　　　　B. 大颗粒淋巴细胞

C. 贮脂细胞　　　　　　D. 肝细胞

E. 肝巨噬细胞

69. 患者巩膜出现黄染的原因是（　　）

A. 肝细胞发生坏死，胆汁进入窦周隙及血窦

B. 肝细胞胆汁产生过多，溢入毛细血管

C. 门管区被破坏，胆汁进入小叶间动脉和小叶间静脉

D. 贮脂细胞产生过多的纤维，破坏胆小管

E. 中央静脉被破坏而使胆汁流入血液

70. 如此时给患者做肝脏活检，最可能出现的病理学结果不包括下列哪项（　　）

A. 肝细胞浑浊，嗜酸性变

B. 肝细胞出现大小不等的点状坏死及灶性坏死，坏死区域有淋巴、单核及中性粒细胞浸润

C. 门管区出现炎性反应

D. 肝细胞不同程度增生，双核细胞增多，核增大，核仁明显

E. 胆小管扩张，出现大量肝细胞内淤胆和胆小管胆栓现象。

四、B 型题（标准配伍题，每小题 1 分，共 15 分）

（71～74 题共用备选答案）

A. 微绒毛　　　　B. 纤毛　　　　C. 紧密连接

D. 中间连接　　　E. 半桥粒

71. 细胞的运动装置（　　）

72. 将细胞固定在基膜上（　　）

73. 保持细胞形状，传递细胞收缩力（　　）

74. 扩大细胞的表面面积，促进细胞的吸收（　　）

（75～80 题共用备选答案）

A. 游离神经末梢　B. 触觉小体　　C. 环层小体

D. 肌梭　　　　　E. 运动终板

75. 感受冷、热、痛觉（　　）

76. 感受压觉和振动觉（　　）

77. 感受触觉（　　）

78. 感受肌肉的伸缩变化（　　）

79. 位于真皮乳头内（　　）

80. 位于皮下组织内（　　）

（80～85 题共用备选答案）

A. 单核细胞　　　　B. B 淋巴细胞

C. 中性粒细胞　　　D. 巨核细胞

E. T 淋巴细胞

81. 巨噬细胞来源于（　　）

82. 脓细胞来源于（　　）

83. 浆细胞来源于（　　）

84. 血小板来源于（　　）

85. Kupffer 细胞来源于（　　）

五、X 型题（多选题，每小题 1 分，共 15 分）

86. 与苏木精亲和力强的结构或化学成分有（　　）

A. 细胞核　　　　B. 细胞质　　　C. 细胞膜

D. DNA　　　　　E. RNA

87. 含有杯状细胞的上皮是（　　）

A. 胃黏膜上皮　　　　B. 小肠黏膜上皮

C. 结肠黏膜上皮　　　D. 膀胱黏膜上皮

E. 气管黏膜上皮

88. 微绒毛密集、整齐排列，形成光镜下的（　　）

A. 纤毛　　　　B. 绒毛　　　　C. 纹状缘

D. 刷状缘　　　E. 基底纵纹

89. 心肌纤维的结构特点是（　　）

A. 横小管较粗，位于 Z 线水平

B. 肌质网发达，贮钙能力强

C. 终池小，多与横小管形成二联体

D. 横纹不明显

E. 细胞间有闰盘

90. 构成骨骼肌纤维细肌丝的蛋白质有（　　）

A. 肌红蛋白　　　　B. 原肌球蛋白

C. 肌动蛋白　　　　D. 肌钙蛋白

E. 肌球蛋白

91. 突触（　　）

A. 分化学性突触和电突触两大类

B. 有轴 - 树、轴 - 体等方式

C. 是神经元与神经元之间的连接

D. 是神经元与神经胶质细胞之间的连接

E. 是信息传递的重要结构

92. 关于大静脉的描述正确的是（　　）

A. 管径大于 10mm　　　B. 内膜薄

C. 中膜不发达　　　　　D. 外膜比中膜厚

E. 内外弹性膜明显

93. 以下属于免疫细胞的是（　　）

A. 网状细胞　　　　B. 浆细胞

C. 树突状细胞　　　D. 淋巴细胞

E. 朗格汉斯细胞

94. 关于垂体神经部的描述正确的是（　　）

A. 有大量无髓神经纤维　B. 有窦状毛细血管

C. 有神经胶质细胞　　　D. 有赫林体

E. 合成与分泌抗利尿激素和催产素

95. 黏膜下层含有腺体的器官是（　　）

A. 食管　　　　　　　B. 胃

C. 十二指肠　　　　　D. 空肠和回肠

E. 气管

96. 肝血窦的结构特征是（　　）

A. 内皮细胞为连续型　　B. 位于肝板之间

C. 血窦腔与窦周隙互不相通

D. 内皮外无明显的基膜

E. 窦壁上附有肝巨噬细胞

97. 滤过膜的组成包括（　　）

A. 有孔毛细血管内皮　　B. 基膜

C. 薄层结缔组织　　　　D. 足细胞突起

E. 足细胞裂孔膜

98. 在受精过程中（　　）

A. 精子必须发生顶体反应，释放顶体酶

B. 精子顶体酶可溶解放射冠、透明带

C. 卵细胞迅速完成第二次成熟分裂

D. 精子和卵细胞的细胞核分别形成雄原核和雌原核

E. 透明带反应防止了多精受精的发生

99. Blood-testis barrier 组成成分包括（　　　）

A. 相邻支持细胞间的紧密连接

B. 生精上皮的基膜

C. 结缔组织

D. 毛细血管的基膜

E. 毛细血管的内皮

100. 关于胎盘的形成与功能，正确的是（　　　）

A. 由丛密绒毛膜和基蜕膜紧密结合而形成

B. 丛密绒毛膜为胎盘的胎儿部

C. 基蜕膜为胎盘的母体部

D. 胎盘内胎儿与母体血液混合，直接进行物质交换

E. 胎盘还具有重要的内分泌和屏障功能

《组织学与胚胎学》期末考试模拟卷（一）参考答案及解析

一、A1 型题

1. C。人体基本组织包括四大类型，即上皮组织、结缔组织、肌组织、神经组织。

2. E。上皮组织、肌组织、神经组织一般采用切片制备标本，骨组织采用磨片制备标本，血液采用涂片。

3. D。上皮组织一般不含血管、淋巴管，所需营养依靠结缔组织内的血管提供。

4. D。人体最耐摩擦的上皮是复层扁平上皮，又分为角化型复层扁平上皮和未角化型复层扁平上皮两型。

5. E。间充质细胞是一种低分化的细胞，在胚胎发育过程中可分化为多种结缔组织细胞、血管内皮细胞和肌细胞等，分化潜力高。

6. A。硝酸银染色可将网状纤维染成深黑色，故网状纤维又称嗜银纤维。

7. B。产生抗体的细胞是浆细胞。

8. C。成骨细胞胞质内含丰富的粗面内质网和发达的高尔基复合体，光镜下胞质呈嗜碱性。

9. E。透明软骨中的纤维是Ⅱ型胶原蛋白组成的胶原原纤维，很细，且折光率与基质相近，故光镜下不易分辨。

10. C。中性粒细胞的嗜天青颗粒是一种溶酶体，含有髓过氧化物酶和酸性磷酸酶等，能消化分解吞噬的异物。而特殊颗粒中主要含有碱性磷酸酶、吞噬素、溶菌酶等。

11. B。血液属于广义的结缔组织，即 Connective tissue。Epithelial tissue 为上皮组织，Nervous tissue 为神经组织，Muscle tissue 为肌组织，Lymphoid tissue 为淋巴组织。

12. E。肌质网是肌纤维内特化的滑面内质网，肌质网的膜上有丰富的钙泵和钙通道。钙泵能逆浓度差把肌质中的钙离子泵入肌质网内贮存，使其

内的钙离子浓度为肌质中的上千倍。

13. B。Sarcomere 即肌节，由粗细肌丝组成，其中既有粗肌丝又有细肌丝的是暗带，即 A 带。

14. B。突触后膜上含有神经递质的相应受体和化学门控的离子通道。

15. C。神经组织由神经元和神经胶质细胞组成。

16. D。成人大动脉中膜有 40～70 层弹性膜组成，具有较大弹性，心收缩时，其管壁扩张，而心舒张时，其管壁回缩，维持血液匀速、持续地流动。

17. D。连续毛细血管基膜也是连续完整的。

18. E。心肌兴奋的起搏点是起搏细胞，浦肯野纤维主要是将冲动快速传至心室各处，引发心肌同步收缩的功能。

19. C。淋巴小结受到抗原刺激后增大，中央染色较浅，可见较多的分裂细胞，称为生发中心。无生发中心的淋巴小结较小，称初级淋巴小结，有生发中心的淋巴小结较大，称次级淋巴小结。

20. E。小梁周窦位于小梁周边，其末端多为盲端，只有位于副皮质区处的小梁周窦可与髓质淋巴窦直接相通。

21. C。脾红髓包括脾窦和脾索。

22. B。淋巴结的胸腺依赖区是副皮质区，脾的胸腺依赖区是动脉周围淋巴鞘。

23. A。腺垂体嗜碱性细胞能分泌促甲状腺激素、促肾上腺皮质激素、促性腺激素。

24. E。盐皮质激素主要是醛固酮，可促使肾的远曲小管和集合小管重吸收 Na^+ 及排出 K^+。

25. C。神经垂体是贮存和释放下丘脑视上核和室旁核分泌的抗利尿激素和催产素的部位。黑素细胞刺激素是下丘脑弓状核分泌。

26. C。甲状腺球蛋白与摄入的碘是在滤泡腔中结合成碘化甲状腺球蛋白。

27. A。表皮的基底层细胞属于一种未分化的幼稚

细胞,有活跃的增殖和分化能力,与表皮再生有关。

28. D。颗粒层细胞的主要特点是细胞质内出现许多透明角质颗粒(是角蛋白合成的第二原料),颗粒呈强嗜碱性。

29. D。黏膜和部分黏膜下层在食管、胃和小肠等部位共同向消化管腔内突起,形成皱襞。

30. C。浆膜是由薄层结缔组织和间皮构成,表面光滑,可减少器官运动的摩擦,但没有分泌大量黏液的功能,在消化管主要分布于胃、小肠和大肠大部分。

31. D。壁细胞分泌盐酸和内因子,内因子是一种糖蛋白,可与食物中的维生素 B_{12} 结合为复合物,防止维生素 B_{12} 在小肠内被酶分解,有利于回肠对维生素 B_{12} 的吸收,以供给红细胞生成所需。如果内因子缺乏,维生素 B_{12} 吸收障碍,将导致恶性贫血。

32. D。肝细胞的血窦面和胆小管面电镜下有发达的微绒毛,使细胞表面积增大。

33. B。B 细胞是构成胰岛的主要细胞,其分泌的激素称为胰岛素,胰岛素的作用是使血糖降低。若 B 细胞退化,胰岛素分泌不足,可导致血糖升高并从尿排出,即为糖尿病。

34. D。心力衰竭导致肺淤血时,大量红细胞穿过毛细血管壁进入肺间质内,被肺巨噬细胞吞噬,巨噬细胞分解血红蛋白在胞浆内形成含铁黄素,称为心力衰竭细胞。

35. A。气血屏障由肺泡表面液体层、Ⅰ型肺泡细胞与基膜、薄层结缔组织、毛细血管基膜与连续内皮构成,有的部位两层基膜之间没有结缔组织成分,上皮细胞基膜和毛细血管基膜相贴而融合为一层。

36. D。近曲小管上皮细胞的侧面有许多侧突,相邻细胞的侧突相互嵌合,故光镜下细胞分界不清。

37. B。肾单位出球微动脉离开肾小体后分支形成球后毛细血管网,分布在肾小管周围。

38. D。初级精母细胞经过第一次减数分裂,形成2 个次级精母细胞。

39. C。排卵时间约在月经周期的第 14 天。

40. C。角膜上皮有丰富的游离神经末梢,故感觉十分敏锐。

41. A。位于眼球后极正对瞳孔的视网膜部,为直径 3～4mm 的浅黄色区域,称为黄斑,黄斑中央凹陷称为中央凹,此处只有色素上皮细胞和视锥细胞。

42. A。受精部位在输卵管壶腹部。

43. E。脊索形成以后,诱导其背侧的外胚层细胞增殖形成一细胞板,称为神经板。后又形成神经管、神经嵴等结构,最终发育成神经系统。

44. B。第二对咽囊内侧形成腭扁桃体隐窝,其内胚层上皮分化为扁桃体表面上皮。

45. A。胎膜包括绒毛膜、羊膜、卵黄囊、尿囊和脐带。

二、A2 型题

46. A。成纤维细胞能合成和分泌细胞外基质,是参与机体创伤修复的重要细胞。

47. D。从类骨质到骨质的形成过程中,需要无机质钙磷的参与。儿童体内维生素 D 不足则可能引起钙磷代谢异常,导致骨组织钙化不全引起骨骼发育畸形和佝偻病。其他维生素缺乏与佝偻病无关。

48. B。此题的考点为血液中白细胞的功能。寄生虫感染后可引起血液中嗜酸性粒细胞绝对值及比例明显升高。

49. E。重症肌无力主要受累肌组织为骨骼肌,平滑肌一般不受累,A、B、C、D 均为骨骼肌。

50. A。肌萎缩侧索硬化症属于运动神经元病的一种,主要累及人体运动神经元,表现为肌肉无力和萎缩等。

51. B。抗利尿激素的作用靶点是肾的远曲小管和集合管,其主要作用是提高远曲小管和集合管对水的通透性,促进水的重吸收,是尿液浓缩和稀释的关键性调节激素。分泌增多则尿量减少,分泌减少则尿量增多。

52. D。记忆淋巴细胞寿命可存在数月甚至终生。当相同抗原再次进入机体,记忆淋巴细胞会迅速产生更为强大的免疫应答来清除抗原,保护机体。疫苗的使用便是利用了免疫系统的记忆淋巴细胞的这一功能。

53. E。过敏原(本病例中为油漆)接触机体后,组织内的巨噬细胞和表皮中的朗格汉斯细胞能将抗原呈递给淋巴细胞;B 淋巴细胞接触抗原后增殖分化形成浆细胞,产生抗体 IgE,与肥大细胞膜上的 IgE 受体结合,使机体处于对该过敏原的致敏状态。当抗体再次接触同样抗原时,少量的抗原便可与肥大细胞膜上的 IgE 结合,引起局部皮肤水肿,称为荨麻疹。所以本题没有参与过敏反应过程的细胞是成纤维细胞。

54. D。本题考点为黑素细胞的功能。皮肤的黑素细胞功能消失可引起白癜风。

55. C。此题考点为胃黏液 - 碳酸氢盐屏障的保护作用。胃酸分泌过多、幽门螺杆菌感染和胃黏液 - 碳酸氢盐屏障保护作用减弱等因素是引起胃溃疡的主要环节。胃排空延缓导致的十二指肠 - 胃反流所致胆汁、胰液和溶血卵磷脂对胃黏膜的损伤、遗传因素、药物因素、环境因素和精神因素等也和溃疡的发生有关。十二指肠液分泌减少不会引起胃溃疡。

56. B。甲状腺激素能促进机体的新陈代谢，提高神经兴奋性，促进生长发育；尤其对婴幼儿的骨骼发育和中枢神经系统发育影响显著。故小儿甲状腺机能低下，不仅身材矮小，而且脑发育障碍，导致呆小症。

57. A。生长激素主要刺激骺软骨生长，使骨增长。未成年时期生长激素分泌不足可导致侏儒症。

58. A。胰腺炎是胰腺因胰蛋白酶的自身消化作用而引起的疾病。高血糖素和胰岛素是调节血糖浓度的作用；生长抑素作用于邻近 A、B、PP 细胞，抑制这些细胞的分泌活动；胰多肽是一种抑制性激素，能抑制胰液分泌、胃肠运动及胆囊收缩。

59. B。甲状腺滤泡上皮增生并伴有甲状腺功能亢进时，甲状腺滤泡上皮细胞产生过多的甲状腺激素，提高机体代谢及神经系统兴奋性。

60. B。肥大细胞释放的组胺等物质，主要引起细支气管和终末细支气管的平滑肌持续痉挛，引起支气管哮喘，此时血液中嗜酸性粒细胞可增多，释放组胺酶，从而减轻过敏反应。主支气管不是组胺作用的对象，其管壁没有平滑肌。

61. E。此题考点为 II 型肺泡细胞的功能。新生儿呼吸窘迫综合征主要是由于早产儿或新生儿先天缺陷导致 II 型肺泡细胞发育不良，表面活性物质合成和分泌障碍，使肺泡表面张力增大，婴儿出生后肺泡不能扩张，出现行性呼吸困难和呼吸衰竭等症状。

62. B。此题考点为近端小管的功能。酚红是一种对人体无害的指示剂，它经静脉注射到人体后，绝大部分会经近端小管分泌，排出体外，当近端小管出现病变时，酚红指示剂的排出量会减少，此为酚红排泄试验，临床上用来检测近端小管的功能状态。

63. C。此题考点为月经的形成及其与月经周期的关系。月经周期和月经形成是由下丘脑、垂体和卵巢三者相互作用来调节的。在月经期时，由于下丘脑和腺垂体的负反馈抑制作用，使卵泡刺激素和黄体生成素水平下降，导致黄体退化，继而雌激素和孕激素水平降低，子宫内膜失去这两种激素的支持而剥落、出血，即发生月经。发生月经时仅有子宫内膜功能层脱落，基底层不脱落，对功能层起增生和修复的作用。

64. B。痤疮的发生主要与皮脂分泌过多、毛囊皮脂腺导管堵塞、细菌感染和炎症反应等因素密切相关。进入青春期后人体内雄激素水平迅速升高（尤其是男性），促进皮脂腺发育并产生大量皮脂，同时毛囊皮脂腺导管的角化异常造成导管堵塞，皮脂排出障碍，毛囊中多种微生物尤其是痤疮丙酸杆菌大量繁殖，最终诱发并加重炎症反应，形成痤疮。

65. A。此题组结合临床考查睾丸的正常位置及功能影响。正常睾丸位于阴囊内，B 超检查提示右侧睾丸下降异常，可诊断为右侧隐睾症。

三、A3 型题

66 ～ 67. AA。此题组考点为各类白细胞的功能，中性粒细胞的主要吞噬对象即细菌，故人体内有细菌感染时，血液中的中性粒细胞数量会大量增加。中性粒细胞大量吞噬细菌后发生变性和坏死称为脓细胞，脓液主要含有脓细胞、大量细菌及细菌的代谢产物、坏死组织碎片和少量组织液等。

68 ～ 70. DAE。此题组结合临床考查肝细胞的功能。肝炎病毒感染肝细胞，导致肝细胞发生变性、坏死，胆汁则溢入窦周隙，进而进入血窦，出现黄疸。肝活检出现肝细胞内淤胆和胆小管胆栓主要出现在淤胆型或者重型肝炎中。

四、B 型题

71 ～ 74. BEDA。此题考察上皮细胞的特殊结构和功能。纤毛位于细胞游离面，能够定向摆动，有排除异物的功能。半桥粒位于细胞的基底面，功能是将细胞固定于基膜上。中间连接位于细胞侧面，又称黏着小带，有黏着、保持细胞形状和传递细胞收缩力的作用。微绒毛位于细胞游离面，主要使细胞的表面积增大，利于吸收。

75 ～ 80. ACBDBC。此题考察神经末梢的分布和功能。游离神经末梢感受冷、热、触、痛觉。触觉小体分布在皮肤的真皮乳头内，以手指掌面和足趾底面最多，主要作用是感受触觉。环层小体多见于真皮深层、皮下组织、肠系膜等中，主要感受压力和振动觉。肌梭广泛分布于全身的骨骼肌，是感受肌肉的运动和肢体位置变化的本位感受器。

81～85. ACBDA。此题考点为多种组织细胞的来源。血液中的单核细胞进入结缔组织分化为巨噬细胞，进入肝分化为肝的 Kupffer 细胞（库普弗细胞）。脓细胞是中性粒细胞吞噬细菌后的尸体。浆细胞来源于 B 细胞，抗原刺激下 B 细胞分化为浆细胞，合成分泌抗体。血小板是骨髓巨核细胞脱落的胞质碎片。

五、X 型题

86. ADE。HE 染色中，苏木精为蓝色的碱性染料，能将组织或细胞内的酸性物质如细胞核、核糖体和粗面内质网染成紫蓝色，具有嗜碱性。细胞核内含有 DNA 和 mRNA。

87. BCE。小肠和大肠的上皮中含有杯状细胞，但是胃上皮中不含有杯状细胞。气管和部分支气管的上皮中也含有杯状细胞。膀胱的上皮为变移上皮，属于复层上皮，不含杯状细胞。

88. CD。微绒毛是上皮细胞游离面的细胞膜和细胞质伸出的微细指状突起，大量微绒毛整齐密集排列就形成光镜下所见小肠上皮的纹状缘和肾近端小管上皮的刷状缘。基底纵纹是上皮细胞基底面的质膜内褶形成，主要见于肾小管。

89. ACDE。此题考点为心肌的结构特点。心肌纤维的肌质网不发达，贮钙能力相对骨骼肌较弱，所以常形成二联体而不是三联体。

90. BCD。构成骨骼肌纤维的细肌丝的蛋白质有原肌球蛋白、肌动蛋白和肌钙蛋白三种。粗肌丝由

肌球蛋白构成。肌红蛋白存在于骨骼肌肌浆中。

91. ABCE。突触是神经元与神经元之间，或神经元与效应细胞之间形成的传导冲动的结构，神经元与神经胶质细胞不形成突触。

92. ABCD。静脉管壁内、外弹性膜不明显，E 选项错误。

93. BCDE。浆细胞来源于 B 细胞，能分泌抗体，产生免疫应答，树突状细胞和朗格汉斯细胞都是抗原呈递细胞，淋巴细胞是免疫应答的核心细胞，故这四种均为体内的免疫细胞。网状细胞分布于网状组织，具有产生网状纤维的功能，不属于免疫细胞。

94. ABCD。抗利尿激素和催产素是由下丘脑的视上核和室旁核所分泌，垂体神经部只是储存和释放这两种激素的场所。

95. ACE。食管的黏膜下层含有食管腺，十二指肠的黏膜下层含有十二指肠腺，气管的黏膜下层含有混合性腺。胃、空肠和回肠的黏膜下层无腺体。

96. BDE。肝血窦位于肝板之间，血窦内皮细胞间隙宽，内皮外无基膜，所以肝血窦窦腔和窦周隙是相通的，窦周隙内充满了来自肝血窦的血浆。血窦内有散在的肝巨噬细胞，以伪足附着在血窦内皮细胞上。

97. ABE。滤过膜又称为滤过屏障，由毛细血管有孔内皮、基膜和足细胞裂孔膜构成。

98. ABCDE。

99. ABCDE。

100. ABCE。胎儿和母体的血液循环各自独立，互不相混，但可进行物质交换，胎儿血与母体血在胎盘内进行物质交换所经过的结构称为胎盘屏障。

《组织学与胚胎学》期末考试模拟卷（二）

（本试卷共 100 题，满分 100 分，适用于本科生线上或线下期末考试）

一、A1 型题（单句型最佳选择题，每小题 1 分，共 45 分）

1. HE 染色时，细胞质中的核糖体被染成（　　）
A. 粉红色　　　B. 紫蓝色　　　C. 棕黑色
D. 紫红色　　　E. 黄色

2. PAS 反应阳性，说明细胞或组织中含有（　　）
A. 蛋白质　　　　　　B. 脂类
C. 多糖和糖蛋白　　　D. 酶类
E. 核酸

3. 关于内皮的描述错误的是（　　）
A. 分布在肺泡
B. 是单层扁平上皮
C. 细胞之间连接紧密
D. 细胞游离面光滑
E. 损伤对心血管系统有危害

4. 关于纤毛的描述错误的是（　　）
A. 形成于细胞的游离面
B. 是细胞膜和细胞质向外突起形成的
C. 可节律性地定向摆动

D. 气管的上皮细胞可形成纤毛

E. 主要功能在于扩大细胞的吸收面积

5. 下列哪种细胞可释放组胺（　　　）

A. Fibroblast　　　　　B. Macrophage

C. Mast cell　　　　　D. Fat cell

E. Plasma cell

6. 关于结缔组织的描述哪项错误？（　　　）

A. 来源于胚胎时期的间充质

B. 细胞没有极性

C. 种类多、分布广

D. 血液不属于结缔组织

E. 疏松结缔组织又称蜂窝组织

7. 透明软骨中的纤维是（　　　）

A. 胶原纤维　　　　B. 胶原原纤维　　C. 弹性纤维

D. 网状纤维　　　　E. 微原纤维

8. 关于骨单位的描述错误的是（　　　）

A. 由同心圆状的骨板排列而成

B. 与骨干长轴平行排列

C. 位于内、外环骨板之间

D. 主要起支持的作用

E. 内无血管、神经

9. 下列哪种细胞有抗寄生虫的作用？（　　　）

A. Neutrophil　　　　　B. Eosinophil

C. Basophil　　　　　D. Lymphocyte

E. Monocyte

10. 关于红细胞的描述错误的是（　　　）

A. 成熟者没有细胞核，但有细胞器

B. 未完全成熟者称网织红细胞

C. 内含大量血红蛋白

D. 可携带 O_2、CO_2 和 CO

E. 决定了 ABO 血型

11. 关于肌节的描述错误的是（　　　）

A. 是肌原纤维结构和功能的基本单位

B. 是相邻两条 Z 线之间的一段肌原纤维

C. 内含粗、细肌丝

D. 两端是明带，中间是暗带

E. 无论肌纤维处于何种状态，长度均保持不变

12. 关于心肌纤维的描述错误的是（　　　）

A. 属于横纹肌和不随意肌

B. 有横小管但无终池

C. 有闰盘相连

D. 收缩节律性由其传导系统控制

E. 含有丰富的血管

13. 关于神经元的描述错误的是（　　　）

A. 是具有接受刺激、整合信息和传导冲动能力的细胞

B. 结构分为胞体和突起

C. 数量远多于神经胶质细胞

D. 胞体和树突内有尼氏体分布

E. 细胞内有神经原纤维

14. 化学突触的电镜结构不包括（　　　）

A. 突触前膜　　　B. 突触后膜　　C. 突触间隙

D. 突触小泡　　　E. 桥粒

15. 皮肤的表皮属于（　　　）

A. 单层柱状上皮　　　　B. 假复层纤毛柱状上皮

C. 角化的复层扁平上皮　D. 变移上皮

E. 未角化的复层扁平上皮

16. 表皮中的抗原提呈细胞是（　　　）

A. 朗格汉斯细胞　　B. 梅克尔细胞　　C. 黑素细胞

D. 基底层细胞　　　E. 棘层细胞

17. 关于心壁的描述错误的是（　　　）

A. 分为心内膜、心肌膜和心外膜

B. 心外膜中含有浦肯野纤维

C. 心肌膜最厚，主要由心肌纤维构成

D. 内、外面均有单层扁平上皮分布

E. 心房肌与心室肌互不连接

18. 关于动脉的描述错误的是（　　　）

A. 大动脉的中膜主要含有弹性膜

B. 中动脉的功能主要和中膜的平滑肌相关

C. 中动脉的内弹性膜很明显

D. 所有的小动脉都没有内弹性膜

E. 小动脉和微动脉又称外周阻力血管

19. 当淋巴结受到抗原刺激后，哪个区域内的淋巴小结增多增大？（　　　）

A. 被膜下窦　　　B. 浅层皮质　　C. 副皮质区

D. 髓索　　　　　E. 髓窦

20. 关于脾的描述错误的是（　　　）

A. 是人体最大的免疫器官

B. 实质包括白髓和红髓

C. 动脉周围淋巴鞘相当于淋巴结的副皮质区

D. 脾索内含有血细胞和淋巴组织

E. 有滤过血液和滤过淋巴的功能

21. 关于胃黏膜的描述错误的是（　　　）

A. 上皮由表面黏液细胞、杯状细胞和内分泌细胞组成

B. 可形成黏液碳酸氢盐屏障

C. 固有层中含有大量胃腺

D. 主细胞可分泌胃蛋白酶原

E. 壁细胞参与形成盐酸

22. 关于小肠的描述错误的是（　　）

A. 管壁自内向外分四层

B. 上皮是单层柱状上皮

C. 固有层中既有小肠腺又有十二指肠腺

D. 小肠腺的特征性细胞是 Paneth cell

E. 环形皱襞、肠绒毛、微绒毛都是扩大吸收面积的结构

23. 关于胰腺实质的描述错误的是（　　）

A. 由外分泌部和内分泌部组成

B. 腺泡属于浆液性腺泡

C. 胰岛 B 细胞分泌胰岛素

D. 腺泡的分泌物参与血糖的调节

E. 可分泌胰液和多种激素

24. 肝细胞和血液进行物质交换的场所是（　　）

A. Central vein　　　　B. Perisinusoidal space

C. Hepatic sinusoid　　D. Bile canaliculus

E. Hepatic cord

25. 气管外膜的主要成分是（　　）

A. 平滑肌　　　　　　B. 疏松结缔组织

C. 透明软骨　　　　　D. 脂肪组织

E. 骨组织

26. 关于肺的描述错误的是（　　）

A. 实质部分主要由支气管树组成

B. 导气部和呼吸部都有肺泡分布

C. 导气部自上而下结构渐趋简单

D. Ⅰ型肺泡细胞参与气体交换

E. Ⅱ型肺泡细胞分泌表面活性物质

27. 关于肾单位的描述错误的是（　　）

A. 由肾小体、肾小管和集合管构成

B. 包括浅表肾单位和髓旁肾单位

C. 肾小体的功能主要是形成原尿

D. 肾小管的功能主要是重吸收和分泌

E. 血浆需通过滤过屏障才能形成原尿

28. 肾血液循环的特点不包括（　　）

A. 血流量大，压力高

B. 浅表肾单位的入球微动脉比出球微动脉粗

C. 肾皮质血流量大于肾髓质

D. 只形成一次毛细血管即血管球

E. 有直血管袢与髓袢伴行

29. 关于甲状腺滤泡的描述错误的是（　　）

A. 滤泡由单层立方上皮组成

B. 滤泡腔内可见胶质

C. 滤泡上皮细胞分泌甲状腺激素

D. 滤泡上皮细胞可因功能状态不同而有形态差异

E. 滤泡旁细胞分泌甲状旁腺素

30. 肢端肥大症是由哪种激素分泌异常引起的？（　　）

A. 甲状腺激素　　B. 生长激素　　C. 催乳激素

D. 糖皮质激素　　E. 盐皮质激素

31. 关于角膜的描述错误的是（　　）

A. 可分为五层

B. 上皮为未角化的复层扁平上皮

C. 角膜基质最厚

D. 后界层较前界层薄

E. 含丰富的血管和神经

32. 关于精子发生的描述错误的是（　　）

A. 包括连续的两次减数分裂

B. 初级精母细胞体积最大

C. 次级精母细胞容易观察到

D. 精子具有和精子细胞完全相同的核型

E. 精子头部主要由细胞核浓缩形成

33. 可分为 A、B 两型的生精细胞是（　　）

A. 精原细胞　　　　　B. 初级精母细胞

C. 次级精母细胞　　　D. 精子细胞

E. 精子

34. 关于次级卵泡的描述错误的是（　　）

A. 有次级卵母细胞　　B. 有卵泡腔

C. 可形成卵丘　　　　D. 有透明带

E. 有放射冠

35. 关于子宫内膜的描述正确的是（　　）

A. 上皮为假复层纤毛柱状上皮

B. 固有层中含基质细胞、子宫腺和螺旋动脉

C. 浅表 4/5 为基底层，深部 1/5 为功能层

D. 月经期子宫内膜全层都将发生剥脱

E. 月经周期不受卵巢的调节

36. 胚泡植入时最先接触子宫内膜的是（　　）

A. 胚泡腔　　　　B. 透明带　　　C. 极端滋养层

D. 内细胞群　　　E. 胚泡液

37. 外胚层不能分化形成（　　）

A. 表皮　　　　　B. 指甲　　　　C. 神经节

D. 脊髓　　　　　E. 肌组织

38. 下列哪项结构异常可导致葡萄胎或绒毛膜上皮癌的发生？（　　）

A. 滋养层　　　　B. 蜕膜　　　　C. 羊膜

D. 卵黄囊　　　　E. 内细胞群

39. 原始心脏起源于（　　）

A. 口咽膜头端的外胚层

B. 口咽膜头端的中胚层

C. 口咽膜头端的内胚层

D. 表面外胚层

E. 体节

40. 原始心房分隔时第一房间孔出现于（　　）

A. 第一房间隔上方

B. 第二房间隔上方

C. 第一房间隔与心内膜垫之间

D. 第二房间隔与心内膜垫之间

E. 第一房间隔中部变薄穿孔形成

41. 小脑来源于（　　）

A. 前脑泡　　　　　　B. 中脑泡

C. 菱脑泡　　　　　　D. 神经管尾段基板

E. 神经管尾段翼板

42. 前神经孔未闭可造成（　　）

A. 无脑儿　　　　　　B. 唇裂

C. 脊髓裂　　　　　　D. 脑积水

E. 脊髓脊膜膨出

43. 关于颜面发生错误的是（　　）

A. 最初发生于围绕口凹的五个隆起

B. 颜面形成与口鼻形成密切相关

C. 颜面的演变是从正中向两侧发展

D. 口凹底有口咽膜覆盖

E. 人胚发育至第八周末，颜面初具人貌

44. 关于肠的发生错误的是（　　）

A. 由胃以下的原始消化管分化形成

B. 生长速度快，形成 U 形中肠袢

C. 盲肠突是小肠和大肠的分界线

D. 肠袢突入脐腔，将形成病理性脐疝

E. 肠袢在发育中将发生逆时针 90° 旋转

45. 形成膀胱和尿道的原基主要是（　　）

A. 尿生殖窦　　　B. 窦结节　　　C. 原始直肠

D. 中肾旁管　　　E. 中肾管

二、A2 型题（病例摘要型最佳选择题，每小题 1 分，共 20 分）

46. 男性，55 岁，因肝脏包块住院行包块切除术，术中要明确包块的性质，需要立即进行病理学检查，以便明确下一步的手术方案，此时对包块组织进行切片制作的最佳方式是（　　）

A. 冰冻切片技术　　B. 石蜡包埋切片技术

C. 火棉胶包埋切片技术　　D. 树脂包埋切片技术

E. 塑料包埋切片技术

47. 人体的结构非常精巧，组织结构特点和其功能之间关系密切。例如衬贴在心、血管、淋巴管腔面的上皮，其特点中最有利于血液和淋巴液流动的是（　　）

A. 细胞扁而薄　　　　B. 细胞之间连接紧密

C. 细胞游离面光滑　　D. 细胞核位于中央

E. 细胞为多边形

48. 某患者做完胆囊切除术后，医生给予抗炎、营养等支持治疗，以期伤口尽快修复愈合，术后皮肤创面有少量瘢痕，主要因下列哪种细胞的作用产生？（　　）

A. 巨噬细胞　　　B. 成纤维细胞　　C. 纤维细胞

D. 肥大细胞　　　E. 白细胞

49. 男性，32 岁，因头晕乏力、反复上呼吸道感染、皮肤出现出血点 2 月余到医院就诊。经血常规、骨髓细胞学、骨髓病理学、自身免疫功能等检查后，确诊为再生障碍性贫血，经过治疗后复查血常规，下列哪项指标提示治疗效果不明显？（　　）

A. 红细胞计数较前升高　B. 血红蛋白较前升高

C. 血小板计数较前升高　D. 白细胞计数较前升高

E. 网织红细胞计数较前降低

50. 女性，29 岁经产妇，孕 37 周，因阴道无痛性大量流血 4 小时入院，结合查体和 B 超检查结果，诊断为前置胎盘。该病例中胎盘的植入部位是（　　）

A. 子宫底部　　　　　　B. 子宫体部

C. 近子宫颈处　　　　　D. 卵巢

E. 输卵管

51. 男性，38 岁，因朋友聚会大量进食后出现呕吐、剧烈腹痛入院，既往有胆管结石症。入院完善相关检查后诊断为急性胰腺炎，是由于胰酶异常激活，引起胰腺组织自身消化导致的。该疾病中的胰酶产生于（　　）

A. 胰腺的腺泡细胞　　　　B. 胰腺的导管

C. 胰岛 A 细胞　　　　　D. 胰岛 B 细胞

E. 胰岛 D 细胞

52. 奥运会中举重运动员平时接受的是重型训练，也称极限训练，在这种训练情况下，会促使肌原纤维最大化的增长，那么肌原纤维增长的基本结构单位是（　　）

A. 肌质网　　　　B. 肌节　　　　C. 横小管

D. 终池　　　　　E. 三联体

53. 女性，59 岁，因反复上腹部隐痛、胀满、嗳气、伴消瘦、乏力 1 年余入院，既往有慢性浅表性胃炎。入院后行胃镜等相关检查后确诊为萎缩性胃炎伴

恶性贫血，该病中导致恶性贫血发生的相关因素是（　　）

A. 表面黏液细胞分泌的黏液减少

B. 壁细胞减少，分泌的盐酸减少

C. 主细胞合成的胃蛋白酶原减少

D. 壁细胞减少，内因子缺乏，维生素 B_{12} 重吸收障碍

E. 颈黏液细胞分泌的黏液减少

54. 垂体病变所致的巨人症，常表现为儿童时期过度生长，身材高大，四肢生长尤其迅速，身高可达 2m 或以上，该病主要与下列哪种细胞分泌激素异常有关？（　　）

A. 甲状腺滤泡上皮细胞　B. 肾上腺球状带细胞

C. 肾上腺髓质细胞　　　D. 垂体生长激素细胞

E. 垂体催乳激素细胞

55. 人在寒冷、恐惧或情绪激动时，往往可以看到上臂背侧的皮肤上出现一些小而密集的隆起，俗称鸡皮疙瘩，同时皮肤上的小汗毛也会直立起来，与这一现象相关的皮肤结构是（　　）

A. 真皮结缔组织　　　　B. 皮脂腺

C. 汗腺　　　　　　　　D. 毛球

E. 立毛肌

56. 在代谢旺盛的神经元胞体内富含一类嗜碱性的特殊结构，当神经元受损或过度疲劳时可减少、解体，甚至消失，在损伤、疲劳恢复过程中又逐渐增多，该特殊结构可合成神经递质所需的酶类，它是（　　）

A. 滑面内质网　　　　　B. 线粒体

C. 尼氏体　　　　　　　D. 神经原纤维

E. 高尔基体

57. 男性，66 岁，常感胸骨后疼痛，有憋闷感，伴左侧肩背部及左上肢疼痛，劳累或情绪激动时疼痛明显。入院检查后初步诊断为心绞痛。推测患者的临床症状主要是因为（　　）

A. 心内膜下层组织缺血　B. 心肌组织缺血

C. 心外膜组织缺血　　　D. 分布心脏的神经病变

E. 心传导系统异常

58. 一早产女婴，出生时心跳、呼吸完全正常，几个小时后逐渐出现呼吸困难、青紫，并进行性加重，该情况发生最可能的原因是（　　）

A. 羊水误吸入肺中

B. 感染导致新生儿肺炎

C. 先天性心脏病

D. Ⅰ型肺泡细胞发育不良导致气体交换障碍

E. Ⅱ型肺泡细胞发育不良，表面活性物质分泌不足

59. 男性，20 岁，因车祸伤入院，行 B 超检查后发现脾脏破裂，遂进行了脾脏切除术。该手术对患者可能的影响不包括（　　）

A. 血小板增多，容易引起血栓和栓塞

B. T 淋巴细胞减少，细胞免疫功能下降

C. B 淋巴细胞减少，体液免疫功能下降

D. 多种免疫细胞减少，易发感染和肿瘤

E. 患者的造血功能受到严重影响

60. 女性，24 岁，因尿蛋白（+++）（尿中出现了大量的蛋白质，且以白蛋白为主），下肢水肿入院，实验室检查显示血胆固醇增高，血白蛋白 21g/L，引起该患者蛋白尿最主要的原因可能是（　　）

A. 尿路感染

B. 肾小管上皮细胞通透性增高

C. 肾小管分泌了大量的蛋白质

D. 肾小管对蛋白质的重吸收能力降低

E. 肾小球的滤过屏障受损

61. 女性 25 岁，平素月经规律，月经周期为 28 天，末次月经是 2021 年 7 月 1 日，其排卵时间大约在（　　）

A. 7 月 2 日　　　B. 7 月 15 日　　C. 7 月 29 日

D. 7 月 6 日　　　E. 7 月 24 日

62. 临床上进行输精管结扎绝育术，一般不会影响男性的第二性征和性功能，这是因为结扎未影响（　　）

A. 生精细胞分泌雄激素

B. 支持细胞分泌雄激素

C. 前列腺上皮细胞分泌雄激素

D. 睾丸间质细胞分泌雄激素

E. 精囊腺分泌雄激素

63. 新生男婴，出生后发现其四肢短小，手和足直接连在躯干上，形似海豹样手、足。该畸形属于（　　）

A. 无肢畸形　　　　　　B. 短肢畸形

C. 骨畸形　　　　　　　D. 并指畸形

E. 关节发育不良

64. 女性，2 岁，常在哭闹后出现口唇青紫，伴气促和呼吸困难，喜蹲踞，生长发育迟缓，经超声心动图检查后诊断为 Tetralogy of Fallot。该疾病与下列哪种畸形无直接关系？（　　）

A. 右心室肥大　　　　　B. 肺动脉狭窄

C. 主动脉骑跨　　　　　D. 室间隔缺损

E. 动脉导管未闭

65. 女性，40岁，妊娠19周在医院进行产科B超检查，发现胎儿顶骨和枕骨发育不全，有部分缺损，脑组织也发育不全。引起该畸形最可能的原因是（　　）

A. 前神经孔未闭合　　　B. 后神经孔未闭合
C. 神经管未形成　　　　D. 神经嵴未形成
E. 脊索未形成

三、A3 型题（病例组型最佳选择题，每小题1分，共5分）

（66～68 题共用题干）

患儿，女，出生数周后表现出不活泼，不主动吸奶，表情呆滞，鼻梁塌陷，眼距宽，唇厚流涎，舌大外伸，前后囟增大，闭合延迟，四肢短粗，出牙、换牙延迟，骨龄延迟。同村同龄小孩中也有几个与她有相同的表现。他们被诊断为地方性呆小症。

66. 该病主要是由于下列哪种激素缺乏导致的？（　　）

A. 肾上腺素　　　　　B. 去甲肾上腺素
C. 生长激素　　　　　D. 甲状腺激素
E. 性激素

67. 缺乏的这种激素主要由下列哪种细胞分泌？（　　）

A. 肾上腺球状带细胞　　B. 肾上腺束状带细胞
C. 甲状腺滤泡上皮细胞　D. 甲状腺滤泡旁细胞
E. 甲状旁腺主细胞

68. 食物中缺乏下列哪种元素与该病发生密切相关？（　　）

A. 碘　　B. 铜　　C. 钙　　D. 氟　　E. 钾

（69～70 题共用题干）

男性，25岁，体检中发现 HBsAg（+），肝功能正常，无自觉症状及体征，平素工作劳累，喜喝酒。近期因感乏力、头晕、食欲减退、恶心、厌油、上腹不适、尿黄，入院。查体：体温38.5℃，皮肤、巩膜黄染，肝脏肿大，压痛。实验室检查：ALT70U/L，血清总胆红素28μmol/L，ACT500μmol/L，HBsAg（+）、HBeAg（+）、抗 HBc（+），诊断为慢性乙型肝炎急性发作。

69. 患者被肝炎病毒感染的细胞主要是（　　）

A. 肝血窦内皮细胞　　　B. 大颗粒淋巴细胞
C. 贮脂细胞　　　　　　D. 肝细胞
E. 肝巨噬细胞

70. 患者皮肤、巩膜出现黄染的原因是（　　）

A. 肝细胞发生坏死，胆小管被破坏，胆汁溢入血液

B. 肝细胞分泌胆汁过多
C. 小叶间胆管结构破坏，胆汁溢入血液
D. 胆小管内压力增大，胆汁溢入血液
E. 中央静脉结构破坏，胆汁溢入血液

四、B 型题（标准配伍题，每小题1分，共15分）

（71～75 题共用备选答案）

A. 紧密连接　　　　　B. 中间连接
C. 桥粒　　　　　　　D. 缝隙连接
E. 质膜内褶

71. 最牢固的连接是（　　）
72. 维持细胞形态，传递细胞收缩力的是（　　）
73. 封闭细胞间隙的是（　　）
74. 扩大细胞基底部面积的是（　　）
75. 称为通信连接的是（　　）

（76～80 题共用备选答案）

A. 游离神经末梢　　　B. 触觉小体
C. 环层小体　　　　　D. 肌梭
E. 运动终板

76. 结构中包含躯体运动神经末梢的是（　　）
77. 感受肌纤维长度变化的是（　　）
78. 感受压觉和振动觉的是（　　）
79. 感受冷、热、痛刺激及轻触觉的是（　　）
80. 分布在皮肤真皮乳头处，感受触觉的是（　　）

（81～85 题共用备选答案）

A. 呼吸性细支气管　　B. 肺泡管
C. 肺泡囊　　　　　　D. 肺泡
E. 肺小叶

81. 光镜下呈结节状膨大的是（　　）
82. 肺导气部向呼吸部过渡，且管壁上出现肺泡开口的管道是（　　）
83. 结构中既包含部分肺导气部，又包含肺呼吸部各部分的是（　　）
84. 肺进行气体交换的部位是（　　）
85. 多个肺泡共同开口的囊腔是（　　）

五、X 型题（多选题，每小题1分，共15分）

86. 下列属于有粒白细胞的是（　　）

A. Neutrophils　　　　B. Eosinophils
C. Basophils　　　　　D. Lymphocytes
E. Monocytes

87. 与疏松结缔组织的防疫功能相关的细胞或结构包括（　　）

A. 成纤维细胞　　　　　B. 巨噬细胞

C. 浆细胞　　　　　　　D. 白细胞

E. 基质

88. 有孔毛细血管可分布在（　　　）

A. 胃肠黏膜　　　　　　B. 神经系统

C. 某些内分泌腺　　　　D. 肾血管球

E. 肺

89. 淋巴结内的 B 细胞主要聚集于（　　　）

A. Capsule　　　　　　B. Medullary sinus

C. Medullary cord　　D. Paracortex zone

E. Lymphoid nodule

90. 薄皮肤的表皮包括哪几层结构？（　　　）

A. 基底层　　　　　　　B. 棘层

C. 颗粒层　　　　　　　D. 透明层

E. 角质层

91. 垂体细胞分泌的激素包括（　　　）

A. 生长激素　　　　　　B. 催乳激素

C. 促甲状腺激素　　　　D. 催产素

E. 抗利尿激素

92. 胃底腺的组成细胞包括（　　　）

A. 主细胞　　　　　　　B. 壁细胞

C. 颈黏液细胞　　　　　D. 内分泌细胞

E. 干细胞

93. 下列位于肝门管区的结构包括（　　　）

A. 小叶间动脉　　　　　B. 小叶间静脉

C. 小叶间胆管　　　　　D. 中央动脉

E. 小叶下静脉

94. 正常情况下能通过滤过膜的物质有（　　　）

A. 水　　　　　　B. 葡萄糖　　　C. 尿素

D. 多肽　　　　　E. 红细胞

95. 支持细胞的功能包括以下哪些方面？（　　　）

A. 支持和营养生精细胞

B. 吞噬精子变形过程中产生的残余体

C. 合成和分泌雄激素

D. 参与构成血睾屏障

E. 合成和分泌雄激素结合蛋白

96. 眼的屈光介质包括（　　　）

A. 角膜　　　　　　B. 虹膜　　　　C. 晶状体

D. 玻璃体　　　　　E. 房水

97. 胎膜的组成成分包括（　　　）

A. 绒毛膜　　　　　B. 羊膜　　　　C. 卵黄囊

D. 尿囊　　　　　　E. 脐带

98. 卵黄蒂不退化可导致哪些畸形？（　　　）

A. 先天性巨结肠症　　　　B. 脐尿瘘

C. 脐粪瘘　　　　　　　　D. 麦克尔憩室

E. 先天性脐疝

99. 输尿管芽分化形成的结构包括（　　　）

A. 肾盂　　　　　　B. 肾大盏　　　C. 肾小盏

D. 肾小体　　　　　E. 集合管

100. 胎儿血液循环的特点包括（　　　）

A. 有一条脐静脉和两条脐动脉

B. 左心房的血可经卵圆孔进入右心房

C. 有一条静脉导管

D. 有一条动脉导管

E. 肺动脉中的血液仅小部分入肺

《组织学与胚胎学》期末考试模拟卷（二）参考答案及解析

一、A1 型题

1. B。核糖体为嗜碱性结构，HE 染色时呈紫蓝色。

2. C。显示多糖和糖蛋白最常用的是过碘酸希夫反应，简称 PAS 反应。阳性部位表示多糖和糖蛋白存在的部位。

3. A。内皮特指分布在心、血管、淋巴管腔面的单层扁平上皮。

4. E。纤毛的功能侧重于定向摆动，而非扩大细胞吸收面积。

5. C。首先要知道五个英文分别表示的是哪几种细胞，然后选出肥大细胞可以释放组胺。

6. D。广义的结缔组织包括血液。

7. B。透明软骨中的纤维是胶原原纤维。

8. E。骨单位的穿通管内含有血管、神经。

9. B。首先要知道五个英文分别表示的是哪几种白细胞，然后选出嗜酸性粒细胞有抗寄生虫的作用。

10. A。成熟的红细胞既没有细胞核也没有细胞器。

11. E。肌纤维在收缩和舒张状态下，肌节的长度是不一样的。

12. B。心肌纤维中既有横小管又有终池，只是终池相对于骨骼肌纤维而言少而小。

13. C。神经胶质细胞的数量远超过神经元的数量。

14. E。化学突触的电镜结构不包括桥粒。

15. C。皮肤的表皮属于角化的复层扁平上皮。

16. A。朗格汉斯细胞能识别、结合和处理侵入皮肤的抗原，并把抗原呈送给 T 细胞，是皮肤的抗原提呈细胞。

17. B。浦肯野纤维主要分布于心室的心内膜下层，心外膜中没有分布。

18. D。管径较大的小动脉有明显的内弹性膜，管径小的不明显或没有。

19. B。淋巴小结主要分布于淋巴结的浅层皮质。

20. E。脾脏主要有滤过血液的功能，淋巴结是滤过淋巴的。

21. A。胃黏膜上皮中不含杯状细胞。

22. C。十二指肠腺位于黏膜下层中。

23. D。胰腺腺泡的分泌物是多种胰酶，参与食物的消化吸收，不参与血糖的调节，血糖的调节主要靠胰岛细胞分泌的高血糖素和胰岛素。

24. B。首先要知道五个英文分别表示的是肝小叶的哪几部分，然后选出窦周隙是肝细胞和血液进行物质交换的场所。

25. C。气管外膜的主要成分是透明软骨，起支撑气道的作用。

26. B。肺导气部没有肺泡分布，呼吸部才有。

27. A。肾单位由肾小体和肾小管组成，不包括集合管。

28. D。肾内两次形成毛细血管，包括血管球和出球微动脉分布在肾小管周围形成的球后毛细血管。

29. E。甲状腺滤泡旁细胞分泌降钙素。

30. B。成年人生长激素分泌过多会引起肢端肥大症。

31. E。角膜中不含血管和淋巴管，但有丰富的游离神经末梢。

32. C。次级精母细胞不进行 DNA 复制，迅速进入第二次减数分裂，因此停留时间较短，切片中不易观察到。

33. A。精原细胞分为 A、B 两型。A 型是生精细胞中的干细胞，能不断地分裂增殖，一部分子代细胞继续作为干细胞，另一部分分化为 B 型精原细胞。

34. A。次级卵泡中是初级卵母细胞。

35. B。子宫内膜上皮为单层柱状上皮；浅表 4/5 为功能层，深部 1/5 为基底层；月经期子宫内膜仅功能层发生剥脱；月经周期受卵巢分泌的雌激素和孕激素的调节。

36. C。胚泡植入时，最先接触子宫内膜的是极端滋养层的细胞。

37. E。肌组织是由中胚层分化形成的。

38. A。滋养层细胞过度增生，绒毛内结缔组织变

性水肿，血管消失，胚胎发育受阻，绒毛呈水泡状或葡萄状，称水泡状胎块或葡萄胎。如滋养层细胞癌变，则称绒毛膜上皮癌。

39. B。原始心脏起源于口咽膜头端的中胚层，该区域称为生心区。

40. C。第一房间隔与心内膜垫之间的孔称为第一房间孔。

41. C。小脑由菱脑泡头侧的后脑演变而来。

42. A。前神经孔未闭可造成无脑畸形，临床上称无脑儿。

43. C。颜面的演变是从两侧向中央发展的。

44. D。肠袢突入脐腔，形成的是生理性脐疝，后期可以退回腹腔，而非病理性的。

45. A。膀胱和尿道主要由泄殖腔膜腹侧的尿生殖窦分化形成。

二、A2 型题

46. A。冰冻切片由于不需要固定，所以制作时间快，临床上可用于快速诊断，以便尽快确定手术方案。

47. C。衬贴在心、血管和淋巴管腔面的内皮细胞由于游离面光滑，所以利于血液和淋巴液的流动。

48. B。成纤维细胞可以合成纤维和基质，在创伤修复和结缔组织再生时发挥着重要作用。

49. E。网织红细胞是从骨髓释放入外周血的未成熟的红细胞，它的计数可以反映骨髓造血功能的状态。如果治疗方案有效，血液中网织红细胞比例会增高。

50. C。胚泡植入部位如果近子宫颈处，在此形成的胎盘称为前置胎盘。

51. A。胰酶是由胰腺外分泌部的腺泡细胞分泌的。

52. B。肌节是肌原纤维结构和功能的基本单位。

53. D。萎缩性胃炎患者由于壁细胞减少，内因子缺乏，引起维生素 B_{12} 吸收障碍，导致恶性贫血。

54. D。巨人症主要是由于幼年时期腺垂体远侧部的生长激素细胞分泌过多的生长激素导致的。

55. E。立毛肌受交感神经支配，遇寒冷、恐惧或情绪激动时，立毛肌收缩，使毛发竖立，并在皮肤表面形成鸡皮疙瘩。

56. C。尼氏体是神经元中的粗面内质网和核糖体，光镜下为嗜碱性的结构，能合成蛋白质。在代谢旺盛的神经元中特别丰富，当神经元受损或过度疲劳时可减少、解体甚至消失，在损伤、疲劳恢复后又重新出现、增多，可作为判断神经元功能状态的标志。

57. B。心肌纤维间有极为丰富的毛细血管，故心肌对缺血反应特别敏感，当心肌供血不足时易引起心绞痛和心肌梗死。

58. E。宫内胎儿在妊娠第 25～30 周时 Ⅱ 型肺泡细胞才能产生表面活性物质，以后分泌量逐渐增加。早产儿可由于表面活性物质分泌不足，肺泡不能扩张，出现新生儿呼吸窘迫症，表现为出生不久出现呼吸困难并进行性加重。

59. E。此题考点为脾脏的功能，脾脏是滤血的器官，可以清除血液中衰老的红细胞和血小板；脾脏是人体最大的免疫器官，含 T 淋巴细胞、B 淋巴细胞、巨噬细胞等多种免疫细胞，故脾脏切除后有可能出现 ABCD 选项中描述的情况。脾脏在胎儿时期还有造血功能，但出生后此功能逐渐消失，应急情况下才能再次恢复，正常情况下造血主要靠骨髓完成，所以脾切除后患者的造血功能不会受到明显的影响。

60. E。肾小球滤过膜具有机械屏障和电荷屏障的作用，当屏障作用，特别是电荷屏障受损时，滤过膜对血浆蛋白（主要以带负电荷的白蛋白为主）的通透性增加，致使原尿中蛋白含量增多，远超过近曲小管的重吸收能力时，就会形成大量的蛋白尿。

61. B。排卵期一般在月经来潮前的 14 天左右，该女性末次月经是 7 月 1 日，月经周期为 28 天且规律，则下次月经来潮应该是 7 月 29 日，所以排卵期应该在 7 月 15 日左右。

62. D。雄激素主要由睾丸间质细胞分泌，以维持男性性器官的生长、发育、成熟，维持男性第二性征及性功能。输精管结扎术不会破坏睾丸间质细胞，故对该细胞分泌雄激素的功能没有影响。

63. B。海豹肢属于四肢畸形中的短肢畸形。

64. E。Tetralogy of Fallot 是法洛四联症，是右心室肥大、肺动脉狭窄、主动脉骑跨和室间隔缺损四种畸形共存，所以与动脉导管未闭没有直接关系。

65. A。该案例描述的是无脑儿伴发颅骨发育不良的畸形，往往是由于前神经孔未闭导致的。

三、A3 型题

66～68. DCA。此题组结合临床，考查地方性呆小症的相关知识。该病发生于地方性甲状腺肿流行地区。主要病因是母亲孕期饮食中缺碘，或因当地水和食物中含钙或氟过高，或饮水受细菌污染以致影响母体碘的吸收和利用。胎儿期第四个

月后，其甲状腺滤泡上皮细胞虽已能合成甲状腺激素，但因供应胎儿的碘不足，导致甲状腺激素合成不足，严重影响中枢神经系统和骨骼的发育，导致呆小症。

69～70. DA。此题组结合临床考查肝小叶的结构和功能。肝炎病毒感染肝细胞，导致肝细胞发生变性、坏死，由于胆小管是由肝细胞膜构成的，所以胆小管的正常结构也被破坏，胆汁溢入窦周隙，进而进入肝血窦，出现黄疸。

四、B 型题

71～75. CBAED。此题组考点为四种细胞连接以及质膜内褶的功能。

76～80. EDCAB。此题组考点为几种神经末梢的功能。

81～85. BAEDC。此题组考点为肺导气部和呼吸部各部分的结构特点和功能。

五、X 型题

86. ABC。此题首先需要知道五种白细胞的英汉名词对照，然后选出有粒白细胞包括中性粒细胞、嗜酸性粒细胞和嗜碱性粒细胞。

87. BCDE。巨噬细胞有吞噬的功能，浆细胞可分泌抗体，白细胞中的中性粒细胞、嗜酸性粒细胞、淋巴细胞、单核细胞都有防疫的功能，基质中形成的分子筛也有防疫的功能。而成纤维细胞的功能主要是修复。

88. ACD。此题的考点为有孔毛细血管的分布。

89. CE。此题首先需要知道淋巴结各部分结构的英汉名词对照，然后选出 B 细胞主要聚集在淋巴结浅层皮质的淋巴小结以及髓质的髓索中。

90. ABCE。薄皮肤一般没有透明层。

91. ABC。此题的考点为抗利尿激素和催产素是由下丘脑视上核和室旁核内的神经内分泌细胞分泌的，然后沿其轴突运输至神经垂体中储存并释放入毛细血管中，这两种激素并非神经垂体的细胞分泌的。其他三种激素都是由腺垂体远侧部的细胞分泌的。

92. ABCDE。此题的考点为胃底腺的组成细胞类型。

93. ABC。此题的考点为肝门管区的三种重要的结构。

94. ABCD。此题的考点为滤过膜的功能。红细胞体积大，正常情况下无法通过滤过膜。

95. ABDE。此题的考点为生精小管支持细胞的功

能。雄激素是睾丸间质细胞合成的，而支持细胞合成的是雄激素结合蛋白，此知识点容易混淆。

96. ACDE。此题的考点为眼的组织结构。角膜无色透明，是眼球的第一道屈光介质。眼球中的房水、晶状体和玻璃体均无色透明，与角膜一起组成眼球的屈光介质。

97. ABCDE。此题的考点为胎膜的组成。

98. CD。此题的考点为消化系统常见的畸形。其中卵黄蒂近端未退化，在距回盲部 40 ～ 50cm 处的回肠壁上形成的囊状突起称麦克尔憩室，又称

回肠憩室。若未退化的卵黄蒂在回肠和脐之间留有一瘘管，出生后，肠内容物可通过此瘘管从脐部溢出，称脐粪瘘。

99. ABCE。此题的考点为后肾的发生，其中输尿管芽分别形成肾盂、肾大盏、肾小盏和集合管。

100. ACDE。此题的考点为胎儿血液循环的特点，由于胎儿左右心房之间有卵圆孔和第二房间孔相通，而右心的压力高于左心，所以血液可通过卵圆孔和第二房间孔从右心房进入左心房。其余选项都是胎儿血液循环的特点。

《组织学与胚胎学》期末考试模拟卷（三）

（本试卷共81题，满分100分，适用于本科生线下期末考试）

一、A1 型题（单句型最佳选择题，每小题 1 分，共 35 分）

1. 上皮组织的特点不包括（   ）
A. 细胞成分多，细胞间质少
B. 细胞排列规则
C. 有丰富的毛细血管
D. 有丰富的神经末梢
E. 有极性

2. 将上皮固着在基膜上的细胞连接是（   ）
A. 紧密连接   B. 中间连接   C. 缝隙连接
D. 桥粒   E. 半桥粒

3. 关于成纤维细胞错误的是（   ）
A. 合成疏松结缔组织的各种纤维
B. 合成疏松结缔组织的基质
C. 功能静止状态时转变为纤维细胞
D. 纤维细胞不能转变为成纤维细胞
E. 胞质弱嗜碱性

4. 关于肥大细胞正确的是（   ）
A. 常附着在胶原纤维上
B. 其颗粒呈嗜碱性
C. 其颗粒不溶于水
D. 过敏原可致其脱颗粒释放凝血物质
E. 脱颗粒可吸引中性粒细胞迁移

5. 关于红细胞正确的是（   ）
A. 双凹圆盘的形态利于进行气体交换
B. 红细胞无细胞核有少量线粒体
C. 胞质中有人类 ABO 抗原系统
D. 红细胞膜骨架不可变形
E. 网织红细胞胞质有残留的分泌颗粒

6. 功能相同的细胞是（   ）
A. 嗜酸性粒细胞和嗜碱性粒细胞
B. 中性粒细胞和巨噬细胞
C. 单核细胞和淋巴细胞
D. 中性粒细胞和嗜酸性粒细胞
E. 嗜碱性粒细胞和肥大细胞

7. 心肌闰盘横位的细胞连接有（   ）
A. 紧密连接和桥粒   B. 中间连接和缝隙连接
C. 中间连接和桥粒   D. 紧密连接和中间连接
E. 桥粒和缝隙连接

8. 肌节包括（   ）
A. I+A   B. 1/2I+1/2A
C. 1/2I+1/2A+1/2I   D. 1/2I+A+1/2I
E. 1/2A+I+1/2A

9. 关于神经元轴突错误的是（   ）
A. 与胞体之间进行物质交换
B. 内含丰富的神经丝和微管
C. 内含丰富的粗面内质网和游离核糖体
D. 主要功能是传导神经冲动
E. 起始段轴膜是产生神经冲动的起始部位

10. 关于神经元的结构错误的是（   ）
A. 胞核大、圆，染色浅，核仁清楚
B. 胞体含嗜碱性的尼氏体
C. 胞质含神经原纤维
D. 轴突可有多个，内含神经原纤维
E. 树突可有多个，内含尼氏体

11. 动脉的管壁由内向外分为（   ）
A. 黏膜、黏膜下层和外膜
B. 黏膜、黏膜下层、肌层和外膜
C. 内膜、内膜下层、肌层和外膜

D. 内皮、肌层和外膜

E. 内膜、中膜和外膜

12. 被称为外周阻力血管的是（　　）

A. 小动脉和微动脉　　　B. 中动脉和小动脉

C. 大动脉和中动脉　　　D. 中动脉和微动脉

E. 大动脉和小动脉

13. 血胸屏障不包括（　　）

A. 胸腺上皮细胞　　　B. 基膜

C. 连续型毛细血管　　　D. 巨噬细胞

E. 胸腺细胞

14. 脾发生细胞免疫应答时（　　）

A. 动脉周围淋巴鞘增厚

B. 淋巴小结增多增大

C. 脾索内浆细胞显著增多

D. 边缘区巨噬细胞显著增多

E. 脾窦内红细胞显著增多

15. 上皮无杯状细胞的消化管是（　　）

A. 胃　　　　B. 十二指肠　　C. 空肠

D. 结肠　　　　E. 回肠

16. 关于胃底腺壁细胞正确的是（　　）

A. 含丰富的粗面内质网

B. 静止期，细胞内分泌小管开放

C. 分泌期，微管泡系统发达

D. 含大量的线粒体

E. 胞质内含酶原颗粒

17. 肝门管区不包括（　　）

A. 结缔组织

B. 肝动脉的分支小叶间动脉

C. 肝静脉的分支小叶间静脉

D. 汇聚为肝管的小叶间胆管

E. 门静脉的分支小叶间静脉

18. 关于肝细胞的功能错误的是（　　）

A. 粗面内质网参与合成血浆白蛋白

B. 粗面内质网参与脂类的代谢

C. 滑面内质网参与合成胆汁

D. 滑面内质网参与雌激素的代谢

E. 高尔基体加工部分蛋白质和脂蛋白

19. 肺小叶是由（　　）及其分支和肺泡构成

A. 段支气管　　　　B. 叶支气管

C. 小支气管　　　　D. 细支气管

E. 终末细支气管

20. 构成气血屏障的细胞成分有（　　）

A. 连续型毛细血管内皮和Ⅰ型肺泡细胞

B. 有孔型毛细血管内皮和Ⅰ型肺泡细胞

C. 连续型毛细血管内皮和Ⅱ型肺泡细胞

D. 有孔型毛细血管内皮和Ⅱ型肺泡细胞

E. 连续型毛细血管内皮和肺巨噬细胞

21. 光镜下观察近端小管细胞间界限不清，是因为（　　）

A. 细胞胞质染色浅，不易辨认

B. 细胞胞体较大，突起较多

C. 细胞侧面形成侧突，并且相互交错

D. 细胞质膜内褶发达

E. 胞质呈嗜酸性

22. 婴幼儿时期生长激素分泌不足可引起（　　）

A. 呆小症　　　　　　B. 侏儒症

C. 佝偻病　　　　　　D. 肢端肥大症

E. 地方性甲状腺肿

23. 肾上腺皮质由浅入深可分为（　　）

A. 束状带、网状带、球状带

B. 网状带、束状带、球状带

C. 网状带、球状带、束状带

D. 球状带、网状带、束状带

E. 球状带、束状带、网状带

24. 视网膜上无感光细胞，为生理盲点的结构是（　　）

A. 视盘　　　　B. 黄斑　　　C. 中央凹

D. 视杆细胞　　　E. 锯齿缘

25. 可感受头部旋转运动的是（　　）

A. 螺旋器　　　B. 壶腹嵴　　　C. 椭圆囊斑

D. 血管纹　　　E. 球囊斑

26. 精子形成的过程中哪一项错误（　　）

A. 细胞核染色质高度浓缩，主要形成精子头部

B. 核糖体形成顶体覆盖在核的前 2/3

C. 中心粒迁移到顶体对侧，并发出轴丝形成精子尾部

D. 线粒体聚集缠绕轴丝近段形成线粒体鞘

E. 残余胞质脱落，不参与形成精子

27. 下列描述与支持细胞不符的是（　　）

A. 吞噬精子形成过程中脱落的残余胞质

B. 分泌雄激素结合蛋白

C. 分泌抑制素

D. 细胞间的中间连接参与构成血睾屏障

E. 从生精小管基底一直伸达腔面

28. 月经期的出现是由于（　　）

A. 卵泡发育　　　　　B. 排卵

C. 黄体形成　　　　　D. 黄体退化

E. 卵泡闭锁

29. 受精过程不发生（　　）

A. 透明带反应

B. 皮质反应

C. 顶体反应

D. 卵细胞完成第二次成熟分裂

E. 精子完成第二次成熟分裂

30. 不属于胎盘功能的是（　　）

A. 分泌胎盘雌激素

B. 分泌胎盘孕激素

C. 分泌胎盘催乳素

D. 母体与胎儿进行物质交换的场所

E. 分泌胎盘催产素

31. 单侧唇裂是由于（　　）

A. 同侧上颌突与额鼻突未愈合

B. 同侧上颌突与下颌突未愈合

C. 同侧上颌突与内侧鼻突未愈合

D. 同侧上颌突与外侧鼻突未愈合

E. 同侧的内、外鼻突未愈合

32. 关于出生后血液循环的变化错误的是（　　）

A. 动脉导管闭锁为动脉韧带

B. 静脉导管闭锁为静脉韧带

C. 脐静脉闭锁部分成为脐正中韧带

D. 脐动脉大部分闭锁成为脐外侧韧带

E. 卵圆孔闭锁

33. 原始生殖细胞来源于（　　）

A. 尿囊

B. 原始消化管

C. 生殖腺嵴

D. 中肾嵴

E. 卵黄囊近尿囊根部的内胚层

34. 下列关于消化、呼吸系统的发生错误的是（　　）

A. 肝憩室只是肝脏的原基

B. 腹胰芽和背胰芽是胰腺的原基

C. 喉气管憩室发育为喉、气管和肺

D. 齿状线以上肛管的上皮来源于内胚层

E. 中肠袢生长迅速突入脐腔生长

35. 无脑儿畸形是由于（　　）

A. 神经管未能发育为脑组织

B. 脑室系统发育障碍

C. 神经嵴未能迁移至前脑

D. 体表外胚层未发育成头部皮肤

E. 前神经孔未闭

二、A2 型题（病例摘要型最佳选择题，每小题 1 分，共 10 分）

36. 花粉症患者，吸入过敏原花粉引起鼻部瘙痒、打喷嚏、流涕，眼睑水肿、流泪等症状，给予抗组胺药物症状可缓解。引起这一系列症状的细胞是（　　）

A. 中性粒细胞　　　　　B. 淋巴细胞

C. 单核细胞　　　　　　D. 嗜酸性粒细胞

E. 肥大细胞

37. 患者男，16 岁，近几年出现夜间视物不清并进行性加重，通过维生素 A 治疗症状明显改善，该患者的夜盲症状是下列哪种细胞功能障碍所致？（　　）

A. 视杆细胞　　　B. 视锥细胞　　　C. 双极细胞

D. 节细胞　　　　E. 色素上皮细胞

38. 患者女，42 岁，肥胖，乏力 2 年，血压 175/110mmHg，体重 68kg，身体质量指数（BMI）27.5，向心性肥胖，腹部及大腿可见紫纹，临床诊断为 Cushing（库欣）综合征。该疾病的致病激素是由肾上腺的哪个结构产生？（　　）

A. 球状带　　　　B. 束状带　　　　C. 网状带

D. 髓质细胞　　　E. 交感神经节细胞

39. 王某，男，18 岁，因进行性尿量增多、烦渴、饮水增加及视力减退入院。经脑部 MRI 检查及血液激素化验后诊断为脑垂体瘤伴尿崩症。肿瘤导致患者尿量增多的机制是（　　）

A. 患者抗利尿激素分泌增多，促进了近曲小管对水的重吸收

B. 患者抗利尿激素分泌减少，降低了远曲小管和集合管对水的重吸收

C. 患者抗利尿激素分泌减少，降低了近直小管对水的重吸收

D. 患者抗利尿激素分泌增多，促进了细段对水的重吸收

E. 患者抗利尿激素分泌减少，降低了远直小管对水的重吸收

40. 一对夫妇结婚 7 年，已育有两子。夫妻双方决定，男方进行输精管结扎术，以达到永久避孕的目的。该手术对男性的影响主要是（　　）

A. 精子的发育　　　　　B. 雄激素的合成和分泌

C. 男性的第二性征　　　D. 精子的运输

E. 男性的性功能

41. 女性，24 岁，平素月经正常，周期是 28 天，本次月经时间是 2021 年 2 月 28 日，其排卵期大约是在（　　）

A. 3 月 9 日　　　B. 3 月 10 日　　C. 3 月 13 日

D. 3 月 17 日　　　E. 3 月 19 日

42. 患儿男，早产儿（母孕 27 周），体重 2.1kg，患儿出生后 6 小时出现进行性呼吸困难、呻吟、发绀，诊断为新生儿呼吸窘迫综合征。该病是哪种细胞发育不良所致？（　　）

A. 肺巨噬细胞　　　　B. Ⅰ型肺泡细胞

C. Ⅱ型肺泡细胞　　　D. 支气管平滑肌细胞

E. 支气管上皮细胞

43. 患者女性，5 岁，出生后体检发现心脏杂音，平素无明显症状，无发绀，多次反复肺炎。X 线检查：发现右心房和右心室增大，肺动脉段突出，肺门阴影增深，肺野充血，入院后经心脏超声相关检查诊断为房间隔缺损。下列哪项解剖结构异常与该病无关？（　　）

A. 静脉窦　　　　　　B. 卵圆孔

C. 第一房间隔　　　　D. 第二房间隔

E. 心内膜垫

44. 患儿男，足月产新生儿，出生后体检发现患儿哭泣时脐部明显突出，且可见肠型，未发现患儿更多不适的临床症状，诊断为先天性脐疝，行局部加压包扎治疗，半年后自愈。形成该病的原因是（　　）

A. 尿囊未闭　　　　　B. 卵黄囊未闭

C. 脐腔未闭　　　　　D. 腹股沟管未闭

E. 小肠发育过长

45. 患者，男，45 岁，嗜酒史 23 年，近来食欲不振，消瘦，腹痛腹胀，肝脏病理呈小结节型硬化，致密结缔组织累及门脉中央区，诊断为酒精性肝硬化。患者肝内大量增生的纤维组织的来源是（　　）

A. Kuffer 细胞　　　　B. 肝细胞

C. 血窦内皮细胞　　　D. 贮脂细胞

E. 门管区结缔组织细胞

三、B 型题（标准配伍题，每小题 1 分，共 10 分）

（46 ～ 50 题共用备选答案）

A. Neutrophil　　　　　B. Basophil

C. Blood platelet　　　D. Monocyte

E. Eosinophil

46. 细胞核可以分为 2 ～ 5 叶的细胞是（　　）

47. 可分化成巨噬细胞的是（　　）

48. 抗寄生虫的细胞是（　　）

49. 吞噬细菌后成为脓细胞的是（　　）

50. 没有细胞核但是有细胞器的是（　　）

（51 ～ 55 题共用备选答案）

A. 星型胶质细胞　　　　B. 室管膜细胞

C. 小胶质细胞　　　　　D. 少突胶质细胞

E. 施万细胞

51. 构成周围有髓神经纤维髓鞘的细胞是（　　）

52. 有吞噬功能的是（　　）

53. 参与构成血脑屏障的是（　　）

54. 构成中枢神经系统神经纤维髓鞘的细胞是（　　）

55. 脑室内表面被覆的是（　　）

四、X 型题（多选题，每小题 1 分，共 10 分）

56. 滤过膜的组成包括（　　）

A. 有孔型毛细血管内皮　B. 连续型毛细血管内皮

C. 基膜　　　　　　　　D. 裂孔膜

E. 巨噬细胞

57. 分泌含氮激素的细胞有（　　）

A. 滤泡旁细胞　　　　　B. 腺垂体嗜酸性细胞

C. 颗粒黄体细胞　　　　D. 肾上腺束状带细胞

E. 肾上腺髓质细胞

58. 参与分化为结肠壁的结构有（　　）

A. 原始消化管　　　　　B. 神经管

C. 神经嵴　　　　　　　D. 脏壁中胚层

E. 体壁中胚层

59. 关于胚胎时期血液循环正确的是（　　）

A. 血液从右心房流向左心房

B. 脐静脉血经静脉导管注入下腔静脉

C. 降主动脉血经动脉导管流入肺动脉

D. 血液从右心室流向左心室

E. 脐动脉里是静脉血

60. 巨噬细胞的功能有（　　）

A. 吞噬机体衰老死亡的细胞

B. 抗原提呈功能

C. 分泌溶菌酶和补体

D. 引起过敏反应

E. 吞噬尘埃颗粒

61. 主要参与体液免疫应答的结构有（　　）

A. 淋巴结髓索

B. 脾淋巴小结

C. 脾动脉周围淋巴鞘

D. 淋巴结副皮质区

E. 淋巴结浅层皮质内淋巴小结

62. 下列受抗利尿激素的调节的结构有（   ）

A. 近曲小管　　　　　B. 近直小管

C. 细段　　　　　　　D. 远曲小管

E. 集合管

63. 可以合成和分泌雄激素的细胞有（   ）

A. 肾上腺束状带　　　B. 睾丸支持细胞

C. 睾丸间质细胞　　　D. 肾上腺网状带

E. 卵巢门细胞

64. 胞质嗜碱性，含丰富的粗面内质网的细胞有（   ）

A. 胰腺外分泌部腺泡细胞

B. 成纤维细胞

C. 胃底腺主细胞

D. Ⅰ型肺泡细胞

E. 甲状腺滤泡上皮细胞

65. 来源于外胚层的结构有（   ）

A. 脑　　　　　　　　B. 骨骼肌

C. 视网膜　　　　　　D. 皮肤表皮

E. 牙齿牙釉质

五、判断题（每小题 1 分，共 10 分）

66. 基膜是半透膜，利于上皮组织和结缔组织进行物质交换。（   ）

67. 浦肯野纤维位于心室的内皮下层，将冲动快速传递给心室各处。（   ）

68. 淋巴结髓窦内有大量的巨噬细胞，利于清除淋巴内的抗原物质。（   ）

69. 滤泡旁细胞分泌的激素和甲状旁腺主细胞分泌的激素有协同作用。（   ）

70. 下丘脑弓状核通过垂体门脉系统调节神经垂体的分泌功能。（   ）

71. 消化管的皱襞由黏膜层和黏膜下层共同隆起形成。（   ）

72. 窦周隙为肝细胞与血窦内皮细胞之间的间隙，内有肝巨噬细胞。（   ）

73. 心房在胚胎时期由第一房间隔和第二房间隔完全分隔开。（   ）

74. 输尿管芽诱导中肾嵴的尾端形成生后肾组织。（   ）

75. 尿直肠隔将泄殖腔分为腹侧的原始直肠和背侧的尿生殖窦。（   ）

六、名词解释（每小题 3 分，共 15 分）

76. Plasma cell

77. Implantation

78. Tetralogy of Fallot

79. 小肠绒毛

80. 胰岛

七、论述题（每小题 1 分，共 10 分）

81. 结合骨骼肌与心肌的功能特点，阐述二者光电镜结构的异同点。

《组织学与胚胎学》期末考试模拟卷（三）参考答案及解析

一、A1 型题

1. C。上皮组织没有血管。

2. E。其他细胞连接一般是细胞之间的连接，半桥粒是细胞和基膜的连接。

3. D。纤维细胞在机体需要时例如创伤等情况，可转变为成纤维细胞。

4. B。肥大细胞常分布在小血管周围，其颗粒可溶于水，颗粒内含肝素有抗凝作用，颗粒内含嗜酸性粒细胞趋化因子。

5. A。红细胞的双凹圆盘形态利于胞质内血红蛋白与气体分子结合进行气体交换；红细胞内无细胞器，细胞膜上有 ABO 抗原系统，红细胞骨架具有可变形性，网织红细胞胞质内残留的是核糖体。

6. E。嗜碱性粒细胞和肥大细胞同源，有相似的结构特点，相同的功能。

7. C。闰盘横位是中间连接和桥粒，纵位是缝隙连接。

8. D。其他均为干扰答案。

9. C。神经元的轴突不含尼氏体，也就不含粗面内质网和游离核糖体，其余四答案都对。

10. D。神经元轴突一般只有一条，末端开始分支。

11. E。其他为干扰答案。

12. A。微动脉和小动脉广泛分布于机体，它们管壁的平滑肌收缩可引起机体的血压升高。

13. E。胸腺细胞不参与构成血胸屏障。

14. A。T 细胞参与细胞免疫，脾内富含 T 细胞的位置是动脉周围淋巴鞘。

15. A。胃的上皮没有杯状细胞，如出现杯状细胞称为肠上皮化生，是癌前病变的一种。

16. D。壁细胞胞质强嗜酸性，因含大量线粒体和细胞内分泌小管、微管泡系统；粗面内质网少，分泌期细胞内分泌小管开放，静止期微管泡系统发达。

17. C。肝静脉的分支是小叶下静脉，不包括在门管区内。

18. B。是滑面内质网参与脂类的代谢，其余答案都对。

19. D。肺小叶是细支气管及其分支和肺泡构成的。

20. A。其他为干扰答案。

21. C。近曲小管上皮细胞侧面发出侧突相互嵌合，因而细胞之间界限不清晰。

22. B。呆小症是因缺乏甲状腺素，佝偻病是因缺钙，肢端肥大症是因成年分泌生长激素过多，地方性甲状腺肿是因缺少碘。

23. E。

24. A。视盘是视神经穿过的地方，无感光细胞也称为盲点。

25. B。

26. B。高尔基体形成顶体。

27. D。支持细胞间形成紧密连接，参与构成血睾屏障。

28. D。黄体退化致激素水平下降，螺旋动脉收缩，内膜功能层缺血坏死脱落，子宫内膜进入月经期。

29. E。精子的两次成熟分裂均是在睾丸生精小管内完成的。

30. E。其他选项是胎盘的功能。

31. C。

32. C。脐静脉闭锁，部分成为肝圆韧带。

33. E。

34. A。肝憩室是肝脏和胆囊的原基。

35. E。

二、A2 型题

36. E。肥大细胞遇过敏原可脱颗粒，释放肝素、组胺和白三烯引起过敏反应。

37. A。视杆细胞膜盘上感光蛋白为视紫红质，感受弱光，夜盲症是由于维生素 A 缺乏致视紫红质合成不足所致。

38. B。Cushing 综合征的症状向心性肥胖、高血压及紫纹，是由于糖皮质激素分泌过多所致，该激素由束状带分泌。

39. B。抗利尿激素的作用靶点是肾的远曲小管和集合管，其主要作用是提高远曲小管和集合管对水的通透性，促进水的重吸收，是尿液浓缩和稀

释的关键性调节激素。分泌增多则尿量减少，分泌减少则尿量增多。

40. D。输精管是精子运输的通道，不影响精子的发育和激素的分泌。

41. C。排卵一般发生于月经周期第 14 天。

42. C。新生儿尤其早产儿因Ⅱ型细胞发育不良导致表面活性物质分泌不足，肺泡进行性萎缩致呼吸进行性困难。

43. A。房间隔缺损可发生于组成房间隔的任何一个结构，静脉窦与房间隔的形成无关。

44. C。脐腔未闭，出生后腹压增高时肠管可突入未闭合的脐腔，先天性脐疝轻者无须手术治疗。

45. D。酒精性肝硬化，肝内出现大量增生的纤维，是贮脂细胞异常增殖分泌纤维增多所致。

三、B 型题

46 ～ 50. ADEAC。此题组考点为血细胞的英文单词及血细胞的结构和功能特点。

51 ～ 55. ECADB。此题组考点为神经胶质细胞的功能。

四、X 型题

56. ACD。滤过膜是由有孔毛细血管内皮、基膜、裂孔膜共同组成的。

57. ABE。粒黄体细胞分泌孕激素，束状带细胞分泌糖皮质激素，这两种激素为类固醇激素。

58. ACD。原始消化管参与分化为消化管道的上皮组织；神经嵴参与形成消化管壁的神经组织，脏壁中胚层参与分化为消化管的肌组织和结缔组织。

59. ABE。肺动脉血经动脉导管流入降主动脉；胚胎时期血液从右心房流入左心房。

60. ABCE。引起过敏反应不是巨噬细胞的功能。

61. ABE。参与体液免疫应答的是 B 细胞丰富的区域，动脉周围淋巴鞘和副皮质区都是弥散的淋巴组织，是 T 细胞为主的区域。

62. DE。远曲小管和集合管受抗利尿激素调节。

63. CDE。

64. ABCE。胞质嗜碱性，含丰富的粗面内质网是合成分泌蛋白质或含氮激素细胞的特点。

65. ACDE。骨骼肌多源于中胚层。

五、判断题

66. 正确。

67. 错误。浦肯野纤维位于心室心内膜下层。

68. 正确。

69. 错误。滤泡旁细胞分泌降钙素，主细胞分泌甲状旁腺素，二者功能相拮抗。

70. 错误。下丘脑弓状核通过垂体门脉系统调节腺垂体细胞的分泌。

71. 正确。

72. 错误。窦周隙内有贮脂细胞。

73. 错误。心房在胚胎时期仍可通过卵圆孔相通。

74. 正确。

75. 错误。分为腹侧的尿生殖窦和背侧的原始直肠。

六、名词解释

76. 浆细胞来源于 B 细胞；光镜下，细胞呈圆形或卵圆形，胞核呈车轮样、偏位，胞质嗜碱性，核旁有一淡染区；电镜下，细胞质内有丰富的粗面内质网和高尔基复合体；功能：合成分泌免疫球蛋白。

77. 答题要点：参考第二十章人体胚胎学总论名词解释 5 答案解析。

78. 答题要点：参考第二十四章循环系统的发生名词解释 6 答案解析。

79. 答题要点：参考第十一章消化管名词解释 4 答案解析。

80. 答题要点：参考第十二章消化腺名词解释 5 答案解析。

七、论述题

81. 答题要点：骨骼肌和心肌的基本功能都是收缩和舒张，但二者功能又有区别，骨骼肌收缩的幅度较大产生的力量也大，心肌收缩力量比较恒定，但需要持续工作。维持二者基本功能的结构都是肌原纤维，即二者的共同点是肌浆内都有丰富的肌原纤维，肌原纤维有明暗相间的横纹且排列整齐，形成光镜下的横纹，二者都是横纹肌。光镜下不同点：骨骼肌呈长圆柱状，核多个，位于肌膜下方；心肌呈短圆柱状，有分支，核 1～2 个位于中央，细胞之间有闰盘连接。电镜下相同点：二者都有肌原纤维，都有横小管向细胞内传递信息，都有肌质网（也称肌浆网）贮存钙离子并调节钙离子浓度。电镜下不同点：骨骼肌肌浆网发达在横小管两侧形成终池，形成三联体；心肌肌浆网不发达只形成二联体，心肌线粒体数量多体积大，心肌闰盘横位是中间连接和桥粒，纵位是缝隙连接。

《组织学与胚胎学》期末考试模拟卷（四）

（本试卷共 81 题，满分 100 分，适用于本科生线下期末考试）

一、A1 型题（单句型最佳选择题，每小题 1 分，共 35 分）

1. 普通光学显微镜最高的分辨率是（   ）

A. 0.2nm　B. 0.2μm　C. 0.02nm　D. 2μm　E. 5μm

2. 光镜下所见的纹状缘，在电镜下其结构及功能是（   ）

A. 绒毛，扩大表面积　　B. 微绒毛，扩大表面积

C. 基膜，扩大表面积　　D. 微丝，定向摆动

E. 微管，定向摆动

3. Cartilage capsule 是（   ）

A. 软骨细胞所在的小腔

B. 软骨细胞周围的软骨基质

C. 软骨细胞的细胞膜

D. 软骨周围的结缔组织

E. 软骨中的纤维

4. 老年性白内障是指（   ）

A. 玻璃体混浊，透明度降低

B. 巩膜混浊，透明度降低

C. 角膜混浊，透明度降低

D. 房水混浊，透明度降低

E. 晶状体混浊，透明度降低

5. B 淋巴细胞主要分布在淋巴结内的（   ）

A. 皮质与髓质交界处　　B. 胸腺依赖区

C. 浅层皮质　　　　　　D. 副皮质区

E. 淋巴窦

6. 甲状腺滤泡旁细胞分泌的激素（   ）

A. 作用于破骨细胞，使血钙升高

B. 作用于破骨细胞，使血钙降低

C. 作用于成骨细胞，使血钙升高

D. 作用于骨细胞，使血钙降低

E. 作用于成骨细胞，使血钙降低

7. 浆细胞胞质嗜碱性是由于（   ）

A. 粗面内质网发达　　B. 高尔基复合体发达

C. 滑面内质网发达　　D. 含大量的分泌颗粒

E. 含大量的溶酶体

8. 肾上腺能够分泌糖皮质激素的是（   ）

A. 皮质球状带　　　　B. 皮质束状带

C. 皮质网状带　　　　D. 髓质

E. 皮质和髓质

9. 能够分泌胃蛋白酶原的细胞是（　　）

A. 壁细胞　　　　　　　　B. 内分泌细胞

C. 主细胞　　　　　　　　D. 干细胞

E. 颈黏液细胞

10. 血液中数量最多的白细胞是（　　）

A. Neutrophil　　　　　　B. Basophil

C. Eosinophil　　　　　　D. Monocyte

E. Lymphocyte

11. 中动脉中膜的主要成分是（　　）

A. 胶原纤维　　　　　　　B. 平滑肌纤维

C. 弹性纤维　　　　　　　D. 网状纤维

E. 神经纤维

12. 来源于血液中单核细胞的是（　　）

A. Fibroblast　　　　　　B. Macrophage

C. Fibrocyte　　　　　　D. Plasma cell

E. Mast cell

13. 骨骼肌纤维明暗交替的横纹是由于（　　）

A. 每条肌原纤维的横纹都排列在同一平面上

B. 每条肌原纤维的横纹都相互垂直

C. 明带和暗带内的线粒体数量相同

D. 明带和暗带内的肌浆网数量相同

E. 明带和暗带内的横小管数量相同

14. 皮肤表皮中含透明角质颗粒最多的细胞是（　　）

A. 基底层细胞　　　　　　B. 颗粒层细胞

C. 角质细胞　　　　　　　D. 透明层细胞

E. 棘层细胞

15. 中枢淋巴器官包括（　　）

A. 骨髓、脾　　　　　　　B. 骨髓、扁桃体

C. 脾、淋巴结　　　　　　D. 胸腺、骨髓

E. 胸腺、淋巴结

16. 桥粒的功能是（　　）

A. 物质交换

B. 封闭细胞间隙阻挡物质通透

C. 使细胞彼此牢固连接

D. 增加细胞的表面积

E. 传递收缩力

17. 人的肝小叶（　　）

A. 为多角棱柱体　　　　　B. 仅含有肝细胞

C. 功能单一　　　　　　　D. 不可再生

E. 界限清晰

18. 消化管的潘氏细胞分布在（　　）

A. 胃幽门腺顶部　　　　　B. 大肠腺底部

C. 小肠腺底部　　　　　　D. 胃底腺整体

E. 胃贲门腺底部

19. 后神经孔未闭合导致（　　）

A. 脊髓裂　　　　　　　　B. 无脑畸形

C. 脐疝　　　　　　　　　D. 畸胎瘤

E. 无肢畸形

20. 成纤维细胞转变为纤维细胞表示其（　　）

A. 功能旺盛　　　　　　　B. 功能静止

C. 进入衰老状态　　　　　D. 准备分裂增生

E. 恶性增殖

21. 小脑皮质由浅至深依次为（　　）

A. 分子层、颗粒层、锥体层

B. 颗粒层、分子层、锥体层

C. 分子层、颗粒层、浦肯野细胞层

D. 分子层、浦肯野细胞层、颗粒层

E. 颗粒层、分子层、浦肯野细胞层

22. 精子获能是在（　　）

A. 生精小管内　　　　　　B. 女性生殖管道内

C. 男性生殖管道内　　　　D. 输精管内

E. 附睾管内

23. 内皮是（　　）

A. 心血管和淋巴管腔面的上皮

B. 肺泡和肾小囊壁层的上皮

C. 口腔、食管和阴道等腔面的上皮

D. 胸膜、心包膜和腹膜表面的上皮

E. 近曲小管和远曲小管腔面的上皮

24. 关于颜面的发生，下列正确的是（　　）

A. 额鼻突、左右上颌突共同围成口凹

B. 颜面的演化是从正中向两侧发展的

C. 第八周末，颜面粗具人貌

D. 眼最初发生于额鼻突正中，两眼相距近

E. 下颌突形成人中

25. 脐腔未闭锁导致的消化道先天畸形是（　　）

A. 先天性脐疝　　　　　　B. 脐粪瘘

C. Meckel 憩室　　　　　D. 先天性巨结肠

E. 卵黄蒂囊肿

26. 多囊肾的囊泡是由于尿液积聚在（　　）

A. 集合管　　　　B. 肾小管　　　　C. 肾小体

D. 血管球　　　　E. 肾间质

27. 位于骨基质内的细胞是（　　）

A. 骨祖细胞　　　　B. 成骨细胞　　　　C. 破骨细胞

D. 骨细胞　　　　E. 成软骨细胞

28. 肺内支气管各级分支中，管壁含有明显环行平滑肌的是（　　）

A. 段支气管和小支气管

B. 细支气管和终末细支气管

C. 小支气管和细支气管

D. 终末细支气管和肺泡管

E. 肺泡和肺泡囊

29. 形成精子顶体的细胞器是（　　）

A. 高尔基复合体　　　　B. 中心体

C. 线粒体　　　　　　　D. 核糖体

E. 粗面内质网

30. 又名白纤维的是（　　）

A. Collagenous fiber　　　B. Elastic fiber

C. Reticular fiber　　　　D. Microfibril

E. Fibronectin

31. 若一名女性1月4日为月经周期的第一天，该女性排卵约发生在（　　）

A. 1月3日左右

B. 1月10日左右

C. 1月17日左右

D. 1月28日左右

E. 2月4日左右

32. 关于法洛四联症，正确的是（　　）

A. 房间隔缺损、室间隔缺损、肺动脉狭窄、主动脉骑跨

B. 左心房肥大、室间隔缺损、肺动脉狭窄、主动脉骑跨

C. 室间隔缺损、肺动脉狭窄、主动脉骑跨、右心室肥大

D. 室间隔缺损、肺动脉狭窄、主动脉导管未闭、右心室肥大

E. 房间隔缺损、肺动脉狭窄、主动脉骑跨、右心室肥大

33. 胚胎植入发生在（　　）

A. 卵裂早期　　　B. 胚泡期　　　C. 桑葚胚期

D. 二胚层期　　　E. 三胚层期

34. 神经元尼氏体分布在（　　）

A. 仅胞体内　　　　　　B. 胞体和树突内

C. 胞体和轴突内　　　　D. 整个神经元内

E. 树突和轴突内

35. 肾单位的组成是（　　）

A. 肾小体、肾小管和集合管

B. 肾小体、近曲小管和髓袢

C. 近端小管、细段和远端小管

D. 肾小管和集合管

E. 肾小体和肾小管

二、A2型题（病例摘要型最佳选择题，每小题1分，共10分）

36. 患者男性，24岁，不慎高处坠落致左侧尺骨骨折，左前臂肿胀。推测将参与该患者愈合过程的细胞主要是（　　）

A. 破骨细胞与成骨细胞　B. 成骨细胞

C. 破骨细胞　　　　　　D. 成软骨细胞

E. 平滑肌纤维

37. 患儿4月龄，因家长发现瞳孔区色白浑浊就诊。患儿足月产，既往健康状况良好，其母亲早孕期曾感染风疹病毒，有先天性白内障家族史。眼科检查显示双眼瞳孔区晶状体呈白色混浊，不具备光照反应，双眼底未见明显异常。该患儿所患疾病及其原因是（　　）

A. Congenital cataract，晶状体泡发育不良

B. Congenital cataract，角膜上皮发育不良

C. Myeloschisis，瞳孔膜发育不良

D. Hydrocephalus，视杯内层发育不良

E. Congenital glaucoma，视杯外层发育不良

38. 女性，35岁，孕24周，产检超声检查显示胎儿左上肢尺桡骨发育不良，左手缺如。造成该胎儿畸形的原因可能是（　　）

A. 脑泡发育异常　　　　B. 肢芽发育异常

C. 内胚层发育异常　　　D. 绒毛膜发育异常

E. 卵黄囊发育异常

39. 患者女性，19岁，因一直无月经来院就诊。查体乳房发育正常，骨盆宽大，皮下脂肪丰富，外阴未见异常。影像学检查未见子宫，两侧卵巢完整。该患者患病的主要原因是（　　）

A. 生后肾组织发育异常　B. 中肾管发育异常

C. 中肾旁管发育异常　　D. 生殖结节发育异常

E. 窦结节发育异常

40. 患者女，20岁，咽部不适、刺激性咳嗽来院就诊。查体显示下颌淋巴结肿大，扁桃体肥大并见白色小脓点。该患者血象结果可能出现（　　）

A. 红细胞升高，血红蛋白升高

B. 白细胞升高，嗜酸性粒细胞比例升高

C. 白细胞升高，中性粒细胞比例升高

D. 白细胞升高，单核细胞比例升高

E. 血小板升高

41. 患儿出生1周岁后发现神情呆滞，反应迟钝，至5岁走路不平稳，且智力低下，尚不会说话。患儿可能患有的疾病及原因是（　　）

A. 呆小症，甲状旁腺激素分泌不足

B. 呆小症，甲状腺激素分泌不足

C. 侏儒症，甲状腺激素分泌不足

D. 侏儒症，生长激素分泌不足

E. 呆小症，生长激素分泌不足

42. 新生儿男，出生后脐部有淡黄色液体溢出伴臭味。造成该新生儿畸形的主要原因是（　　）

A. 脐尿管闭锁

B. 中肠袢在脐腔内旋转异常

C. 卵黄管未退化

D. 后肾发育不完全

E. 中肾管发育异常

43. 患者男，45岁，连续3天请朋友吃饭，暴饮暴食，今突发左上腹剧烈疼痛急诊入院。查体面色蜡黄，巩膜无黄染，体温38.3℃，左上腹压痛，经实验室检查初步诊断为急性胰腺炎。以下哪项指标变化最能支持患者的诊断？（　　）

A. 淀粉酶降低

B. 脂肪酶降低

C. 血脂肪酶增高、尿淀粉酶减低

D. 血脂肪酶减低、尿淀粉酶增高

E. 血和尿的淀粉酶、脂肪酶均增高

44. 患儿男，出生时发现左侧阴囊空虚，未扪及睾丸，左腹股沟区外环口上方可及一包块，活动度良好。患儿可能患有的疾病是（　　）

A. 多囊肾　　　　　　B. 异位肾

C. 阴道闭锁　　　　　D. 先天性巨结肠

E. 隐睾

45. 患儿5岁，男性，右上唇自红唇向上至鼻底1cm处完全裂开，裂隙最宽处0.8cm位于红唇部，右侧人中嵴缺如，下唇、左唇未见异常，腭未见异常。患儿可能的疾病及其原因是（　　）

A. Cleft lip，右侧上颌突与右侧内侧鼻突未融合

B. Oblique facial cleft，右侧上颌突与右侧内侧鼻突未融合

C. Cleft palate，左、右内侧鼻突未融合

D. Cleft lip，两侧下颌突未融合

E. Anencephaly，右侧上颌突与右侧外侧鼻突未融合

三、B型题（标准配伍题，每小题1分，共10分）

（46～50题共用备选答案）

A. 成熟红细胞　　　　B. 中性粒细胞

C. 嗜酸性粒细胞　　　D. 嗜碱性粒细胞

E. 单核细胞

46. 呈双凹圆盘状的是（　　）

47. 能够分化为巨噬细胞的是（　　）

48. 寄生虫感染时数量增多的是（　　）

49. 与肥大细胞作用基本相同的是（　　）

50. 能够吞噬细菌成为脓细胞的是（　　）

（51～55题共用备选答案）

A. 畸胎瘤　　　　　　B. 无脑畸形

C. 肾缺如　　　　　　D. 透明膜病

E. 先天性巨结肠

51. Ⅱ型肺泡细胞发育不全导致（　　）

52. 输尿管芽发育不全导致（　　）

53. 原条细胞残留导致（　　）

54. 神经嵴细胞迁移异常导致（　　）

55. 前神经孔未闭导致（　　）

四、X型题（多选题，每小题1分，共10分）

56. 上皮细胞侧面的细胞连接有（　　）

A. Tight junction　　　B. Zonula adherens

C. Desmosome　　　　D. Gap junction

E. Hemidesmosome

57. 主要来源于神经上皮的细胞是（　　）

A. 无极成神经细胞　　B. 双极成神经细胞

C. 单极成神经细胞　　D. 成神经细胞

E. 成神经胶质细胞

58. 血管内皮细胞（　　）

A. 可含有W-P小体　　B. 胞质内有质膜小泡

C. 能合成和分泌vWF　D. 构成单层立方上皮

E. 可分泌免疫球蛋白（抗体）

59. 有髓神经纤维髓鞘的主要作用是（　　）

A. 绝缘

B. 营养树突

C. 保护树突

D. 加快神经冲动的传导速度

E. 减慢神经冲动的传导速度

60. 单核细胞能够分化为（　　）

A. 破骨细胞　　　　　B. 中性粒细胞

C. 巨噬细胞　　　　　D. 室管膜细胞

E. 浦肯野细胞

61. 单层柱状上皮分布于（　　）

A. 胃　　　　B. 小肠　　　　C. 阴道

D. 口腔　　　E. 输卵管

62. 具有吞噬功能的细胞是（　　）

A. 杯状细胞　　　　　B. 肺巨噬细胞

C. 小胶质细胞　　　　D. 施万细胞

E. 血小板

63. 垂体分泌的激素是（　　　）

A. 生长激素　　　　　B. 促甲状腺激素

C. 卵泡刺激素　　　　D. 黄体生成素

E. 去甲肾上腺素

64. 细肌丝的组成（　　　）

A. Actin　　　　　　　B. Tropomyosin

C. Myosin　　　　　　D. Troponin

E. Triad

65. 关于卵巢的发生，下列正确的是（　　　）

A. 未分化性腺自然发育为卵巢

B. 原始生殖细胞分化为卵原细胞

C. 初级性索退化，成为卵巢髓质

D. 未分化性腺表面上皮增生形成次级性索

E. 胎儿出生时即存在次级卵母细胞

五、判断题（每小题 1 分，共 10 分）

66. 骨膜内有骨祖细胞，软骨膜内无骨祖细胞。

67. 每条横小管与两侧的终池组成三联体，广泛存在于心肌纤维中。

68. A 型精原细胞是精子发生的干细胞，可不断分裂增生，自我复制。

69. 肝小叶内血流从中央流向周边，胆汁则是从周边流向中央。

70. 受精一般发生在子宫内膜基底层。

71. 红细胞脱去核糖体发生在中幼红细胞阶段。

72. 视网膜色素上皮层来自视杯外层。

73. 腭的发生小部分来自内侧鼻突，大部分来自上颌突。

74. 端脑可发育为大脑半球。

75. 心管周围的间充质逐渐密集形成心肌外套层，将来分化为心内膜。

六、名词解释（每小题 3 分，共 15 分）

76. Goblet cell

77. Tissue fluid

78. 闰盘

79. 肝血窦

80. 球旁复合体

七、论述题（每小题 1 分，共 10 分）

81. 试述结缔组织中的细胞在局部创伤并伴有炎症时产生的反应。

《组织学与胚胎学》期末考试模拟卷（四）参考答案及解析

一、A1 型题

1. B。通常普通光学显微镜可放大 1000 倍右右，分辨率为 0.2μm。

2. B。光镜下所见小肠上皮细胞的纹状缘是由密集的微绒毛整齐排列而成。微绒毛使细胞的表面积显著增大，有利于细胞吸收。

3. B。Cartilage capsule 即软骨囊。软骨细胞周围的软骨基质嗜碱性强，似囊状包围软骨细胞，称软骨囊。

4. E。白内障多见于 50 岁以上老年人，为晶状体混浊并影响视力。

5. C。B 淋巴细胞主要分布在淋巴结浅层皮质中的淋巴小结内。

6. E。甲状腺滤泡旁细胞分泌的降钙素能促进成骨细胞的活动，使血钙浓度降低。

7. A。电镜下浆细胞胞质内几乎充满呈环形排列的粗面内质网，故胞质呈嗜碱性。

8. B。肾上腺皮质分为三个带：球状带、束状带、网状带，分泌糖皮质激素的是束状带。

9. C。主细胞又称胃酶细胞，胞质充满酶原颗粒，能够分泌胃蛋白酶原。

10. A。中性粒细胞（Neutrophil）是数量最多的白细胞。

11. B。中动脉中膜较厚，主要由 10～40 层环形平滑肌纤维构成。

12. B。巨噬细胞（Macrophage）是体内广泛存在的一种免疫细胞，来源于血液中的单核细胞。

13. A。骨骼肌纤维明暗交替的横纹是由于每条肌原纤维的横纹都整齐地排列在同一平面上。

14. B。颗粒层细胞质内有许多形状不规则、强嗜碱性的透明角质颗粒。

15. D。中枢淋巴器官为胸腺和骨髓。

16. C。桥粒是一种最牢固的细胞连接，在易受摩擦的皮肤、食管等部位的复层扁平上皮中尤其发达。

17. A。人的肝小叶是肝脏基本结构单位，呈多角棱柱体，分界不清，主要由肝细胞构成，还含有肝巨噬细胞、贮脂细胞等。肝细胞再生能力强，电镜下各种细胞器均丰富，故功能多样。

18. C。潘氏细胞多位于小肠腺底部，三五成群，顶部胞质含粗大的嗜酸性颗粒，有一定灭菌作用。

19. A。前神经孔未闭导致无脑畸形，后神经孔未闭合导致脊髓裂。

20. B。成纤维细胞功能处于静止状态时称纤维细胞，在创伤等情况下，纤维细胞可逆向分化为成纤维细胞。

21. D。小脑皮质由表及里呈现明显三层：分子层、浦肯野细胞层、颗粒层。

22. B。精子通过女性生殖管道时，去获能因子被去除，从而获得了使卵子受精的能力，称获能。

23. A。衬贴在心血管和淋巴管腔面的单层扁平上皮称内皮。

24. C。颜面的演化由两侧向正中发展；额鼻突、左右上颌突、下颌突共同围成口凹；眼最初发生于额鼻突外侧，两眼相距较远；下颌突形成下颌和下唇；第八周末，颜面初具人貌。

25. A。胚胎第10周，脐腔内肠管未完全退回腹腔，胎儿出生时可见肠管从脐部膨出或因脐腔未闭锁则肠管很容易再次突入脐腔而形成先天性脐疝。

26. B。在后肾的发生过程中，远曲小管与集合管未接通，尿液积聚在肾小管内，致使肾内出现大小不等的囊泡，称多囊肾。

27. D。骨细胞是埋于骨组织内部有多个长突起的细胞，分散于骨板之间或骨板内。

28. B。肺内支气管各级分支中，管壁含有明显环行平滑肌的是细支气管和终末细支气管，其平滑肌可在自主神经的支配下收缩或舒张，调节气流量。

29. A。高尔基复合体形成顶体,位于细胞核的一端。

30. A。胶原纤维（Collagenous fiber）因新鲜时呈白色，又称白纤维。

31. C。月经周期为28天，排卵发生在周期第14天左右，根据时间推算该女性排卵应在1月17日左右。

32. C。法洛四联症并存四个缺陷：肺动脉狭窄、主动脉骑跨、室间隔缺损、右心室肥大。

33. B。胚泡埋入子宫内膜的过程称植入。

34. B。尼氏体由粗面内质网和游离核糖体构成，主要在胞体和树突内。

35. E。肾单位是肾结构与功能的基本单位，由肾小体和肾小管组成。

二、A2 型题

36. A。此题主要考查骨组织的各类细胞。骨折愈合过程中，成骨细胞合成分泌骨基质的有机成分，破骨细胞参与骨改建。

37. A。此题结合临床考查先天性白内障的成因及其英文。遗传因素、母亲孕期感染风疹病毒均可导致胚胎时期晶状体发育畸形，形成先天性白内障。临床表现为晶状体透明度异常。

38. B。此题主要考查四肢的发生。四肢由肢芽演变形成，肢芽由深部的中胚层和表面的外胚层组成，肢芽发育异常可使四肢出现畸形。

39. C。此题主要考查女性生殖系统发生过程中产生的畸形。卵巢形成后，由于缺乏雄激素，中肾管退化；同时亦无抗中肾旁管激素的抑制作用，中肾旁管进一步发育，其下段左、右合并后演变为子宫及阴道穹窿部。

40. C。题目中扁桃体肥大并可见白色小脓点提示该患者患有细菌性扁桃体炎，细菌感染后，白细胞升高，其中中性粒细胞比例升高，吞噬细菌后变成脓细胞。

41. B。此题考查呆小症。幼年时期甲状腺激素分泌不足引起呆小症，智力发育异常。侏儒症为幼年时期生长激素分泌不足导致，智力发育正常。

42. C。此题主要考查消化系统发生过程中产生的畸形。患儿脐部有淡黄色伴臭味的肠内容物流出，提示可能患有卵黄蒂瘘。卵黄蒂瘘又称脐粪瘘，是由于卵黄管未退化并开口于脐，肠通过卵黄管与外界相通，粪便可从脐部溢出。

43. E。此题结合临床考查胰腺的功能。患者暴饮暴食，胰液分泌增多，当胰管流出道不能充分引流大量胰液时，胰管内压升高，引发腺泡细胞损伤，细胞内的淀粉酶、脂肪酶进入血、尿，导致血、尿淀粉酶、脂肪酶增高，这也是诊断急性胰腺炎的重要依据。

44. E。此题考查隐睾。常由于引带异常或缺如，致使睾丸不能由原来的位置降至阴囊或先天性睾丸发育不全使睾丸对促性腺激素不敏感，失去了下降的动力。

45. A。此题结合临床考查唇裂及其英文。右上唇、右侧人中嵴来源于右侧上颌突与右侧内侧鼻突，若未融合，则形成右侧单侧唇裂。下唇、左唇未见异常表明下颌突、左侧上颌突与左侧内侧鼻突融合情况正常。腭未见异常表明正中腭突与外侧腭突融合情况正常。

三、B 型题

46～50. AECDB。此题组考点为各类血细胞形态和功能，需要重点对比区分题干中各类血细胞功能的差异。

51～55. DCAEB。此题组考点为胚胎发育过程中各种畸形及成因。

四、X 型题

56. ABCD。此题首先需要知道细胞侧面多种细胞连接的英汉名词对照，然后选出紧密连接、黏着小带、桥粒、缝隙连接。

57. ABCDE。此题考查神经上皮的分化，神经上皮可分化为成神经细胞与成神经胶质细胞。成神经细胞又可分化为无极成神经细胞、单极成神经细胞、双极成神经细胞。

58. ABC。此题考查血管内皮细胞的特点。内皮为单层扁平上皮，较大血管内皮细胞可含有 W-P 小体，其功能为合成和分泌 vWF，胞质内有质膜小泡。分泌抗体的细胞为浆细胞。

59. AD。有髓神经纤维髓鞘有绝缘的作用。有髓神经纤维的神经冲动传导是从一个郎飞结到相邻郎飞结的跳跃式传导，较长的神经纤维轴突粗、髓鞘厚，传导速度快。

60. AC。单核细胞可分化形成破骨细胞、小胶质细胞、巨噬细胞、肝巨噬细胞、肺巨噬细胞等。

61. ABE。单层柱状上皮分布于胃、肠、胆囊、子宫、输卵管等器官腔面，阴道、口腔上皮为未角化的复层扁平上皮。

62. BC。杯状细胞可分泌黏液；肺巨噬细胞和小胶质细胞都来源于单核细胞，具有吞噬功能；施万细胞构成周围神经系统有髓神经纤维髓鞘；血小板参与止血与凝血，不是严格意义上的细胞，而是巨核细胞脱落形成的碎片。

63. ABCD。垂体嗜酸性细胞分泌生长激素和催乳激素；嗜碱性细胞分泌促甲状腺激素、促肾上腺皮质激素、促性腺激素；去甲肾上腺素为肾上腺髓质嗜铬细胞分泌。

64. ABD。细肌丝由肌动蛋白（Actin）、原肌球蛋白（Tropomyosin）和肌钙蛋白（Troponin）组成。

65. ABCD。此题考查卵巢的发生。未分化性腺自然发育为卵巢；原始生殖细胞分化为卵原细胞；初级性索退化，成为卵巢髓质；未分化性腺表面上皮增生形成次级性索演化为皮质；胚胎时期，卵原细胞就分化为初级卵母细胞，排卵前 36～48

小时内初级卵母细胞分裂为次级卵母细胞和一个小的极体。

五、判断题

66. 错误。骨祖细胞是软骨组织和骨组织共同的干细胞，位于软骨膜与骨膜内层。

67. 错误。每条横小管与两侧的终池组成三联体，广泛存在于骨骼肌纤维中。

68. 正确。

69. 错误。肝小叶内血流从周边流向中央，胆汁则是从中央流向周边。

70. 错误。受精一般发生在输卵管壶腹部。

71. 错误。网织红细胞在血流中成熟后核糖体消失。

72. 正确。

73. 正确。

74. 正确。

75. 错误。心肌外套层将分化为心肌层和心外膜层。

六、名词解释

76. Goblet cell 即杯状细胞，形似高脚酒杯，底部狭窄含深染的细胞核，顶部膨大充满黏原颗粒，具有润滑和保护上皮的作用，常存在于肠道的单层柱状上皮中。

77. Tissue fluid 即组织液，是细胞外基质中流动的液体，由毛细血管动脉端渗出，含有水、电解质、单糖等小分子等物质，大部分组织液经毛细血管静脉端返回血液，小部分进入毛细淋巴管成为淋巴，最终回流入血。

78. 答题要点：参考第六章肌组织名词解释 7 答案解析。

79. 答题要点：参考第十二章消化腺名词解释 1 答案解析。

80. 答题要点：参考第十四章泌尿系统名词解释 5 答案解析。

七、论述题

81. 答题要点：从结缔组织中存在的几种主要细胞的功能进行论述。局部创伤并伴有炎症处，数量最多的成纤维细胞进入分裂增殖状态，纤维细胞转变为成纤维细胞，形成新的细胞外基质，参与创伤修复；具有趋化性的巨噬细胞在细菌产物、炎症变性蛋白质等趋化因子的刺激下定向移动到细菌周围进行特异性吞噬和非特异性吞噬，胞质内大量溶酶体将其消化分解；B 淋巴细胞在抗原刺激后增殖分化为浆细胞，合成和分泌免疫球蛋白，参与消炎过程。

《组织学与胚胎学》研究生入学考试模拟卷（一）

（本试卷满分100分，适用于研究生入学考试）

一、名词解释（每小题3分，均为必答题，共30分）

1. 缝隙连接
2. 造血干细胞
3. 肌节
4. 突触
5. 抗原呈递细胞
6. 黏液 - 碳酸氢盐屏障
7. 气 - 血屏障
8. 肾单位
9. 受精
10. 血岛

二、论述题（每小题10分，10题选做7题，共70分）

11. 结合红细胞的结构特点阐明其功能。
12. 试述淋巴结与脾在结构与功能方面的异同。
13. 试述肝小叶的结构特点与肝内血液循环。
14. 试述胎儿血液循环的途径及出生后的变化。
15. 试述下丘脑与腺垂体的关系。
16. 试述子宫内膜的周期性变化特征及其与卵巢分泌激素的关系。
17. 结合小肠的组织结构特点，阐述其消化吸收为主的功能。
18. 试述肺导气部的组成及其管壁的变化规律。
19. 试述神经元的结构特点与功能。
20. 试述骨组织的细胞成分，并对比各类细胞的分布及功能。

《组织学与胚胎学》研究生入学考试模拟卷（一）参考答案及解析

一、名词解释

1. 答题要点：参考第二章上皮组织名词解释3答案解析。
2. 造血干细胞是生成各种血细胞的原始细胞，又称为多能干细胞。造血干细胞起源于人胚卵黄囊的血岛，有很强的增殖潜能、多向分化能力和自我更新能力。
3. 答题要点：参考第六章肌组织名词解释2答案解析。
4. 答题要点：参考第七章神经组织名词解释6答案解析。
5. 答题要点：参考第十章免疫系统名词解释2答案解析。
6. 黏液 - 碳酸氢盐屏障由胃上皮细胞之间的紧密连接以及上皮表面覆盖的一层不溶性且富含HCO_3^-的黏液层构成，保护胃上皮不被胃蛋白酶消化和胃酸腐蚀。再加上胃上皮细胞快速更新及黏膜充

足的血流，对胃黏膜共同起保护的作用。
7. 答题要点：参考第十三章呼吸系统名词解释8答案解析。
8. 答题要点：参考第十四章泌尿系统名词解释1答案解析。
9. 答题要点：参考第二十章人体胚胎学总论名词解释2答案解析。
10. 答题要点：参考第二十四章循环系统的发生名词解释3答案解析。

二、论述题

11. 答题要点：参考第五章血液与血细胞的发生论述题1答案解析。
12. 答题要点：从被膜与小梁、实质的结构、淋巴组织的类型及分布、淋巴与血液通路以及两者的主要功能进行论述。

结构/功能	相同点	不同点	
		淋巴结	脾
被膜与小梁	染成红色的致密结缔组织即为被膜，伸入实质形成相互连接的小梁	被膜较薄，镜下呈条索状或不规则形的断面，其内可见多个输入淋巴管的断面，有时可见瓣膜。	被膜较厚，表面被覆间皮，其内可见许多散在的平滑肌和明显的小梁血管。

续表

结构／功能	相同点	不同点	
		淋巴结	脾
皮质（脾称白髓）	都有淋巴小结（以 B 细胞为主），可形成生发中心，分为暗区、明区、小结帽；都有弥散淋巴组织（以 T 淋巴细胞为主）；都有胸腺依赖区。	呈深紫蓝色。 淋巴小结靠近被膜，整齐排列于浅层皮质；弥散淋巴组织位于深层皮质，构成副皮质区，又称胸腺依赖区。 —	形状各异，大小不一的蓝色区域。 淋巴小结散在分布于整个脾脏，又称脾小体；弥散淋巴组织包绕中央动脉形成动脉周围淋巴鞘，又称胸腺依赖区，相当于淋巴结副皮质区。 边缘区为红、白髓间的过渡地带，相当于淋巴结浅层皮质与副皮质区交界。
髓质（脾称红髓）	都有淋巴索都含有窦	皮质深面即髓质；髓质中色深的淋巴索称髓索，由密集的淋巴细胞、网状细胞和巨噬细胞构成；髓索间的浅色区域称髓窦，窦壁由扁平的内皮细胞围成，腔内有较多巨噬细胞，内含淋巴。	实质中与白髓相间分布的浅红色区域；红髓中由淋巴索构成的条索状结构称脾索，由淋巴细胞和大量红细胞构成；脾索间的窦腔称脾窦，是一种窦状毛细血管，内含血液。
淋巴（血液）通路		淋巴从输入淋巴管进入被膜下皮质淋巴窦，部分渗入浅层皮质，部分经小梁周窦进入髓窦，最后汇入输出淋巴管。	血液经小梁动脉进入中央动脉及其分支（边缘窦和笔毛微动脉等），至白髓、脾索和脾窦，然后汇入髓微静脉、小梁静脉，最后在门部汇成脾静脉出脾。
功能	参与免疫应答	滤过淋巴，参与淋巴细胞再循环	滤血、造血、储血

13. 答题要点：肝小叶是肝的基本结构和功能单位，为不规则的棱柱体，由中央静脉、肝板、肝血窦、窦周隙和胆小管组成。中央静脉位于肝小叶中央，由一层内皮细胞围成，壁薄有孔，收集来自于肝血窦的血液。肝细胞单层排列成凹凸不平的板状结构称肝板。相邻肝板分支相互吻合连接，形成迷路样结构，其切面呈索状，故也称肝索。肝细胞体积大，细胞核圆形，位于细胞中央，可见双核。细胞质嗜酸性，含有散在分布的嗜碱性颗粒。电镜下，肝细胞含粗面内质网、滑面内质网、高尔基复合体、线粒体、溶酶体和过氧化物酶体，以及糖原、脂滴、色素等多种细胞器和内含物。肝细胞的粗面内质网可以合成多种血浆蛋白。滑面内质网可参与糖原、胆汁、脂类的合成和一些激素的灭活及解毒作用。肝板之间是肝血窦，亦相互连接成网，其内皮细胞有孔，且间隙大，基膜不完整。窦腔内除血液外还有参与防御保护作用的肝巨噬细胞。肝细胞与血窦内皮细胞之间为窦周隙，内充满血浆，肝细胞血窦面的微绒毛伸入窦周隙，是肝细胞和血液之间进行物质交换的场所。窦周隙内还含有贮存维生素 A 的贮脂细胞。相邻肝细胞膜凹陷形成的微细管道，在肝板内相互连接成网，称胆小管。靠近胆小管的相邻肝细胞膜形成连接复合体，封闭胆小管周围的细胞间隙，防止胆汁外溢。肝接受肝门静脉和肝固有动脉的双重血液供应。肝门静脉是功能性血管，经肝门入肝后，反复分支形成小叶间静脉，其终末分支汇入肝血窦。肝固有动脉是肝的营养性血管，血液内富含氧，肝固有动脉的分支经肝门入肝后在肝内分支形成小叶间动脉，其终末支也汇入肝血窦。因此，肝血窦内含肝门静脉和肝固有动脉的混合血液，血液穿过血窦壁进入窦周间隙，与肝细胞充分接触，进行物质交换后从小叶周边汇入中央静脉。中央静脉再汇成小叶下静脉，最后汇成肝静脉出肝。

14. 答题要点：胎儿血液循环途径：来自胎盘富含氧和营养物质的血液，经脐静脉流经肝时，大部分血液经静脉导管直接汇入下腔静脉，小部分经肝血窦再汇入下腔静脉。下腔静脉还收集由下肢和盆、腹部来的含 O_2 低的静脉血。从下腔静脉导入右心房的血液，少量与上腔静脉来的血液混合，大部分通过卵圆孔进入左心房，与由肺静脉来的少量血液混合后进入左心室。左心室的血液（氧饱和度约为62%）大部分经主动脉弓及其三大分支分布到头、颈和上肢，以充分供应胎儿头部发育所需的营养和氧；小部分血液流入降主动脉。

从头、颈和上肢回流的静脉血经上腔静脉进入右心房，与下腔静脉来的小部分血液混合后经右心室进入肺动脉。由于胎儿肺尚未建立呼吸功能，故肺动脉血仅小部分（5%～10%）入肺，再由肺静脉回流到左心房。肺动脉大部分血液（90%以上）经动脉导管注入降主动脉。降主动脉血液（氧饱和度约为58%）除少部分经分支分布到盆、腹部和下肢外，大部分经脐动脉将血液运送到胎盘，在胎盘内与母体血液进行气体和物质交换后，再由脐静脉送往胎儿体内。胎儿出生后血液循环的变化：①脐静脉闭锁成肝圆韧带；②脐动脉大部分闭锁成脐外侧韧带，仅近侧端保留成为膀胱上动脉；③肝静脉导管闭锁成肝静脉韧带；④脐循环停止，汇入右心房的血量减少，引起右心房压力下降，肺开始呼吸，大量血液由肺静脉回流进入左心房，左心房压力增高，使卵圆孔关闭，肺循环开始；⑤动脉导管闭锁成动脉韧带，至此，动脉血和静脉血完全分流。

15. 答题要点：下丘脑弓状核等神经内分泌细胞的轴突伸至垂体漏斗，构成下丘脑腺垂体束。这些神经内分泌细胞合成的多种激素沿轴突运输到漏斗，并以分泌颗粒的形式释放入漏斗正中隆起的初级毛细血管网，再经垂体门微静脉转运到远侧部的第二级毛细血管网，从而调节远侧部各种腺细胞的分泌活动。其中促进腺垂体细胞分泌的激素，称释放激素；抑制腺垂体细胞分泌的激素，称释放抑制激素。常见的释放激素有生长激素释放激素、催乳激素释放激素、促甲状腺激素释放激素、促肾上腺皮质激素释放激素、促性腺激素释放激素等。释放抑制激素有生长激素释放抑制激素、催乳激素释放抑制激素、黑素细胞刺激素释放抑制激素等。由此可见，下丘脑通过所产生的释放激素和释放抑制激素，经垂体门脉系统，调节腺垂体内各种腺细胞的分泌活动。反之腺垂体产生的各种激素又可通过血液循环，反馈影响下丘脑神经内分泌细胞的功能活动。

16. 答题要点：自青春期起，在卵巢周期性分泌雌激素和孕激素的作用下，子宫底、体部的内膜功能层发生周期性变化，每28天左右发生1次脱落、出血、修复和增生，称月经周期。每个月经周期是从月经第1天起至下次月经来潮前1天止。在典型的月经周期中，第1～4天为月经期，第5～14天为增生期，第15～28天为分泌期。①增生期，也称卵泡期：此期卵巢内若干卵泡开始生长发育，子宫内膜在生长卵泡分泌的雌激素作用下出现下列变化：a. 内膜上皮修复完整；b. 内膜功能层出现并逐渐增厚；c. 子宫腺由少变多，由短变长，由直变弯，腺腔内无分泌物；d. 螺旋动脉伸长并弯曲。到月经周期第14天时，卵巢内的成熟卵泡排卵，子宫内膜进入分泌期。②分泌期，也称黄体期：因卵巢排卵后黄体开始形成，分泌雌激素和孕激素。子宫内膜在雌激素和孕激素作用下出现下列变化：a. 内膜功能层进一步增厚；b. 子宫腺进一步增多、增长并极度弯曲，腺腔扩大，腔内充满分泌物；c. 螺旋动脉也进一步伸长、弯曲；d. 内膜中组织液增多，内膜水肿。③月经期：出现月经的前提是卵未受精。卵巢内黄体退化，雌激素和孕激素的分泌量急剧下降，子宫内膜失去女性激素支持出现下列变化：a. 功能层螺旋动脉持续收缩，使内膜功能层因缺血而变性坏死；b. 子宫腺停止分泌，组织液回流，使内膜萎缩；c. 螺旋动脉短暂扩张，使内膜的毛细血管骤然充血、破裂，血液溢出；d. 内膜功能层剥脱，随经血排出。

17. 答题要点：小肠的主要功能是消化吸收，其结构特点与其功能相适应。小肠壁由内向外分为四层：黏膜、黏膜下层、肌层和外膜。①黏膜：由上皮、固有层、黏膜肌层构成。上皮为单层柱状上皮，含有吸收细胞、杯状细胞和内分泌细胞。食物中的蛋白质、脂肪、淀粉和多糖都由吸收细胞吸收入血或中央乳糜管。从十二指肠、空肠至回肠，杯状细胞数量逐渐增多，分泌大量黏液对肠道黏膜起润滑和屏障作用。固有层：为结缔组织，含淋巴组织及小肠腺。从十二指肠、空肠至回肠，淋巴组织逐渐增多，在回肠形成集合淋巴小结。小肠上皮和腺体的分泌物形成小肠液，对食物进行化学性消化。小肠腺底部含有特殊的帕内特细胞，能分泌溶菌酶和肠防御素，对肠道起防御和保护的作用。黏膜肌层：为内环、外纵两薄层平滑肌。平滑肌收缩有利于物质的消化吸收。②黏膜下层：为结缔组织，含较大的血管、神经、淋巴管及免疫细胞、神经丛。十二指肠的黏膜下层含有十二指肠腺，分泌碱性黏液，可保护黏膜免受胃液与胰液的侵蚀。③肌层：由内环、外纵两层平滑肌构成。④外膜：大部分为浆膜，小部分为纤维膜。此外，小肠还有扩大其吸收面积的三种结构：a. 环形皱襞：为小肠壁黏膜和黏膜下层向肠腔形成的突起。b. 肠绒毛：是小肠的特征性结构，为小肠黏膜上皮和部分固有层向肠腔形成的指状突起。表面为单层柱状上皮，中轴为固有层，内含丰富的毛细血管和毛细淋巴管。c. 微绒毛：由小肠吸收细胞的细胞膜和部分细胞质向肠腔形成的突起。这三种特殊结构使小肠表面积扩大 300～500 倍，大大提高了吸收的效率。

18. 答题要点：肺导气部包括叶支气管、段支气管、小支气管、细支气管和终末性细支气管。随着管道的分支越细，管径越小，管壁越薄，结构也越趋简单。黏膜：叶支气管至小支气管上皮仍为假复层纤毛柱状上皮，但杯状细胞数量逐渐减少，至终末性细支气管时变为单层柱状上皮，杯状细胞消失。固有层逐渐变薄，在其深面的平滑肌从分散的螺旋排列逐渐增多，至终末性细支气管形成完整的环形平滑肌。黏膜下层：随着管径变细，黏膜下层逐渐变薄，腺体逐渐减少，至终末性细支气管腺体完全消失。外膜：软骨片逐渐减少达终末性细支气管完全消失。此移行性变化可概括为：一改变、三消失、一增多。一改变即上皮由假复层纤毛柱状上皮变为单层柱状上皮；三消失即杯状细胞、腺体和软骨片逐渐减少至消失；一增多即平滑肌增多。

19. 答题要点：参考第七章神经组织论述题 2 答案解析。

20. 答题要点：骨组织中主要有骨祖细胞、成骨细胞、骨细胞和破骨细胞四种类型。①骨祖细胞：a. 位于骨组织表面。细胞小，呈梭形，核卵圆形，胞质少，呈弱嗜碱性；b. 为干细胞，在骨的生长发育时期、成年后骨的改建或骨组织修复时，可

分裂分化为成骨细胞。②成骨细胞：a. 位于成骨活跃的骨组织表面，由骨祖细胞分化而来。比骨祖细胞体大，呈矮柱状或立方形，细胞表面有小突起，与邻近细胞形成缝隙连接，协调细胞间活动。核大而圆、核仁清楚。胞质嗜碱性，含有丰富的碱性磷酸酶。电镜下，胞质内有大量的粗面内质网、游离核糖体和发达的高尔基复合体，线粒体亦较多；b. 当骨生长和再生时，成骨细胞在骨组织表面排列成规则的一层，向周围分泌基质和纤维，形成类骨质，并以顶质分泌方式向类骨质释放基质小泡，促进骨质钙化；成骨细胞被类骨质包埋后则成为骨细胞。③骨细胞：a. 单个分散于骨板之间或骨板内。为扁椭圆形多突起的细胞，核亦扁圆、染色深，胞质弱嗜碱性。胞体位于骨陷窝，突起位于骨小管内，相邻骨细胞的突起之间有缝隙连接；骨陷窝和骨小管内均含有组织液，可营养骨细胞并运走代谢产物。b. 骨细胞对骨基质的更新和维持有重要作用，骨细胞可溶解骨基质使钙进入组织液，参与调节血钙的平衡。④破骨细胞：a. 数量少，常位于骨组织表面的小凹陷内。是一种多核的大细胞，可有 2～50 个细胞核。光镜下，胞质呈泡沫状，嗜酸性强，贴近骨基质一侧有纹状缘。电镜下这一侧有许多不规则形分支的指状突起，称皱褶缘，其周围为含微丝而缺乏细胞器的亮区；b. 破骨细胞释放多种蛋白酶、碳酸酐酶、柠檬酸和乳酸等，溶解和吸收骨基质，参与骨组织的重建和维持血钙的平衡。

《组织学与胚胎学》研究生入学考试模拟卷（二）

（本试卷满分 100 分，适用于研究生入学考试）

一、名词解释（每小题 3 分，均为必答题，共 30 分）

1. 间充质
2. 中性粒细胞
3. 骨单位
4. 尼氏体
5. 单核吞噬细胞系统
6. 纤毛
7. 隐睾
8. 黄体
9. 胚泡
10. 脐粪瘘

二、论述题（每小题 10 分，10 题选做 7 题，共 70 分）

11. 欲行 HE 染色观察标本，新鲜组织取材后需要作何处理？
12. 阐述足底皮肤表皮的分层与角化过程。
13. 比较大动脉、中动脉、小动脉和微动脉的管壁结构及其功能的异同。
14. 试述消化管各段管壁的一般结构。
15. 结合肝细胞的结构特点阐述其复杂功能。
16. 联系肺泡结构，解释气体交换和炎症扩散的结构基础。
17. 阐述形成原尿的结构基础。

18. 试述精子发生的过程及各阶段细胞的形态变化特点。

19. 简述胎盘实现母体和胎儿物质交换的结构基础。

20. 结合神经管的发生阐述其发育过程常见的畸形。

《组织学与胚胎学》研究生入学考试模拟卷（二）参考答案及解析

一、名词解释

1. 答题要点：参考第三章固有结缔组织名词解释2答案解析。

2. 答题要点：参考第五章血液与血细胞的发生名词解释2答案解析。

3. 答题要点：参考第四章软骨和骨名词解释2答案解析。

4. 答题要点：参考第七章神经组织名词解释1答案解析。

5. 答题要点：参考第十章免疫系统名词解释1答案解析。

6. 答题要点：参考第二章上皮组织名词解释2答案解析。

7. 答题要点：参考第二十三章泌尿系统与生殖系统的发生名词解释2答案解析。

8. 答题要点：参考第十七章女性生殖系统名词解释2答案解析。

9. 答题要点：参考第二十章人体胚胎学总论名词解释4答案解析。

10. 答题要点：参考第二十二章消化系统与呼吸系统的发生名词解释3答案解析。

二、论述题

11. 答题要点：参考第一章组织学绪论论述题2答案解析。

12. 答题要点：足底的皮肤属于厚皮，由基底层、棘层、颗粒层、透明层和角质层5层结构组成。角质形成细胞是构成表皮基底层至角质层的主要细胞，可从细胞的结构变化特点逐一阐述。位于基底层的基底细胞为干细胞，可不断增殖、分化为棘层的棘细胞，并合成角蛋白丝，细胞向表皮表面推移，分化为颗粒层细胞，并合成透明角质颗粒，进而细胞分化为透明层和角质层细胞。角质层细胞充满角蛋白，即透明角质颗粒所含富有组氨酸的均质状物质和角蛋白丝的复合物。此时，细胞完全角化，细胞连接松散，脱落后为皮屑。

13. 答题要点：参考第九章循环系统论述题1答案解析。

14. 答题要点：参考第十一章消化管论述题1答案解析。

15. 答题要点：参考第十二章消化腺论述题2答案解析。

16. 答题要点：参考第十三章呼吸系统论述题2答案解析。

17. 答题要点：围绕肾小体中血管球的特点、足细胞的结构、滤过膜的组成和功能进行论述。原尿在肾小体形成。肾小体由血管球和肾小囊构成。血管球的组织学结构特点：①入球微动脉较出球微动脉粗，因而使血管球毛细血管内压力较高。②毛细血管为有孔型，小孔上无隔膜。这两个特点均有利于物质的滤过。肾小囊分为壁层和脏层，两层之间为肾小囊腔。脏层由足细胞构成，足细胞的裂孔膜参与构成滤过屏障。当进入肾的血液通过入球微动脉到达血管球后，由于血管球内压力较高，血液中的水及大量的小分子物质可滤过进入肾小囊腔，形成原尿。原尿形成时需通过滤过屏障，该屏障由血管球毛细血管的有孔内皮、基膜和足细胞裂孔膜共同构成，可限制大分子物质的滤过。

18. 答题要点：参考第十六章男性生殖系统论述题1答案解析。

19. 答题要点：从胎盘的结构、血液循环阐述其相应的物质交换功能。由胎儿的丛密绒毛膜与母体的基蜕膜共同组成。胎儿面光滑，有羊膜覆盖及脐带附着。母体面粗糙，形成15～30个椭圆形的胎盘小叶。丛密绒毛膜形成三级绒毛干及绒毛，绒毛干的末端以细胞滋养层壳固着于基蜕膜，绒毛干之间为绒毛间隙，基蜕膜伸入其内形成胎盘隔。母体动脉血经子宫螺旋动脉流入绒毛间隙，再经子宫静脉，流回母体。胎儿的血液经脐动脉及其分支流入绒毛内的毛细血管网，后经脐静脉回流到胎儿体内。母体和胎儿的血液在各自封闭管道内循环，互不相混。绒毛间隙内的母体血与绒毛毛细血管内的胎儿血经胎盘屏障实现物质交换。胎盘屏障又称胎盘膜，由合体滋养层、细胞滋养层及其基膜、薄层绒毛结缔组织、毛细血管基膜与内皮组成。发育后期，胎盘膜变薄，胎儿血与母血间仅隔以毛细血管内皮和薄层合体滋养层及两者的基膜，更有利于胎儿血与母血间的物质交换。

20. 答题要点：从神经管的形成，以及前、后神经孔未闭合两种情况分别进行阐述。神经管是中枢神经系统发生的原基，将分化为脑和脊髓等。人胚第4周，脊索诱导背侧的外胚层增殖形成神经板，神经板的中央下陷形成神经沟，沟两侧的边缘隆起称神经褶，两侧神经褶由中部向头尾逐渐愈合延伸呈管状，称为神经管。神经管头端为前神经孔，闭合后发育为脑，未闭合则会形成无脑儿，无脑畸形常伴有颅顶骨发育不全，称露脑。神经管尾端为后神经孔，闭合后发育为脊髓，未闭合则会形成脊髓裂，脊髓裂常伴有相应节段的脊柱裂，最常见于腰骶部。